Yuri W. Novitsky

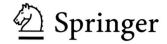

现代疝外科学
理论与技术

Hernia Surgery
Current Principles

〔美〕尤里·W. 诺维茨基　主　编
陈　杰　申英末　主　译

天津出版传媒集团

天津科技翻译出版有限公司

著作权合同登记号：图字：02-2017-55

图书在版编目（CIP）数据

现代疝外科学：理论与技术 / （美）尤里·W.诺维
茨基（Yuri W. Novitsky）主编；陈杰，申英末主译.
—天津：天津科技翻译出版有限公司，2018.5
书名原文：Hernia Surgery：Current Principles
ISBN 978-7-5433-3818-0

Ⅰ.①现… Ⅱ.①尤… ②陈… ③申… Ⅲ.①疝-腹
腔疾病-外科手术 Ⅳ.①R656.2

中国版本图书馆 CIP 数据核字（2018）第 063859 号

Translation from the English language edition：
Hernia Surgery：Current Principles edited by Yuri W. Novitsky
Copyright © Springer International Publishing Switzerland 2016
This Springer imprint is published by Springer Nature
The registered company is Springer International Publishing AG
All Rights Reserved.

授权单位：Springer-Verlag GmbH
出　　　版：天津科技翻译出版有限公司
出 版 人：刘 庆
地　　　址：天津市南开区白堤路 244 号
邮政编码：300192
电　　　话：(022)87894896
传　　　真：(022)87895650
网　　　址：www.tsttpc.com
印　　　刷：山东临沂新华印刷物流集团有限责任公司
发　　　行：全国新华书店
版本记录：889×1194　16 开本　27 印张　500 千字
　　　　　2018 年 5 月第 1 版　2018 年 5 月第 1 次印刷
　　　　　定价：280.00 元

（如发现印装问题，可与出版社调换）

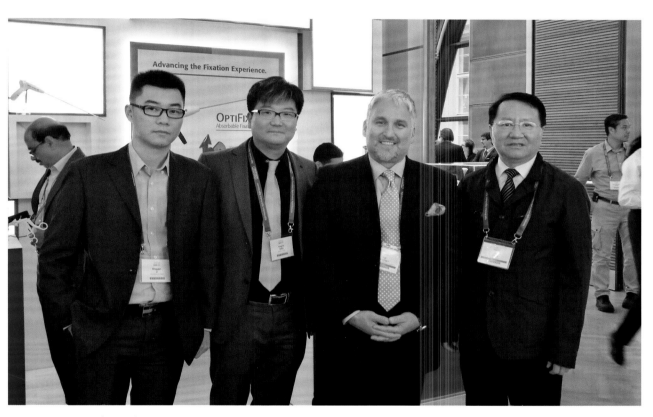

2017 年，奥地利维也纳欧洲疝外科年会上，本书主译及部分译者与主编 Yuri W. Novitsky 合影。
（从左至右：李炳根、申英末、Yuri W. Novitsky、陈杰）

主译介绍

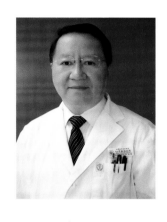

陈杰,主任医师,医学博士,首都医科大学教授、博士研究生导师,朝阳学者,首都医科大学附属北京朝阳医院疝和腹壁外科主任,《中华疝和腹壁外科杂志（电子版）》总编辑,*International Journal of Abdominal Wall & Hernia Surgery* 总编辑,中国医师协会外科医师分会疝和腹壁外科医师委员会主任委员,中华医学会外科学分会疝与腹壁外科学组副组长,北京医学会外科学分会常务委员,中国医师协会外科医师分会全国委员,中国医师协会内镜医师分会全国委员,北京医学会外科学分会疝与腹壁外科学组组长,国际内镜疝协会(IEHS)荣誉委员,国际内镜疝协会(IEHS)中国分会主席,全国卫生产业企业管理协会常务理事,全国卫生产业企业管理协会疝和腹壁外科产业及临床研究分会会长,全国卫生产业企业管理协会外科技术创新与推广分会副会长,世界中医药学会联合会固脱疗法研究专业委员会副会长,中国研究性医院协会内镜分会委员,中国医师协会疝和腹壁外科培训基地主任。

1988年毕业于安徽医科大学医疗系,毕业后在北京朝阳医院普外科从事临床医疗、教学和科研工作。1998年2月以来,专门从事无张力疝修补手术的临床应用、推广和基础研究,率先在北京朝阳医院开展无张力疝修补手术,成立疝外科专业组,并于2007年率先在全国三甲医院中成立了独立的疝和腹壁外科一级科室。目前,已实施各种无张力疝修补手术5万余例,其中腹股沟疝4万余例,切口疝、造口旁疝等腹壁疝1万余例,术后随访最长已20年,总体术后复发率小于0.5%;尤其在复杂腹壁疝、疝和腹壁外科疑难疾病及各类术后并发症等方面积累了丰富的经验。

先后在 *Surgery*,以及《中华疝和腹壁外科杂志》《中华外科杂志》《中华消化外科杂志》《中华普通外科杂志》《中国实用外科杂志》等专业期刊上发表了近百篇疝专业论文。作为第一完成人,其主持的"腹外疝个体化治疗的临床研究"分别获得"2010年度北京市科学技术三等奖"及"2014年度华夏医学奖",并已主持完成多项国家自然科学基金项目、北京市自然科学基金项目、北京市医管局扬帆计划基金项目、吴阶平临床医学基金项目等。

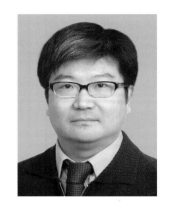

申英末，主任医师，医学博士，首都医科大学教授、硕士研究生导师，北京市卫生系统学科骨干，九三学社社员。首都医科大学附属北京朝阳医院疝和腹壁外科副主任，《中华疝和腹壁外科杂志（电子版）》编辑部主任、副总编辑，*International Journal of Abdominal Wall & Hernia Surgery* 国际编委，*Hernia* 杂志国际审稿专家，《腹腔镜外科杂志》编委，《中华诊断学电子杂志》编委，《中华胃食管反流病电子杂志》编委，中国医师协会外科医师分会疝和腹壁外科医师委员会常务委员兼秘书长，中国医师协会外科医师分会专业信息传播和教育工作委员会委员，国际内镜疝协会（IEHS）委员，国际内镜疝协会(IEHS)中国分会委员兼会务秘书，全国卫生产业企业管理协会疝和腹壁外科产业及临床研究分会副会长，全国卫生产业企业管理协会外科技术创新与推广分会常务理事兼秘书长，世界中医药学会联合会固脱疗法研究专业委员会理事会常务理事，中国医疗保健国际交流促进会健康科普分会疝外科健康促进学组副组长，中华消化外科菁英荟疝与腹壁外科学组委员兼秘书。

1997 年毕业于首都医科大学临床医学系，毕业后在首都医科大学附属北京朝阳医院普外科从事临床医疗工作，近 20 年来跟随陈杰教授专门从事疝和腹壁外科疾病的治疗研究工作，现负责北京朝阳医院疝和腹壁外科的临床、科研及管理工作，在成年及儿童患者的腹股沟疝、股疝、脐疝、腹壁切口疝、白线疝、腰疝、盆底会阴疝、造口旁疝、食道裂孔疝等无张力疝修补手术及微创腹腔镜疝修补手术方面积累了丰富的经验。

先后在《中华疝和腹壁外科杂志》《中华外科杂志》《中华消化外科杂志》《中华普通外科杂志》《中国实用外科杂志》《中国普外基础与临床杂志》等专业期刊上发表了 50 余篇疝专业论文，在国际著名的外科学期刊 *Surgery* 上发表了两篇疝专业论文，并在其他 SCI 期刊上发表多篇疝专业论文。2011 年和 2015 年，与陈杰主任共同主译了人民军医出版社出版的《切口疝》《疝修补手术后遗症》两本译著；参加编写北京科学技术出版社出版的《实用疝外科手术技巧》一书。作为第二完成人，获得"2010 年度北京市科学技术三等奖"及"2014 年度华夏医学奖"，获奖题目为"腹外疝个体化治疗的临床研究"。主持或作为主要参与人承担我科多项国家自然科学基金项目、北京市自然科学基金项目、北京市医管局扬帆计划基金项目、吴阶平临床医学基金项目、首都医科大学教改基金项目及首医基础—临床合作基金项目。2015 年获得"北京市卫生系统学科骨干"称号。

译者名单

主　译　　陈　杰　申英末

译　者　（按姓氏笔画排序）

　　　　　王　永　汤　睿　杨　春　李　波
　　　　　李　鹏　李金龙　李俊生　李炳根
　　　　　吴立胜　邱轶伟　闵　凯　张　剑
　　　　　陆朝阳　孟相真　胡星辰　秦昌富
　　　　　徐雪东　高国栋　黄　磊　蒋会勇

校　对　（按姓氏笔画排序）

　　　　　乐　飞　李金龙　李俊生　李炳根
　　　　　邱轶伟　秦昌富　康　杰　蒋会勇

编者名单

Gina L. Adrales, M.D., M.P.H. Division of Minimally Invasive Surgery, The Johns Hopkins University School of Medicine, Baltimore, MD, USA

Parviz K. Amid, M.D. Department of Surgery, Lichtenstein Amid Hernia Clinic at UCLA, Santa Monica, CA, USA

Manuel Armengol-Carrasco, M.D., Ph.D. Department of Surgery, Hospital Universitari Vall d'Hebron, Barcelona, Spain

Vedra A. Augenstein, M.D. Division of Gastrointestinal and Minimally Invasive Surgery, Department of Surgery, Carolinas Medical Center, Charlotte, NC, USA

Conrad Ballecer, B.S., M.S., M.D. Arrowhead Medical Center, Banner Thunderbird Medical Center, Peoria, AZ, USA

Donald P. Baumann, M.D. Department of Plastic Surgery, University of Texas MD Anderson Cancer Center, Houston, TX, USA

Igor Belyansky, M.D. Department of Surgery, Anne Arundel Medical Center, Annapolis, MD, USA

Parag Bhanot, M.D. Department of Surgery, Medstar Georgetown University Hospital, Washington, DC, USA

Martin F. Bjurstrom, M.D. Department of Anesthesiology, Lichtenstein Amid Hernia Clinic at UCLA, Santa Monica, CA, USA

Terra R. Blatnik, M.D. Cleveland Clinic, Twinsburg, OH, USA

Jeffrey A. Blatnik, M.D. Department of Surgery, Section of Minimally Invasive Surgery, Washington University School of Medicine, St. Louis, MO, USA

L. Michael Brunt, M.D. Department of Surgery, Washington University School of Medicine, Saint Louis, MO, USA

Charles E. Butler, M.D. Department of Plastic Surgery, University of Texas MD Anderson Cancer Center, Houston, TX, USA

Alfredo M. Carbonell, D.O. Division of Minimal Access and Bariatric Surgery, Greenville Health System, University of South Carolina School of Medicine, Greenville, SC, USA

Phillip Chang, M.D. Department of Surgery, University of Kentucky, Lexington, KY, USA

David C. Chen, M.D. Department of Surgery, Lichtenstein Amid Hernia Clinic at UCLA, Santa Monica, CA, USA

Lauren Chmielewski, M.D. Department of Plastic Surgery, University Hospitals Case Medical Center, Cleveland, OH, USA

Karan Chopra, M.D. Department of Plastic Surgery, University of Maryland School of Medicine, Johns Hopkins University, Baltimore, MD, USA

William S. Cobb IV , M.D. Department of Surgery, The Hernia Center, Greenville Health System, Greenville, SC, USA

Jorge D. Daes, M.D., F.A.C.S. Department of Minimally Invasive Surgery, Clinica Bautista, Barranquilla, Columbia

Eduardo Parra Davila, M.D. General/Colorectal Surgery, Celebration, FL, USA

Corey R. Deeken, Ph.D. Covalent Bio, LLC, Eureka, MO, USA

Clifford Deveney, M.D. Department of Surgery, Oregon Health & Science University, Portland, OR, USA

Christopher DuCoin, M.D., M.P.H. Department of Surgery, University of California, San Diego, La Jolla, CA, USA

Gregory A. Dumanian, M.D. Department of Plastic Surgery, Northwestern Memorial Hospital, Chicago, IL, USA

David Earle, M.D. Department of Surgery, Tufts University School of Medicine, Springfield, MA, USA

Karen K. Evans, M.D. Department of Plastic Surgery, Georgetown University Hospital, Washington, DC, USA

Erin M. Garvey, M.D. Division of General Surgery, Mayo Clinic Arizona, Phoenix, AZ, USA

Kristi L. Harold, M.D. Division of General Surgery, Mayo Clinic Arizona, Phoenix, AZ, USA

William Hope, M.D. Department of Surgery, New Hanover Regional Medical Center, Wilmington, NC, USA

Ciara R. Huntington, M.D. Department of Surgery, Carolinas Medical Center, Charlotte, NC, USA

Kamal M.F. Itani, M.D. Department of Surgery, VA Boston Health Care System and Boston University, West Roxbury, MA, USA

Brian P. Jacob, M.D. Department of Surgery, Icahn School of Medicine at Mount Sinai, New York, NY, USA

Garth Jacobsen, M.D. University of California, San Diego, San Diego, CA, USA

An P. Jairam, M.D. Department of Surgery, Erasmus University Medical Center, Rotterdam, The Netherlands

Jeffrey E. Janis, M.D. Department of Plastic Surgery, University Hospital, Ohio State University Wexner Medical Center, Columbus, OH, USA

Ryan M. Juza, M.D. Department of Surgery, Penn State Milton S. Hershey Medical Center, Hershey, PA, USA

Kent W. Kercher, M.D. Division of Gastrointestinal and Minimally Invasive Surgery, Carolinas Medical Center, Charlotte, NC, USA

Tammy Kindel, M.D., Ph.D. Department of Surgery, University of Nebraska Medical Center, Omaha, NE, USA

David M. Krpata, M.D. General Surgery, Cleveland Clinic Comprehensive Hernia Center, Cleveland Clinic, Cleveland, OH, USA

Johan F. Lange, M.D., Ph.D. Department of Surgery, Erasmus University Medical Center, Rotterdam, The Netherlands

Melissa Phillips LaPinska, M.D. Department of Surgery, University of Tennessee Health Science Center, Knoxville, TN, USA

Hien Le, M.D. University of Tennessee Medical Center, Knoxville, TN, USA

Michelle Lee, M.D. Plastic and Reconstructive Surgery, Beth Israel Deaconess Medical Center, Harvard Medical School, Boston, MA, USA

Austin Lewis, M.D. Department of Surgery, University of Tennessee Health Science Center, Knoxville, TN, USA

Manuel Lopez-Cano, M.D., Ph.D. Abdominal Wall Surgery Unit, Universitary Hospital Vall D'hebron, Universidad Autonoma De Barcelona, Barcelona, Spain

Albert Losken, M.D. Department of Plastic Surgery, Emory University Hospital, Atlanta, GA, USA

Ryan P. Ter Louw, M.D. Georgetown University Hospital, Washington, DC, USA

Arnab Majumder, M.D. Department of Surgery, University Hospitals Case Medical Center, Cleveland, OH, USA

Gregory J. Mancini, M.D. Department of Surgery, University of Tennessee Health Science Center, Knoxville, TN, USA

Robert G. Martindale, M.D., Ph.D. Division of General Surgery, Oregon Health & Science University, Portland, OR, USA

Issa Mirmehdi, M.D. Halifax Health, General Surgery, Daytona Beach, FL, USA

Maurice Y. Nahabedian, M.D. Department of Plastic Surgery, Georgetown University, Washington, DC, USA

Yuri W. Novitsky, M.D. Department of Surgery, University Hospitals Case Medical Center, Cleveland, OH, USA

Sean M. O'Neill, M.D., Ph.D. Department of Surgery, Lichtenstein Amid Hernia Clinic at UCLA, Santa Monica, CA, USA

Dmitry Oleynikov, M.D. Department of Surgery, University of Nebraska Medical Center, Omaha, NE, USA

Sean B. Orenstein, M.D. Division of Gastrointestinal and General Surgery, Oregon Health & Science University, Portland, OR, USA

Eric M. Pauli, M.D. Division of Minimally Invasive and Bariatric Surgery, Department of Surgery, Penn State Hershey Medical Center, Hershey, PA, USA

Clayton C. Petro, M.D. Department of General Surgery, Case Comprehensive Hernia Center, University Hospitals Case Medical Center, Cleveland, OH, USA

Richard A. Pierce, M.D., Ph.D. Department of Surgery, Vanderbilt University Medical Center, Nashville, TN, USA

Benjamin K. Poulose, M.D., M.P.H. Department of Surgery, Vanderbilt University Medical Center, Nashville, TN, USA

William F. Powers IV, M.D. Department of Surgery, New Hanover Regional Medical Center, Wilmington, NC, USA

Ajita Prabhu, M.D. Department of Surgery, University Hospitals Case Medical Center, Cleveland, OH, USA

Bruce Ramshaw, M.D. Department of Surgery, University of Tennessee Health Science Center, Knoxville, TN, USA

Gabrielle H. van Ramshorst, M.D., Ph.D. Department of Surgery, VU Medical Center, Erasmus University Medical Center, Amsterdam, The Netherlands

Sergio Roll, M.D., Ph.D. Department of Surgery, Santa Casa of Sao Paulo Hospital and Oswaldo Cruz German Hospital, Sao Paulo, Brazil

J. Scott Roth, M.D. Department of Surgery/General Surgery, A.B. Chandler Medical Center, University of Kentucky, Lexington, KY, USA

Michael G. Sarr, M.D. Department of Surgery, Mayo Clinic, Rochester, MN, USA

Sarah Sher, M.D. Department of Plastic Surgery, Georgetown University Hospital, Washington, DC, USA

C. Jeff Siegert, M.D. VA Boston Health care System, West Roxbury, MA, USA

Devinder Singh, M.D. Department of Surgery, Anne Arundel Medical Center, Annapolis, MD, USA

James Skinovsky, Ph.D. Positivo University, Curitiba, Curitiba, Paraná, Brazil; Department of Surgery, Red Cross University Hospital, Curitiba, Paraná, Brazil

Hooman Soltanian, M.D. Department of Plastic Surgery, Case Medical Center, Cleveland, OH, USA

Nathaniel Stoikes, M.D. Department of Surgery, University of Tennessee Health Science Center, Germantown, TN, USA

Peter W. Thompson, M.D. Plastic and Reconstructive Surgery, Emory University, Atlanta, GA, USA

Guy R. Voeller, M.D. Department of Surgery, University of Tennessee Health Science Center, Germantown, TN, USA

Thomas Wade, M.D. Department of Surgery, Washington University School of Medicine, St Louis, MO, USA

David Webb, M.D. Baptist Memphis and Methodist Germantown, Memphis, TN, USA

John E. Wennergren, M.D. Department of Surgery, University of Kentucky Chandler Hospital, Lexington, KY, USA

Matthew Z. Wilson, M.D. Department of Surgery, Section of Minimally Invasive Surgery, Washington University in St. Louis, St. Louis, MO, USA

Joshua S. Winder, M.D. Division of Minimally Invasive Surgery, Department of General Surgery, Penn State Milton S. Hershey Medical Center, Hershey, PA, USA

H. Reza Zahiri, D.O. Division of Minimally Invasive Surgery, Department of Surgery, Anne Arundel Medical Center, Annapolis, MD, USA

Terri A. Zomerlei, M.D. Department of Plastic Surgery, Wexner Medical Center, Ohio State University, Columbus, OH, USA

中文版序

疝外科的发展历程也是现代外科发展历史的浓缩,告别中世纪的大刀切、烙铁烫的蛮荒时代,随着麻醉学和解剖学的发展,疝外科手术也逐渐发展成为优雅的艺术,让患者得以在一个安静、无痛苦的状态下进行细致的层面解剖和组织修复;而无菌术的完善,进一步减少了伤口感染事件,大大提高了疝手术的成功率;无张力疝修补理念的诞生以及材料学的不断进步,更使得疝外科手术发生了翻天覆地的巨变!

到了 20 世纪 90 年代,美国整形外科医生 Oscar M. Ramirez,通过对尸体的解剖研究,提出了组织分离技术(CST)并将其成功运用在腹壁重建手术中。随着对腹壁层面解剖认识的进展以及 CST 相关衍化技术的涌现,腹壁重建技术也得到飞跃式的发展。

进入 21 世纪,无独有偶,美国学者 Yuri W. Novitsky(本书主编)同样也是通过对尸体解剖的研究,无意中发现腹横肌的解剖特点,并创立腹横肌松解技术(Transversus Abdominis Muscle Release,TAR),更是打破了过往的解剖桎梏,将腹壁解剖游离层面推进到前所未有的范围,大大提高了巨大、复杂、疑难腹壁疝的治疗效果。

近年来,机器人手术的进步与其在疝和腹壁外科中的逐步应用,也可能预示着下一个技术革新的到来……

《现代疝外科学:理论与技术》是目前国际疝外科领域最新、最全面、最详实的著作之一,本书主编 Yuri W.Novitsky 医生也是目前全球知名的疝外科学者,他组织了美国目前最优秀的学者同道及部分国际作者,共同撰写了此书,全面涵盖了目前疝外科领域的主流热点问题。本书图文并茂,部分章节配有由知名学者操刀并讲解的手术视频,全面展示手术技术的各个细节,实用性极高。

在中国医师协会外科医师分会疝和腹壁外科医师委员会主任委员陈杰教授

的关心指导下，首都医科大学附属北京朝阳医院疝和腹壁外科申英末教授组织国内疝外科领域一批优秀的中青年学者，经过一年多的艰辛努力，圆满完成了《现代疝外科学：理论与技术》中文版翻译工作，使得我们疝外科领域又多了一部优秀的参考译著。

本书实用性强，涵盖内容全面而深入，相信本书的翻译出版必将对我国疝和腹壁外科事业的规范化发展起到积极的推动作用！

中华医学会外科学分会疝与腹壁外科学组组长
复旦大学附属华东医院

2018 年 3 月

中文版前言

在现代疝外科学的发展历程上,美国疝外科学会(AHS)占有举足轻重的分量,当中有很多耳熟能详的名字(因其出色的技术或由其创立了某种术式),在疝外科学的发展中起到里程碑式的作用。例如,20世纪80年代Lichtenstein提出的无张力疝修补理念以及合成修补材料的应用,大大提高了疝手术的质量;90年代Ramirez医生提出的组织分离技术(CST),随着对腹壁层面解剖认识的进展及CST相关改进技术的涌现,使得腹壁重建技术得到极大的发展。

进入21世纪,美国疝外科学领域更是得到蓬勃发展,涌现出一大批极富才华的中青年学者,并在此领域做出巨大贡献。Yuri W. Novitsky(本书主编)是其中的杰出代表,他创立了腹横肌松解技术(Transversus Abdominis Muscle Release, TAR),将腹壁解剖游离层面推进到前所未有的范围,大大提高了巨大疑难腹壁疝的治疗效果。除了详尽讲解TAR技术以外,Novitsky医生还组织了几十位当今权威的疝外科专家学者,通过一年多的努力,撰写并出版了这本《现代疝外科学:理论与技术》,全面涵盖了目前疝外科领域的主流热点及各方面内容。

我国自20世纪90年代末开始大规模推广无张力疝修补技术以来,在疝和腹壁外科领域取得了巨大成就,但我们仍应清楚地认识到与欧美疝学界之间存在的差距。努力学习,促进国际交流,主动融入国际疝外科学界,是缩减学术差距的有效途径。我在2015年接任第二届中国医师协会外科医师分会疝和腹壁外科医师委员会主任委员一职以来,不遗余力地推进国际交流,不断地将我国一批基础能力好、外语能力强的疝外科青年才俊推向疝外科国际学术舞台,增进交流同时不断学习。

随着对美国疝外科学会的熟悉了解,我们发现《现代疝外科学:理论与技术》作为一本代表着当今国际前沿水平的学术专著,正是我们要找寻的理想教案。为使广大中国医师能够更容易阅读这本学术专著,自2016年11月起,中国医师协会外科医师分会疝和腹壁外科医师委员会组织我国一批疝外科青年才俊对《现代疝外科学：理论与技术》进行了全面、细致的翻译。经过所有译者和校对工作者不懈的努力和辛勤的工作，终于完成了本书的翻译、校对工作。在 2018 年春，本书中文版即将出版之际，我也向全体译者和校对工作者表示衷心感谢！

随着国际交流的深入，我们也和欧美疝外科学界的知名学者结成深厚友谊，本书的主编 Yuri W. Novitsky 以及部分章节作者，如 David C. Chen、William Hope，Michael Rosen，Conrad Ballecer 等，均和我们保持着良好的学术联系。在 2017 年的美国疝年会（AHS）及欧洲疝年会（EHS）上，当得知我们中国疝外科学者正组织翻译出版此书时，主编 Yuri W. Novitsky 欣然与我们合影，也表达了他由衷的赞赏与感谢，并表示中文版首发时务必要赠送他一本。在本书的翻译及校对工作中，上述的美国学者们也给予了我们无私的帮助。

我相信《现代疝外科学：理论与技术》中文版的出版发行，将为我国广大疝和腹壁外科医师提供一本值得认真学习的专著，也会对我国疝外科领域的技术发展起到积极的推动作用！

中国医师协会外科医师分会疝和腹壁外科医师委员会主任委员
首都医科大学附属北京朝阳医院

陈杰

2018 年 3 月

前　言

疟修补手术是外科领域最常见的临床操作。但是,最佳的手术技术、最好的补片材料选择方案和最合理的腹壁修补策略是什么?对此,临床上仍鲜有统一的意见。

《现代疝外科学:理论与技术》由行业内最顶尖的专家共同撰写而成,内容涵盖疝外科的常规病例及复杂疑难重症,展现了当今疝外科领域发展的最高水平。

阅读本书,读者可以领略到疝外科领域的广阔天地。本书既包括腹壁的临床解剖和生理学研究,补片材料选择,患者优化策略,机器人和腹腔镜下的疝修补手术,前、后组织分离技术,造口旁疝、侧腹疝、耻骨上疝及各种疑难复杂的修补病例;也包括在污染环境下,合并肠瘘或者是腹壁功能丧失的患者腹壁重建问题;还包括腹股沟修补方面的重要内容,如开放、腹腔镜及机器人手术修补,术后腹股沟区疼痛,以及运动疝治疗。此外,本书还有由顶级重建整形专家撰写的章节,详细描述了复杂皮肤及软组织问题的解决之道,例如,同期进行的脂膜切除术,如何使用组织扩张器,以及各种肌皮瓣的临床应用等。

本书以分步介绍的方式对各种常规或复杂疝修补术进行讲解,辅以生动的示意图和要点明确的临床照片。本书还包括在线视频资料,读者可以观看到由当今顶尖疝外科医生施行并给予讲解的手术录像,从而全面了解疝外科手术的技术精髓。

《现代疝外科学:理论与技术》是一本当今疝外科领域最新、最全面的参考书。书中珍贵的资料,可让广大住院医生,以及普外科、整形外科和创伤外科医生,在疝外科的临床实践中无往不利!

Yuri W. Novitsky

于美国俄亥俄州克利夫兰

谨此献给———

Anusha，我非凡的母亲
Heidi，我的好妻子
Maya，Ella，Lily 和 Phoebe，
我了不起的女儿们

你们的爱与支持
让我一切皆有可能

———Yuri W. Novitsky

目　录

在线视频

Video 11.1 Onlay ventral hernia repair,Guy Voeller
(doi：10.1007/978-3-319-27470-6_11)

Video 13.1 Posterior component separation via transversus abdominis release：the TAR procedure,Yuri
Novitsky
(doi：10.1007/978-3-319-27470-6_13)

Video 15.1 Endoscopic anterior component separation,J. Scott Roth

Video 15.2 Total laparoscopic (subcutaneous) abdominal wall reconstruction,Jorge Daes
(doi：10.1007/978-3-319-27470-6_15)

Video 16.1 Perforator preserving anterior component separation hernia,Gregory Dumanian
(doi：10.1007/978-3-319-27470-6_16)

Video 17.1 Open parastomal hernia repair with transversus abdominis release,Eric Pauli
(doi：10.1007/978-3-319-27470-6_17)

Video 18.1 Open flank hernia repair,Yuri Novitsky
(doi：10.1007/978-3-319-27470-6_18)

Video 22.1 Laparoscopic ventral hernia repair with defect closure,Yuri Novitsky
(doi：10.1007/978-3-319-27470-6_22)

Video 23.1 Laparoscopic parastomal (Sugarbaker) hernia repair,Kristi Harold
(doi：10.1007/978-3-319-27470-6_23)

Video 24.1 Laparoscopic subxiphoid hernia repair,Igor Belyansky

Video 24.2 Laparoscopic suprapubic hernia repair,Yuri Novitsky
(doi：10.1007/978-3-319-27470-6_24)

Video 26.1 Robotic inguinal hernia repair,Conrad Ballecer

Video 26.2 Robotic retromuscular incisional hernia repair,Alfredo Carbonell
(doi：10.1007/978-3-319-27470-6_26)

Video 28.1 Panniculectomy with ventral hernia repair,Devinder Singh
(doi：10.1007/978-3-319-27470-6_28)

Video 41.1 Botulinum neurotoxin injection before incisional hernia repair,Manuel López-Cano
(doi：10.1007/978-3-319-27470-6_41)

Video 42.1 Open Lichtenstein inguinal hernia repair,Parviz Amid
(doi：10.1007/978-3-319-27470-6_42)

Video 43.1 Laparoscopic transabdominal preperitoneal (TAPP) inguinal hernia repair,Sergio Roll

Video 43.2 Laparoscopic transabdominal preperitoneal (TAPP) inguinal hernia repair,J. Scott Roth

Video 43.3 Laparoscopic transabdominal preperitoneal (TAPP) inguinal hernia repair, Yuri Novitsky
(doi: 10.1007/978-3-319-27470-6_43)

Video 44.1 Laparoscopic Total Extraperitoneal (TEP) Inguinal Hernia Repair, Brian Jacob
(doi: 10.1007/978-3-319-27470-6_44)

Video 45.1 Extended View Laparoscopic Total Extraperitoneal (eTEP) Repair, Jorge Daes
(doi: 10.1007/978-3-319-27470-6_45)

Video 50.1 Open Repair of Sports Hernia/Athletic Pubalgia, L. Michael Brunt
(doi: 10.1007/978-3-319-27470-6_50)

第1章

腹壁的临床解剖和生理

Arnab Majumder

引言

现代腹壁外科领域有赖于对腹壁所有结构及其生理功能的透彻理解。技术的进步为外科医生提供了可广泛选择的补片假体材料以及辅助疝修补的新器材,进而降低了疝的复发率,使患者的治疗效果取得了长足的进展[1,2]。正是基于对腹壁结构和功能了解的稳步进度,我们创造出更加复杂的手术方式(诸如通过组织分离和肌肉松解技术而获得肌筋膜和肌皮瓣)[3-9]。这些进步可使外科医生采用更多的方法放置补片,并可关闭过去认为不可能关闭的腹壁缺损。因而,全面掌握各项手术技能必然是与全面系统地了解腹壁的解剖和生理功能相伴而行的。

本章旨在提供一个理解腹壁临床解剖及与之相关生理功能的知识梗概,也有助于理解手术中出现并与之相关的重要结构。扎实掌握表浅和深层解剖结构有助于在此基础上获得更加细微的临床发现。本章将会强调在腹壁修补术中腹白线重建的重要性。

界域

腹前壁为一六边形区域,正上方的剑突与两侧肋缘构成其上两侧界;向下则向双髂嵴延伸,在中线处盆腔耻骨上缘变窄。下两侧界为双侧腹股沟韧带;两侧则延展于腰椎附近的竖脊肌和腰方肌之后,这些肌肉有助于胸腰椎筋膜附着于腹横肌之上[10](图1.1)。

在此界域内的运动肌肉群组除了它们的附着结构之外,不含有任何骨性结构。然而,这些肌肉群组却分布广泛,与机体的其他系统可协调一致地实现多种功能。通过增强或降低腹内压和胸内压,这些肌肉在协助排便、排尿以及呼吸和咳嗽时发挥着不可替代的作用。此外,通过与背部肌群协同工作,腹壁可实现躯体的弯曲、伸展和扭转。背部肌群作用于胸腰椎筋膜的张力可稳定腰骶部脊柱和骨盆,这对于维持体态姿势至关重要[11]。最后,坚实重叠的肌群在收缩时也可为腹腔内脏器提供物理保护。鉴于腹壁有如此多的功能,因而透彻理解其每种成分及其功能,以便在外科手术中实现重建或保护这些功能的最终目标,则显得尤为重要。

成分

腹壁肌群可分为中线肌群和前外侧肌群,共有四对主要肌群和变化不定的第五对肌群。肌群由皮下脂肪和皮肤所覆盖,有浅表神经血管结构沿其筋膜走行。腹直肌和锥状肌组成中线肌群,但是锥状肌的存在与否在不同的人群中并不恒定[12,13](图1.2)。两侧的前外侧组肌群则由以腹外斜肌(EOM)、腹内斜肌(IOM)和腹横肌(TAM)所形成的三层结构而组成(图1.3)。除肌群及其相关的神经支配和血管供给之外,还有诸多重要结构,包括腹白线、半月线、半环线(Douglas弓状线)以及Retzius和Bogros解剖间隙。这些结构由腹壁肌群的相互作用而形成,了解它们的功能同样重要。

图1.1　腹壁的边界呈现为一个六边形区域,从前方横向延伸,绕经胁部,到两侧背部的肌群。

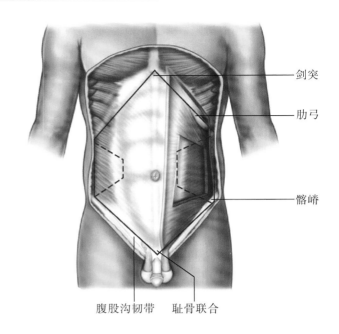

剑突

肋弓

髂嵴

腹股沟韧带　耻骨联合

白线

腹壁肌肉的成分至关重要,而腹白线的修复仍是明确的腹壁重建目标。本章将以这个容易被忽视、但却非常重要的结构开始阐述。

白线是位于剑突和耻骨联合之间的完全纤维性结构,由胶原蛋白和弹性蛋白构成。白线的宽度因人而异,一般为 15~22mm,最宽处在脐或其正上方,最窄处则位于其最上或最下端[14,15]。白线由腹外斜肌、腹内斜肌和腹横肌的腱膜在中线处融合而成,而两块腹直肌则对称地位于其两侧。由于腹白线内并无血管结构,因此它是进入腹腔内部切口的首选位置。然而,正是由于其完全纤维性的结构并且天然缺乏肌肉覆盖,因此相对薄弱,是大多数原发性腹壁疝的好发部位[16]。同时,因为大多数的入腹切口均选择在白线处切开,因而也是医源性腹壁疝最常发生的部位。

腹壁重建最终的目的仍是通过将两侧腹直肌拉向中线来恢复腹白线的功能。对于患有巨大疝或腹壁缺损的患者,腹壁重建将会通过不同的肌筋膜或肌皮瓣的先进技术来完成。手术成功地完成之后,腹白线的功能恢复将会表现在提高腹壁肌肉的

等张收缩和等长收缩功能,进而最终提升患者的生活质量[17]。在现代腹壁重建过程中,这种功能的恢复不仅对于腹壁完全修复非常重要,而且对于维持腹壁结构的整体性和活动功能也同样重要。

腹直肌

腹直肌(RA)是中线肌群的主要肌肉,位于白线的两侧。作为成对的带状肌肉,腹直肌明显不同于腹前外侧肌群的阔肌。腹直肌起自耻骨嵴和耻骨联合的韧带部,肌纤维向上走行并插入剑突及两侧第 5~7 肋软骨的前表面。白线将两块腹直肌分开,前外侧肌群的腱膜则在腹直肌上呈十字交叉融合而形成肌腱线。另有 3~4 条独立的腱带分别在不同的水平沿腹直肌横向走行。这些腱带形状并不规整,出现也并不规律,但是在屈曲躯干时起到沿肌肉走行的横向定位点作用。腹直肌强有力地附着于腹直肌前鞘,而其对于后鞘的附着则较为多变[18]。

腹直肌的血管供应与腹前外侧肌群明显不同,主要由成对的腹壁上动脉(SEA)和穿入腹直肌后鞘后沿腹直肌深面走行的腹壁下深动脉(DIEA)提供血供。这两组动脉系统在脐区的上方相吻合。腹壁上动脉于第 6 肋软骨水平起自胸廓内动脉并成

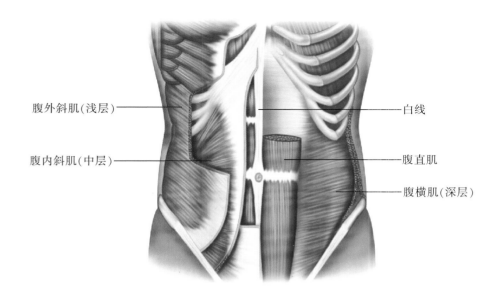

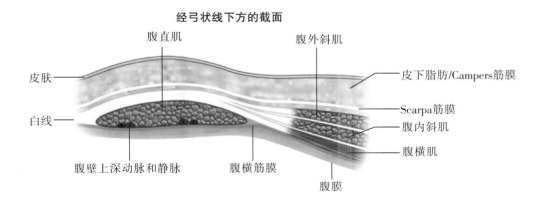

图1.2　腹壁及其前外侧肌群包括腹外斜肌、腹内斜肌以及延伸至半月线内侧的腹横肌。中线组肌群包括腹直肌和锥状肌。上下两图分别为经过弓状线上方和下方的截面图。

图1.3　腹横肌与腹直肌鞘的关系示图。可见向内侧半月线延伸的纤维,其上方比下方拥有更多的筋膜成分。

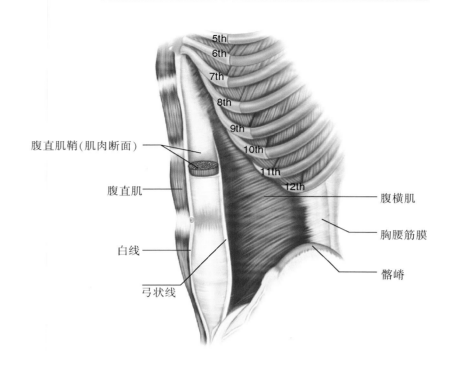

腹直肌鞘(肌肉断面)

腹直肌

白线

弓状线

5th
6th
7th
8th
9th
10th
11th
12th

腹横肌

胸腰筋膜

髂嵴

为其终末支,于剑突中点处进入腹直肌鞘。作为髂外动脉的分支,腹壁下动脉恰在髂外动脉移行为股动脉之前在股环的近端分出。腹壁下深动脉(DIEA)可作为血管蒂在经腹直肌(TRAM)肌皮瓣和腹壁下深动脉穿支(DIEP)皮瓣技术中有重要意义(见于整形外科)。与血管供应不同,腹直肌的神经分布则与腹前外侧肌群相似,由T6/7–L1的腹支支配。这些神经支沿腹横肌平面(TAP)走行,在两侧穿入腹直肌鞘。在外科手术过程中,破坏或切除这些神经血管穿支可导致腹直肌的萎缩,因此要尽可能保护这些结构。保护神经血管系统可维护腹直肌的功能,最终达到兼顾功能性与坚固性的修复目的。

腹直肌的首要功能是进行腹壁的屈曲,同时辅助增高腹内压。腹壁的屈曲可以是胸廓向骨盆移动,也可以是骨盆向胸廓移动,或者是两者同时相向移动(在无屈曲点固定时)。腹内压的增高有助于实现呼气、排便和排尿等生理功能。尽管腹直肌在正常活动中并不总是发挥效用,但是当压力负荷较强时,腹直肌就会参与这些功能作用。

在临床上,将腹直肌复位到中线,以重建腹白线进而恢复其功能是非常重要的。缺少腹白线这个中心定位点,双侧腹直肌和侧方腹壁所产生的收缩

力将难以转化为生理活动,而这正是真正的功能性修复的精髓所在。

锥状肌

锥状肌为中线肌群的第二组,也是变异性最大的肌肉组,文献报道有10%~70%的人群单侧或双侧锥状肌缺如[13]。这对三角形的肌肉位于腹直肌前表面与弓状线远端的前鞘之间,起自耻骨嵴和耻骨联合的韧带部,向内上方走行,插入腹白线。锥状肌的功能目前还不是很清楚,推测其在排尿过程中起到收紧腹白线和增高腹内压以促使局部压力增高的辅助作用[12]。鉴于其在人群中出现的变异情况,锥状肌的临床意义可忽略不计。

腹横肌

腹前侧壁肌群最里层的肌肉为腹横肌(TAM)。它位于背侧的腹内斜肌(IOM)和腹侧的腹横筋膜之间。腹横肌肌纤维起自第7–12肋软骨内侧表面,胸腰筋膜前叶,髂棘和腹股沟韧带的外侧1/3。这些

肌纤维从后侧方发出后，基本沿水平方向走行，最终止于腹白线、耻骨嵴和耻骨梳。在上方，这些肌纤维与来自膈肌的肌纤维相互交叉，走行更倾向于内上方向；而在下方，则出现一种明显的腱膜样结构，与肌纤维相移行。尽管在临床上腱膜样变化出现在肌纤维向腹直肌延伸处，但一般认为此腱膜起始于最下端的靠近腹中线处。一般来讲，在脐周水平腹直肌的侧方即开始出现腱膜成分。然而在临床上，当再次切开腹直肌后鞘的腹侧部分以行腹横肌松解术时，在半月线的内侧发现腹横肌肌纤维的情况却并不鲜见。腱膜成分越向下(尾侧)移行，则越向中间靠近，直至越过半月线到弓状线出现时为止。

腹横肌的腱膜成分出现在弓状线之上和之下的区别至关重要。在道格拉斯弓状线之上，腹横肌腱膜与腹内斜肌后叶的腱膜相融合形成腹直肌后鞘，后者继续向内侧走行参与腹白线的构成；而在弓状线之下，腹横肌腱膜与腹内斜肌腱膜融合之后，走行于腹直肌浅面，最终到达耻骨结节而形成联合腱。

腹横肌的血液供应和神经支配与腹前外侧肌群相一致，其与后者共同形成三层重叠结构。而后方的血液供应，则如同镜像对称一样，分别由主动脉–锁骨下动脉和主动脉–髂动脉系统从上方和下方提供。肋间动脉和腰动脉在侧方吻合形成弓状动脉网，向深部的腹横肌表面走行。此动脉网从侧方穿过腹横肌，然后走行进入位于腹横肌和腹内斜肌之间所谓的 TAP 平面。这个后方的动脉网沿 TAP 平面继续与神经血管束平行向中间部延伸，直至穿过腹内斜肌腱膜的后叶，支配腹直肌(图 1.4)。动脉网在后方与来自肋间动脉降支和肋下动脉的前部供应血管形成动脉吻合连接。在内侧，供给腹直肌的腹壁下动脉与腹壁内动脉也与后侧血供系统形成吻合连接，进而形成一个侧支循环丰富的密集动脉网络。

腹横肌也与上述的三层重叠结构共同接受来自 T6/7–L1 的腹支神经支配，其与 TAP 平面的供应血管平行走行。在腹直肌后疝修补术时，辨认和保护这些穿出腹内斜肌后叶而进入腹直肌的神经血管分支是非常重要的。当遇到神经血管束时，应该在血管穿出位置的内侧进行分离，以便保证腹直肌的血供从而防止肌肉萎缩。尽管传统的观念认为腹直肌后的分离应以半月线为界；而实际上，则通常在以血管穿支为界的内侧进行分离。这些血管可以从腹直肌后鞘上剥离开来，与上面的肌肉相随行。如果这些神经血管束被意外横断，分离范围向侧方越过了这个血管穿支的界限，那么你会发现只要给予足够的张力，手术操作范围就会从腹直肌后鞘移行进入腹直肌前鞘。

腹横肌对于腹壁的功能具有重要意义。它的主要功能是与腹内斜肌协同作用，在内脏器官周围充

图1.4　前腹壁的横断面，腹直肌后鞘已从腹直肌分离，可见神经血管束穿支穿过腹内斜肌后层。

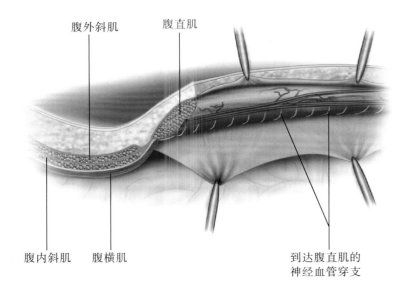

腹外斜肌　腹直肌

腹内斜肌　腹横肌

到达腹直肌的神经血管穿支

当"束身衣"的角色。周围一圈的"环张力"主要通过腹横肌和其后方的腹内斜肌纤维相互协同作用而实现[6]。肌肉的收缩不仅保证了腹壁的坚硬度,同时也维持了整体胸腰筋膜的张力。腹横肌主要作用于胸腰筋膜的前叶(大部分位于侧腹壁位置),而与此同时腰方肌和骶棘肌则分别作用于胸腰筋膜的中叶和后叶。胸腰筋膜的张力维持可为内脏囊和腹膜后器官提供后方的支持,同时维持腰骶部脊柱和骨盆的稳定性。

腹内斜肌

腹内斜肌 (IOM) 位于腹前外侧肌群中间,在(腹侧的)腹横肌的上方和(背侧的)腹外斜肌的下方。腹内斜肌起自胸腰筋膜的前叶,髂嵴的前三分之二和腹股沟韧带的外侧半。它的肌纤维向内上方走行,止于10-12肋内侧缘和白线。在腹股沟韧带的正上方, 大部分腹内斜肌弓状下缘的肌纤维,在精索周围生成阴囊的提睾肌纤维。在女性,这些肌纤维变薄弱并围绕子宫圆韧带。此外,筋膜的成分在内侧与腹横肌的筋膜相融合后插入耻骨梳的上方形成联合腱。腹内斜肌的腱膜成分在弓状线的上方和下方也会有非常明显的区别,这点和腹横肌的情况相类似。在弓状线上方,腹内斜肌的腱膜分裂形成两层包绕腹直肌,参与构成腹直肌的前鞘和后鞘;而在弓状线的下方,此腱膜仅出现在腹直肌的前层并与腹外斜肌和腹横肌的腱膜一起构成腹直肌的前鞘。在弓状线的下方,腹直肌的后侧仅有一层腹横筋膜覆盖(图1.5)。

腹内斜肌的神经支配和血供与前面描述的腹横肌者基本相同。在后方由腹横肌的动脉供血,而在中部则由来自肋间、肋下和腹壁的动脉供血。如前所述,与其说后外侧的网状血管穿出腹横肌和腹内斜肌的融合鞘, 不如说其穿出腹内斜肌的后叶。这种解剖学的差异至关重要,因此要确保分离腹直

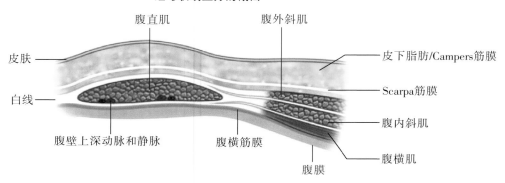

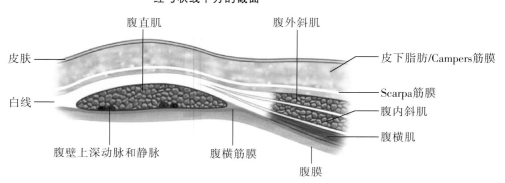

图1.5 腹壁在弓状线上方和下方的截面,重点示出弓状线下方的层面仅有腹横筋膜。

肌后平面时位于血管穿入处的内侧。与腹内斜肌不同，髂腹股沟神经和髂腹下神经的分支共同穿出腹内斜肌后继续走行。髂腹股沟神经穿出后在腹股沟管内侧与精索伴行。在侧方，在腹横肌平面内走行的髂腹下神经的前皮支，在髂前上棘（ASIS）水平转而进入腹内斜肌和腹外斜肌之间的位置，进而进入腹直肌。

腹内斜肌有多种功能。如前所述，它与腹横肌协同作用，协助实现腹腔的环周张力。它也与对侧的腹外斜肌协同作用，来实现同侧躯干的旋转和扭转。胸腰筋膜张力的维持保证了腰骶部的稳定，这也是腹内斜肌和腹横肌协同作用的结果，其中腹横肌起的作用更大。此外，腹内斜肌收缩时与膈肌的相反作用可使腹内压增高而协助呼气。

在临床上，腹内斜肌的肌纤维在腹内斜肌和腹横肌之间鲜见受控。然而，如前所述，弓状线之上的腱膜分成两层包裹着腹直肌。腱膜的后层与腹横肌的腱膜相融合共同形成腹直肌后鞘，是再次切开的位置，即便是在腹侧面从腹直肌后方分离转变为后方成分分离时亦是如此。尽管两层腱膜组织最终在内侧合二为一而构成腹白线，但在覆盖腹直肌外侧方的半月线内侧区域两层筋膜仍然是分开的。这同样有赖于腹横肌纤维向内侧走行越过腹直肌的外侧缘的程度。认识这种变异对后方成分分离非常重要，因为如果不认真仔细地分离这两层结构（无论是筋膜和筋膜，还是筋膜和肌纤维的分离），就会在后鞘生成破损的窗口。而这些破损理应予以修复，以便在行 Sublay 手术时用其将补片与内脏器官分隔开来。

腹外斜肌

腹外斜肌（EOM）是腹前外侧肌群的最外层，位于腹内斜肌的正上方。腹外斜肌纤维源起自 5~12 肋外表面，向内下方走行止于腹白线、耻骨结节和前方的髂棘。半月线最终是由腹外斜肌的腱膜成分与腹内斜肌和腹横肌腱膜相交联，自第 9 肋至耻骨结节之间垂直向下沿腹直肌外侧走行而形成。腹外斜肌腱膜成分与弓状线上方的腹内斜肌前叶共同参与构成腹直肌前鞘；而在弓状线的下方，腹外斜肌腱膜则与腹横肌腱膜相融合，腹直肌后方仅留有腹横筋膜和腹膜与内脏相隔。在髂前上棘的下方，腹外斜肌完全腱膜化。这部分腱膜的临床意义在于其促使生成位于髂前上棘和耻骨结节之间的腹股沟韧带。位于耻骨结节外侧上方的一个孔径为 1~1.5cm 的三角形裂孔，形成腹股沟管浅环。男性有精索，女性则有子宫圆韧带通过。腹外斜肌腱膜也在其插在耻骨梳上方时形成局部的腔隙韧带，而腹股沟韧带的折返部分则构成反转韧带。

腹外斜肌的血液供应由头侧较低位的第 6 或第 7 对肋间动脉和尾侧的旋髂深动脉的深肌支供给，与供给腹直肌的深部腹壁血管系统再次形成血管弓。神经支配来自 T7~12 和 L1 的腹支，这和其他的腹前外侧肌群的神经支配一样。

腹外斜肌通过与其他腹前外侧肌群协同作用而实现其功能，可增高腹压及协助躯干的屈曲和扭转。通过将胸壁牵向腹部，腹外斜肌主要作用为实现躯体的横向屈曲和向对侧扭转。腹外斜肌并不像腹内斜肌那样与腹横肌协同作用以实现腹腔环周张力。

正如 Ramirez 所描述的那样，传统的前组织分离技术要求游离释放腹外斜肌[3,19]。尽管游离释放皮瓣的手术操作会带来一些并发症，这种肌筋膜释放技术仍然在广泛地应用[5,20]。游离释放腹外斜肌确实减少了腹腔外的环周张力，腹内斜肌成为维持此张力的主要力量来源。

弓状线

Douglas 弓状线（或半环线）在腹壁解剖学上是一个重要的标志物，有许多珍贵的临床发现均与此相关。位于脐与耻骨联合中间位置的弓状线，是腹直肌后鞘的下界。在这个标志的下方，腹内斜肌腱膜的后叶和腹横肌腱膜从前方横越过腹直肌。虽然弓状线被认为是腹直肌后鞘戛然而止的标志，但实际上在大多数人群当中，它可能更是后鞘纤维向前鞘逐渐移行的标志[21]。在弓状线的下方，仅有一层腹横筋膜位于腹直肌和腹膜之间，是腹前壁力量最薄弱之处(图 1.5)。半月线疝和罕见的弓状线疝均可发生于此处[22]。最后,弓状线也是腹壁下血管穿入腹直肌的标志,在行腹直肌后分离的手术时,要注意识别这些血管。弓状线必须在其最外侧点予以切开,以便从腹直肌鞘内进入 Retzius 间隙和Bogros间隙,从而在腹直肌后修补术和腹横肌的释放技术操作时行尾侧部分分离。

腹膜外间隙

Retzius 间隙是位于耻骨联合和膀胱之间的腹膜外间隙。这个区域被腹横筋膜与腹壁相隔开来,其内充满疏松结缔组织和脂肪。不过,这里也可能包含正常或变异的副闭孔血管,而且 10% 的患者会有副阴部血管。对这个间隙的适当分离至关重要,可充分显露耻骨梳韧带,以便在行腹壁疝或腹股沟疝修补时固定下方的补片。

Bogros 间隙与 Retzius 间隙相似,是位于其外侧和腹股沟韧带深处的腹膜外间隙。其前方为腹横筋膜而后方为腹膜,可分为内侧部分和外侧部分。内侧部分有股动脉和股静脉,而外侧部分则有髂腰肌和股神经的通过(图 1.6)。

血管供给

腹壁血液供给的局部解剖正如 Huger 曾阐述的,由三个不同的解剖区域组成[23](图 1.7)。区域 I 指的是腹壁上前中部,包含有腹壁上动脉(SEA)和腹壁下深动脉(DIEA),它们为腹直肌以及相应皮下组织和皮肤提供血供。区域 II 包括整个腹前壁尾侧部。这个区域的血液供给主要由股动脉和髂动脉分出的四支主要动脉桥所提供。起自股动脉的腹壁下浅动脉和阴部外浅动脉为这个区域的浅筋膜和皮肤提供血供;而腹壁下深动脉和旋髂深动脉则供血给这个区域下部的肌肉组织。区域III位于两侧半月线的侧方,由主动脉系统分出的腰动脉和肋间动脉供血。这些血管系统供血给侧腹壁,甚至与中线的血管结构吻合成血管弓。

神经支配

如前所述,腹壁的神经支配由 T6/7–T12 和 L1 所分出的腹支来完成。感觉神经发自上述脊髓水平的肋间神经和肋下神经的前支。T6–T9 的水平段负

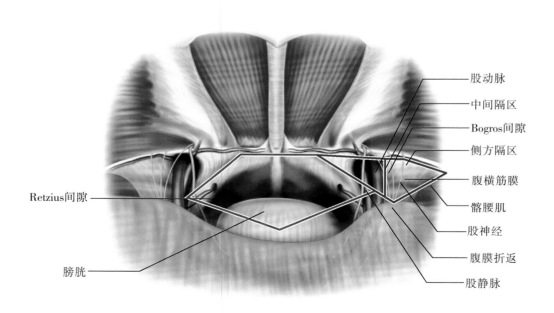

股动脉
中间隔区
Bogros间隙
侧方隔区
腹横筋膜
髂腰肌
股神经
腹膜折返
股静脉
Retzius间隙
膀胱

图1.6　Retzius间隙(紫色)和Bogros间隙(蓝绿色)由穿行的解剖结构分隔成中间和侧方区间。

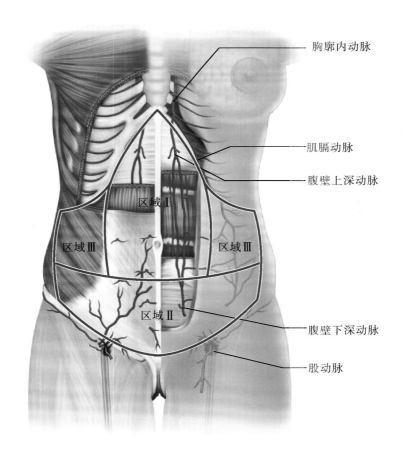

胸廓内动脉

肌膈动脉

腹壁上深动脉

区域 I

区域 III

区域 III

区域 II

腹壁下深动脉

股动脉

区域 I : 中上部
区域 II : 尾部
区域 III : 侧部

图1.7 划定的Huger I–III区腹壁的血液供应。

责此区域脐上部分的神经支配,而 T10 水平段则支配脐区。其余的包括 T11–L1 水平段则负责脐下区域的神经支配。侧腹壁皮肤则由肋间神经的分支直接支配。支配三层扁肌和中间肌群的运动神经除了由 L1 肋间支发出的神经外,还包括髂腹下和髂腹股沟神经。后两条神经对腹外斜肌和腹横肌有独特的支配作用。

侧方的神经结构走行于腹横肌和腹内斜肌之间的腹横肌平面(图 1.8)。所谓的腹横肌平面阻滞在术后镇痛方面的效果已经获得外科学界的公认。在这个平面实施局部麻醉可以将支配侧腹壁的感觉神经阻滞,此项技术可改善术后的疼痛评分、减少阿片类药物的使用和住院时间,并已见文献报道[24–27]。

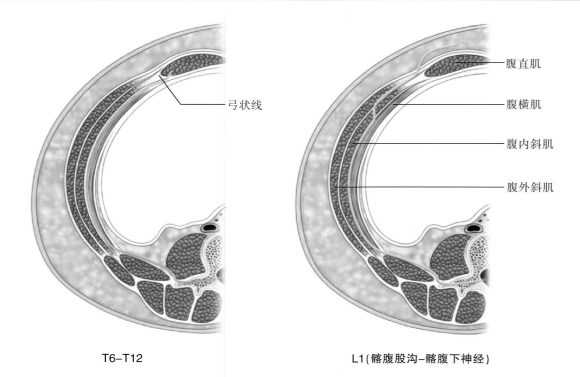

弓状线

腹直肌

腹横肌

腹内斜肌

腹外斜肌

T6-T12　　　　　　　　　　　　　L1(髂腹股沟-髂腹下神经)

图1.8　支配前腹壁的神经走行进入腹横肌平面(TAP)。T6-T12穿过腹内斜肌筋膜后层支配腹直肌。L1向侧方穿出支配下腹部的皮肤和皮下组织。

(李金龙　译)

参考文献

1. Breuing K, Butler CE, Ferzoco S, Franz M, Hultman CS, Kilbridge JF, et al. Incisional ventral hernias: review of the literature and recommendations regarding the grading and technique of repair. Surgery. 2010;148(3):544–58.
2. Timmermans L, de Goede B, van Dijk SM, Kleinrensink G-J, Jeekel J, Lange JF. Meta-analysis of sublay versus onlay mesh repair in incisional hernia surgery. Am J Surg. 2014;207(6):980–8.
3. Ramirez OM, Ruas E, Dellon AL. "Components separation" method for closure of abdominal-wall defects: an anatomic and clinical study. Plast Reconstr Surg. 1990;86(3):519–26.
4. Novitsky YW, Porter JR, Rucho ZC, Getz SB, Pratt BL, Kercher KW, et al. Open preperitoneal retrofascial mesh repair for multiply recurrent ventral incisional hernias. J Am Coll Surg. 2006;203(3):283–9.
5. Krpata DM, Blatnik JA, Novitsky YW, Rosen MJ. Posterior and open anterior components separations: a comparative analysis. Am J Surg. 2012;203(3): 318–22.
6. Novitsky YW, Elliott HL, Orenstein SB, Rosen MJ. Transversus abdominis muscle release: a novel approach to posterior component separation during complex abdominal wall reconstruction. Am J Surg. 2012;204(5):709–16.
7. Bauer JJ, Harris MT, Gorfine SR, Kreel I. Rives-Stoppa procedure for repair of large incisional hernias: experience with 57 patients. Hernia. 2002;6(3):120–3.
8. Wheeler AA, Matz ST, Bachman SL, Thaler K, Miedema BW. Retrorectus polyester mesh repair for midline ventral hernias. Hernia. 2009;13(6): 597–603.
9. De Vries Reilingh TS, van Goor H, Charbon JA, Rosman C, Hesselink EJ, van der Wilt GJ, et al. Repair of giant midline abdominal wall hernias: "components separation technique" versus prosthetic repair: interim analysis of a randomized controlled trial. World J Surg. 2007;31(4):756–63.
10. Macintosh JE, Bogduk N, Gracovetsky S. The biomechanics of the thoracolumbar fascia. Clin Biomech (Bristol, Avon). 1987;2:78–83.
11. Willard FH, Vleeming A, Schuenke MD, Danneels L, Schleip R. The thoracolumbar fascia: anatomy, function, and clinical considerations. J Anat. 2012;221(6): 507–36.
12. Van Landuyt K, Hamdi M, Blondeel P, Monstrey S. The pyramidalis muscle free flap. Br J Plast Surg. 2003;56(6):585–92.
13. Lovering RM, Anderson LD. Architecture and fiber type of the pyramidalis muscle. Anat Sci Int. 2008;83(4):294–7.
14. Rath AM, Attali P, Dumas JL, Goldlust D, Zhang J, Chevrel JP. The abdominal linea alba: an anatomo-

radiologic and biomechanical study. Surg Radiol Anat. 1996;18(4):281–8.

15. Beer GM, Schuster A, Seifert B, Manestar M, Mihic-Probst D, Weber SA. The normal width of the linea alba in nulliparous women. Clin Anat. 2009;22(6):706–11.

16. Johnson TG, Von SJ, Hope WW. Clinical anatomy of the abdominal wall: hernia surgery. OA Anatomy. 2014;2(1):3.

17. Criss CN, Petro CC, Krpata DM, Seafler CM, Lai N, Fiutem J, et al. Functional abdominal wall reconstruction improves core physiology and quality-of-life. Surgery. 2014;156(1):176–82.

18. Tran D, Mitton D, Voirin D, Turquier F, Beillas P. Contribution of the skin, rectus abdominis and their sheaths to the structural response of the abdominal wall ex vivo. J Biomech. 2014;47(12):3056–63.

19. Heller L, McNichols CH, Ramirez OM. Component separations. Semin Plast Surg. 2012;26(1):25–8.

20. Jones CM, Potochny JD, Pauli EM. Posterior component separation with transversus abdominis release: technique and utility in challenging abdominal wall reconstruction cases. Plast Reconstr Surg. 2014;134(4 Suppl 1):116.

21. Rizk NN. The arcuate line of the rectus sheath—does it exist? J Anat. 1991;175:1–6.

22. Montgomery A, Petersson U, Austrums E. The arcuate line hernia: operative treatment and a review of the literature. Hernia. 2013;17:391–6.

23. Huger WE. The anatomic rationale for abdominal lipectomy. Am Surg. 1979;45(9):612–7.

24. Yu N, Long X, Lujan-hernandez JR, Succar J, Xin X, Wang X. Transversus abdominis-plane block versus local anesthetic wound infiltration in lower abdominal surgery: a systematic review and meta-analysis of randomized controlled trials. BMC Anesthesiol. 2014;14:121.

25. Petersen PL, Mathiesen O, Torup H, Dahl JB. The transversus abdominis plane block: a valuable option for postoperative analgesia? A topical review. Acta Anaesthesiol Scand. 2010;54:529–35.

26. Keller DS, Ermlich BO. Demonstrating the benefits of transversus abdominis plane blocks on patient outcomes in laparoscopic colorectal surgery: review of 200 consecutive cases. J Am Coll Surg. 2014;219(6):1143–8.

27. Johns N, O'Neill S, Ventham NT, Barron F, Brady RR, Daniel T. Clinical effectiveness of transversus abdominis plane (TAP) block in abdominal surgery: a systematic review and meta-analysis. Colorectal Dis. 2012;14:635–42.

第 2 章

疝的分型

Clayton C. Petro，Yuri W. Novitsky

引言

　　腹壁疝修补术往往是外科医生综合决策后的最终结果。缺损的大小、位置，患者的合并症，是否存在污染，患者的敏感度，是否有必要造口，既往是否有用补片进行过疝修补的病史，都会对最终采用何种方式进行疝修补产生相应的影响。目前，任何手术操作方式都无法使之简化。假体材料选择的多样性使得腹腔镜和开放手术方式复杂化，而补片的选择取决于其相对于腹壁的植入位置。Underlay，Onlay，Inlay 和 Sublay 用以加强腹壁的方法都是可供选择的修补方式。总之，衡量手术成功与否的标准模棱两可。切口并发症直到最近才被定义并且纳入文献评估。许多被认为是治疗失败的复发病例，并没有真正筋膜缺损的证据而被认为是局部突起或"假性复发"；而一个无症状的真正复发病例，却因术后患者生活质量明显提高而被外科医生认为手术效果较佳。

　　毋庸多言，不确定的标准使得可控的临床研究更为困难。盲目吹捧某一种手术技术的优势而不考虑患者的选择和疝的特点会受到质疑。某种人工材料的优点只适用于某种特定的手术技术操作，而材料的价格在商品经济时代同样不容忽视。对循证医学指导临床的需求从未如此迫切。相反，在腹壁疝修补领域循证医学研究的一个基本要求，即"标准化"，却明显缺位。没有一个统一的疝分类方案来描述患者的术前状态（图 2.1a），这严重限制了修补方法和补片选择（图 2.1b）。幸运的是，我们在衡量标准化结果方面已经取得了进步（图 2.1c），并创建了可继续研究的基础。在对照研究方式中，为了充分评估手术技术方式，要求疝、患者和伤口特点必须标准化，以确定病例的纳入和排除标准。在这里，我们回顾和总结以前的尝试和努力，来试图解决这一问题。我们也提出了依据我们的数据和经验而得出的疝分类方法。

切口的并发症和结果

　　规范临床研究最有成效的工作莫过于切口并发症的分类。最初由腹壁疝工作组（VHWG）创建的手术部位发现（SSO），已被用作为一个概括性的概念，用以描述所有围术期伤口事件[1]（图2.2）。手术部位发现包括感染、无菌性积液、切口裂开和肠外瘘。由疾病控制中心（CDC）定义的外科手术部位感染（SSI）包括浅表部位（皮肤/软组织）、深部（毗邻肌肉、筋膜或人工材料）或器官间隙（腹腔内）的感染[2]。伤口蜂窝织炎，即伤口红肿，无须手术操作或切开伤口，应用抗生素治疗即可，并没有被 CDC 定义为外科手术部位感染，因此只被列为一种手术部位发现。无菌性积液又根据积液的性质分为血清肿和血肿。我们的做法是，进一步区分是积液还是感染，进而判定是否需要规范性干预，诸如床旁引流、影像监视下引流或再次手术。最后，肠外瘘的出现可由瘘口引流液的性质进行判定，也可能发现仅是一个肠-假体瘘，其潜在的病因为慢性补片感染。尽管"手术部位发现"这个定义被多次提及，但"发现"

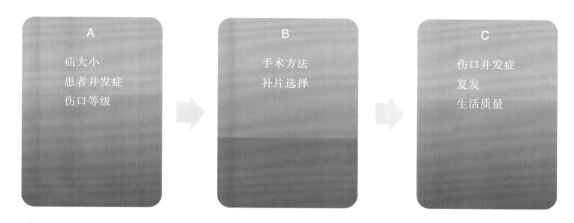

图 2.1　疝的性质、手术操作和预后结果,对其中任何一项的临床研究都需要对其他两项进行标准化控制[即,如果不能对患者的术前状态进行标准化控制(A),就无法对手术方式(B)进行有效的研究(C)]。

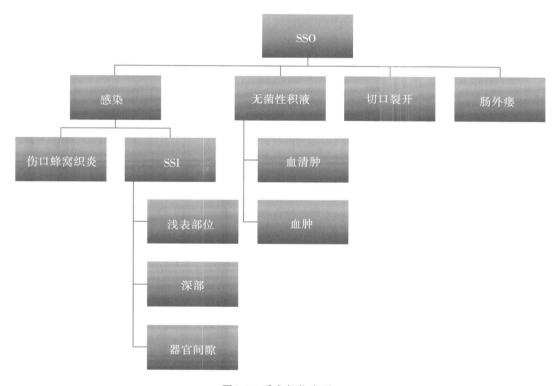

图2.2　手术部位发现。

的临床意义并不清晰,临床相关性似乎也并不如"外科手术部位感染"这个概念明确。因此,我们一直使用并提倡一个概念——手术部位事件(SSE),包括所有手术部位感染和与临床相关的手术部位发现。我们相信,SSE 这个概念可更加精确而真实地描述术后伤口并发症的情况。

寻找 SSO 和 SSI 的预测相关因素自然而然地开始进行。在 2010 年,VHWG 发起一份专家共识声明,

归纳了基于患者和伤口特点而发生 SSO 的风险[1]。这个评分系统总结于表 2.1。

在 2012 年,我们的团队尝试利用 299 例疝患者的数据来验证 VHWG 系统,发现了几项重要结果。一项结果是,免疫抑制与 SSO 进展并无统计学相关性,因此不应该包含在 2 级以下的合并症里。我们的数据还表明,2、3 级之间和 3、4 级之间均无统计学差异;2 级和 4 级的统计学差异仅在如下情

况出现:将有伤口感染病史的患者归为2级,而将合并有造口或胃肠道侵犯以及其他区域感染的患者归属为4级。因此,我们计划应用三级系统来修改分级项目(表2.2)。这种简化将没有合并症或伤口感染的患者归为低风险组,将手术区域清洁的并发症患者归为中风险组,而将感染的病例归为高风险组。3级可按CDC伤口分级而进一步细分[3]。重要的区别点是,3C级不仅包括慢性和(或)活动性窦道,而且也包括普通的污染伤口(CDC伤口Ⅳ级),这就使得组内病例情况更加复杂多变。实际上,这个改良的分级系统有一个局限性,即研究对象没有包含充分数量的Ⅳ级伤口患者,因而限制了其精确性。

尽管目标是为了验证VHWG所建议的模型,但还是有人指出,这两种系统未将两个重要参数,即疝和手术特性收录在内。存在嵌顿、合并其他手术、急诊手术及外科相关因素(如手术时间、是否引流和组织分离范围)等情况的出现,并不包含在上述范围内。为探索一种更加完善的风险分级系统,Berger和其同事总结整理了888例患者后,提出了针对开放手术的腹壁疝风险评分(VHRS)方法。那些与SSO和SSI密切相关变量的优势比(odds ratios)被转化为患者风险分级的评分系统(point system)(图2.3)[4]。

疝手术风险评分(VHRS)将手术特性(如补片植入、伴随手术过程或游离皮瓣)作为风险分级变量则比较困难,会使困难度的评分有所降低。理想的情况是,如果将手术技能、补片选择以及其他外

表2.1　VHWG分级系统

1级	2级	3级	4级
低风险	合并症	潜在污染	感染
并发症低风险	吸烟	先前伤口感染	补片严重感染
无切口感染病史	肥胖	合并造口	
	糖尿病	胃肠道的侵犯	感染性切口裂开
	免疫抑制		

表 2.2　修订后的腹壁疝工作组分级系统

1级	2级	3级
低风险	合并症	污染
并发症低风险	吸烟	A.清洁–污染
无切口感染病史	肥胖	B.污染
	糖尿病	C.活动性感染
	免疫抑制	
	先前切口感染	

变量	SSO 的 VHRS			SSI 的 VHRS		
	优势比	95%可信区间	评分	优势比	95%可信区间	评分
补片植入	1.9	1.4~2.7	2	–	–	–
伴发疝修补	2.2	1.5~3.4	2	2.1	1.4~3.3	2
创建皮瓣	2.2	1.6~3.1	2	2.3	1.6~3.4	2
ASA 评分≥3	–	–	–	2.1	1.4~3.2	2
BMI≥40	–	–	–	3.2	1.7~5.9	3
伤口分类 4 级	8.7	3.7~24.1	9	6.8	3.2~15.4	7

ASA,美国麻醉医师协会;BMI,体重指数;SSO,手术部位发现;SSI,手术部位感染;VHRS,腹壁疝风险评分。

图2.3　SSO和SSI的腹壁疝风险评分。

科相关因素作为独立的研究变量,那么不应将它们纳入术前风险评价系统。尽管确定某些技术依赖性的、并与伤口并发症相关的风险因素(如与皮瓣相关的 SSE/SSI)非常重要,但这个变量并不具有表明患者术前状态的固有特性。诚然,某处研究区域是根据需要来决定是否游离皮瓣的。然而,将术前状态相似的患者进行分类的标准首先需要使用规范化的术前标准进行定义。与此相悖论的是,如果术前标准的确定应用非手术技能来控制(如改良 VHWG 分级系统),那么我们就有可能错误地认为,所确定的切口并发症的危险因素是与手术技能无关的独立因素。总之,尽管 VHWG 分级方案、我们建议的改良方案以及 VHRS 方案均将患者的并发症和伤口特性有效地整合并综合考虑,但对于疝本身的相关描述却无任何提及。

疝的特性

基于疝的大小和位置的最有效分类方法是欧洲疝学会(EHS)提出的。2009 年,一组国际专家汇聚一堂并达成一项用于未来研究的关于疝分类的共识[5]。对于原发性腹壁疝,设计出一种基于尺寸和位置的列联表(图 2.4)。原发性腹壁疝(与先前切口或手术无关)通常为类圆形,并发生在几个特定部位,因此可根据如下两个变量进行分类:直径和位置。

切口疝的分类则更加复杂,因为缺损本身理论上可以任意结构形态存在。尽管长度和宽度的标准定义业已确定(图 2.5 和图 2.6),却无法用这个单一维度生成与原发性腹壁疝评价系统相似的列联表。因此,最终的评价系统集成了长度和宽度,并结合人为规定的限度(<4cm,4~10cm,>10cm)。我们假设,最终被使用的数据可归纳出更加有意义的设计方案,并且可验证和(或)简化这个系统。

但事与愿违,尽管这组 EHS 的分类方案跨出了使用疝的尺寸进行标准化描述的重要一步,却也没能将患者的合并症和伤口分类涵盖进去。当然,我们可以构想创建一个综合模型,它将包括可准确反映疝、患者和切口特点的所有变量。遗憾的是,这样做的结果将会产生一个非常复杂的评价系统,不仅不便于记忆,而且也很难为外科医生所接受,其他一些类似的评价系统已经很不幸地遭遇了此类命运[6,7]。一个能精确描述患者术前状况的分类系统,却不会被其自身的完善性所羁绊,这正是我们试图实现的理想目标。

疝,患者,创口:一种类似TNM的分类系统

我们最近开发了一种类似恶性肿瘤 TNM 分期的疝分类系统。TNM 模型在尽其所能地积累了大量数据后,根据多变量和多组排列得出的预后结果是令人称道的。局部复发和生存结果可分别对应伤口并发症和疝复发,于是我们想到开发这样一个系统。改良的 VHWG 分级量表已经应用术前患者的合并症和伤口分类将患者罹患伤口并发症的风险进行了分级;而接下来我们试图应用与预后结果密切相关的 EHS 分类系统来确认疝的大小。切口疝的 EHS 分类系统包括腹壁上 9 个可能出现疝的位置,以及疝的长度、宽度和复发性。为了验证这些分类系统的变量,我们最初通过患者的 CT 扫描影像

EHS 原发性腹壁疝的分类		直径(cm)	小(<2cm)	中(≥2~4cm)	大(≥4cm)
中线	上腹部				
	脐部				
侧方	半月线				
	腰部				

图2.4 EHS对原发性腹壁疝的分类。

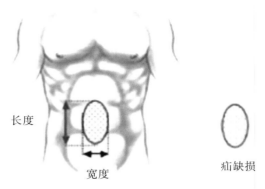

长度

宽度

疝缺损

图2.5 疝缺损长度和宽度的标准测量法。

EHS 切口疝的分类				
中线	剑突下	M1		
	上腹部	M2		
	脐部	M3		
	脐下	M4		
	耻骨上	M5		
侧方	肋缘下	L1		
	胁部	L2		
	髂部	L3		
	腰部	L4		
是否为复发性切口疝?			是 □	否 □
长度:	cm		宽度:	cm
宽度 cm	W1<4cm □	W2≥4~10cm □		W3≥10cm □

图2.6 EHS对切口疝的分类。

来确定患者疝的特性。重要的是,我们发现疝的复发和伤口并发症与疝的长度、宽度以及是否为复发疝并无显著相关性。这些发现由 Chevrel 等用数据进行了证实[7]。根据 EHS 所建议的 4~10cm 的界限值所产生一个 4~10cm 的中间组,在临床上与较小或较大的对照组病例无法区分。有趣的是,如果用<10cm,10~20cm,≥20cm 做界限值,我们发现疝的大小与疝的伤口并发症和复发逐步相关。因此,与反映疝大小的宽度值最具相关性意义的为短期和长期并发症。10cm 和 20cm 的界限值不仅便于记忆,而且在临床上更加具有意义。10cm 代表应当考虑行腹腔镜下疝修补术的上限值,而第二个界限值 20cm 提示应该考虑肌筋膜的松解。因此,我们用疝(H)的宽度(H1<10cm,H2=10~20cm,H3≥20cm)、患者(P)合并症[P0 为无合并症;P1 为至少有如下一种情况出现:肥胖,糖尿病,吸烟和(或)免疫抑制]与伤口(W)特征(W0 为清洁伤口,W1 为污染伤口)来描述疝的特性。这样,三个重要变量(疝,患者和伤口)就被纳入了列联表(图 2.7)。用相似并发症的资料对排列情况进行了相关的分组。其结果是,疝、患者及伤口(HPW)分级系统根据发生短期并发症(SSE)和疝复发的风险依次分为Ⅰ~Ⅳ四个阶段。这个系统是综合性的,依据循证医学证据,容易记忆,对短期并发症和长期效果(复发)均能进行预

a

	疝	患者	伤口	HPW 阶段
1期	1	0	0	H1,P0,W0
2期	1或2	任何情况	0	H1,P1,W0 H2,PX,W0
3期	任何情况	任何情况	0或1	H1,PX,W1 H2,PX,W1 H3,P0,W0
4期	3	任何情况	0或1	H3,P1,W0 H3,PX,W1

b

	H1	H2	H3
P0	1期	2期	3期
P1	2期	3期	4期
W1	3期	3期	4期

图2.7 HPW——类似"TNM"的分级系统。

判。这方面的尝试，我们期望传递如下两个原则：

1.变量纳入了 3 个重要的术前状态——疝，患者和伤口等级。

2.排除了术中病情特性。

我们的疝–患者–伤口模型使用这 3 个类似"TNM"的变量，显现出精确的分类结果（表 2.3）。总之，我们期望对于所有涉及疝修补的临床研究，都要包括疝的分期。在将来，随着更多数据的积累，这个系统将会不断地自我完善——就如同现在的TNM 分期为第 7 版一样。举例来说，3 级疝可根据污染的程度进一步分为"a""b""c"亚级，从而更加精确（如，也许清洁–污染疝将更倾向于清洁病例而非污染病例）。尽管这个模型的初版还并不完美，但其独特之处在于，它将关键的预后因素置于一个易于调整的平台。在我们看来，这是以后研究所必要的基础。我们期望这个分类模型用于其他患者研究队列，像Ⅱa 和Ⅱb，Ⅲa 和Ⅲb 这样的亚分期将会出现。作为一个历史比较，TNM 恶性肿瘤分类的变量出现在 20 世纪 40 年代，其间不断变化，直到 1987年才达到国际上的统一水平。7 年之后，预后指标最终被确定并公布。这种努力是艰巨的，并且我们的建议仅仅是第一步。随着越来越多的研究人员应用这个系统进行实践和研究，在现有的 HPW 系统基础之上将会出现一个更加完善的系统。

总之，一个统一的分类系统在未来的研究中将提供关于手术操作、补片选择和围术期优化的纳入/排除标准的平台。以周密和统一的方式定义患者的重要性将提供有意义的研究结果，且具有广泛接受性和适应性。

表2.3 基于HPW分期患者的研究结果

	外科手术部位事件(SSE)发生率(%)	疝复发率(%)
Ⅰ 期	5.8	4.7
Ⅱ 期	12.6	9.2
Ⅲ 期	20.2	13.2
Ⅳ 期	38.9	31.1

（李金龙　译）

参考文献

1. Ventral Hernia Working Group, et al. Incisional ventral hernias: review of the literature and recommendations regarding the grading and technique of repair. Surgery. 2010;148(3):544–58.

2. Horan TC, et al. CDC definitions of nosocomial surgical site infections, 1992: a modification of CDC definitions of surgical wound infections. Infect Control Hosp Epidemiol. 1992;13(10):606–8.

3. Kanters AE, et al. Modified hernia grading scale to stratify surgical site occurrence after open ventral hernia repairs. J Am Coll Surg. 2012;215(6):787–93.

4. Berger RL, et al. Development and validation of a risk-stratification score for surgical site occurrence and surgical site infection after open ventral hernia repair. J Am Coll Surg. 2013;217(6):974–82.

5. Muysoms FE, et al. Classification of primary and incisional abdominal wall hernias. Hernia. 2009;13(4):407–14.

6. Korenkov M, et al. Classification and surgical treatment of incisional hernia. Results of an experts' meeting. Langenbecks Arch Surg. 2001;386(1):65–73.

7. Chevrel JP, Rath AM. Classification of incisional hernias of the abdominal wall. Hernia. 2000;4:7–11.

第 3 章

疝手术的术前影像学检查

Richard A. Pierce，Benjamin K. Poulose

诊断检查基础

除了严密的查体和详细询问病史之外，一些影像学检查也能够帮助外科医生发现并描述疝缺损的特征，通常需要多种检查并用。超声(US)检查的优点是具有良好的动态性，无论患者是平卧或还是仰卧，是处于静息状态还是进行瓦尔萨尔瓦(Valsalva)动作时都可获得图像[3]。同时，超声检查可以在医生的办公室进行操作，避免了接触电离辐射的风险。然而，超声检查是一项十分依赖于操作者同时又受限于患者体型的检查。计算机断层扫描(CT)被广泛应用于诊断描述腹壁疝和一些少见的腹股沟疝，具有检查速度快、图像直观的优点，能够被大部分外科医生顺利地解读。但是，CT 也有它的局限性，患者必须仰卧位(偶尔俯卧)，这就降低了小的或可复性疝的检出率。另外，反复检查会接触一定量的电离辐射。磁共振成像(MRI)避免了电离辐射的使用，同时可对精细组织平面做极佳的成像。功能性 MRI 也具有良好动态性的优点，能够允许患者进行瓦尔萨尔瓦动作。但是，与 CT 类似，患者不得不采取仰卧或俯卧体位，而较高的费用也是限制其使用的重要因素。不仅如此，对于大部分外科医生来说，MRI 图像晦涩难解。尽管疝囊造影在美国的应用并不广泛，但它对腹股沟疝的诊断确实有帮助，其图像易于解读，接触辐射暴露明显少于CT 检查。遗憾的是，疝囊造影检查确实伴有腹腔内脏器损伤的风险和腹腔内注射染料的潜在反应[3]。

诊断实验的评价标准通常会用到敏感性、特异性和预测值(阳性预测值和阴性预测值)等术语。敏感性和特异性描述诊断实验的自身特点。假设患者患有疾病，诊断实验是阳性的概率就是敏感性；而假设患者没有疾病，诊断实验是阴性的概率就是特异性。预测值反映疾病的现存情况和流行程度。诊断实验为阳性时，患者真正患有这种疾病的概率就是阳性预测值(PPV)；而与之相反，诊断实验为阴性时，患者并无罹患这种疾病的概率则为阴性预测值(NPV)。

腹股沟疝

患者以腹股沟区疼痛和明显的膨出为主诉，通常并不会给外科医生的诊断带来什么困难。但是，当患者在做瓦尔萨尔瓦动作时并无触及的肿物或冲击感，就会使诊断更具挑战性。在腹股沟拉伤、耻骨炎、运动型疝、神经卡压，甚至股髋关节紊乱等疾病中并不存在缺损，治疗方式也不是进行标准的腹股沟疝修补。然而，小而无症状的疝，甚至在肥胖人群中发生的中等大小的疝都很难被发现，就是这些诊断困难的"隐匿疝"，能够从影像诊断中获益[4]。

超声

超声检查通常是诊断隐匿性腹股沟疝的第一选择。尽管超声检查具有快捷、廉价、无创的优点，但其易受操作者差异性的影响和患者体型的限制。最近 Robinson 等进行的一项荟萃分析显示，超声的敏感性为 96.6%，而特异性为 84.8%，阳性预测值为 92.6%[5]。然而，上述这些数据是将所有存在或不存在腹股沟区触诊肿物的患者均囊括在内而后得出的结论。作者指出，当研究对象只是隐匿疝患者时，超声检查的敏感性和阳性预测值均明显降低[5]。与此相反，与临床上症状明显的疝相比较，当研究对象只是隐匿疝患者时，则特异性和阴性预测值均明显升高。一项来自英国的类似报道，其 52 例研究对象均具有疑似腹股沟疝的病史，而临床检查却为正常或不能确诊。经过手术发现证实后，超声敏感性只有 33%，特异性却为 100%[6]。因此，我们建议，如果超声发现隐匿疝的存在则可明确腹股沟疝的诊断；但是如果没有发现疝的存在，外科医生在排除真正的缺损之前也要考虑进行其他影像学检查，以避免漏诊的发生。

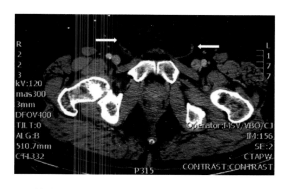

图3.1　轴位 CT 图像显示双侧包含脂肪组织的腹股沟疝（箭头）没有明显疝囊突出。（原始图片）

计算机断层扫描

尽管 CT 检查在欧美国家被广泛应用，但评估 CT 在诊断隐匿疝方面的研究仍然有限[7-9]。Robinson 和他的同事进行一项系统回顾和荟萃分析表明，CT 总的敏感性接近 80%，而特异性接近 65%[4]，这一结果明显优于同一分析中超声和疝造影的数据。另外，与标准的疝造影相比，腹腔内注射造影剂后行 CT 检查并不增加其敏感性或特异性[5]。尽管 CT 花费较高，但其在评估整体腹腔方面优势明显，因此对于鉴别其他原因导致的疼痛（如软组织和或骨骼畸形）能够提供帮助，而此时超声和疝造影则无能为力。CT 对于评估复杂的复发性腹股沟疝也有用处，它可以评估周围可能涉及的结构和错位的补片。同样，在某些情况下，CT 还能对没有疝囊而只有腹膜外脂肪嵌顿的腹股沟缺损进行有效的成像，这种情况也会有明显的疼痛发生（图 3.1）。

因此，虽然超声检查是评估隐匿性腹股沟疝的第一选择，但是遇到查体和超声检查阴性同时又令人信服的腹股沟疝病史时，应进一步进行 CT 检查。

磁共振成像（MRI）

与 CT 类似，评估 MRI 在诊断隐匿疝方面的研究同样较少。虽然 MRI 无创、安全，但费用较高，同时可能对患有幽闭恐惧症的患者造成不适。外科医生无法像解读 CT 图像那样轻易地解读 MRI 图像。在 Leander 等进行的一项研究表明，对于疝缺损的诊断，在疝造影后再行 MRI 检查并不优于单纯的疝造影术。然而，当造影结果为阴性时，MRI 能够在有限的一些患者中找到腹股沟疼痛的其他潜在病因[10]。最近 Miller 等报道，在诊断隐匿疝方面，MRI（敏感性 91%）明显优于超声（敏感性 33%）和 CT（敏感性 54%）[11]（图 3.2）。所有参与研究的患者都以手术作为诊断的金标准，因此作者强调，MRI 能够准确地辨认出 11 例 CT 检查阴性的隐匿疝当中的 10 例。唯一的 1 例 MRI 漏诊的患者，实际上患有的是手术可修复的腹外斜肌筋膜撕裂而不是真正的疝[11]。因此，MRI 虽然不是首先考虑的检查项目，但是当患者发生严重的腹股沟区疼痛而其他检查结果又为阴性时，则应考虑到 MRI 诊断的重要价值。实际上，在上述这种情况下，MRI 确实是很好的检查手段。它不仅可以排除隐匿疝，还可以阐明其他疼痛的原因，如耻骨骨炎、股骨髋臼撞击综合征（FAI）及盆腔肌肉和骨骼的不易察觉的畸形[3]。

疝造影

疝造影术于 1967 年在加拿大第一次被描述。

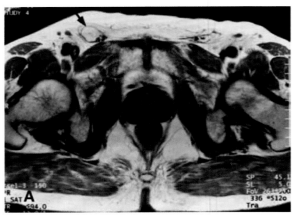
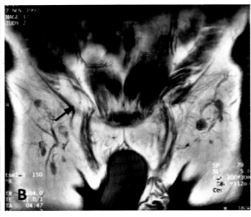

图3.2　MRI显示一个小的包含脂肪的右侧腹股沟疝(箭头)。(a)轴位,(b)冠状位。[图片来源:Leander(2000),获准使用]

这项技术是通过往腹腔内注射造影剂之后进行 X 线立位腹平片检查,以此来发现隐匿性腹股沟疝的检查方法(图 3.3)。

疝造影术在某种程度上更多地应用于斯堪的纳维亚半岛和英国,在美国似乎并没有得到广泛的认可[4]。尽管如此,在一些报道中,疝造影术却表现出较高的敏感性和特异性[12,13]。最近的一项除英国以外的系统评价研究显示,疝造影术要优于 CT 和超声,敏感性和特异性分别达到91%和83%[4]。尽管效果很好,但疝造影术这项有创检查伴随有穿刺点血肿、腹腔内脏器损伤和造影剂血管迷走神经反射的风险,这也是其没有在美国被广泛应用的原因[13]。

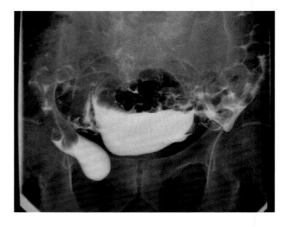

图3.3　疝囊造影显示右侧腹股沟疝。[图片来源:Alam (2005),获准使用]

股疝和闭孔疝

股疝发生率仅为腹股沟疝的 1/10,却更易嵌顿 (在诊断后 3 个月内,20%:3%)[14,15]。因此,准确的诊断和及时的手术治疗对于预防嵌顿股疝所导致的肠管缺血坏死十分关键。其临床表现多为中度疼痛,腹股沟韧带下方不可还纳腹股沟区肿物;然而,通过体格检查鉴别股疝和腹股沟疝并不完全可靠,这与查体的外科医生经验无关[14]。与腹股沟疝类似,当诊断不明确时超声是首选的检查,据两项不同的研究报道,其敏感性和特异性均接近100%[16,17]。因为超声易受操作者差异性的影响,为了明确或排除诊断,任何可疑的检查结果都应进一步行 CT 检查。仔细观察,CT 图像经常能够显示同侧股静脉上的细小压痕,而腹股沟管及其内容物则保持完整[15]。在一项回顾性研究中,CT 准确地诊断出 75 例疝中的 74 例 (其中包含 47 例腹股沟疝和 28 例股疝),并被随后的手术所证实[14]。在肠梗阻所引发的急腹症当中,即便考虑为股疝所致,也要首选 CT 进行检查,以便评估梗阻所有可能的病因(图 3.4)。

闭孔疝尽管是最常见的盆底疝,但其发生率仅占所有疝的 0.05%~1.4%,甚至比股疝还要少见[18,19]。但是,当闭孔疝出现嵌顿时,其死亡率可高达 70%。所以,快速、准确地诊断十分关键[19]。闭孔疝通常发生于没有手术史的老年瘦弱女性,表现为难以解释的肠梗阻。接近 90%病例主诉为小肠梗阻,不同程

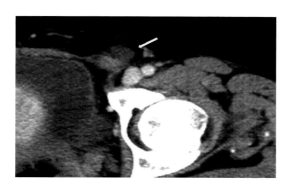

图3.4　轴位CT图像显示左侧小股疝（箭头）。[图片来源：Burkhardt（2011），有修改，获准使用]

度地表现为"闭孔疝三联征"（闭孔神经痛、How-ship-Romberg 征和 Hannington-Kiff 征），明确的腹股沟肿物则很少见[18,19]。超声因为能够显示肠道梗阻和扩张的程度，偶尔对诊断有所帮助。然而，因为闭孔处于盆腔相对较深的位置，超声的诊断充满了不确定性。因此，CT 应为首选的检查，多项研究也证实 CT 诊断闭孔疝的准确性接近 100%[19]。再次重申，CT 在评估腹和盆腔方面有更多的优势，它能排除梗阻的其他病因，服用造影剂之后则效果更佳（图 3.5）。

腹壁疝

　　与隐匿疝相似，缺损小且无症状的腹壁疝或切口疝的诊断仍然充满挑战，尤其对于肥胖的患者。

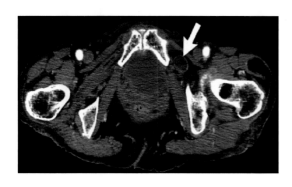

图3.5　轴位CT图像显示左侧闭孔疝（箭头）。[图片来源：Petrie（2011），有修改，获准使用]

相比起来，腹壁切口疝和复发疝往往又十分复杂：大网膜和腹腔脏器广泛粘连，腹肌萎缩，甚至存在巨大范围的腹壁缺损。因此，彻底地评估和治疗腹壁疝需要既快速又经济的方法寻找小缺损；同时为了能够在大的复发疝中预测其修复的复杂性，往往要求高度精准的检查方式。

超声

　　对于腹壁疝的诊断，超声所具有的经济、动态和无创的优点再一次呈现。在过去，超声的应用受限于标准检查技术的缺乏和操作者的差异性，其敏感性仅有 71%[20]。最近，Beck 等描述了一项直观、标准、由医生操作的超声检查方法，用于探查腹壁正中和两侧的疝缺损[21]。此项被称为动态腹部超声扫描（DASH）的技术，应用 12MHz 线性超声探头，先后 5 次从头到脚扫描腹壁，即可发现较小的筋膜缺损（图 3.6）。

　　DASH 诊断疝的敏感性和特异性分别为 98% 和 88%，甚至超过了 CT，在花费明显减少的同时又避免了去做放射学的检查[21]。超声检查对于严重肥胖患者仍会受限，因为非常肥厚的皮下脂肪层会使其下面腹壁层的良好细节显示不清。并且，因为超声探头较小且又无法进行疝囊的三维重建，要通过超声全面地评估大的缺损将具有挑战性。然而，这些限制都将被 Diao 等最近描述的全自动乳腺容积成像系统（ABVS）所克服[22]。在我们医院，我们通常依靠 DASH 来评估小的原发疝或者那些刚刚表现出疼痛和肿物的复发疝。对于需要进一步描述解剖细节的、较大的或者更复杂的疝，我们会通过 CT 进行评估。

计算机断层扫描

　　鉴于 CT 检查能够快速地获得图像，出色地描述形态学细节，可进行三维重建及可重复性，因此目前被认为是评估已知腹壁疝最流行的影像学检查方法[3]。虽然，在大部分情况下平扫检查已经足够，但是当怀疑存在感染或恶性肿瘤而患者并无肾功能障碍时，应该采用 CT 增强扫描。在一个腹壁重建方案中,CT 能够在术前预测外科医生关闭该疝缺损的可能性,也许这才是最重要的。为此人们也发明了一些算法,正如 Allen 和他的同事们所描述的那样:他们的方案可依据其他标准的轴位和矢状位 CT 图像对关键的腹壁结构和间隔进行更精确的长度和体积计算[23](图 3.7)。

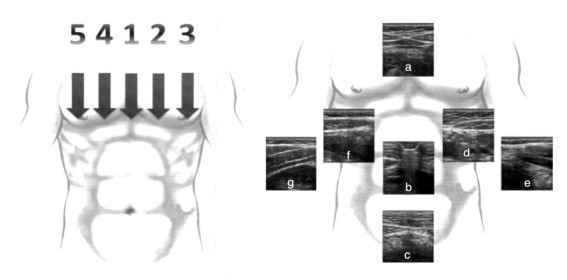

图3.6 疝动态腹部超声扫描(DASH)示意图(左图)和典型的超声图像(右图)。右图依次为:(a)上腹部中线,(b)脐,(c)弓状线以下中线,(d,f)左和右半月线,(e,g)左和右外斜行肌。[图片来源:Beck(2013),获准使用]

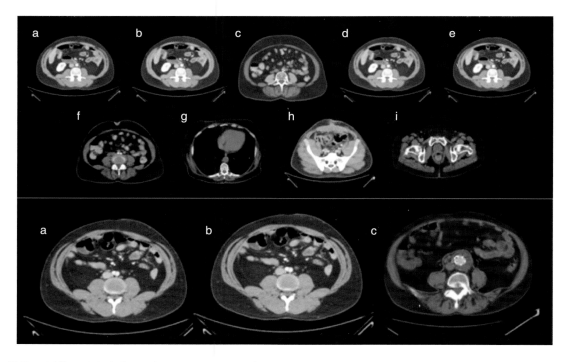

图3.7 轴位CT图像显示腹壁分段和标识。上图:(a)腹直肌/锥状肌肉组织,(b)腹外斜肌组织,(c)腰大肌,(d)白线,(e)半月线,(f)脐,(g)剑突,(h)髂前上棘,(i)耻骨联合。下图:(a)外侧腹壁,(b)内侧腹壁,(c)后腹膜腔。[图片来源:Allen(2013),获准使用]

在最近的一项报道中,Franklin 等回顾性分析了 5 年期间通过组织分离技术进行腹壁重建患者的 CT 图像。这些得到筋膜再次评估值的患者,其腹壁横向缺损的大小、缺损区域和缺损占整个腹壁百分比与那些两侧腹壁需要进行桥接修复的患者相比,具有显著性差异[24]。术前获得的这些信息将显著影响手术方案的决定——开放亦或腔镜的手术方式、补片类型的选择以及补片最终的放置,这特别适用于复发疝和择期再次手术进行腹壁重建的患者。因此,当患者存在巨大疝、复杂疝或复发疝时,术前进行 CT 检查很常见。这有利于外科医生制订最佳的手术方案,能够最大化地提高医生关闭这些充满挑战性的腹壁缺损的可能性。

磁共振成像

既然 CT 已经能够高精度地描绘大部分腹壁疝缺损,MRI 在这方面的应用则明显受限。虽然避免了 CT 的放射线接触,但其昂贵的费用使人难以将其纳入常规的检查[3]。MRI 在诊断复发疝方面优于 CT 的一点是,当采用功能性"电影"MRI 时,它能够提高观察补片的能力和动态评估腹壁及内脏运动的潜能。也就是说,患者无论是在静息状态还是进行瓦尔萨尔瓦动作时都可获得图像。因而腹腔脏器相对于腹壁的运动("内脏滑动")可被确定并能用来预测术后粘连形成程度[25]。Kirchhoff 等在 2009 年 5 月报道,他们应用功能性电影 MRI 定位和评价了 43 例接受了开腹或腔镜腹壁疝修补术患者的腹腔内粘连情况。其中 25 例患者随后接受了再次手术并于术中对腹腔内粘连进行了量化,而 MRI 在预测这些粘连的准确性方面接近 86%[26]。目前,除临床试验外并不建议常规采用 MRI 对腹壁疝进行评估。然而,MRI 确实在粘连的确认方面表现出可靠的能力。对于应用补片进行腹壁疝修补后的患者,虽无发现复发但存在严重腹痛者,MRI 粘连的确认能决定是否进行手术治疗。

结论

在腹股沟疝的诊断方面,首选是超声,其次是 CT,可提供敏感的、高性价比的检查,用以评估那些有病史怀疑存在疝却没有被体检确诊的患者。疝造影的应用并不广泛,但对于有经验的影像学专家来说,它确实是一项敏感性和特异性都很高的检查。MRI 可应用于进一步评估超声和 CT 阴性的腹股沟疼痛的患者。

对于腹壁疝,毫无疑问 DASH 对于新发的或复发的腹壁疝缺损都有很高的敏感性和特异性。但是目前 MRI 可能还限于研究当中,它仍然无法替代 CT 的作用。为了制订最佳的手术方案和最大限度地提高修补腹壁缺损的成功率,CT 被推荐应用于大的、复发的或复杂的腹壁疝患者。

(李金龙　译)

参考文献

1. Poulose BK, Shelton J, Phillips S, Moore D, Nealon W, Penson D, Beck W, Holzman MD. Epidemiology and cost of ventral hernia repair: making the case for hernia research. Hernia. 2012;16:179–83.
2. Baucom RB, Beck WC, Holzman MD, Sharp KW, Nealon WH, Poulose BK. Prospective evaluation of surgeon physical examination for detection of incisional hernias. J Am Coll Surg. 2014;218:363–6.
3. Murphy KP, O'Connor OJ, Maher MM. Adult abdominal hernias. AJR Am J Roentgenol. 2014;202:W506–11.
4. Robinson A, Light D, Kasim A, Nice C. A systematic review and meta-analysis of the role of radiology in the diagnosis of occult inguinal hernia. Surg Endosc. 2013;27:11–8.
5. Robinson A, Light D, Nice C. Meta-analysis of sonography in the diagnosis of inguinal hernias. J Ultrasound Med. 2013;32:339–46.
6. Alam A, Nice C, Uberoi R. The accuracy of ultrasound in the diagnosis of clinically occult groin hernias in adults. Eur Radiol. 2005;15:2457–61.
7. Hojer AM, Rygaard H, Jess P. CT in the diagnosis of abdominal wall hernias: a preliminary study. Eur Radiol. 1997;7:1416–8.
8. Markos V, Brown EF. CT herniography in the diagnosis of occult groin hernias. Clin Radiol. 2005;60:251–6.
9. Garvey JF. Computed tomography scan diagnosis of occult groin hernia. Hernia. 2012;16:307–14.
10. Leander P, Ekberg O, Sjoberg S, Kesek P. MR imag-

ing following herniography in patients with unclear groin pain. Eur Radiol. 2000;10:1691–6.

11. Miller J, Cho J, Michael MJ, Saouaf R, Towfigh S. Role of imaging in the diagnosis of occult hernias. JAMA Surg. 2014;149:1077–80.

12. Hachem MI, Saunders MP, Rix TE, Anderson HJ. Herniography: a reliable investigation avoiding needless groin exploration—a retrospective study. Hernia. 2009;13:57–60.

13. Hureibi KA, McLatchie GR, Kidambi AV. Is herniography useful and safe? Eur J Radiol. 2011;80:e86–90.

14. Whalen HR, Kidd GA, O'Dwyer PJ. Femoral hernias. BMJ. 2011;343:d7668.

15. Burkhardt JH, Arshanskiy Y, Munson JL, Scholz FJ. Diagnosis of inguinal region hernias with axial CT: the lateral crescent sign and other key findings. Radiographics. 2011;31:E1–12.

16. Bradley M, Morgan D, Pentlow B, Roe A. The groin hernia—an ultrasound diagnosis? Ann R Coll Surg Engl. 2003;85:178–80.

17. Djuric-Stefanovic A, Saranovic D, Ivanovic A, Masulovic D, Zuvela M, Bjelovic M, Pesko P. The accuracy of ultrasonography in classification of groin hernias according to the criteria of the unified classification system. Hernia. 2008;12:395–400.

18. Losanoff JE, Richman BW, Jones JW. Obturator hernia. J Am Coll Surg. 2002;194:657–63.

19. Petrie A, Tubbs RS, Matusz P, Shaffer K, Loukas M. Obturator hernia: anatomy, embryology, diagnosis, and treatment. Clin Anat. 2011;24:562–9.

20. den Hartog D, Dur AH, Kamphuis AG, Tuinebreijer WE, Kreis RW. Low recurrence rate of a two-layered closure repair for primary and recurrent midline incisional hernia without mesh. Hernia. 2009;13:45–8.

21. Beck WC, Holzman MD, Sharp KW, Nealon WH, Dupont WD, Poulose BK. Comparative effectiveness of dynamic abdominal sonography for hernia vs. computed tomography in the diagnosis of incisional hernia. J Am Coll Surg. 2013;216:447–53. quiz 510-441.

22. Diao X, Chen Y, Qiu Z, Pang Y, Zhan J, Chen L. Diagnostic value of an automated breast volume scanner for abdominal hernias. J Ultrasound Med. 2014;33:39–46.

23. Allen WM, Xu Z, Asman AJ, Poulose BK, Landman BA. Quantitative anatomical labeling of the anterior abdominal wall. Proc SPIE Int Soc Opt Eng. 2013;8673:867312.

24. Franklin BR, Patel KM, Nahabedian MY, Baldassari LE, Cohen EI, Bhanot P. Predicting abdominal closure after component separation for complex ventral hernias: maximizing the use of preoperative computed tomography. Ann Plast Surg. 2013;71:261–5.

25. Mussack T, Fischer T, Ladurner R, Gangkofer A, Bensler S, Hallfeldt KK, Reiser M, Lienemann A. Cine magnetic resonance imaging vs. high-resolution ultrasonography for detection of adhesions after laparoscopic and open incisional hernia repair: a matched pair pilot analysis. Surg Endosc. 2005;19:1538–43.

26. Kirchhoff S, Ladurner R, Kirchhoff C, Mussack T, Reiser MF, Lienemann A. Detection of recurrent hernia and intraabdominal adhesions following incisional hernia repair: a functional cine MRI-study. Abdom Imaging. 2010;35:224–31.

第4章

切口疝修补术患者的术前准备:尽可能提高手术成功的机会

Robert G. Martindale, Clifford W. Deveney

引言

据报道,看似成功的切口疝修补术后的复发率为 10%~60%。尽管多数复发发生在术后 2 年内,但是这些疝有可能在标志性手术术后 20~30 年复发[1]。复发疝的二次修补术会导致更高的复发率[1]。尽管一些疝的复发和手术技术相关,但一些患者相关的因素也会造成很大影响,比如伤口延迟愈合、结缔组织的坏死或吸收。据报道,如出现围术期手术部位不良事件,比如感染、血清肿、伤口缺血、裂开,疝的复发风险将会增加至少 3 倍[2]。

因为没有复发标志着疝修补术的成功,术前最优化准备也是旨在消除抑制伤口愈合的因素。已经证实,抑制伤口愈合的因素包括吸烟、肥胖、高血糖、营养不良和感染。在选择修补术之前,应该尽可能地解决和纠正这些因素。纠正、消除或减少了这些因素,术后无复发、无感染相关并发症或伤口延迟愈合的手术成功率会得以提升[3]。

吸烟

众多研究表明,吸烟对伤口愈合以及伤口感染的预防有不良影响[4,5]。香烟中含有很多化合物,比如尼古丁、一氧化碳、氰化物、氮氧化物、亚硝胺、乙醛以及多环芳烃,这些物质或多或少都会影响伤口愈合的过程。最近两篇文章总结了吸烟的不良影响[6,7]。

吸烟的一个基本影响是组织缺氧。低氧分压导致低灌注组织的缺血、坏死,这种情况只有吸烟后一小时内才能被逆转。吸烟对于伤口的炎症和修复过程还有很多额外的不良影响,所以患者可能面临感染、伤口开裂以及复发疝等并发症。

一些临床研究表明,术后戒烟 3~4 周的患者身体反应最明显[8,9]。4 周后,伤口愈合的炎症反应正常化,但是增生期还是迟缓的。尼古丁减弱了伤口愈合的炎症期,却增强了增生期阶段的反应。在临床试验中,用来辅助戒烟的尼古丁替代疗法似乎并无不良影响[10]。

大量信息表明,吸烟对伤口愈合有不良影响,所以我们要求所有将行择期疝修补术的患者在术前至少戒烟一个月。对于尼古丁贴片是否会对伤口愈合或者术后患者生理产生不良影响现在还不清楚;但用尼古丁贴片辅助戒烟是可取的。如果患者使用该贴片,医生就不能通过血清或者尿液的尼古丁水平来确认患者是否戒烟。在我们研究所,对于那些可信任的或者有人能证实他们戒烟的患者,我们保留这种用法。建议患者术后戒烟至少一个月很重要,其实永久戒烟更好,因为即便在一个月后,吸烟仍会影响组织愈合。

肥胖

戒烟、控制血糖以及营养代谢支持都可以在相当短的时间内完成(1~5 周),而肥胖是一个更严重的问题,这需要花数月来获得较满意的效果。肥胖可能是影响疝手术及其复发的最相关的因素了。当今世界肥胖率持续增加,因此肥胖对疝形成的影响显得尤其相关。随着体重的增加,疝复发的可能性也呈指数增长。现在有文献报道建议,BMI≥50的患者不进行择期疝修补术。在我们的前瞻性数据库(包括2300位患者)中,BMI≥50的患者疝修补术后的复发率接近100%。即使做减重手术,患者也要花数月时间减去大量体重。外科医生如果可以延迟手术时间(比如病情较轻或者无症状的可复性疝),他就应该延期手术,直到患者大幅度减去体重。不幸的是,对于那些有症状的疝或者嵌顿疝,外科医生就没有选择的余地了。

尽管让肥胖患者在围术期减肥是个不错的想法,但是大部分患者不会这么做。对于要进行腹腔镜减重手术的肥胖患者,他们在进行这个手术的过程中,疝手术可能会同时做也可能不会同时做。如果是开放性减重手术,那么就有必要修复疝以便安全关腹。如果腹腔镜下行减重手术,疝修补术也可在腹腔镜下做[11]。如果疝是有症状的或者有变为绞窄性疝的危险,那么优先修复疝,在安全的前提下可行减重手术[12]。

血糖控制

已证实,术后高血糖会增加手术部位感染(SSI)。一项对退伍军人医院手术患者的研究表明,HbA1c> 7%的手术患者手术部位感染发生率增加。该文章作者推荐,手术患者应该控制血糖,直到HbA1c降到7%或更低[13]。另一项研究表明,当血糖比正常水平110mg/dL增加40mg/dL时,手术部位感染的发生率增加30%[14,15]。为预防手术部位感染,术后血糖的控制关键是在最初的24小时内,因为高血糖会削弱中性粒细胞杀死伤口中细菌的能力。

我们的指南是术前将Hb1c控制在7.5%以下,术后将血糖维持在140mg/dL甚至更低。

营养干预

在当今循证医学的外科手术时代,许多随机临床试验、观察性研究、荟萃分析和系统综述都支持对择期手术和急诊手术进行营养干预[16]。人体对外科干预的代谢反应是高度可变的,这种代谢反应可以受到控制以使我们的身体更好地利用燃料,保持瘦肉组织[16]。在欠佳的营养状态下做择期手术或限期手术将出现糟糕的后果。美国的退伍军人事务部在一项大型术前风险评估研究中证明了以上这一点。这项前瞻性试验包括来自44个独立医学中心的87 000多位患者,研究者们在每位患者身上收集了67个变量。据报道,血浆白蛋白低于3.0g/dL是预示糟糕的手术结果和增加的并发症率的最有价值的指标[17]。这项大型研究以及其他的研究都支持在外科干预前加强手术患者的营养。

腹壁重建术(AWR)后会面临中至重度的营养风险,预期在医院和重症监护室待较长时间的患者将会从早期就开始关注营养问题中获益。这在疝手术中表现得不够明显,但是在很多腹部手术中都有体现[18]。那些由于梗阻或感染而需进行腹壁重建的患者或者那些急诊行疝修复术的营养不良的患者,将从营养关注中获益[19]。有几个因素将会影响患者从营养干预中获得的效果,包括进食方式和时间、营养成分以及促进患者活动[16]。最近的数据支持这一观点:如果患者达到高风险标准,就需要进行术前评估和营养干预[19]。已提出几种营养评分系统及风险评估方法,但目前只有一种适用[20]。如果患者需要待在重症监护室,那么营养评分是对营养风险预测的一个绝佳指标[21]。

术前营养代谢调控

Braga和Gianotti的一些研究目前被视为经典,这使得术前营养调控的概念得到了普及[22-24]。这些研究显示,术前5天给患者补充一些具有代谢活性的特定营养成分可以降低围术期并发症,比如补充精氨酸、ω-3脂肪酸、DHA和EPA[22-24]。研究报道显示,上消化道手术(包括食管、胃或胰腺手术)的患者并发症的发生率可以降低将近50%。令人惊讶的是,这对营养状况较好和营养不良的患者都有好处[25,26]。做过胃肠道肿瘤手术的营养较好的患者也能从营养调控中获益,这是一项新发现,改变了"营养调控"的概念[26]。在这些研究中，患者在日常饮食的基础上，增加约 750mL 的营养配方，包含鱼肝油（EPA 和 DHA）、精氨酸和核酸。如上所述，这个配方对于降低感染发生率、缩短住院时间、节省住院费用方面具有重要意义[22-24]。在一项对 35 篇经过严格筛选的文章进行的回顾性荟萃分析和系统综述中，Drover 等报告这些调控代谢的添加物对于降低外科术后的感染发生率以及减少住院时间非常有益[27]。

其中，精氨酸和鱼肝油对上面提及的优点贡献最大。鱼肝油、EPA、DHA 作用良多，包括：减轻对压力的代谢反应，改变基因表达使促炎因子的产生最小化，促进 Th1 转变为 Th2 淋巴细胞来降低炎症反应，减少 EPA 和 DHA 的脂质衍生物的产生，这些衍生物可致组织炎症[28]。这些复合物会导致巨噬细胞的凋亡，促使巨噬细胞从炎症性 M1 型向低炎症性的 M2 型增殖[28-30]。从 20 世纪 70 年代开始，精氨酸就被报道有利于增强伤口愈合能力，从那以后，精氨酸更多的好处被也有报道，包括淋巴细胞增殖的最优化以及 NO 的扩血管作用使血流增加[31,32]。在免疫代谢配方中，RNA 在理论上有益，而在哺乳动物试验中的作用还未被阐明[32]。

此外，术前骨骼肌、心肌和肝脏的糖原负荷也很重要，会确保术中患者能得到及时的能量供应[33]。方案就是在术前一晚的夜间给患者输入内含 150g 葡萄糖的等渗葡萄糖溶液，术前 3 小时另增 50g 葡萄糖来增加骨骼肌和肝脏的糖原[34]。在多数外科手术的术前管理中，还是采取术前一天晚餐后禁食的方法。采用这种方法，术前糖原储备几近耗竭。Soop[35]、Fearon[36] 以及更近期的 Awad[37,38] 等的研究表明，术前糖负荷能在减少胰岛素抵抗中发挥良好作用。然而，还是需要多中心随机临床试验来巩固这些概念。关于糖负荷还很难得出具体的结论，因为大部分支持性的研究还在做。"术后早期恢复"这一草案需进行多方面评估，比如早期活动、不使用鼻胃管、用最小量的麻醉剂、避免引流、严密控制围术期液体供给、尽可能采取局部硬膜外麻醉等[35]。在最近发表的研究中，一致认为糖负荷对代谢有很多好处，包括减少胰岛素抵抗、减少术后氮丢失、更好地保留肌功能，而没有并发症发生率增加的报道[35,36]。

近 15 年来，已经有报道各种单一或者复方成分的营养制剂可以改善手术的结果。关于其减小代谢性应激反应、增加机体无脂肪组织、保护抗氧化能力的报道被证实差别较大，所以对于常规使用营养制剂还没有足够的前瞻性随机试验支持[16]。同化制剂的使用，比如氧甲氢龙和人重组生长激素，除了试验报告同样也没有前瞻性的数据支持[39]。

影像

实际上我们所有复杂腹壁疝（切口疝）患者都进行了术前 CT 检查。横断面影像可以精确确认疝内容物，并能发现任何体格检查漏诊的疝。CT 扫描是肥胖患者诊断疝的基本检查，因为体格检查通常无法准确评估疝是否存在、疝囊的容量和内容物的组成、疝的大小或者是疝囊的宽度[40]。同时，CT 有助于进行巨大疝的术式选择，以及评估是否需要其他高级的手术技术，比如组织结构分离技术[41]。CT 扫描在复杂、感染或者复发疝的诊治中特别有价值。CT 同样也是评估肠瘘的解剖位置的基本检查方法。即便存在因肾功能损害而不能使用造影剂的问题，CT 检查同样可以在没有造影剂的情况下提供绝大多数的所需信息。如果外科医生准备采用腹腔镜技术修补，就有必要知道疝囊的边界，这样才不会将穿刺器误穿透或置入疝囊。

预防性抗生素应用

预防性抗生素建议用于腹壁疝修补术中。这是手术感染学会指南推荐并证实为有效且安全的，当然应限制过度预防[42]。抗生素应于手术切皮前 30~60 分钟应用，如果手术操作时间长于其半衰期，就应该再追加一次应用。在肥胖患者中，为了达到相应的血药浓度，常需要使用比多数病例更大剂量的抗生素。比如头孢唑啉（Ancef®）应用于 BMI>30 的肥胖患者，使用剂量为 2g，而用于 BMI>50 的患者，为了在皮肤切开前组织药物浓度达到 MIC，有人建议使用剂量高达 3g。

切口疝术后切口感染大大增加了疝复发率[43,44]。目前还无法确定前次手术切口感染患者的切口感染发生率是否增加。但是当患者有切口感染史时，外科医生判断感染的病源微生物以及所使用的预防性抗生素对其有效非常重要。尤其是当患者前次切口感染为耐甲氧西林的金黄色葡萄球菌(MRSA)时，就需要在头孢菌素的基础上加用万古霉素作为预防。

对于出现切口感染、补片感染或者肠漏的患者，分期修补手术将更为常见。在这些病例中，需要进行充分的感染组织清创、补片取出，以及后续几天、几周的腹部开放的处理，甚至更为严重的感染需要几个月。对于这些病例一般行临时关闭，然后再择期行常规的腹壁修补手术。

术前皮肤消毒和去细菌定殖规范

有关手术皮肤消毒液选择的循证数据一直在改进。最近有两项重要的临床试验发表。Swenson 等报道的一项前瞻性试验收集了 3200 余例患者，结果显示用碘消毒皮肤优于洗必泰[45]。在 Swenson 的稿件发表后 1 年内，一项分析了 800 多例患者的前瞻性临床试验发表，并报道了洗必泰优于碘[46]。我们仔细地分析了这两篇文章，发现降低感染的关键是皮肤消毒液中是否含有乙醇。Duraprep® 和 Cloraprep® 两种消毒液的手术感染风险几乎相同，同时不含乙醇的碘通常和感染相关[47]。

虽然手术部位去除毛发并不一定降低感染风险，但为了清除手术部位干扰切口关闭的毛发，在数年内剪刀去毛仍作为标准的术前准备方法，而不是剃须刀[48]。手术部位隔离屏障，比如皮肤贴膜和密封剂，在腹壁疝修补手术中进行了前瞻性研究。在目前已有的关于这些材料应用的报道尚不一致，有的说有益而有的说有害。关于皮肤密封剂和手术部位隔离屏障的数据一致性远远未达到要求，无法作为基于数据的推荐来使用。也就是说，补片在放置过程中接触皮肤可能潜在造成补片污染的概念、为了降低手术部位感染而术前抗菌肥皂洗浴都没有足够的大样本的临床试验支持[49]。用抗菌剂洗浴，比如洗必泰或聚维酮碘，和普通肥皂洗浴相比，也没有被一致证实有益[50]。很多研究没有说服力，或者研究人群的异质性太大，导致几乎无法得到一致性的结果。许多早期研究确实报道了手术时皮肤细菌定殖减少，但是并没有显示一致的 SSI 下降。一些小型研究[51,52]显示，术前洗必泰洗浴可以降低 SSI，但是他们的样本量太小[53]。这些不一致的文献报道导致 2012 年的 Cochrane 分析得出这样一个结论：术前抗菌剂洗浴没有确切的益处[50,54]。2010 年 Bode 等在《新英格兰医学杂志》上发表一篇里程碑式文章，在随后的 4 年中，术前清除 MRSA 和甲氧西林敏感的金黄色葡萄球菌(MSSA)变得非常流行[55]。Bode 的文章同时也得到了其他几篇具有相似结果的报道的支持[56]。在 Bode 的研究中，6771 例患者在入院时经过筛选，有近 20% 金黄色葡萄球菌阳性。这部分患者经前瞻性随机分组，进行意向性治疗分析，治疗组经鼻使用莫匹罗星每天两次、洗必泰洗浴每天一次，对照组用安慰剂。结果显示，治疗组术后金黄色葡萄球菌感染率下降了 42%。筛选的流程，以及治疗测试阳性的患者是非常困难的，并且必须强化筛选培养阳性的随访。几项最近的研究主张只需治疗有 MRSA 定殖高风险的患者[57]。

降低风险的其他各种技术和治疗方法

其他已报道的降低术后感染并发症的方法包括抗菌缝线、围术期保温，以及术中、术后高氧治疗。但是支持抗菌缝线的文献报道极少[58]。几项中等证据级别的随机试验曾报道三氯生浸渍缝线可以降低常规中线切口的感染率。尽管早期报道结果是可信的，在抗菌缝线常规应用之前仍需要更多的试验来证实[59,60]。

目前已设计出术中切口保护装置来防止切口脱水、污染和机械性创伤。据说也可以降低切口感染率，但还没有关于切口保护装置的疝手术专业数据。至今至少已进行了 6 项随机临床试验，其中 4 项报道显示对降低 SSI 并没有益处，2 项报道显示有益处。当使用证据级别系统来评价这些研究的质量时，系统分析结果倾向于没有益处[61,62]。

围术期保温的概念，使用加压的空气循环来降低 SSI，在近 10 年来引起了广泛的关注，以至于很多的手术室以此作为质量改进计划的一部分。2000年后，一些观察性研究报道了低体温和 SSI 的显著相关性。受此启发，目前进行了较多的高质量的对照试验，却得到不同的结果。理论上认为，温度适中可以增加皮肤血流灌注，并且较高的皮肤氧分压可以降低 SSI[63]。低体温同样也对机体的免疫功能有不良的影响，包括 T 细胞介导的抗体产生、中性粒细胞氧化性和非氧化性细菌杀伤作用的下降[64]。这些热点被两个中等规模的随机对照试验所支持，均显示相对低体温和 SSI 显著相关。一项采用 NSQIP（美国国家手术质量改进计划）数据库的大样本病例对照研究，以及几项其他专门针对腹壁疝的试验，却没有证实这些早期的发现[65]。

围术期辅助高氧治疗已经过充分的论证，最初是应用在结直肠手术中，但不幸的是没有应用在复杂的腹壁疝手术中。高氧治疗可以降低 SSI 的理论假说非常吸引人[66]，其观念和理解包括：中性粒细胞和巨噬细胞需要足够的氧合来杀死细菌，手术切口组织的氧分压比普通组织明显较低。有两项关于结直肠手术患者的研究报道显示，其在降低 SSI 中获益，导致多个围术期规范要求使用辅助高氧治疗[67,68]。这些早期研究结果触发了一项大型的政府资助的研究，共纳入 1400 余例患者，报道结果显示围术期高氧治疗无显著益处[69]。一项近期的关于几项大型和小型试验的荟萃分析结果支持在高风险内脏手术人群中（比如结直肠手术患者），使用辅助高氧治疗[70]。尽管目前还没有专门关于腹壁重建术和腹壁疝修补手术的研究，但这一人群具有的 SSI 风险几乎和结直肠手术患者相同。所以似乎有理由将结直肠手术的数据结果推广应用于腹壁疝和切口疝中。

据估计，围术期抗生素应用可能导致 20% 的患者出现抗生素相关性腹泻（AAD）[71]。围术期抗生素应用是 AAD 和艰难梭菌腹泻的主要原因[72,73]。近期数项前瞻性试验显示，恰当的抗生素选择和辅助益生菌（活体菌群，适量对宿主有益处）是安全的，并可以显著降低 AAD 和艰难梭菌腹泻[72-74]。

在过去几年中，很多其他技术或者试验显示，术前准备和术中辅助确实可使手术结果最优化。系统回顾所有这些超出了本章节讨论的范围。有一个重大手术的新概念正迅速引起关注：常规术前生理活动计划或者康复训练均可以减少重大手术的住院时间和总并发症[75]。

结论

患者手术过程中的每一个部分都应该仔细探讨并尽可能优化。这对于具有主要合并因素（包括吸烟、肥胖和糖尿病）的患者尤其重要。其他如前描述的术前和围术期干预方法可能相对次要，但在大多数病例中显示了其安全性和有效性。围术期应该采取一些干预措施，比如合理的预防性抗生素选择和应用时间、特殊营养制剂和碳水化合物的营养代谢调控、选择含有酒精的皮肤消毒液，以及术前鼻腔和皮肤 MRSA 和 MSSA 去定殖，这些都是降低围术期并发症的合理干预方法。

（高国栋　译）

参考文献

1. Flum DR, Horvath K, Koepsell T. Have outcomes of incisional hernia repair improved with time? A population-based analysis. Ann Surg. 2003;237(1):129–35.
2. Slater NJ, Montgomery A, Berrevoet F, Carbonell AM, Chang A, Franklin M, et al. Criteria for definition of a complex abdominal wall hernia. Hernia. 2014;18(1):7–17.
3. Martindale RG, Deveney CW. Preoperative risk reduction: strategies to optimize outcomes. Surg Clin North Am. 2013;93(5):1041–55.
4. Khullar D, Maa J. The impact of smoking on surgical outcomes. J Am Coll Surg. 2012;215(3):418–26.
5. Mastracci TM, Carli F, Finley RJ, Muccio S, Warner DO. Members of the evidence-based reviews in surgery G. Effect of preoperative smoking cessation interventions on postoperative complications. J Am Coll Surg. 2011;212(6):1094–6.
6. Mills E, Eyawo O, Lockhart I, Kelly S, Wu P, Ebbert JO. Smoking cessation reduces postoperative complications: a systematic review and meta-analysis. Am J Med. 2011;124(2):144–54.

7. Sorensen LT. Wound healing and infection in surgery: the pathophysiological impact of smoking, smoking cessation, and nicotine replacement therapy: a systematic review. Ann Surg. 2012;255(6):1069–79.

8. Kuri M, Nakagawa M, Tanaka H, Hasuo S, Kishi Y. Determination of the duration of preoperative smoking cessation to improve wound healing after head and neck surgery. Anesthesiology. 2005;102(5):892–6.

9. Sorensen LT. Wound healing and infection in surgery. The clinical impact of smoking and smoking cessation: a systematic review and meta-analysis. Archiv Surg. 2012;147(4):373–83.

10. Sorensen LT, Toft BG, Rygaard J, Ladelund S, Paddon M, James T, et al. Effect of smoking, smoking cessation, and nicotine patch on wound dimension, vitamin C, and systemic markers of collagen metabolism. Surgery. 2010;148(5):982–90.

11. Praveen Raj P, Senthilnathan P, Kumaravel R, Rajpandian S, Rajan PS, Anand Vijay N, et al. Concomitant laparoscopic ventral hernia mesh repair and bariatric surgery: a retrospective study from a tertiary care center. Obesity Surg. 2012;22(5):685–9.

12. Eid GM, Wikiel KJ, Entabi F, Saleem M. Ventral hernias in morbidly obese patients: a suggested algorithm for operative repair. Obesity Surg. 2013;23(5):703–9.

13. Dronge AS, Perkal MF, Kancir S, Concato J, Aslan M, Rosenthal RA. Long-term glycemic control and postoperative infectious complications. Archiv Surg. 2006;141(4):375–80.

14. Berbari EF, Osmon DR, Lahr B, Eckel-Passow JE, Tsaras G, Hanssen AD, et al. The Mayo prosthetic joint infection risk score: implication for surgical site infection reporting and risk stratification. Infect Control Hosp Epidemiol. 2012;33(8):774–81.

15. Ramos M, Khalpey Z, Lipsitz S, Steinberg J, Panizales MT, Zinner M, et al. Relationship of perioperative hyperglycemia and postoperative infections in patients who undergo general and vascular surgery. Ann Surg. 2008;248(4):585–91.

16. Martindale RG, McClave SA, Taylor B, Lawson CM. Perioperative nutrition: what is the current landscape? J Parenter Enteral Nutr. 2013;37(5 Suppl):5S–20S.

17. Daley J, Khuri SF, Henderson W, Hur K, Gibbs JO, Barbour G, et al. Risk adjustment of the postoperative morbidity rate for the comparative assessment of the quality of surgical care: results of the National Veterans Affairs Surgical Risk Study. J Am Coll Surg. 1997;185(4):328–40.

18. Munroe C, Frantz D, Martindale RG, McClave SA. The optimal lipid formulation in enteral feeding in critical illness: clinical update and review of the literature. Curr Gastroenterol Rep. 2011;13(4):368–75.

19. Jie B, Jiang ZM, Nolan MT, Zhu SN, Yu K, Kondrup J. Impact of preoperative nutritional support on clinical outcome in abdominal surgical patients at nutritional risk. Nutrition. 2012;28(10):1022–7.

20. Kondrup J, Rasmussen HH, Hamberg O, Stanga Z, Ad Hoc EWG. Nutritional risk screening (NRS 2002): a new method based on an analysis of controlled clinical trials. Clin Nutr. 2003;22(3):321–36.

21. Heyland DK, Dhaliwal R, Jiang X, Day AG. Identifying critically ill patients who benefit the most from nutrition therapy: the development and initial validation of a novel risk assessment tool. Crit Care. 2011;15(6):R268.

22. Gianotti L, Braga M, Nespoli L, Radaelli G, Beneduce A, Di Carlo V. A randomized controlled trial of preoperative oral supplementation with a specialized diet in patients with gastrointestinal cancer. Gastroenterology. 2002;122(7):1763–70.

23. Braga M, Gianotti L, Vignali A, Schmid A, Nespoli L, Di Carlo V. Hospital resources consumed for surgical morbidity: effects of preoperative arginine and omega-3 fatty acid supplementation on costs. Nutrition. 2005;21(11–12):1078–86.

24. Braga M, Gianotti L, Nespoli L, Radaelli G, Di Carlo V. Nutritional approach in malnourished surgical patients: a prospective randomized study. Archiv Surg. 2002;137(2):174–80.

25. Manchio JV, Litchfield CR, Sati S, Bryan DJ, Weinzweig J, Vernadakis AJ. Duration of smoking cessation and its impact on skin flap survival. Plast Reconstr Surg. 2009;124(4):1105–17.

26. Braga M. Perioperative immunonutrition and gut function. Curr Opin Clin Nutr Metab Care. 2012;15(5):485–8.

27. Drover JW, Dhaliwal R, Weitzel L, Wischmeyer PE, Ochoa JB, Heyland DK. Perioperative use of arginine-supplemented diets: a systematic review of the evidence. J Am Coll Surg. 2011;212(3):385–99.

28. Serhan CN. Pro-resolving lipid mediators are leads for resolution physiology. Nature. 2014;510(7503):92–101.

29. Pluess TT, Hayoz D, Berger MM, Tappy L, Revelly JP, Michaeli B, et al. Intravenous fish oil blunts the physiological response to endotoxin in healthy subjects. Intensive Care Med. 2007;33(5):789–97.

30. Calder PC. Fatty acids and inflammation: the cutting edge between food and pharma. Eur J Pharmacol. 2011;668 Suppl 1:S50–8.

31. Marik PE, Flemmer M. The immune response to surgery and trauma: implications for treatment. J Trauma Acute Care Surg. 2012;73(4):801–8.

32. Rudolph FB, Van Buren CT. The metabolic effects of enterally administered ribonucleic acids. Curr Opin Clin Nutr Metab Care. 1998;1(6):527–30.

33. Burden S, Todd C, Hill J, Lal S. Pre-operative nutrition support in patients undergoing gastrointestinal surgery. Cochrane Database Syst Rev. 2012;11:CD008879.

34. Svanfeldt M, Thorell A, Hausel J, Soop M, Nygren J, Ljungqvist O. Effect of "preoperative" oral carbohydrate treatment on insulin action—a randomised cross-over unblinded study in healthy subjects. Clin Nutr. 2005;24(5):815–21.

35. Soop M, Nygren J, Myrenfors P, Thorell A, Ljungqvist O. Preoperative oral carbohydrate treatment attenuates immediate postoperative insulin resistance. Am J Physiol Endocrinol Metab. 2001;280(4):E576–83.

36. Fearon KC, Ljungqvist O, Von Meyenfeldt M, Revhaug A, Dejong CH, Lassen K, et al. Enhanced recovery after surgery: a consensus review of clinical care for patients undergoing colonic resection. Clin Nutr. 2005;24(3):466–77.

37. Awad S, Constantin-Teodosiu D, Constantin D, Rowlands BJ, Fearon KC, Macdonald IA, et al. Cellular mechanisms underlying the protective effects of preoperative feeding: a randomized study investigating muscle and liver glycogen content, mitochondrial function, gene and protein expression. Ann Surg. 2010;252(2):247–53.

38. Awad S, Fearon KC, Macdonald IA, Lobo DN. A ran-

domized cross-over study of the metabolic and hormonal responses following two preoperative conditioning drinks. Nutrition. 2011;27(9):938–42.

39. Maung AA, Davis KA. Perioperative nutritional support: immunonutrition, probiotics, and anabolic steroids. Surg Clin North Am. 2012;92(2):273–83.

40. Baucom RB, Beck WC, Holzman MD, Sharp KW, Nealon WH, Poulose BK. Prospective evaluation of surgeon physical examination for detection of incisional hernias. J Am Coll Surg. 2014;218(3):363–6.

41. Franklin BR, Patel KM, Nahabedian MY, Baldassari LE, Cohen EI, Bhanot P. Predicting abdominal closure after component separation for complex ventral hernias: maximizing the use of preoperative computed tomography. Ann Plast Surg. 2013;71(3):261–5.

42. Bratzler DW, Dellinger EP, Olsen KM, Perl TM, Auwaerter PG, Bolon MK, et al. Clinical practice guidelines for antimicrobial prophylaxis in surgery. Surg Infect. 2013;14(1):73–156.

43. Luijendijk RW, Hop WC, van den Tol MP, de Lange DC, Braaksma MM, IJzermans JN, et al. A comparison of suture repair with mesh repair for incisional hernia. N Engl J Med. 2000;343(6):392–8.

44. Cassar K, Munro A. Surgical treatment of incisional hernia. Br J Surg. 2002;89(5):534–45.

45. Swenson BR, Hedrick TL, Metzger R, Bonatti H, Pruett TL, Sawyer RG. Effects of preoperative skin preparation on postoperative wound infection rates: a prospective study of 3 skin preparation protocols. Infect Control Hosp Epidemiol. 2009;30(10):964–71.

46. Darouiche RO, Wall Jr MJ, Itani KM, Otterson MF, Webb AL, Carrick MM, et al. Chlorhexidine-alcohol versus povidone-iodine for surgical-site antisepsis. N Engl J Med. 2010;362(1):18–26.

47. Swenson BR, Sawyer RG. Importance of alcohol in skin preparation protocols. Infect Control Hosp Epidemiol. 2010;31(9):977.

48. Tanner J, Norrie P, Melen K. Preoperative hair removal to reduce surgical site infection. Cochrane Database Syst Rev. 2011(11):CD004122.

49. Jakobsson J, Perlkvist A, Wann-Hansson C. Searching for evidence regarding using preoperative disinfection showers to prevent surgical site infections: a systematic review. Worldviews Evid Based Nurs. 2011;8(3):143–52.

50. Dumville JC, McFarlane E, Edwards P, Lipp A, Holmes A. Preoperative skin antiseptics for preventing surgical wound infections after clean surgery. Cochrane Database Syst Rev. 2013;3:CD003949.

51. Manunga Jr J, Olak J, Rivera C, Martin M. Prevalence of methicillin-resistant Staphylococcus aureus in elective surgical patients at a public teaching hospital: an analysis of 1039 patients. Am Surg. 2012;78(10):1096–9.

52. Savage JW, Anderson PA. An update on modifiable factors to reduce the risk of surgical site infections. Spine J. 2013;13(9):1017–29.

53. Edmiston Jr CE, Okoli O, Graham MB, Sinski S, Seabrook GR. Evidence for using chlorhexidine gluconate preoperative cleansing to reduce the risk of surgical site infection. AORN J. 2010;92(5):509–18.

54. Chlebicki MP, Safdar N, O'Horo JC, Maki DG. Preoperative chlorhexidine shower or bath for prevention of surgical site infection: a meta-analysis. Am J Infect Control. 2013;41(2):167–73.

55. Bode LG, Kluytmans JA, Wertheim HF, Bogaers D, Vandenbroucke-Grauls CM, Roosendaal R, et al. Preventing surgical-site infections in nasal carriers of Staphylococcus aureus. N Engl J Med. 2010;362(1):9–17.

56. Kim DH, Spencer M, Davidson SM, Li L, Shaw JD, Gulczynski D, et al. Institutional prescreening for detection and eradication of methicillin-resistant Staphylococcus aureus in patients undergoing elective orthopaedic surgery. J Bone Joint Surg Am. 2010;92(9):1820–6.

57. Huang SS, Septimus E, Kleinman K, Moody J, Hickok J, Avery TR. et al. Targeted versus universal decolonization to prevent ICU infection. N Engl J Med. 2013;368(24):2255–65.

58. Justinger C, Moussavian MR, Schlueter C, Kopp B, Kollmar O, Schilling MK. Antibacterial [corrected] coating of abdominal closure sutures and wound infection. Surgery. 2009;145(3):330–4.

59. Justinger C, Slotta JE, Ningel S, Graber S, Kollmar O, Schilling MK. Surgical-site infection after abdominal wall closure with triclosan-impregnated polydioxanone sutures: results of a randomized clinical pathway facilitated trial (NCT00998907). Surgery. 2013;154(3):589–95.

60. Chang WK, Srinivasa S, Morton R, Hill AG. Triclosan-impregnated sutures to decrease surgical site infections: systematic review and meta-analysis of randomized trials. Ann Surg. 2012;255(5):854–9.

61. Reid K, Pockney P, Draganic B, Smith SR. Barrier wound protection decreases surgical site infection in open elective colorectal surgery: a randomized clinical trial. Dis Colon Rectum. 2010;53(10):1374–80.

62. Horiuchi T, Tanishima H, Tamagawa K, Matsuura I, Nakai H, Shouno Y, et al. Randomized, controlled investigation of the anti-infective properties of the Alexis retractor/protector of incision sites. J Trauma. 2007;62(1):212–5.

63. Flores-Maldonado A, Medina-Escobedo CE, Rios-Rodriguez HM. Fernandez-Dominguez R. Mild perioperative hypothermia and the risk of wound infection. Arch Med Res. 2001;32(3):227–31.

64. Qadan M, Gardner SA, Vitale DS, Lominadze D, Joshua IG, Polk Jr HC. Hypothermia and surgery: immunologic mechanisms for current practice. Ann Surg. 2009;250(1):134–40.

65. Bittner R, Bingener-Casey J, Dietz U, Fabian M, Ferzli G, Fortelny R, et al. Guidelines for laparoscopic treatment of ventral and incisional abdominal wall hernias (International Endohernia Society [IEHS])-Part III. Surg Endosc. 2014;28(2):380–404.

66. Fakhry SM, Montgomery SC. Peri-operative oxygen and the risk of surgical infection. Surg Infect. 2012;13(4):228–33.

67. Greif R, Akca O, Horn EP, Kurz A, Sessler DI, Outcomes Research G. Supplemental perioperative oxygen to reduce the incidence of surgical-wound infection. N Engl J Med. 2000;342(3):161–7.

68. Belda FJ, Aguilera L, Garcia de la Asuncion J, Alberti J, Vicente R, Ferrandiz L, et al. Supplemental perioperative oxygen and the risk of surgical wound infection: a randomized controlled trial. JAMA. 2005;294(16):2035–42.

69. Meyhoff CS, Wetterslev J, Jorgensen LN, Henneberg SW, Hogdall C, Lundvall L, et al. Effect of high perioperative oxygen fraction on surgical site infection and pulmonary complications after abdominal surgery: the PROXI randomized clinical trial. JAMA. 2009;302(14):1543–50.

70. Al-Niaimi A, Safdar N. Supplemental perioperative oxygen for reducing surgical site infection: a meta-analysis. J Eval Clin Pract. 2009;15(2):360–5.

71. McFarland LV. Antibiotic-associated diarrhea: epidemiology, trends and treatment. Future Microbiol. 2008;3(5):563–78.

72. Hempel S, Newberry SJ, Maher AR, Wang Z, Miles JN, Shanman R, et al. Probiotics for the prevention and treatment of antibiotic-associated diarrhea: a systematic review and meta-analysis. JAMA. 2012;307(18):1959–69.

73. Johnston BC, Ma SS, Goldenberg JZ, Thorlund K, Vandvik PO, Loeb M, et al. Probiotics for the prevention of Clostridium difficile-associated diarrhea: a systematic review and meta-analysis. Ann Intern Med. 2012;157(12):878–88.

74. Goldenberg JZ, Ma SS, Saxton JD, Martzen MR, Vandvik PO, Thorlund K et al. Probiotics for the prevention of Clostridium difficile-associated diarrhea in adults and children. Cochrane Database Syst Rev. 2013;5:CD006095.

75. Valkenet K, van de Port IG, Dronkers JJ, de Vries WR, Lindeman E, Backx FJ. The effects of preoperative exercise therapy on postoperative outcome: a systematic review. Clin Rehabil. 2011;25(2):99–111.

第 5 章

切口关闭和术后疝预防策略

An Jairam, Gabrielle H. van Ramshorst,
Johan F. Lange

引言

切口疝和腹部切口裂开是开腹手术术后常见的并发症。在总的人群中,切口疝的发生率是 20%,而在高危人群中发生率可高达 50%[1,2]。腹部切口裂开可以看作是急性术后疝,据文献报道它的发生率为 1%~3.5%,相对于腹壁切口疝其发生率较低[3,4]。这两者是高度相关的,在长期随访中高达 69% 的腹部伤口裂开患者最终形成切口疝[5-8]。很多研究都在探寻术后切口疝和腹部伤口裂开的危险因素。高龄、肺部疾患、手术部位感染、急诊手术已被确定为发生的独立危险因素[9-12]。

那些接受开腹腹主动脉瘤修复手术 (AAA)的患者更容易发生切口疝。这通常被解释为此类患者患有潜在的结缔组织疾病[9]。结缔组织的强度依赖于细胞外基质的核心蛋白,它主要取决于 I 型胶原和Ⅲ型胶原的数量和比值。I 型胶原其直径大于Ⅲ型胶原,作用是维持拉伸强度。Ⅲ型胶原是一种未成熟的胶原,主要在伤口愈合早期发挥作用。降低 I /Ⅲ型胶原的比值可以使结缔组织的机械稳定性降低,进而影响切口愈合[14-17]。瘢痕形成障碍又会导致瘢痕组织强度下降和胶原蛋白合成的改变。报道的其他切口疝危险因素包括:糖尿病、肺部疾患、恶性肿瘤、吸烟、使用类固醇药物、手术部位感染、营养不良和腹壁正中切口[10-13]。

对切口疝和腹部切口裂开的复发或死亡率风险评估可用于患者咨询,也可以用于术前为患者选择最适当的手术方式和补片。Veljkovic 等设计了一个切口疝的风险模型,包含四个有预测价值的变量:伤口缝线长度/伤口长度比小于 4.2、深部或器官/腔隙手术部位感染、拆线或完全上皮化时间超过 16 天,以及体重指数超过 $24.4kg/m^2$[14]。一项来自丹麦腹壁疝数据库的研究报道了再次住院、复发、二次手术的危险因素。前次直切口手术和大的缺损被认为是再次住院的独立危险因素。

在考虑了所有筋膜裂开和切口疝的相关危险因素后,预防仍然是最基本的措施。因此,切口关闭和切口疝预防策略也应运而生。这些措施包括不同的缝合技术和缝合材料,以及预防性使用补片。本章将概括介绍这些措施。

手术的危险因素

在很多研究中都将正中切口与横切口做了比较与评估。大多数高质量的研究中,包括 Brown 等的 Cochrane 综述,都将正中切口作为切口疝的一个危险因素[5-19]。先前有人建议正中切口应用于急诊手术和其他需要显露整个腹腔的外科手术[3]。由于腹部切口裂开的发生率相对较低,在切口类型相关危险因素方面有统计学意义的研究很少[7,15,20-24]。总之,腹部手术应尽可能避开正中切口,这样可以降低术后切口疝的发生率。

缝线材料

缝线材料可根据其不同特性，如产品类型（单股和多股）和吸收时间（缓慢吸收、快速吸收和不可吸收）来比较。在 20 世纪 80 年代和 90 年代进行了多个关于不同缝线材料及技术影响术后切口疝发生率的随机对照试验。Van't Riet 等发表的一项荟萃分析结果表明，相对于快吸收缝线，缓慢吸收和不可吸收缝线可以减少切口疝的发生。而不可吸收性缝线与切口疼痛增加和窦道形成有关[25]。

缝合技术

另一个可能影响切口疝形成的技术因素是所用的缝合技术。一个最佳的切口缝合技术是最重要的，因为最佳的缝合技术可以加固切口，从而防止切口疝形成[26]。理想情况下，在切口愈合过程中应保持一定的张力强度。缝合技术（全层关闭与分层关闭，连续缝合与间断缝合）和用于筋膜缝合的缝合材料数量（缝合长度和切口长度比）的选择是临床术后切口疝形成的重要因素。

全层关闭与分层关闭

在一些研究中，将腹直肌鞘膜层分层关闭与全层关闭进行了比较，其中全层关闭包括除了皮肤的腹壁全层。荟萃分析结果显示，分层关闭导致的术后切口疝和切口裂开的发生率更高[27,28]。因此，全层关闭是首选的关腹方式。

连续缝合与间断缝合

在 Wissing 等进行的多中心随机对照试验中，将使用快速可吸收缝线和不可吸收缝线采用连续和间断缝合进行了比较，虽然发现在切口裂开上无统计学差异，但是尼龙不可吸收线连续缝合组其切口疝的发生率明显低于 pdyglacfin 910 可吸收线连续缝合组（10.3% vs 20.6%）[29]。这些结论未能在一些其他研究中重现[30,31]。然而，连续缝合的方法更受欢迎，因为它更快、更容易，并且可以节省手术时间[25,32,33]。

缝线与切口长度比

缝线长度与切口长度之比是关腹中一个被低估的因素。它包括与切口相应的缝线的长度，它关系到缝合的边距和针距[34]。通常，许多外科医生被训练使用大间距缝法关闭腹壁。大间距缝法被定义为缝合的边距和针距在 10mm 以上。相反，小间距缝法被定义为缝合边距在 5~8mm 且针距小于 5mm[34]。

多项动物实验表明，缝合张力过高可能导致胶原合成受损、切口愈合差，并增加组织的坏死和感染风险。有确凿的证据表明，关腹时缝线长度与切口长度之比至少为 4:1 可以使腹壁切口疝的发生率最小[34,35]。缝线长度与切口长度之比小于 4:1 将使切口疝的发生率增加 3 倍[35]。Millbourn 等还发现针距和伤口感染风险之间存在线性相关性。为了实现缝线长度与切口长度之比至少为 4:1，我们建议对每位患者都要测量并记录所达到的比值[36]。

这个比例可以通过小边距小针距或者大边距大针距来实现。作为一个基本原则，缝线两针之间的长度不得超过腱膜边缘和缝合线之间的距离（图 5.1）。Cengiz 等的动物实验表明，当用细密缝合 4 天后出现较高的切口张力[37]，其他如 Israelsson、Millbourn，以及缝合研究组（STITCH study group）的研究也支持切口缝合应用细密缝合[34,35,38,39]。细密缝合技术的临床案例如图 5.2 和图 5.3 所示。细密缝合可降低术后切口疝和手术部位感染风险。Millbourn 等在瑞典的随机对照试验结果显示，粗疏缝合组切口疝发生率为 49/272（18%），细密缝合组发生率为 14/250（5.6%）（P<0.001）。同时，粗疏缝合组 381 例中出现了 1 例腹部切口裂开，而细密缝合组 356 例均无裂开（0.3% vs 0%，P>0.99）[34]。

STITCH 试验（缝合技术减少切口疝的发生率试验）是一项随机对照试验，试验中将粗疏缝合技术与细密缝合技术相比较。在粗疏缝合技术中，缝合边距为 1.5cm，针距为 1cm。在细密缝合技术中，

图5.1　细密缝合与粗疏缝合技术示例。

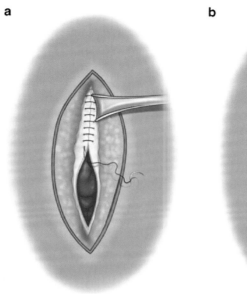
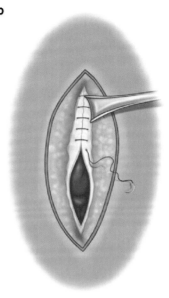

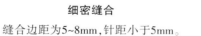

细密缝合	粗疏缝合
缝合边距为5~8mm，针距小于5mm。	缝合边距为10mm，针距为10mm。

缝合边距和针距都是 0.5cm。该研究的初始终点是术后一年出现切口疝。研究表明,在细密缝合组术后一年切口疝的发生率明显降低（13% vs 21%）。另外，在粗疏缝合组 284 例出现了 2 例腹部切口裂

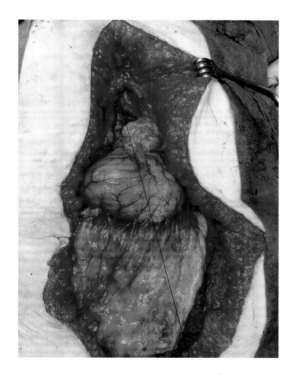

图5.2　肥胖患者的腹正中伤口，使用PDS®抗菌(polydioxanone)2-0线细密缝合腱膜。（图片来源:Dr. A.G. Menon, surgeon, Havenziekenhuis Rotterdam, Rotterdam, the Netherlands）

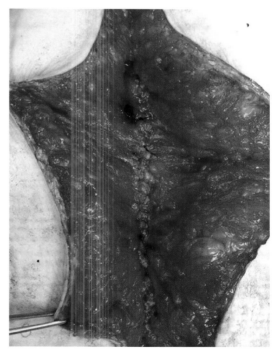

图5.3　使用细密缝合腹正中切口结果；缝线长度与切口长度之比为6:1。（图片来源:Dr. A.G. Menon, surgeon, Havenziekenhuis Rotterdam, Rotterdam, the Netherlands）

开,细密缝合组数据为 276 例出现了 4 例(0.7% vs 1.4%,*P*=0.392)[38]。在瑞典的多变量分析研究表明,粗疏缝合组感染的相对危险度是 2,而切口疝的相对危险度是 4。在STITCH 试验中,细密缝合未降低手术部位感染发生率,也没有足够的统计学意义证明腹部切口裂开的发生率有差异。然而缝合试验证实,对于关闭腹部正中切口,细密缝合技术相比粗疏缝合技术在切口疝的预防上更有优势。

细密缝合对切口愈合的积极作用可以解释如下:腱膜再生能力有限,不能桥接大的缺损[6]。当用粗疏缝合时,不仅腱膜组织包括在内,而且脂肪和肌肉组织也被缝合在内。当腹内压增加时,软组织会被挤压和损伤,进而导致切口边缘松弛和分离,组织失活和感染。术后第一期愈合中切口边缘分离超过 12mm 与术后切口疝发生密切相关[3]。使用细密缝合时手术时间将增加 4~5 分钟[34,36]。然而,考虑到能降低切口疝发生率,细密缝合应该是一种安全、便捷和符合成本效益的方法[39]。总之,关闭筋膜层理想的缝合技术应是连续全层的切口关闭,使用缓吸收缝线缝合,并且缝线长度与切口长度之比为 4:1[40]。

预防性腹带

外科医生常常使用腹带来预防腹部切口裂开和(或)切口疝的发生。在有些国家,尽管其效果有争议但是腹带和(或)束身衣还是被广泛应用[41]。腹带的使用主要由以下理念推动:外部施加的压力可能有助于减少术后血清肿和筋膜边缘裂开的可能性,从而防止腹部切口裂开和切口疝。对腹部正中切口,筋膜边缘由于腹内斜肌和腹横肌收缩产生的外部力量而导致有分离的趋势。从理论上说,应用腹带的外部力量来减少筋膜向外分离的力量是不太可能的。对于应用腹带的临床研究很少,但有一项研究报道患者应用腹带和(或)束身衣会导致不适,而另一些研究却报道增加了患者的舒适度[42,43]。此外,可以想象,减少腹壁的弹性可影响下腹部进而胸腔容积,从而导致肺扩张较小。因此,腹带的使用应经过慎重的考虑,权衡对肺不张和潜在肺炎的可能风险。

预防性置入补片

20 世纪 90 年代中期有几项置入补片来预防切口疝的研究。最初主要研究高危患者,如腹主动脉瘤和肥胖患者。在这些患者中,切口疝的发生率分别高达 38% 和 50%[2,9,12,44,45]。预防性补片放置可有多个位置。在 Onlay 置入法,补片主要放置在腹直肌前鞘表面。在 Sublay 法,补片主要放置于腹直肌后鞘和腹膜前(图 5.4 至图 5.6)。腹膜前间隙置入法,补片直接放置于腹膜前方表面。

Bhangu 等发表的综述包括了随机对照研究和前瞻性队列研究[46]。最近,Timmermans 等对随机对照试验进行了荟萃分析[47]。所有纳入 Bhangu 等综述的研究都是针对切口疝高危患者的,如结缔组织疾病(包括腹主动脉瘤)、肥胖或其他相关并发症的患者。Bhangu 等得出的结论是,与直接缝合(22%,

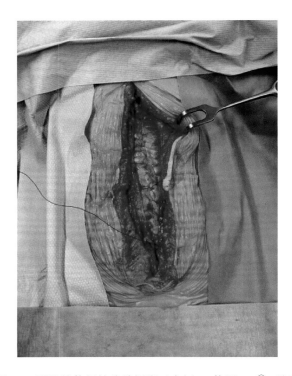

图5.4　预防性使用补片关闭腹正中切口:使用PDS® 0号缝线连续缝合关闭腹直肌后鞘。(图片来源:Dr. I. Dawson, surgeon, Ijsselland Ziekenhuis, Capelle aan den Ijssel, the Netherlands)

图 5.5　腹直肌后间隙预防性使用 Pro-Grip™ 补片，使用 polyglactin 910 3-0 缝线间断缝合固定补片。（图片来源：Dr. I. Dawson，surgeon，Ijsselland Ziekenhuis，Capelle aan den Ijssel，the Netherlands）

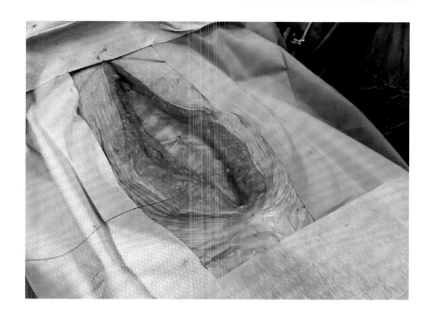

67/305）的患者相比，预防性置入补片（3.9%，9/238）切口疝的发生率显著降低（OR 0.15，P<0.001）。然而，预防性置入补片组与直接缝合组相比，术后血清肿发生率也随之增加（12.9%，26/201 vs 6.9%，18/262），并且 P 值处在有显著统计学意义的临界（P=0.05）。应用随机效应模型的话，预防性置入补片组血清肿发生率没有明显增加（OR 1.86，P=0.21）。两组手术部位感染和血肿的发生率没有明显差别，预防性置入补片组其术后慢性疼痛增加，但是没有统计学意义[46]。

五项随机对照试验被纳入 Timmermans 等做的荟萃分析中。其中有一项试验，将预防性放置（聚丙烯）补片与单纯缝合做了比较。将结果数据进行汇总，作者得出结论，一期预防性置入补片组其切口疝发生率显著降低（RR 0.25，95% CI 0.12~0.52，P<0.001）。对于切口感染、血清肿形成和慢性疼痛几项指标，预防性置入补片组和缝合组无明显差别。然而发现，慢性疼痛有更多出现在预防性置入补片组的趋势。一些重要的数据，如血肿、手术时间、生活质量、成本效益等，在所有纳入的研究中都没有

图 5.6　于补片前使用 PDS® 0 号缝线缝合关闭腹直肌前鞘。（图片来源：Dr. I. Dawson，surgeon，Ijsselland Ziekenhuis，Capelle aan den Ijssel，the Netherlands）

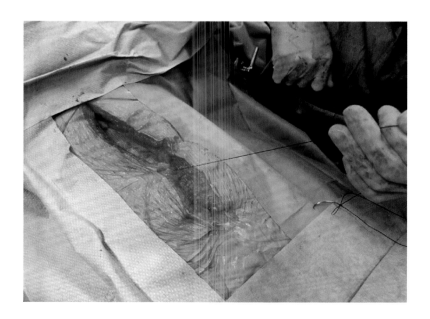

被报道[47]。

Caro Tarrago 等做了一项临床随机对照研究，未被纳入上述荟萃分析。这项研究(主要)包括择期行正中切口剖腹手术的肿瘤患者。这项发表于2014年 3 月的随机对照试验结果显示，在腱膜前预防性置入补片可降低切口疝的发生。术后 12 个月发生切口疝的概率，不放置补片组为 35.9%，预防性置入补片组为 1.5%(P<0.0001)[12]。值得注意的是，血清肿更多发生于预防性置入补片组 (29% vs 11%，P<0.01)。

目前还没有对不同补片类型的比较研究。有一项研究采用了生物补片(Alloderm, Lifecell, Branch-burg, NJ, 美国)，而在所有其他研究中都采用聚丙烯补片。在 Caro Tarrago 等的研究中采用大孔/轻量型聚丙烯补片(Biomesh Light, Cousin)，而其他所有的研究中，都采用小网孔重量型补片。采用的补片置入位置和固定方法也不同。没有研究对补片放置的技术进行比较研究，在一般情况下，Onlay 法置入补片是更简单、快捷的方式，但会导致血清肿形成和切口感染的增加。

有关预防性置入补片的生活质量或成本效益等后期数据还很有限。预防性置入补片有可能导致并发症或再次手术等对生活质量的不利影响。这些研究长期随访的结果将为特殊患者使用预防性补片提供更多外科证据。

未来展望

一些试验目前正在进行中，这些研究的结果可能将影响疝外科的日常实践。荷兰 PRIMA 试验将是第一个要发表的比较不同补片置入技术的研究；它将预防性补片 Onlay 置入法或 Sublay 置入法与单纯缝合相比较。比利时的 PRIMAAT 试验也即将完成，其结果预计将在近期发表。瑞士 ProphMesh 小组的研究比较了高风险患者预防性应用 Dynamesh 补片行 IPOM 修补与单纯缝合。奥地利疝研究小组设计了另一个随机对照研究，比较单纯缝合与 Onlay 法修补，这项研究的结果在 2016 年发布。

预防性置入补片对腹部切口裂开的影响目前还没有得到广泛的研究。以前的文献曾报道用腹腔内放置 polyglactin 910 补片与聚酰胺补片贴近皮肤放置或者腹膜外放置相比较。已发表的关于这类主题的三个研究质量都较差，原因包括样本量小、不可比及存在非随机设计[48-50]。最近，一项国际多中心研究提前结束，主要原因是患者入选率过低。这项研究将筋膜裂开的患者随机分为腹膜前 Under-lay 或腹直肌后 Sublay 修补的 Strattice®组和对切口边缘进行缝合拉拢后用或不用可吸收 ployglactin 补片组的标准组进行比较，研究的终点是发生切口疝、筋膜再裂开或其他不良事件。最终，18 例患者使用Strattice®法修补，19 例患者使用标准修补。Strattice®修补后其筋膜再裂开的发生率明显降低(5.6% vs 36.8%，P=0.015)，而且不良事件也没有增加。尽管本次研究入组的患者例数较少，且使用生物补片花费较高，但是本研究还是对筋膜裂开患者使用生物补片提出了申请(Jeekel J.在爱丁堡 2014年欧洲疝学会会员代表大会提出)。

有关患者、技术、补片选择的个人思考

原则上，行腹部手术的患者都应考虑微创技术。如果微创技术不能使用，应考虑横切口或旁正中切口。如果选择正中切口手术，腹部筋膜应以缓吸收材料小针距连续缝合的方式关闭，且缝线长度与切口长度之比为 4:1。在高危患者，如腹主动脉瘤或肥胖的患者，应预防性放置补片。基于切口并发症的风险考虑，聚丙烯补片应选用 Sublay 法而不是 Onlay 法放置。腹部手术流程图见图 5.7。

个人提示和技巧：小针距和预防性放置补片

所有诊断为腹主动脉瘤、行正中切口开腹手术的患者，都应该预防性放置补片以防止切口疝发生。对于小间距缝合技术，应选用缓吸收 2-0 单股

图5.7 腹部手术流程图。

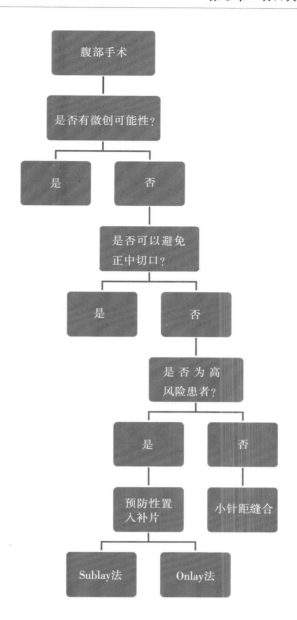

线、36mm 针进行缝合。建议在所有剖腹器械包中包含无菌标尺，以便于进行缝合线长度和间距的无菌测量。标准的测量和达到合适的缝线长度与切口长度之比将有助于缩短学习时间、实现对缝合的质量监控。

（高国栋　译）

参考文献

1. Timmermans L, Eker HH, Steyerberg EW, Jairam A, de Jong D, Pierik EG, et al. Short-term results of a randomized controlled trial comparing primary suture with primary glued mesh augmentation to prevent incisional hernia. Ann Surg. 2014;261(2):276–81.

2. Strzelczyk JM, Szymanski D, Nowicki ME, Wilczynski W, Gaszynski T, Czupryniak L. Randomized clinical trial of postoperative hernia prophylaxis in open bariatric surgery. Br J Surg. 2006;93(11):1347–50.

3. Burger JW, van't Riet M, Jeekel J. Abdominal incisions: techniques and postoperative complications. Scand J Surg. 2002;91(4):315–21.

4. Dubay DA, Franz MG. Acute wound healing: the biology of acute wound failure. Surg Clin North Am. 2003;83(3):463–81.

5. Van't Riet M, De Vos Van Steenwijk PJ, Bonjer HJ, Steyerberg EW, Jeekel J. Incisional hernia after repair of wound dehiscence: incidence and risk factors. Am Surg. 2004;70(4):281–6.

6. Carlson MA. Acute wound failure. Surg Clin North Am. 1997;77(3):607–36.

7. Gislason H, Gronbech JE, Soreide O. Burst abdomen and incisional hernia after major gastrointestinal operations—comparison of three closure techniques. Eur J Surg. 1995;161(5):349–54.

8. Gislason H, Viste A. Closure of burst abdomen after major gastrointestinal operations—comparison of different surgical techniques and later development of incisional hernia. Eur J Surg. 1999;165(10):958–61.

9. Bevis PM, Windhaber RA, Lear PA, Poskitt KR, Earnshaw JJ, Mitchell DC. Randomized clinical trial of mesh versus sutured wound closure after open abdominal aortic aneurysm surgery. Br J Surg. 2010;97(10):1497–502.

10. Hidalgo MP, Ferrero EH, Ortiz MA, Castillo JM, Hidalgo AG. Incisional hernia in patients at risk: can it be prevented? Hernia. 2011;15(4):371–5.

11. El-Khadrawy OH, Moussa G, Mansour O, Hashish MS. Prophylactic prosthetic reinforcement of midline abdominal incisions in high-risk patients. Hernia. 2009;13(3):267–74.

12. Caro-Tarrago A, Olona Casas C, Jimenez Salido A, Duque Guilera E, Moreno Fernandez F, Vicente GV. Prevention of incisional hernia in midline laparotomy with an onlay mesh: a randomized clinical trial. World J Surg. 2014;38(9):2223–30.

13. Llaguna OH, Avgerinos DV, Nagda P, Elfant D, Leitman IM, Goodman E. Does prophylactic biologic mesh placement protect against the development of incisional hernia in high-risk patients? World J Surg. 2011;35(7):1651–5.

14. Veljkovic R, Protic M, Gluhovic A, Potic Z, Milosevic Z, Stojadinov A. Prospective clinical trial of factors predicting the early development of incisional hernia after midline laparotomy. J Am Coll Surg. 2010; 210(2):210–9.

15. Brown SR, Goodfellow PB. Transverse verses midline incisions for abdominal surgery. Cochrane Database Syst Rev. 2005;(4):CD005199.

16. Halm JA, Lip H, Schmitz PI, Jeekel J. Incisional hernia after upper abdominal surgery: a randomised controlled trial of midline versus transverse incision. Hernia. 2009;13(3):275–80.

17. Seiler CM, Deckert A, Diener MK, Knaebel HP, Weigand MA, Victor N, et al. Midline versus transverse incision in major abdominal surgery: a randomized, double-blind equivalence trial (POVATI: ISRCTN60734227). Ann Surg. 2009;249(6):913–20.

18. Fassiadis N, Roidl M, Hennig M, South LM, Andrews SM. Randomized clinical trial of vertical or transverse laparotomy for abdominal aortic aneurysm repair. Br J Surg. 2005;92(10):1208–11.

19. Grantcharov TP, Rosenberg J. Vertical compared with transverse incisions in abdominal surgery. Eur J Surg. 2001;167(4):260–7.

20. Proske JM, Zieren J, Muller JM. Transverse versus midline incision for upper abdominal surgery. Surg Today. 2005;35(2):117–21.

21. Armstrong CP, Dixon JM, Duffy SW, Elton RA, Davies GC. Wound healing in obstructive jaundice. Br J Surg. 1984;71(4):267–70.

22. Stone HH, Hoefling SJ, Strom PR, Dunlop WE, Fabian TC. Abdominal incisions: transverse vs vertical placement and continuous vs interrupted closure. South Med J. 1983;76(9):1106–8.

23. Greenall MJ, Evans M, Pollock AV. Midline or transverse laparotomy? A random controlled clinical trial. Part I: influence on healing. Br J Surg. 1980;67(3): 188–90.

24. Riou JP, Cohen JR, Johnson Jr H. Factors influencing wound dehiscence. Am J Surg. 1992;163(3): 324–30.

25. van't Riet M, Steyerberg EW, Nellensteyn J, Bonjer HJ, Jeekel J. Meta-analysis of techniques for closure of midline abdominal incisions. Br J Surg. 2002; 89(11):1350–6.

26. Niggebrugge AH, Trimbos JB, Hermans J, Steup WH, Van De Velde CJ. Influence of abdominal-wound closure technique on complications after surgery: a randomised study. Lancet. 1999;353(9164):1563–7.

27. Weiland DE, Bay RC, Del Sordi S. Choosing the best abdominal closure by meta-analysis. Am J Surg. 1998;176(6):666–70.

28. Berretta R, Rolla M, Patrelli TS, Piantelli G, Merisio C, Melpignano M, et al. Randomised prospective study of abdominal wall closure in patients with gynaecological cancer. Aust N Z J Obstet Gynaecol. 2010;50(4):391–6.

29. Wissing J, van Vroonhoven TJ, Schattenkerk ME, Veen HF, Ponsen RJ, Jeekel J. Fascia closure after midline laparotomy: results of a randomized trial. Br J Surg. 1987;74(8):738–41.

30. Gupta H, Srivastava A, Menon GR, Agrawal CS, Chumber S, Kumar S. Comparison of interrupted versus continuous closure in abdominal wound repair: a meta-analysis of 23 trials. Asian J Surg. 2008;31(3): 104–14.

31. Seiler CM, Bruckner T, Diener MK, Papyan A, Golcher H, Seidlmayer C, et al. Interrupted or continuous slowly absorbable sutures for closure of primary elective midline abdominal incisions: a multicenter randomized trial (INSECT: ISRCTN24023541). Ann Surg. 2009;249(4):576–82.

32. Diener MK, Voss S, Jensen K, Buchler MW, Seiler CM. Elective midline laparotomy closure: the INLINE systematic review and meta-analysis. Ann Surg. 2010;251(5):843–56.

33. Hoer J, Stumpf M, Rosch R, Klinge U, Schumpelick V. Prevention of incisional hernia. Chirurg. 2002; 73(9):881–7.

34. Millbourn D, Cengiz Y, Israelsson LA. Effect of stitch length on wound complications after closure of midline incisions: a randomized controlled trial. Arch Surg. 2009;144(11):1056–9.

35. Israelsson LA, Jonsson T. Suture length to wound length ratio and healing of midline laparotomy incisions. Br J Surg. 1993;80(10):1284–6.

36. van Ramshorst GH, Klop B, Hop WC, Israelsson LA, Lange JF. Closure of midline laparotomies by means of small stitches: practical aspects of a new technique. Surg Technol Int. 2013;23:34–8.

37. Cengiz Y, Blomquist P, Israelsson LA. Small tissue bites and wound strength: an experimental study. Arch Surg. 2001;136(3):272–5.

38. Deerenberg EB, Harlaar JJ, Steyerberg EW, Lont HE, Van Doorn HC, Heisterkamp J, Wijnhoven BP, Schouten WR, Cense HA, Stockmann HB, Berends FJ, Dijkhuizen FP, Dwarkasing RS, Jairam AP, van Ramshorst GH, Kleinrensink GJ, Jeekel J, Lange JF. Small bites versus large bites for closure of abdominal midline incisions (STITCH): a double-blind, multicentre, randomised controlled trial. Lancet. 2015;386: 1254–60.

39. Millbourn D, Wimo A, Israelsson LA. Cost analysis of the use of small stitches when closing midline

abdominal incisions. Hernia. 2013;18(6):775–80.

40. Muysoms FE, Antoniou SA, Bury K, Campanelli G, Conze J, Cuccurullo D, et al. European Hernia Society guidelines on the closure of abdominal wall incisions. Hernia. 2015;19(1):1–24.

41. Bouvier A, Rat P, Drissi-Chbihi F, Bonnetain F, Lacaine F, Mariette C, et al. Abdominal binders after laparotomy: review of the literature and French survey of policies. Hernia. 2014;18(4):501–6.

42. van Ramshorst GH, Eker HH, van der Voet JA, Jeekel J, Lange JF. Long-term outcome study in patients with abdominal wound dehiscence: a comparative study on quality of life, body image, and incisional hernia. J Gastrointest Surg. 2013;17(8):1477–84.

43. Christoffersen MW, Olsen BH, Rosenberg J, Bisgaard T. Randomized Clinical Trial on the postoperative use of an abdominal binder after laparoscopic umbilical and epigastric hernia repair. Hernia. 2014;19(1):147–53.

44. Nachiappan S, Markar S, Karthikesalingam A, Ziprin P, Faiz O. Prophylactic mesh placement in high-risk patients undergoing elective laparotomy: a systematic review. World J Surg. 2013;37(8):1861–71.

45. Strzelczyk J, Czupryniak L. Polypropylene mesh in prevention of postoperative hernia in bariatric surgery. Ann Surg. 2005;241(1):196. author reply-7.

46. Bhangu A, Fitzgerald JE, Singh P, Battersby N, Marriott P, Pinkney T. Systematic review and meta-analysis of prophylactic mesh placement for prevention of incisional hernia following midline laparotomy. Hernia. 2013;17(4):445–55.

47. Timmermans L, de Goede B, Eker HH, van Kempen BJ, Jeekel J, Lange JF. Meta-analysis of primary mesh augmentation as prophylactic measure to prevent incisional hernia. Dig Surg. 2013;30(4–6):401–9.

48. Paye F, Rongere C, Gendreau D, Lenriot JP. Intraperitoneal resorbable mesh in the prevention of postoperative wound dehiscence. A comparative study. Ann Chir. 1992;46(6):518–22.

49. Gainant A, Boudinet F, Cubertafond P. Prevention of postoperative wound dehiscence in high risk patients. A randomized comparison of internally applied resorbable polyglactin 910 mesh and externally applied polyamide fiber mesh. Int Surg. 1989;74(1):55–7.

50. Tohme C, Brechet E, Bernard A, Arnaud R, Viard H. Prevention of postoperative wound dehiscence. Comparative study of polyglactin 910 mesh and total reinforced extraperitoneal sutures. Ann Chir. 1991;45(6):513–6.

51. Webster C, Neumayer L, Smout R, Horn S, Daley J, Henderson W, et al. Prognostic models of abdominal wound dehiscence after laparotomy. J Surg Res. 2003;109(2):130–7.

52. Gomez Diaz CJ, Rebasa Cladera P, Navarro Soto S, Hidalgo Rosas JM, Luna Aufroy A, Montmany Vioque S, et al. Validation of abdominal wound dehiscence's risk model. Cir Esp. 2014;92(2):114–9.

53. van Ramshorst GH, Nieuwenhuizen J, Hop WC, Arends P, Boom J, Jeekel J, et al. Abdominal wound dehiscence in adults: development and validation of a risk model. World J Surg. 2010;34(1):20–7.

54. Kenig J, Richter P, Lasek A, Zbierska K, Zurawska S. The efficacy of risk scores for predicting abdominal wound dehiscence: a case-controlled validation study.

BMC Surg. 2014;14:65.

55. Junge K, Klinge U, Rosch R, Mertens PR, Kirch J, Klosterhalfen B, et al. Decreased collagen type I/III ratio in patients with recurring hernia after implantation of alloplastic prostheses. Langenbecks Arch Surg. 2004;389(1):17–22.

56. Klinge U, Si ZY, Zheng H, Schumpelick V, Bhardwaj RS, Klosterhalfen B. Abnormal collagen I to III distribution in the skin of patients with incisional hernia. Eur Surg Res. 2000;32(1):43–8.

57. Peeters E, De Hertogh G, Junge K, Klinge U, Miserez M. Skin as marker for collagen type I/III ratio in abdominal wall fascia. Hernia. 2014;18(4):519–25.

58. Rosch R, Junge K, Knops M, Lynen P, Klinge U, Schumpelick V. Analysis of collagen-interacting proteins in patients with incisional hernias. Langenbecks Arch Surg. 2003;387(11–12):427–32.

59. van Ramshorst GH, Eker HH, Hop WC, Jeekel J, Lange JF. Impact of incisional hernia on health-related quality of life and body image: a prospective cohort study. Am J Surg. 2012;204(2):144–50.

60. Helgstrand F, Rosenberg J, Kehlet H, Bisgaard T. Outcomes after emergency versus elective ventral hernia repair: a prospective nationwide study. World J Surg. 2013;37(10):2273–9.

61. Martinez-Serrano MA, Pereira JA, Sancho JJ, Lopez-Cano M, Bombuy E, Hidalgo J, et al. Risk of death after emergency repair of abdominal wall hernias. Still waiting for improvement. Langenbecks Arch Surg. 2010;395(5):551–6.

62. Halasz NA. Dehiscence of laparotomy wounds. Am J Surg. 1968;116(2):210–4.

63. Keill RH, Keitzer WF, Nichols WK, Henzel J, DeWeese MS. Abdominal wound dehiscence. Arch Surg. 1973;106(4):573–7.

64. Waldhausen JH, Davies L. Pediatric postoperative abdominal wound dehiscence: transverse versus vertical incisions. J Am Coll Surg. 2000;190(6):688–91.

65. Campbell DP, Swenson O. Wound dehiscence in infants and children. J Pediatr Surg. 1972;7(2):123–6.

66. van Ramshorst GH, Salu NE, Bax NM, Hop WC, van Heurn E, Aronson DC, et al. Risk factors for abdominal wound dehiscence in children: a case-control study. World J Surg. 2009;33(7):1509–13.

67. Albertsmeier M, Seiler CM, Fischer L, Baumann P, Husing J, Seidlmayer C, et al. Evaluation of the safety and efficacy of MonoMax(R) suture material for abdominal wall closure after primary midline laparotomy-a controlled prospective multicentre trial: ISSAAC [NCT005725079]. Langenbecks Arch Surg. 2012;397(3):363–71.

68. Penninckx FM, Poelmans SV, Kerremans RP, Beckers JP. Abdominal wound dehiscence in gastroenterological surgery. Ann Surg. 1979;189(3):345–52.

69. Khorgami Z, Shoar S, Laghaie B, Aminian A, Hosseini Araghi N, Soroush A. Prophylactic retention sutures in midline laparotomy in high-risk patients for wound dehiscence: a randomized controlled trial. J Surg Res. 2013;180(2):238–43.

70. Israelsson LA, Millbourn D. Closing midline abdominal incisions. Langenbecks Arch Surg. 2012;397(8):1201–7.

第6章 合成补片:做最专业的选择

Issa Mirmehdi, Bruce Ramshaw

背景

1951 年,Benjamin Pease 申请了一项名为 "疝修补手术植入用非金属网片" 的专利,该专利在 1954 年得到了授权(图 6.1)。1958 年,Usher 描述了该专利的聚丙烯网片在疝修补手术中的应用[1]。1989 年后,随着 Lichtenstein 等的技术推广,这种网片的使用得到了普及[2]。今天,尽管还有其他一些手术技术和补片类似物可以选择,但补片疝修补手术在腹股沟疝和腹部疝的修补中已经成为了最常用的一种技术。几项研究已经证实,补片修补腹壁缺损的复发率更低。一项包含了 13 个随机实验的荟萃分析表明,开放手术应用补片进行疝修补比不用补片术后疝复发率明显降低[3]。欧洲疝协作组分析了 58 项随机对照研究发现,无论是开放手术还是腹腔镜手术,使用合成补片在防止复发方面效果更优[4,5]。因此认为,补片具有更加持久的疝修补能力。起初,外科医生的想法是重量型的聚丙烯补片能够抵挡最大 170~200mmHg(1mmHg=0.133kPa)的腹内压,而且能够诱导明显的纤维化和瘢痕组织形成,对薄弱的筋膜是最好的支撑物。然而后来发现,这种补片的使用以及随之带来的纤维化反应,与术后慢性疼痛,补片的移位、挛缩,以及部分患者的潜在功能受限有关。对聚丙烯合成补片评价的第二阶段,是引进了中量及轻量材料,它们的材料密度更低、网孔更大,在提供足够拉力强度抵抗最大腹压的基础上引起的纤维化反应更小[6]。尽管这些新的补片产品具有植入物反应更轻的优点,但持续在某些患者身上会出现一些并发症,如弹性缺失、侵蚀、腹腔粘连、肠梗阻、瘘管或脓肿形成等。此后,很多医疗器械公司加入了开发理想补片的探寻工作。引进了很多其他材料,比如聚酯、聚四氟乙烯(PTFE)、可吸收化合物、生物材料补片等。尽管很多患者都获益于这些材料,却没有一种万能的超级材料能够在任何时候对于任何患者、任何类型的疝以及任何手术技术都适用。时至今日,基于这些材料的补片产品有数百种,每一种产品都着眼于合成假体生物相容性的某个关注点,但同时也造成了其潜在的缺陷。这给很多外科医生带来了挑战,特别是增加了日常诊疗疝疾病的复杂性。为合适的患者选择合适的补片就需要外科医生对所有种类补片的优缺点和其特殊的临床使用方式有一个相对全面彻底的了解。即使有了这些知识,外科医生对每位患者的治疗仍然有很多选择,其预后判断仍有不确定性。

疝补片的定义

表 6.1 根据补片所用塑料聚合物的种类,以大孔径(不能用于腹腔)和微孔径(可用于腹腔)对美国市场上的补片进行了分类描述。

聚丙烯(图 6.2 至图 6.6)是由单体丙烯通过加聚反应来合成的。它是一种疏水化合物,理论上对很多化学溶剂、酸碱等都是耐受的。然而它是热塑性的,能够被再熔化、再成形。疝补片是由喷制出的半晶体状的聚丙烯纤维制作的,再经过编织成为单

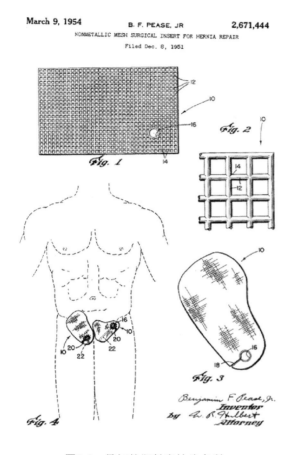

March 9, 1954　　　B. F. PEASE, JR　　　2,671,444
NONMETALLIC MESH SURGICAL INSERT FOR HERNIA REPAIR
Filed Dec. 8, 1951

Fig. 1

Fig. 2

Fig. 3

Fig. 4

Benjamin F. Pease, Jr.
Inventor
by *W. P. Hulbert*
Attorney

图6.1　最初的塑料疝补片专利。

产生交联，补片就会改变其性状而变得僵硬和（或）挛缩。重量型聚丙烯补片定义为每平方米材料重量大于 90g 且网孔直径小于 3~5mm，这种补片在一些患者和动物实验中表明会引起强烈的异物反应。

聚酯乙烯（PET）是聚酯家族中的成员之一（图 6.7 和图 6.8）。它是 2–β–羟基对苯二甲酸乙二醇酯单体经过酯化作用（水作为副产物）或酯交换反应（甲醇为副产物）进行缩合反应合成的。比聚丙烯具有更低的疏水性。它的热塑特性和聚丙烯相似。其降解机制主要和水解作用相关。PET 降解过程中的理化改变包括褪色、链解反应导致的分子质量下降、乙醛的产生和交联的形成。由于是大网孔的设计，随着组织的长入而产生明显的炎症反应，导致不同程度的瘢痕形成。聚酯补片可以是单股线编织或者多丝的形式。然而最近的数据显示单股的聚酯线可能过于脆弱，常常易导致补片中央破裂。

聚四氟乙烯（PTFE）（图 6.9）是以碳氟化合物为基础的聚合物，通过四氟乙烯的自由基聚合反应合成。PTFE 是高结晶度、强疏水性的补片，也是目前市场上化学惰性最强的聚酯补片。疝补片中常用的膨化 PTFE（ePTFE）是 PTFE 通过加热后拉伸、打孔而形成的。其疏水、多微孔的特性可能导致在一些患者中补片的纤维包裹和皱缩。也有少见的慢性活动性血清肿的报道。这种材料是最早用于放置于内脏面的补片的材料之一（最初用于腹腔镜腹部疝或切口疝修补术）。这种 PTFE 产品，一面的材料是粗糙的，有利于诱导组织长入，另一面是光滑的，可

丝或多丝结构。近来，非编织和覆膜聚丙烯补片也出现在了不断增长的补片名单当中。在体内环境下，聚丙烯补片会由于氧化反应而降解。当碳氢键不稳定时，就会产生自由基并结合氧。如果断链或

表6.1　根据聚合物种类、孔径大小和应用部位对现有补片的描述

基础聚合物	大孔径（用于腹壁）	微孔径（可用于腹腔）
聚丙烯	轻量型补片 中量型补片 重量型补片 覆膜聚丙烯补片	可吸收微孔屏障的聚丙烯补片 永久微孔屏障的聚丙烯补片 微孔聚四氟乙烯和聚丙烯复合补片
聚酯	多丝聚酯补片 单丝聚酯补片	可吸收微孔屏障的聚酯补片
聚四氟乙烯	大孔聚四氟乙烯补片	微孔聚四氟乙烯补片 双面聚四氟乙烯补片（光滑面和粗糙面） 微孔聚四氟乙烯和聚丙烯复合补片
可吸收合成材料	大孔可吸收合成材料补片	微孔可吸收合成材料

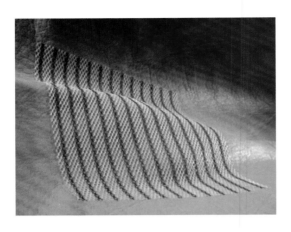

图6.2   轻质大网孔聚丙烯补片。

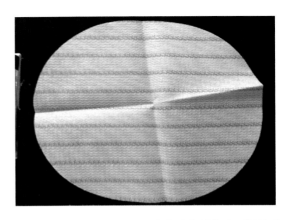

图6.5   具有多微孔可吸收细胞膜质表层的聚丙烯补片。

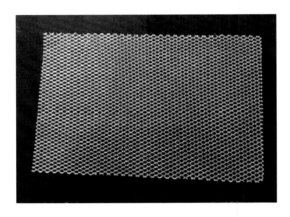

图6.3   聚氨酯涂层的大网孔聚丙烯补片。

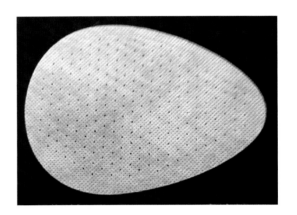

图6.6   非编织聚丙烯补片。

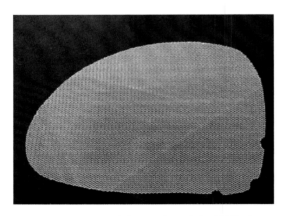

图6.4   ω-3脂肪酸涂层的大网孔聚丙烯补片。

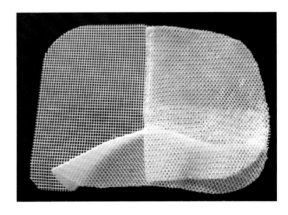

图6.7   多丝聚酯大网孔补片。

以减少腹腔内脏器组织的长入。开放型网孔设计的单股编织的 PTFE 补片是另一种基于 PTFE 材料的利于组织更好长入的补片。

在选择一种补片前，补片设计是一个重要的需要被考虑的因素。但是，尽管近年来材料学的进展迅速，所有的补片还是会出现不同程度的异物反应。为了改善补片异物反应，补片设计需要尽量优化。影响补片设计的参数主要是补片质量、网孔大小。小网孔重量型编织补片最初被认为是能承受腹腔高达 170~200mmHg 最大压力的最佳补片。但是后来发现对于多数患者来说是设计过度了。同时，

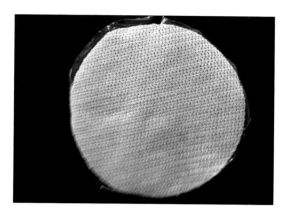

图6.8　可吸收胶原屏障的多微孔多丝聚酯补片。

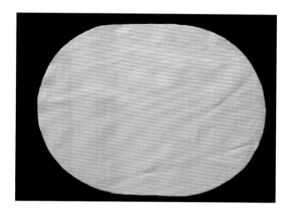

图6.9　双面聚四氟乙烯补片（多微孔）。

由于这类补片是小网孔设计，这会导致形成僵硬的瘢痕板块以及桥接的肉芽肿。随着更大网孔（>1mm）的中量型和轻量型补片的问世，大大降低了补片的异物反应和肉芽组织桥接[7]。尽管如此，异物反应仍旧无法完全避免，Ⅰ/Ⅲ型胶原蛋白比例低的情况仍旧存在，使得进一步的相关研究成为热点。补片编织方式的设计决定了补片总的机械特性、网孔大小和异物反应。补片的各向同性、各向异性的特性同样也由编织方式决定。各向同性设计的补片在各个方向受力下显示了相同的机械特性，而各向异性设计的补片在根据受力方向的不同显示不同的机械特性。

疝补片特殊临床事件

腹腔脏器直接暴露于合成补片可引起肠管和

其他脏器的粘连或组织长入，从而导致侵蚀、瘘道、脓肿和（或）肠梗阻。为了解决这个问题，已设计出一系列可放置于腹腔内的补片。一种可靠的永久（PTFE 或硅胶）或者可吸收（各种类型）隔绝材料被用于不同的聚丙烯或聚酯补片。这种结合物被称为"复合"补片（图 6.10）。PTFE 补片可以是一面粗糙的利于促进腹壁组织长入，而另一面设计成面向腹腔脏器的光滑面来防止组织长入。（更多可供选择的新型补片还有非编织微纤维聚丙烯补片。）

在污染或潜在污染的部位是否使用合成补片目前仍存在争议。污染早就被认为是使用永久性合成补片的相对禁忌。所以在这种情况下，有人提出分期手术的主张，延期行决定性的疝修补手术[8,9]。最近，在美国盛行使用生物补片行一期修补手术。尽管数据显示生物补片相对安全，但是也会随之带来较高发的切口并发症和 3 年复发率（约 50%）[10]。更进一步来说，一项包括 32 个研究的系统回顾分析比较了生物补片和非可吸收合成补片应用于污染部位的一期手术修补，并未发现支持使用生物补片的证据。二者切口感染发生率相似，生物补片的复发率明显更高[11]。生物补片的价值和其他方面需要进一步的评估。也有在污染部位的一期手术和分期手术使用缓吸收合成材料补片的报道（图 6.11）。

改进补片生物相容性的新概念

动物实验已经证实，随机生长的纤维（或非编织材料），比如非编织聚丙烯材料，与纤维编织材料

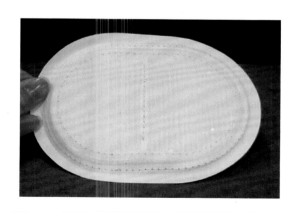

图6.10　多微孔聚四氟乙烯和大网孔聚丙烯复合补片。

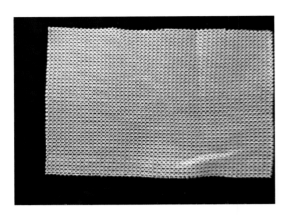

图6.11 大网孔长期可吸收合成补片。

相比可能具有更佳的生物相容性[12]。在此基础上，非编织纤维的疝补片应运而生。远期的效果也已经被证实。

补片设计中另一个相对较新的概念，以最大程度减少组织纤维化、组织长入，以及瘢痕组织形成为目的，即带涂层的聚丙烯或者聚酯补片。很多带涂层的产品设计成内脏接触面为微孔深层以防止脏器组织的长入。市场上现有的以此为目标的不同的涂层材料有胶原蛋白、ω-3脂肪酸、透明质酸和其他可降解聚合物。对补片的每根纤维使用涂层也是一种隔离机体对聚丙烯异物反应的方法。目前用于此目的的涂层成分有钛和聚氨酯。因为这些补片产品是大网孔的，其设计初衷不是防止组织长入，所以可能不是直接放置于接触腹腔脏器部位的最佳选择。然而，它们对减少异物反应是有益的。

合成补片生产和销售相关的医学和法律问题

绝大多数补片归类于FDA医疗设备分类目录的Ⅱ类，并通过510K申请程序获准上市。Ⅱ类设备属于一般管控和特殊管控设备。特殊管控措施包括安全评估，比如上市后监控，以及需要在上市前提供相关数据。但是，一旦一种确定的设备通过审批，一般就不需要进行临床试验和获得上市前许可。因此，一种材料即便被定义为具有生物相容性，即"在特殊用途时可耐受一定程度的宿主反应的能力"[13]，但通常在应用于患者之前并未在人体上进行过试验。对于上市后监控，目前主要有两种方式。1990年的医疗设备安全法案规定，设备使用机构必须向FDA和生产商报告设备相关的死亡事件，以及向生产商报告严重的伤害事件，并由生产商进一步向FDA汇报。这项法案并没有明确规定引起死亡和严重伤害事件的设备是否需要被生产商召回和(或)进一步研究[14]。上市后监控的第二种方式是被称为"医疗监督网"的志愿者组织。通过该组织，医疗专业人员和消费者可以直接将不良事件上报给FDA[15]。

是否存在"理想"的补片

自从合成补片在疝外科领域问世以来，就有人试图找到一种"理想"的补片。为了生产一种"理想"的补片或者描述它的特性，人们尝试了各种各样的努力。临床研究仍未发现有一种补片可以随时应用在所有的患者的各种不同疝中，既有理想的张力强度，又有最佳的生物相容性。然而当我们将疝患者群作为一个整体，所谓"理想"的补片可能并不存在。对于单个疝病患者来说，疝修补所采用的补片被认为是对这个特殊患者或者是这一亚群患者的最"理想"补片。不幸的是，传统的临床研究工具，比如回顾性随机对照试验，不足以帮助我们去鉴别这些个体和亚群患者。面对如此之多的补片选择，疝研究者们要鉴别出亚群患者是得到更佳或者较差治疗效果，这将是未来的一项重大挑战。

决策流程的共享

公众对疝补片的认识程度一直在提高。不管是因为在社交媒体上交流不断增多，或者是不同法律事务所的负面报告，或者两者兼而有之，现在越来越多的患者希望在技术和补片的选择过程中扮演一个积极的角色。外科医生一般可以根据对补片选择潜在的益处或不足和在特殊情况下的临床应用指征的理解，给患者的选择范围做适当的限制。但是越来越多的患者在做补片选择的时候,倾向于使用共享的决策流程。

复杂性科学和非线性数据分析:一种新的方法

前面已经提到过,传统的研究方法不足以最确切地鉴别某一种补片对某一亚群患者是有益还是有害的。这是因为疝病(和其他医学现象相似)是一个复杂的实体,而传统临床研究方法是针对简单(或孤立)的体系设计的。近来,复杂科学的方法开始被应用于健康医疗。复杂性科学的方法可能将患者分为不同的亚群,每个亚群可能表现出和某一种补片更佳的生物相容性。为了做出更佳的补片选择,我们可以使用一个临床质量改进(CQI)准则的工具。CQI 包括为疝病患者确定一个动态的诊疗流程,最好是在整个诊疗过程的基础上。同时确定一个可以最大程度决定诊疗价值的结果评估方法。可以通过多种渠道在患者诊疗的实际过程中收集数据,包括从患者那里。很多开展 CQI 项目的医疗机构同时也成立了专科疾病的多学科团队。这些团队可以在诊疗的整个过程更好地和患者保持沟通。因此可以采集大量和诊疗流程及效果评估相关的信息。随着数据的收集,某些样本量剧增。这些样本能作为潜在的非线性数据分析。找出那些决定治疗结果的影响因子(变量)并做出预测性推测,从而可以帮助外科医生为每一组患者选择合适的补片(和技术)[16]。虽然复杂性科学在患者诊疗中的应用还不成熟,但其在利用实际患者诊疗中获得的数据进行预测性分析来改善疗效的潜力是非常显著的。

总结

疝修补患者的补片选择是一项极具挑战的工作。由于疝病患者人群的复杂性和疝补片选择范围的广泛性,传统研究方法无法满足确定对于不同患者或患者亚群及不同手术技术的最佳或最差补片

的要求。目前,共享决策流程可以使得外科医生和患者根据各自的观点共同选择补片。随着将来复杂性科学方法的使用,比如 CQI,预测性分析使得知情选择更加方便,外科医生和患者都将获益匪浅。

(高国栋 译)

参考文献

1. Usher FC, Ochsner J, Tuttle Jr LLD. Use of Marlex mesh in the repair of incisional hernias. Am Surg. 1958;24:969.
2. Lichtenstein IL, Shulman AG, Amid PK, et al. The tension free hernioplasty. Am J Surg. 1989;157:188–93.
3. Scott NW, McCormack K, Graham P, et al. Open mesh versus non-mesh for repair of femoral and inguinal hernia. Cochrane Database Syst Rev. 2002; CD002197.
4. EU Hernia Trialists Collaboration. Repair of groin hernia with synthetic mesh: meta-analysis of randomized controlled trials. Ann Surg. 2002;235:322–32.
5. EU Hernia Trialists Collaboration. Mesh compared with non-mesh methods of open groin hernia repair: systematic review of randomized controlled trials. Br J Surg. 2000;87:854–9.
6. Brown CN, Finch JG. Which mesh for hernia repair? Ann R Coll Surg Engl. 2010;92:272–8.
7. Klinge U, Binnebosel M, Mertens PR. Are collagens the culprits in the development of incisional and inguinal hernia disease? Hernia. 2006;10(6):472–7.
8. Fabian TC, Croce MA, Pritchard FE, et al. Planned ventral hernia. Stagedmanagement for acute abdominal wall defects. Ann Surg. 1994;219:643–50. discussion 651–653.
9. Jernigan TW, Fabian TC, Croce MA, et al. Staged management of giant abdominal wall defect: acute and long-term results. Ann Surg. 2003;238:349–55. discussion 355-357.
10. Rosen MJ, Krpata DM, Ermlich B, Blatnik JA. A 5-year clinical experience with single-staged repairs of infected and contaminated abdominal wall defects utilizing biologic mesh. Ann Surg. 2013;257(6):991–6.
11. Lee L, Mata J, Landry T, Khwaja KA, Vassiliou MC, Fried GM, Feldman LS. A systematic review of synthetic and biologic materials for abdominal wall reinforcement in contaminated fields. Surg Endosc. 2014;28:2531–46.
12. Raptis DA, Vichova B, Breza J, Skipworth J, Barker S. A comparison of woven versus nonwoven polypropylene (PP) and expanded versus condensed polytetrafluoroethylene (PTFE) on their intraperitoneal incorporation and adhesion formation. J Surg Res. 2011;169(1):1–6.
13. Ratner BD, Hoffman AS, Schoen FJ, Lemons JE, editors. Biomaterials science: an introduction to materials in medicine. 2nd ed. London: Elsevier; 2004.
14. Lowe NS, W.L. Medical device reporting for user facilities. Center for devices and radiological health. 1996.
15. Medwatch. http://www.fda.gov/medwatch/.
16. Siegel E. Predictive analytics: the power to predict who will click, buy, lie, or die. Hoboken: Wiley; 2013.

第 7 章

生物补片：分类和循证批判性评价

Corey R. Deeken

研究现状

目前临床已有 30 余种生物补片应用于包括疝/腹壁重建、乳房重建、伤口愈合、泌尿外科/盆底重建和骨骼肌修补等领域的软组织修复[1-6]。表 7.1 为 15 种常规用于疝修补的生物补片。与不降解的合成补片相比，生物补片被认为具有较多优势。生物补片源于动物组织，植入体内为修复区提供临时支撑支架，最终降解重塑，避免了修复区长期慢性炎症和纤维化。此外，生物补片可用于合成材料应用受到限制的清洁-污染或污染创面。研究表明，生物补片重塑过程中的再血管化可有效清除材料中的病原体。当然，生物补片也有不足，包括价格昂贵、供体因素所致的材料差异、产品尺寸受限和规格形式简单。对于有特殊宗教信仰患者，人源或动物源性材料可能存在不适用的情况[7]。

生物补片正倾向于发展为功能性材料，如增加抗菌涂层以抑制细菌定植，特别适用于清洁-污染或污染创面的修复。如 XenMatrix™ AB Surgical Graft（美国巴德公司）近期已取得 FDA 上市许可。该产品由猪源性脱细胞真皮基质和可吸收聚合物涂层（络氨酸琥珀酸）组成，涂层中包含两种抗菌成分，即利福霉素 B 和四环素衍生物（分别为 $180\mu g/cm^2$）。该产品临床前研究结果表明，抗菌成分可显著抑制细菌在补片上定植，但未见相应临床研究的报道。

生物补片的分类

生物补片可按照表 7.1 中的来源物种、来源组织类型、处理方式三项进行分类。生物补片的来源物种（如人、牛、猪、马）和组织类型（如真皮、心包、小肠黏膜下层）种类多样，决定了产品的结构、组成、力学特性的多样，并影响植入人体后的补片重塑。然而研究者将太多的注意力集中于研究原始组织的处理方法，特别是交联过程。

脱细胞处理是生物补片制备过程中的必须步骤，去除细胞和细胞成分，留下细胞外基质。由于脱细胞效率将直接决定受体的免疫反应，因此脱细胞是生产生物补片至关重要的工艺。残留细胞内容物可引发炎症反应，因此应在保留细胞外基质结构和成分完整性的前提下尽量去除。常用的脱细胞试剂包括酶[8,9]、溶剂[10-12]、酸碱、去垢剂[11-13]、高渗/低渗溶液[14,15]、络合剂[16,17]和毒质[4]。脱细胞工艺应依据来源物种和组织不同而进行优化，通常为生产公司的商业机密。

部分生物补片可能经过化学试剂或脱水的交联处理。交联可提高补片的强度和（或）减缓其体内降解。常用的交联剂包括碳化二亚胺[18-21]、戊二醛[22-24]或己二异氰酸酯[22]。不同交联剂、浓度、温度、pH 值和处理时间可能会在补片内部形成不同数量和类型的新化学键[18,22,25]。

异种来源补片通常使用伽马射线、环氧乙烷或电子束等方法进行终末灭菌，而同种异体来源补片终末仅有简单的消毒，如乙醇或过氧乙酸处理。灭

表7.1　生物补片的基本性质

商品名	生产厂家	物种	组织类型	是否交联	灭菌方法
AlloDerm, X-Thick	LifeCell Corp., Branchburg, NJ	人	真皮	否	无终末灭菌
AlloMax	C.R. Bard/Davol, Inc., Warwick, RI	人	真皮	否	低剂量伽马射线
CollaMend	C.R. Bard/Davol, Inc., Warwick, RI	猪	真皮	是[1-1-乙基-(3-二甲基氨基丙基)碳二亚胺盐酸盐(EDC)]	环氧乙烷
CollaMend FM	C.R. Bard/Davol, Inc., Warwick, RI	猪	真皮(有孔)	是(EDC)	环氧乙烷
FlexHD	Ethicon, Inc., Somerville, NJ	人	真皮	否	乙醇,过氧乙酸消毒(无终末灭菌)
Fortiva	RTI Biologics, Inc., Alachua,FL	猪	真皮	否	Tutoplast®低剂量伽马射线
GraftJacket	Wright Medical Technology, Inc., Arlington, TN	人	真皮	否	无终末灭菌
OrthAdapt	Synovis Orthopedic &Woundcare, Irvine, CA	马	心包	是(专利技术)	专利技术
PeriGuard	Synovis Surgical Innovations, St. Paul, MN	牛	心包	是(戊二醛)	乙醇和环氧丙烯
Permacol	Covidien, Norwalk, CT	猪	真皮	是(己二异氰酸酯)	伽马射线
Strattice, Firm	LifeCell Corp., Branchburg, NJ	猪	真皮	否	电子束
SurgiMend	TEI Biosciences, Inc., Boston, MA	牛(胎牛)	真皮	否	环氧乙烷
Surgsis, Biodesign	Cook Medical, Bloomington, IN	猪	小肠黏膜下层	否	环氧乙烷
Veritas	Synovis Surgical Innovations, St. Paul, MN	牛	心包	否	电子束
XenMatrix	C.R. Bard/Davol, Inc., Warwick, RI	猪	真皮	否	电子束

菌也将引入微量交联，同样会带来减少细胞浸润和延缓支架降解的不利效果。

长期储存前的处理是生物补片生产的最后一道程序。干燥、水化或浸没于保存液中均是常用方法。这些方法将引起细胞外基质的结构和组分的微小改变，并可能影响后续体内重塑过程。

总之，生物补片的来源物种、组织类型、处理方法多样，许多相关技术细节均为生产厂家技术机密，因此直接比较生物补片间的差异或考量单一变量的影响较为困难。而人源性生物补片的应用则有更多的变量，如供体年龄、性别、疾病和来源组织位置。

循证批判性评价

生物补片特性

近期一项研究采用激光测微法、差示量热扫描、缝合保持强度、撕裂强度和爆破强度测定法对 12 种生物补片的物理、热学和力学指标进行测定[26]。然后将结果基于来源物种、组织类型和处理方法（即是否交联）进行比较。目的是全面了解生物补片在植入体内之前的基本特性，验证交联材料力学强度较非交联材料更高的假说。

该研究比较了不同种类生物补片间植入前各项基本参数的差异。与假说相悖的是，交联生物补片的强度低于相同组织来源的非交联生物补片（缝线保持力、撕裂强度和爆破力），特别是猪真皮来源材料。牛心包源生物补片交联前后力学强度相近，表明交联对牛心包组织的力学强度影响较小。因为组织来源相同且均未交联，推测三种人真皮源补片力学强度应相近，然而，三种人真皮源补片间力学强度相差较大，说明其他因素，如供体变量（年龄、性别、取材位置、疾病等）或脱细胞和消毒方法显著影响人真皮源补片的性质。

重复荷载实验

研究者将九种生物补片分别做 10 次、100 次、1000 次单向拉伸，对生物补片的重复荷载性能进行了探讨[27]。研究假设交联生物补片抵抗重复荷载的能力更强，可保持初始力学性能，而非交联生物补片在重复荷载后力学性能显著降低。

结果显示，部分交联补片如猪真皮源 Permacol™ 的初始和重复荷载后的力学强度均显著强于非交联补片如猪真皮源 Strattice™、XenMatrix™，而部分交联补片如猪真皮源 CollaMend™ 的初始和重复荷载后的力学强度则与非交联补片相近，显示不同的交联剂或实际试剂、脱细胞/交联/灭菌方法的不同均影响材料的强度。此外，两种交联补片（Permacol™ 和 CollaMend™）、一种非交联补片（XenMatrix™）能在重复荷载后仍保持初始力学强度，而非交联的 Strattice™ 经过多次拉伸后抗张强度显著降低。与假设的相同，交联牛心包补片（PeriGuard®）的初始和重复荷载后的力学强度均较非交联牛心包补片（Veritas®）更强。然而，不论是否交联，牛心包补片均可在重复荷载后保持力学强度。这些研究结果同样表明，来源物种、组织类型和处理方法均是决定产品性质的关键因素。与前一项研究结果类似，不同人真皮源补片间的重复荷载试验数据差异较大，这一不稳定性反映出的是供体间的差异，这可能成为除处理方法外，人源性补片使用的最大障碍。

总而言之，交联补片在重复荷载后仍可保持原始抗张强度，而非交联补片抗张强度显著降低；但这一结果的适用范围不应被扩大，仅适用于猪真皮源补片。

抗酶解性

一项研究考察了胶原酶对不同生物补片的作用，即酶解对补片单向抗张强度的影响。研究假说为交联补片可抵抗酶解并保持初始力学特性，而非交联材料不能抵抗酶解，且酶解后力学强度显著降低。

研究选择 9 种生物补片，置于 37℃胶原酶溶液中浸泡 30h。交联和非交联猪真皮源补片的力学强度均显著降低，提示有显著的补片降解。此外，交联猪真皮源补片（Permacol™）酶解后的力学强度显著高于非交联猪真皮源补片（Strattice™、XenMatrix™）

和实验中的其他种类的交联猪真皮源补片(Colla-Mend™)，而非交联猪真皮源补片(XenMatrix™)极易降解，胶原酶溶液处理 12 小时后其力学强度已难以检测。

非交联牛心包补片(Veritas®)经胶原酶溶液作用 6 小时后，抗张强度显著降低，表明其已快速降解。然而，交联牛心包补片(PeriGuard®)经胶原酶处理 30 小时后仍可维持原始抗张强度。在整个观察期，PeriGuard®酶解后抗张强度均高于 Veritas®。

同样的，不同人真皮源补片的原始力学强度和抗酶解能力存在较大差异，如 FlexHD®的初始力学强度低于 AlloMax™，其抗酶解能力却强于后者，AlloMax™经胶原酶溶液处理 12 小时后其力学强度已难以检测。

总之，交联不能提升猪真皮源补片的抗酶解能力，但可以提高牛心包源补片的抗酶解能力，显示交联作用可能有物种/组织来源特异性或与采用的交联剂、形成化学键的数量有关。非交联补片间基本特性也存在差异，受物种、组织类型或处理条件的影响，目前尚无规律可循。

腹壁疝猪模型的修复

研究者利用猪腹壁疝模型考察腹壁修复区的力学强度和六种生物补片的宿主反应[29-31]。该模型可用于检测生物补片植入后的特性并验证"①交联可增强原始组织的力学强度，从而稳固疝修复区；②与非交联补片相比，交联补片不易降解，可减少细胞浸润并延缓组织重塑"的假说。

该项研究中每只动物制造四处腹壁缺损(5cm)，每个腹壁分区各一处，切开腹壁肌肉和筋膜形成缺损，缝合皮下脂肪、结缔组织和皮肤层以防止伤口裂开。造模 21 天后以生物补片植入肌后/腹膜前间隙修复。分别于术后 1、6、12 个月处死动物，取出补片-组织复合区域进行单向力学检测。取出的组织进行 HE 染色，并对细胞浸润、细胞分型、材料降解、ECM 新生、血管新生和纤维化六个指标进行半定量分析。每个指标的评分方式为 0~3 分，分数越高代表组织修复效果越佳。将上述检测指标评分进行综合和平均化，可反映组织重塑的总体结果。

结果表明，不同种类生物补片或是否交联不改变修复区的力学特性，而原始组织的力学特性同样不因补片植入而增强。

组织学分析表明，交联补片植入早期会对细胞浸润、血管新生等组织重塑特征产生影响。如图 7.1 所示，非交联补片植入早期的评分显著高于交联补片，而在修复后期，二者评分趋近。因此从长期来看，交联不影响修复区细胞浸润。而脱细胞、灭菌方法等可能对组织修复结果产生影响。

人体中取出的生物补片

生物补片植入人体腹壁后组织重塑机制尚未阐明。目前有两项研究针对人体取出的修复组织进行了分析[32,33]。

Cavallo 等[32]应用 37 种补片修复，取得 40 例人组织样本，其中 23 例为人真皮源补片、11 例为猪真皮源补片，3 例为牛真皮源补片。样本经 HE 染色后对细胞浸润、细胞分型、材料降解、ECM 新生、血管新生和纤维化进行半定量分析。评分方式为 0~3 分，分数越高代表较组织修复效果越佳。将上述检测指标评分进行综合和平均化，反映组织重塑的总体结果。

研究结果表明，80%样本的细胞浸润、64%样本的 ECM 新生、64%样本的血管新生评分均为 2 分，表明大多数细胞、宿主 ECM 和血管新生已由补片边缘向中心扩散，甚至部分已扩散至补片中心区域。57%样本的细胞分型评分低于 3 分，表明修复区发生炎症。仅 43%的样本细胞分型评分大于或等于 3 分，表明修复区细胞以纤维细胞为主，仅少量或无炎症细胞。56%样本的补片降解、70%样本的纤维化评分大于或等于 2 分，表明多数补片已发生降解，补片边缘的纤维化包埋程度低于 25%。因此，生物补片修复区得分情况较好，补片中心区域发生了细胞浸润(主要为纤维细胞)、宿主 ECM 沉积和血管网络新生，补片几乎完全降解，仅有少量的炎症或纤维化反应。

将补片按类型细分，与猪真皮源补片相比，人真皮源补片的细胞浸润、ECM 沉积、材料降解和血管新生评分均较高。与牛真皮源补片相比，人真皮

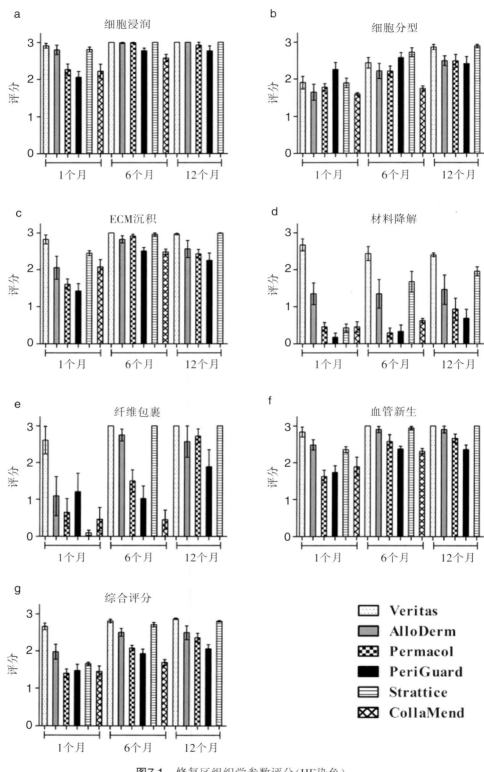

图7.1 修复区组织学参数评分(HE染色)。

源补片也更佳。因此,补片的来源物种对植入人体后的结果亦产生影响。

De Silva 等[33]研究 14 例人腹膜内植入补片的修复组织样本,其中 7 例为交联猪真皮补片(Permacol™)，7 例为非交联猪真皮补片(Strattice™)。样本经 HE 和 Masson 染色，评价急性和慢性炎症反应、异物反应、纤维包裹、细胞浸润、新生血管化和降解与重塑。评分方式为 0(无)，1(较少)，2(中等)，3(较多)，4(极多)。

交联猪真皮补片植入后异物反应较轻，纤维包埋水平中等，无新生血管化、细胞浸润和胶原沉积。相似的，非交联生物补片植入后异物反应中等，纤维包埋水平较轻至中等，无新生血管化，其边缘区域存在一定量的新生血管网络，但无胶原沉积。交联或非交联猪真皮源补片取样时均未发生明显的组织重塑。而该研究结论与应用生物补片组织重塑的观点相悖的原因可能与补片放置层次相关。

结论

目前临床使用的生物补片种类繁多，其与不降解合成补片相比具备较多优势。生物补片再血管化的过程可以清除其内的病原体。而补片的重塑仍存在争议。交联与否并不是决定补片性质和治疗效果的唯一因素。原材料处理方法(如脱细胞、交联、交联度、灭菌、包装)或来源物种/组织均会产生影响，因此需进行后续深入研究。总之，虽然前几年生物补片用量逐年攀升，但由于近期不理想的临床治疗效果和高昂的费用，其应用开始受到限制。

(张剑 译)

参考文献

1. Cornwell KG, Landsman A, James KS. Extracellular matrix biomaterials for soft tissue repair. Clin Podiatr Med Surg. 2009;26:507–23.
2. Badylak SF. Xenogeneic extracellular matrix as a scaffold for tissue reconstruction. Transpl Immunol. 2004;12:367–77.
3. Badylak SF. The extracellular matrix as a biologic scaffold material. Biomaterials. 2007;28:3587–93.
4. Badylak SF. Decellularized allogeneic and xenogeneic tissue as a bioscaffold for regenerative medicine: factors that influence the host response. Ann Biomed Eng. 2014;42:1517–27.
5. Zienowicz RJ, Karacaoglu E. Implant-based breast reconstruction with allograft. Plast Reconstr Surg. 2007;120:373–81.
6. Cook JL, Fox DB, Kuroki K, Jayo M, De Deyne PG. In vitro and in vivo comparison of five biomaterials used for orthopedic soft tissue augmentation. Am J Vet Res. 2008;69:148–56.
7. Jenkins ED, Yip M, Melman L, Frisella MM, Matthews BD. Informed consent: cultural and religious issues associated with the use of allogeneic and xenogeneic mesh products. J Am Coll Surg. 2010;210:402–10.
8. Meyer SR, Chiu B, Churchill TA, Zhu L, Lakey JR, Ross DB. Comparison of aortic valve allograft decellularization techniques in the rat. J Biomed Mater Res Part A. 2006;79:254–62.
9. Lynch AP, Ahearne M. Strategies for developing decellularized corneal scaffolds. Exp Eye Res. 2013;108:42–7.
10. Horowitz B, Bonomo R, Prince AM, Chin SN, Brotman B, Shulman RW. Solvent/detergent-treated plasma: a virus-inactivated substitute for fresh frozen plasma. Blood. 1992;79:826–31.
11. Cartmell JS, Dunn MG. Effect of chemical treatments on tendon cellularity and mechanical properties. J Biomed Mater Res. 2000;49:134–40.
12. Woods T, Gratzer PF. Effectiveness of three extraction techniques in the development of a decellularized bone-anterior cruciate ligament-bone graft. Biomaterials. 2005;26:7339–49.
13. Deeken CR, White AK, Bachman SL, Ramshaw BJ, Cleveland DS, Loy TS, et al. Method of preparing a decellularized porcine tendon using tributyl phosphate. J Biomed Mater Res B Appl Biomater. 2011;96:199–206.
14. Gillies AR, Smith LR, Lieber RL, Varghese S. Method for decellularizing skeletal muscle without detergents or proteolytic enzymes. Tissue Eng Part C Methods. 2011;17:383–9.
15. Gratzer PF, Harrison RD, Woods T. Matrix alteration and not residual sodium dodecyl sulfate cytotoxicity affects the cellular repopulation of a decellularized matrix. Tissue Eng. 2006;12:2975–83.
16. Zhang AY, Bates SJ, Morrow E, Pham H, Pham B, Chang J. Tissue-engineered intrasynovial tendons: optimization of acellularization and seeding. J Rehabil Res Dev. 2009;46:489–98.
17. Rieder E, Kasimir MT, Silberhumer G, Seebacher G, Wolner E, Simon P, et al. Decellularization protocols of porcine heart valves differ importantly in efficiency of cell removal and susceptibility of the matrix to recellularization with human vascular cells. J Thorac Cardiovasc Surg. 2004;127:399–405.
18. Damink LHHO, Dijkstra PJ, vanLuyn MJA, vanWachem PB, Nieuwenhuis P, Feijen J. Cross-linking of dermal sheep collagen using a water-soluble carbodiimide. Biomaterials. 1996;17:765–73.
19. Abraham GA, Murray J, Billiar K, Sullivan SJ. Evaluation of the porcine intestinal collagen layer as a biomaterial. J Biomed Mater Res. 2000;51:442–52.
20. Billiar K, Murray J, Laude D, Abraham G, Bachrach N. Effects of carbodiimide crosslinking conditions on the physical properties of laminated intestinal submucosa. J Biomed Mater Res. 2001;56:101–8.
21. Olde Damink LH, Dijkstra PJ, van Luyn MJ, van Wachem PB, Nieuwenhuis P, Feijen J. In vitro degradation of dermal sheep collagen cross-linked using a water-soluble carbodiimide. Biomaterials. 1996;17:679–84.

22. Khor E. Methods for the treatment of collagenous tissues for bioprostheses. Biomaterials. 1997;18:95–105.

23. Courtman DW, Errett BF, Wilson GJ. The role of crosslinking in modification of the immune response elicited against xenogenic vascular acellular matrices. J Biomed Mater Res. 2001;55:576–86.

24. Hardin Young J, Carr RM, Downing GJ, Condon KD, Termin PL. Modification of native collagen reduces antigenicity but preserves cell compatibility. Biotechnol Bioeng. 1996;49:675–82.

25. Gratzer PF, Lee JM. Control of pH alters the type of cross-linking produced by 1-ethyl-3-(3-dimethylaminopropyl)-carbodiimide (EDC) treatment of acellular matrix vascular grafts. J Biomed Mater Res. 2001;58:172–9.

26. Deeken CR, Eliason BJ, Pichert MD, Grant SA, Frisella MM, Matthews BD. Differentiation of biologic scaffold materials through physiomechanical, thermal, and enzymatic degradation techniques. Ann Surg. 2012;255:595.

27. Pui CL, Tang ME, Annor AH, Ebersole GC, Frisella MM, Matthews BD, et al. Effect of repetitive loading on the mechanical properties of biological scaffold materials. J Am Coll Surg. 2012;215:216–28.

28. Annor AH, Tang ME, Pui CL, Ebersole GC, Frisella MM, Matthews BD, et al. Effect of enzymatic degradation on the mechanical properties of biological scaffold materials. Surg Endosc. 2012;26:2767–78.

29. Deeken CR, Melman L, Jenkins ED, Greco SC, Frisella MM, Matthews BD. Histologic and biomechanical evaluation of crosslinked and noncrosslinked biologic meshes in a porcine model of ventral incisional hernia repair. J Am Coll Surg. 2011;212:880–8.

30. Jenkins ED, Melman L, Deeken CR, Greco SC, Frisella MM, Matthews BD. Biomechanical and histologic evaluation of fenestrated and nonfenestrated biologic mesh in a porcine model of ventral hernia repair. J Am Coll Surg. 2011;212:327–39.

31. Cavallo JA, Greco SC, Liu J, Frisella MM, Deeken CR, Matthews BD. Remodeling characteristics and biomechanical properties of a crosslinked versus a non-cross-linked porcine dermis scaffolds in a porcine model of ventral hernia repair. Hernia. 2013;19(2):207–18.

32. Cavallo JA, Roma AA, Jasielec MS, Ousley J, Creamer J, Pichert MD, et al. Remodeling characteristics and collagen distribution in biological scaffold materials explanted from human subjects after abdominal soft tissue reconstruction: an analysis of scaffold remodeling characteristics by patient risk factors and surgical site classifications. Ann Surg. 2013.

33. De Silva GS, Krpata DM, Gao Y, Criss CN, Anderson JM, Soltanian HT, et al. Lack of identifiable biologic behavior in a series of porcine mesh explants. Surgery. 2014;156:183–9.

第 8 章

生物可降解补片在腹壁手术中的应用

Garth Jacobsen，Christopher DuCoin

引言

在无张力疝修补术中使用合成不可吸收补片大幅降低了疝复发率。然而使用这些不可降解补片会引起慢性炎症和纤维化，最终导致术后慢性疼痛和腹壁僵硬[1-3]。因合成补片植入后极易出现补片感染的情况，一旦发生感染往往需要取出补片，所以大部分外科医生不愿使用这类补片来处理感染部位[4]。因此在处理感染伤口时，一般建议使用人源或动物源脱细胞生物补片替代这类人工合成材料[5,6]。然而，生物补片价格高昂(约 25~30 美元/cm²)，较大腹壁疝的住院患者若使用生物补片，则平均花费约 8370 美元[7]。近期，有关机构对轻型聚丙烯合成补片在清洁-感染或感染区域的应用做了相关研究，发现轻型聚丙烯合成补片和生物补片的手术切口的复发率和补片移除率相近[8]。然而，美国食品及药品监督局目前尚未许可任何补片应用于感染部位，现状依然不明了。通常认为合成补片的疝复发率更低，生物补片应用于感染部位是最佳的，但这些说法均缺乏明确依据，不应继续作为结论性的规则使用。那么是否存在兼具人工合成材料和生物补片优点的材料呢？答案是肯定的，那就是合成生物可吸收补片。

生物可吸收补片的分类

生物可降解补片由合成可再吸收单丝聚合物组成，是会随着时间流逝逐步降解的单层或双层结构。但是，该类补片在降解的同时，也为宿主组织浸润提供结构支撑，为用宿主组织重塑腹壁留有余地。最终是由宿主自身组织为腹壁强度提供支撑。因此，由于无永久异物，补片被植入后发生感染的概率显著降低。目前市面上有四大类生物可吸收补片，它们分别是 Ethicon Vicryl 补片(Ethicon Inc.，Somerville，NJ)、Phasix 补片 (C. R. Bard，Inc./Davol Inc.，Warwick，RI)、TIGR Matrix (Novus Scientific，Uppsala，Sweden)，以及 Gore Bio-A (W.L. Gore and Associates，Inc.，Flagstaff，AZ)。

表 8.1 为四类生物可吸收补片一览表。

图 8.1 为电子显微镜下这四种合成生物可吸收补片的不同结构。

Vicryl(丙交酯双聚合物 910)补片由乙交酯和丙交酯合成可吸收共聚物编织而成。补片编织紧密，纤维无涂层、无染色，材质与 Vicryl 合成可吸收缝线相同。该材质具有惰性、无抗原性、无热原的特点，植入后仅引起轻微组织反应。Vicryl 补片可以为伤口愈合提供临时性支撑，但是，在大鼠模型中，补片植入后 14 天(0.5 个月)强度降低 77%，60~90 天后(2~3 个月)补片完全吸收。因此，Vicryl 补片是所有合成生物可吸收补片中最快吸收的，借助水解作用在生物体内降解，可降低局部组织 pH 值[9]，正因为 pH 值降低，所以 Vicryl 补片相比于其他生物补片，植入后胶原沉积和新血管形成较少[9,10]。随着 Vicryl 补片的降解，伤口处炎症也随之加剧[9,10]。总之，Vicryl 补片降解过快，机械强度下降太快，并不太适用于疝修补[11]。为确保组织完整重塑，需要

表8.1 生物可吸收补片一览表

	胶原沉积	强度维持时间	完全吸收时间(月)	研究对象
Vicyrl	少	14天后力学强度降低75%	2~3	人、动物
Phasix	未见报道	4~8个月	12~18	动物
TIGR	36个月后各类型胶原呈不同比例	8~9个月	36	人、动物
Bio-A	30天后均为Ⅰ型胶原	3~4个月	6	人、动物

合成生物可吸收补片在电子显微镜下的结构

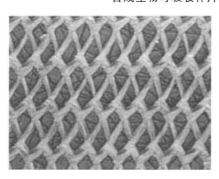

Vicryl™ Mesh
SEM photo, 20x

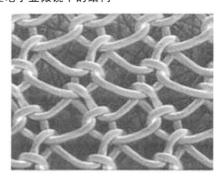

Phasix™ Mesh
SEM photo, 20x

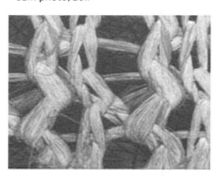

TIGR® Matrix
SEM photo, 20x

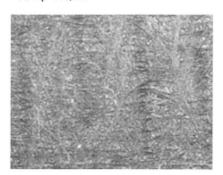

Bio-A®Mesh
SEM photo, 20x

图8.1 电子显微镜下放大20倍观察合成生物可吸收补片,见补片精细的编织结构、尺寸和孔隙大小。Vicryl补片编织紧密、单层、呈对称结构。Phasix补片纤维直径较粗,孔隙较大。TIGR补片由两种有着不同降解率的聚合物组成,纤维直径大小不一、网孔大小各不相同。Bio-A补片也是由共聚物组成,属于罕见的非编织补片。

能为疝缺损部位提供更持久、更强结构支撑的补片[11]。

因此,最新上市的可吸收补片开始使用降解速度较慢的聚合物。Bard公司生产的Phasix补片是由聚-4-羟基丁酸(P4HB)单丝构成的可再吸收聚合物。借助转基因发酵技术,大肠杆菌K12可产生一种天然的可完全降解的聚合物P4HB[12]。P4HB借助体内水解作用和水解酶消化过程在生物体内降解,植入后约365~545天(12~18个月)后被完全吸收[12]。其降解副产物(二氧化碳和水)经Krebs循环和β-氧化快速代谢,对局部伤口环境影响极小[12]。Vicryl类可吸收补片的降解产物可降低pH值,而P4HB的降解产物不呈酸性,可缓解补片周围炎症反应[12]。动物模型研究发现,运用Phasix补片和

P4HB 塞的修补部位,在术后 52 周内所有时间点的抗张强度与原始腹壁相比均显著提高,但硬挺度相近[11]。此外,补片状或塞状 P4HB 材料均仅引起轻度炎症反应、轻度至中度肉芽组织/血管新生[11]。然而,Phasix 补片研究均基于动物模型,期望临床试验同样效果喜人。

TIGR 补片由两种不同吸收速率的纤维编织而成。第一种纤维约占整个补片 40% 的重量,为聚乙交酯、聚乳酸、聚碳酸亚丙基酯共聚物。这种纤维借助水解作用在生物体内降解,植入后头 14 天(0.5 个月)机械强度大幅降低,约 120 天(4 个月)后完全降解。第二种纤维约占补片 60% 的重量,为聚乳酸、聚碳酸亚丙基酯共聚物。这种纤维同样借助水解作用在生物体内降解,但机械强度维持时间较第一种纤维长。植入后约 270 天(9 个月)机械强度开始下降,约 1095 天(36 个月)内补片被完全吸收。TIGR 补片已经通过长期动物模型检验,目前正在进行一项临床试验。在动物试验中,研究者将 TIGR 补片和不可降解聚丙烯补片植入全层腹壁缺损羊模型进行对比,观察时间点为第 4、9、15、24、36 个月[13]。结果显示,聚丙烯补片植入后有典型的慢性炎症反应。然而 TIGR 补片植入后只出现类似于聚丙烯补片植入后中期的炎症反应。差别在于,TIGR 补片植入后 24 个月后炎症反应开始缓解,36 个月后一旦补片被完全再吸收,炎症反应几乎就会消失[13]。TIGR 补片修复区的胶原沉积逐渐增多,完成组织重塑,最终类似原生结缔组织[13]。此项研究中,不论在试验组还是对照组,两组均未发现缺损复发。TIGR 补片植入后 6 个月机械强度大幅降低,但新生组织足以支撑羊模型的腹部压力[13]。临床试验共募集了 40 例一期腹股沟疝患者,以 TIGR 补片修复,随访 1 年[14]。于术后 0.5、1、3、6、12 个月随访疼痛和复发情况。术后 6 个月时,患者疼痛评分由 17.4 下降至 0.3[14]。综上所述,TIGR 补片植入后 3 年可完全吸收,术后疼痛程度随时间缓解,炎症反应也逐渐减弱。

Gore 公司生产的 Bio-A 补片由聚乙醇酸和三亚甲基碳酸酯(PGA-TMC)组成,借助水解和酶解在生物体内降解。Bio-A 补片完全降解时间约为 180 天(6 个月)。目前报道多为动物实验研究,近期已完成一项国际多中心临床试验研究。在动物实验研究实验中,应用于清洁区域修复时,Bio-A 补片的细胞和血管长入程度更高,而且胶原沉积多于其他三种常见生物补片[15]。据统计,相比于生物补片($P<0.0001$),Bio-A 补片植入体内血管新生更为显著[15]。植入后 7~14 天,Bio-A 补片修复区血管长入达到峰值,然而生物补片植入 7 天后,血管长入再无显著变化。Bio-A 补片样品植入后 30 天修复区为 100% I 型胶原纤维,这一过程显著早于生物补片($P=0.006$)[15]。Bio-A 补片的炎性浸润程度最低[15]。迄今为止的结果显示其复发率低、感染率低、疼痛感率低,修复效果理想。

近期完成的一项国际多中心前瞻性临床试验评估了 Bio-A 补片应用于清洁-感染和感染腹壁疝的修补效果,衡量标准为疝复发率、手术部位并发症(SSE)和患者生活质量。研究征集了 104 名患者,平均随访时间为 16 个月。研究结果表明,术后疝复发率为 14%,手术部位并发症发生率为 28%,手术部位感染率(SSI)为 18%($n=21$)。身体质量指数(BMI)、前次手术感染补片、补片放置位置、术后手术部位感染率与疝复发率密切相关。腹壁中线处未发生疝复发患者的平均 BMI 是 27kg/m²,而疝复发患者的平均 BMI 为 34kg/m²($P=0.004$),前次置入补片感染的 P 值为 0.031。补片的放置位置同样重要,因为补片置于腹直肌后间隙的患者复发率可低至 5%($P=0.028$),而置于腹腔内复发率则为 30%。同样的,术后手术部位感染患者复发率为 21%,而未发生术后手术部位感染的患者复发率为 5%($P=0.035$)。至于手术部位感染,18% 的病患者会出现术后感染的情况,但鉴于 Bio-A 补片在此项研究中全部应用于污染伤口的治疗,因此可认为 82% 的患者的术前感染被治愈。在此项研究中,9 名患者为浅表感染,仅需使用抗生素治疗,而 10 名患者为深度感染,需要引流结合抗生素治疗。但所有患者均不须取出补片。糖尿病($P=0.042$)、瘘管牵引($P=0.001$)和补片植入史($P=0.019$)均可能引发手术部位感染。评估患者术后生活质量评分,初期评分下降,但稍待时日,患者生活质量显著提升。该研究认为,Bio-A 补片的疝复发率是可接受的,把补片置于腹直肌后间隙可改善这种情况;补片感染经过保守治疗即可控制,患者的生活质量也可在治疗后得到改善。

感染手术区域的补片植入

一旦发生补片感染,将严重影响患者的治疗且可能致命,因此感染处的补片应用一直具有挑战性。如上文所述,合成生物可吸收补片已被成功用于治疗感染伤口。上述研究表明,Bio-A 补片应用于清洁-感染或感染腹壁疝修复中,术后手术区域感染率为 18%。令人感到惊喜的是,研究中所有患者均不需移除补片,所有浅表感染或深部感染均可进行保守治疗。一项动物实验研究证实 Bio-A 补片应用于感染部位的安全性。该研究以大鼠为模型,使用耐甲氧西林金黄色葡萄球菌(MRSA),在细菌接种量大于 1×10^6 时,Bio-A 补片的细菌清除率显著优于 Vicryl 补片和 TIGR 补片[16]。而接种量小于或等于 1×10^4 时,三种补片效果相同。细菌的接种将显著降低三种补片的抗张强度且提高了补片修补的失败率[16]。Voeller 等近期完成的一项类似研究,将 Phasix 补片与其他种类补片进行对比。在这项研究中,兔背部模型接种 1×10^8 集落形成单位(CFU)/mL 耐甲氧西林金黄色葡萄球菌,术后 7 天取出补片检测 CFU/mL 含量。结果表明,所有补片植入后 CFU/mL 量均下降,其中 Phasix 补片和 TIGR 补片降幅最大(图 8.2)。尽管上述两项研究数据可能具有迷惑性,显示使用不同的补片都能带来

更好的除菌效果。但无疑表明合成生物可降解补片不仅可应用于感染区域,亦可清除感染区域已有的细菌。

在另一项动物研究中,研究者将浸泡过抗生素,特别是头孢唑啉溶液的 Bio-A 补片植入大鼠腹膜内,考察感染率[17]。该项研究将 90 只大白鼠分为四组,第一组仅植入补片(对照组);第二组术后 7 天接种 1×10^8 CFU 金黄色葡萄球菌后补片出现感染现象;第三组植入浸泡过抗生素的补片,术后一周时补片出现感染现象;第四组植入浸泡过相当于第三组双倍浓度抗生素的补片,一周后也出现补片感染的情况。再次于感染后一周或术后两周,检查这四组的细菌定植情况。与未浸泡过抗生剂受感染的第二组相比,浸泡过头孢唑啉的第三组和第四组,细菌定植明显降低($P<0.001$)。因此,研究者认为,将可吸收亲水补片结合头孢唑啉用于感染处可显著降低补片感染率。

补片类型、植入时间和置放位置

每名患者腹壁重建的需求千差万别,约定俗成的做法是依据患者自身特点选择补片。选择合成补片时,我们倾向于使用轻型大网孔材料。传统生物补片价格一路飙升,优势并不显著,合成生物可吸收补片似乎更为实用,其价格仅为同等规格生物补片的 1/10~1/3。在过去五年中,我们选择使用生物

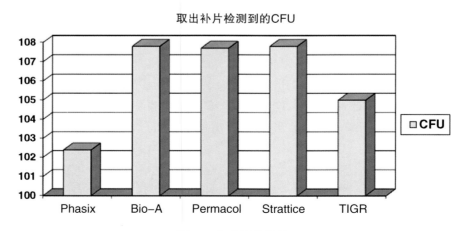

图8.2 细菌清除情况。

可降解补片治疗清洁–感染或感染区域的复杂腹壁疝，效果良好，我中心已不再储备生物补片。

在过去五年中，我们已经使用 Bio-A 补片或 TIGR 补片治疗 147 例巨大缺损（平均缺损面积为 130.8cm²）的复杂腹壁疝。这 147 例腹壁疝患者中，有 52 名患者（35.4%）为治疗后复发疝，累计治疗 83 次。按照疾病防治中心伤口分类标准，41 名患者（27.9%）有Ⅱ级或更严重级别的伤口等级。该研究组的平均随访期为 582 天。共发生 27 例（18.3%）伤口并发症，包括 13 例血清肿，7 例伤口感染，4 例腹直肌后间隙血肿和 3 例肌肉瓣坏死。该研究人群中有 4 例（2.7%）复发，1 例补片取出。尽管该项研究的平均随访时间不到两年。相较于生物补片，合成生物可吸收补片带来的伤口并发症发生概率和复发率都很低，无疑保证了合成生物可吸收补片在有感染风险的大型复杂腹壁疝重建手术中的使用。

关于补片的放置，我们通常运用一项十分直接的原则（图 8.3）。通常认为腹膜前是一个适合置放补片的生理位置，医生将补片置于腹膜前，以减少患者伤口并发症和感染。对于小于 25cm² 的缺损，补片应置放于腹直肌后间隙，而大于 25cm² 的缺损，补片放置则需要筋膜松解。通常运用脂膜切除术来判定使用哪类松解方法。如果皮瓣坏死，则应当进行脂膜切除。在这种情况下，先进行标准的腹壁成分分离，使用肌前置网修补法（Onlay 法）置放补片，在适度张力下将补片缝合固定至外斜肌筋膜侧边边缘。如在腹壁疝修补中不进行脂膜切除，应分离腹直肌后间隙，将其延展至腹横肌松解（TAR），第 13 章将详细讲述该部分内容。通过这种方式，可收拢关闭中线，补片裁剪至合适大小，置放于腹横肌和腹直肌后。留置多个引流管以避免血清肿的形成，这为新生组织生长和补片长入提供良好条件。

总结

合成生物可吸收补片与合成补片一样，可以为

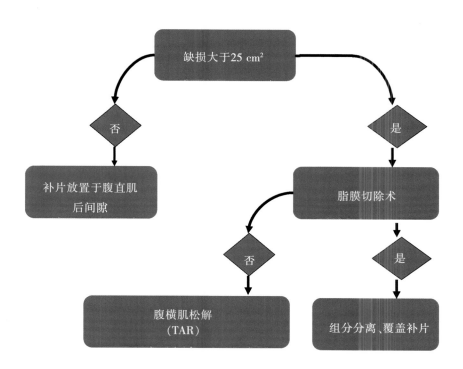

图8.3　补片置放的UCSD准则。通常的做法是使用腹膜前置补片修补法（Sublay法）置放补片。对于面积小于25cm²的缺损，补片应无张力地置放于腹直肌后间隙，而大于25cm²的缺损，补片的放置应考虑筋膜松解。通常应用腹横肌松解（TAR）。如果进行脂膜切除术且皮瓣坏死，先行腹壁组分分离，覆盖补片，再将补片缝合固定。

组织再生提供初始支撑，并如生物补片般缓慢降解，减少感染和避免补片移除。应用于感染区域时，与生物补片相比，合成生物可吸收补片的复发率较低，有着与生物补片相同的并发症风险，但费用大为降低。生物可吸收补片（除 Vicryl 外）植入后胶原沉积显著，类似原生结缔组织。与合成材料相比，合成生物可吸收补片的炎症反应较轻，促进组织更好地生长。因此，在处理伴有潜在清洁-污染或污染伤口的巨大复杂腹壁疝时，我们倾向于选择合成生物可吸收补片，而非生物补片。这与一项国际大规模多中心研究结果一致，即合成生物可吸收补片与生物补片相比，疝复发率更低，伤口并发症风险相似，但费用较低。

（张剑　译）

参考文献

1. Kingsnorth A, LeBlanc K. Hernias: inguinal and incisional. Lancet. 2003;362:1561.
2. Binnebose M, Von Trotha KT, Jansen PL, Conze J, Neumann UP, Junge K. Biocompatibility of prosthetic meshes in abdominal surgery. Semin Immunopathol. 2011;33:235.
3. Peeters E, Barneveld K, Schreinemacher M, Hertogh G, Ozog Y, Bouvy N, Miserez M. One-year outcome of biological and synthetic bioabsorbable meshes for augmentation of large abdominal wall defects in a rabbit model. J Surg Res. 2013;180(2):274–83.
4. Engelsman AF, Van Der Mei HC, Ploeg RJ, et al. The phenomenon of infection with abdominal wall reconstruction. Biomaterials. 2007;28:2314–24.
5. Badylak SF. The extracellular matrix as a biologic scaffold material. Biomaterials. 2007;28:3587.
6. Cavallaro A, Lo Menzo E, Di Vita M, et al. Use of biological meshes for abdominal wall reconstruction in highly contaminated fields. World J Gastroenterol. 2010;16(15):1928–33.
7. Reynolds D, Davenport DL, Korosec RL, Roth JS. Financial implications of ventral hernia repair: a hospital cost analysis. J Gastrointest Surg. 2013;17(1):159–66.
8. Carbonell AM, Criss CN, Cobb WS, Novisky YW, Rosen MJ. Outcomes of synthetic mesh in contaminated ventral hernia repairs. J Am Coll Surg. 2013;217(6):991–8.
9. Rice RD, Ayubi FS, Shaub ZJ, Parker DM, Armstrong PJ, Tsai JW. Comparison of surgisis, AlloDerm, and Vicryl Woven Mesh grafts for abdominal wall defect repair in an animal model. Aesthetic Plast Surg. 2010;34(3):290–6.
10. Laschke MW, Häufel JM, Scheuer C, Menger MD. Angiogenic and inflammatory host response to surgical meshes of different mesh architecture and polymer composition. J Biomed Mater Res B. 2009;91(2):497–507.
11. Deeken CR, Matthews BD. Characterization of the mechanical strength, resorption properties, and histologic characteristics of a fully absorbable material (poly-4-hydroxybutyrate—PHASIX mesh) in a porcine model of hernia repair. ISRN Surg. 2013;2013:238–67.
12. Martin DP, Williams SF. Medical applications of poly-4-hydroxybutyrate: a strong flexible absorbable biomaterial. Biochem Eng J. 2003;16(2):97–105.
13. Hjort H, Mathisen T, Alves A, Clermont G, Boutrand JP. Three-year results from a preclinical implantation study of a long-term resorbable surgical mesh with time-dependent mechanical characteristics. Hernia. 2012;16:191.
14. Ruizjasbon F. Norrby six months results of first-in-man trial of a new synthetic long-term resorbable mesh for inguinal hernia repair. Istanbul: European Hernia Society; 2010.
15. Zemlyak AY, Colavita PD, Tsirline VB, Belyansky I, El-Djouzi S, Norton HJ, Lincourt AE, Heniford BT. Absorbable glycolic acid/trimethylene carbonate synthetic mesh demonstrates superior in-growth and collagen deposition. Abdominal Wall Reconstruction Conference, June 13–16, 2012, Washington, DC.
16. Blatnik JA, Krpata DM, Jacobs MR, Novitsky YW, Rosen MJ. Effect of wound contamination on modern absorbable synthetic mesh. Abdominal Wall Reconstruction, June 2011.
17. Suarez JM, Conde SM, Galan VG, Cartes JA, Durantez FD, Ruiz FJ. Antibiotic embedded absorbable prosthesis for prevention of surgical mesh infection: experimental study in rats. Hernia. 2012;19(2):187–94.

第 9 章

补片在腹壁内的置放：肌前置网修补法，腹膜前置补片修补法，补片与肌筋膜缘连续缝合修补术

Gina L. Adrales

引言

腹壁疝对外科医生和患者而言仍旧是一个令人头痛的问题。开腹手术后会有 3%~23% 的切口疝并发概率[1,2]。尽管已经尽力做好筋膜闭合，腹壁疝修补术的发生率数量仍持续上升。在美国，肥胖加剧了腹壁疝的发生，2006 年进行的 384 000 例腹壁疝修补术，总花费高达 32 亿美元[3]。尽管医疗和社会投入巨大，疝复发率仍居高不下。补片的应用使得原发疝的远期复发率由 63% 降低至 32%[4]，如何合理置放补片降低疝复发和其他并发症的发生，这值得思考(图 9.1)。

肌前置网修补法(Onlay 法)、腹膜前置补片修补法(Sublay 法)、补片与肌筋膜缘连续缝合修补术(Underlay 法) 三种补片的置放方式及具体应用已经有规律可循。统一补片置放规则是十分必要的，目前参照的是欧洲制订的准则[5]。补片与肌筋膜缘连续缝合修补术(插入)置放补片(Inlay 法)(即以补片填充缺损、贴合缺损周围筋膜)的疝复发率过高，我们不建议采用，在后续不予探讨[6-8]。

方法

肌前置网修补法置放补片

肌前置网修补法(Onlay 法)，是在对合腹直肌前肌膜后，将补片置放于腹直肌前筋膜上、皮下层以下的区域，优势在于操作简单。依据肠粘连的程度、疝囊的慢性程度及厚度，有限的筋膜下腹内结构分离也许可行。对于较小的疝，筋膜更易于分离，Onlay 法是绝佳选择。与 sublay 法相比，Onlay 法所需手术时间较短[9]。此外，补片不与腹腔内脏器组织直接接触，肠粘连和侵蚀肠管的风险降低。但由于补片置入时可能与皮肤菌群接触，或浅表感染可能扩散至补片区域，从理论上讲 Onlay 法感染风险增高。与更深层次补片置放方法相比，Onlay 法需分离皮下组织以置放补片，这可能提高血清肿的风险。但血清肿的临床影响尚不明了。

在 Onlay 法中，疝囊将被完全游离并还纳。尽管检查疝内物需要打开疝囊，但应尽可能保留疝囊完整性。应用电刀以钝性和锐性分离相结合的方式，在前筋膜上方游离前方的皮下间隙。前筋膜在中线部位重新闭合。若由于闭合口张力过大无法行

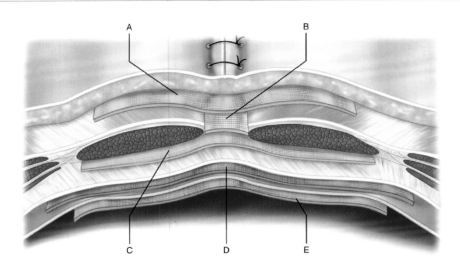

图9.1　腹壁疝补片置放法：(A)肌前置网修补法(Onlay mesh)，(B)补片与肌筋膜缘连续缝合修补术(Inlay mesh)，(C)腹直肌后腹膜前置补片修补法(Retrorectus sublay mesh)，(D)腹膜前置补片修补法(Underlay preperitoneal)，(E)腹膜内置补片修补法(Underlay intrapenitoneal)。

中线关闭时，需采用组织分离法。Onlay 法适宜应用的补片尺寸与疝的大小的相关性尚未明确。补片以穿透筋膜的缝线固定。同样可以选择使用自带黏附或使用黏合剂固定的补片。推荐操作谨慎、移除及时的引流装置，以应对皮下分离空隙可能出现的血清肿。

腹膜前置补片修补法置放补片

腹膜前置补片修补法(Sublay 法)是将补片置放于腹直肌后、腹直肌后鞘前的间隙内。腹直肌后修补术是由 Rives 和后来的 Stoppa 及 Wantz 普及的一种革命性疝修补术，可以强力修复复杂切口疝，同时复发率较低[10,11]。当代研究者重申了内 Rives-Stoppa 疝修补术低复发率(5%)的优势，但其伤口感染率上升至4%[12]。

腹直肌后修补术可缓解腹直肌的弱化和偏侧化，重建腹壁单侧斜向的自身张力。腹直肌后间隙血管丰富，为补片内组织生长提供了良好的环境。和 Onlay 法一样，若后鞘完整闭合，补片将不与内脏直接接触；但腹直肌后疝修补术的操作难度远大于 Onlay 法，特别是应用于治疗复发疝。

腹直肌后 Rives-Stoppa 修补术(第 12 章)中，沿中线切开皮肤，暴露疝囊，如 Onlay 法一样，从筋膜边缘分离疝囊。疝囊可能与覆盖其上的薄层组织或甚至已经溃疡的皮肤发生粘连，需要一并切除。打开疝囊后，检查并松解腹壁与肠管的粘连。检查腹壁是否存在其余部位筋膜缺损。腹腔内分离、冲洗完成后，沿内侧缘锐性打开腹直肌筋膜后间隙，钝性分离腹直肌后鞘和腹直肌间隙之间无血管分布的平面。继续横向分离间隙至出现神经血管束的腹直肌边缘。值得注意的是，弓状线下的分离平面需进入腹膜前的 Retzius 间隙和侧方的 Bogros 间隙，腹膜就能将补片隔离于腹腔之外。后鞘在中线处缝合，补片置放于腹直肌后间隙。前筋膜固定至中线。对于大面积缺损，沿中线缝合筋膜难度较大，需进行组织分离与腹外斜肌松解或腹横肌松解。谨慎放置引流。引流通常放置于皮下间隙，如需要放置于腹直肌后间隙、补片周围，应权衡组织对位的优势与感染发生的风险。与 Onlay 法相比，腹直肌后修补的优势在于仅进行有限的皮下分离，补片可借助缝合器固定至旁侧筋膜。

补片与肌筋膜缘连续缝合修补术法置放补片

补片与肌筋膜缘连续缝合修补术补片置放法(Underlay 法)是将补片放置于腹膜前的筋膜下间

隙或深入筋膜和腹膜的腹膜内间隙。腹膜内修补术可使用开放手术或腹腔镜手术，后者感染率较低[13,14]。与单纯缝合修复相比，腹腔镜和开放手术中以 Underlay 法置放补片均可降低复发率，且不会增加补片严重感染或瘘的风险[7]。与 Onlay 法相比，Underlay 法分离穿支血管，避开皮肤和肌肉筋膜瓣，减少局部缺血和伤口并发症风险。与叠加法（Overlay 法）相比，Underlay 法手术难度较大、时间较长，但补片放置方式较 Sublay 法更为直接。Underlay 法修补切口疝可能需要更大范围的剥离和粘连分离，获得一个干净的空间供补片大面积覆盖。此外，如果覆盖其上的筋膜无法重新对合，补片桥接同样无法修复中线。对于活动较多的患者，该修补方法的功能性并不是最佳的。腹膜内修补法补片与肠管直接接触，可能发生粘连或侵蚀，因此谨慎选择修复补片对远期疗效至关重要。

　　类似于上述其他两种方法，Underlay 法涉及疝囊与筋膜边缘的分离，松解肠管或网膜粘连。腹膜外 Underlay 术中，疝囊应尽可能完整保留，腹膜外间隙应扩展至足以叠放补片。由于腹膜较薄，很难保留完整，Underlay 法主要适用于小型疝，如脐疝和上腹疝。尽管腹腔镜手术也有报道，但目前腹膜外修补术主要采用开放式手术[15]。

　　开放式腹膜内补片置入也是类似的操作方法，但需松解更多的粘连，明确所有腹壁疝缺损并留出足够的间隙以供大面积补片覆盖。全面的腹壁检查对避免早期疝复发十分重要，因为复发疝可能就是前次手术未发现的缺损。隔离合成补片与肠管必须使用含防粘连涂层的聚酯或聚乙烯补片，以及膨体聚四氟乙烯补片。对于污染缺损处，生物补片更受偏爱，尽管其耐用性不佳，因生物补片最终易导致腹腔脏器突出和复发，特别是在覆盖其上的筋膜难以闭合的情况下[16]。补片以穿过筋膜的褥式缝合固定，缝合处可以可吸收或永久钉加固，防止肠管滑移至补片与筋膜间隙内。腹膜内 Underlay 法也可以在腹腔镜下的腹壁疝修补术中应用[17]，详见第 21~22 章。

循证外科学：腹壁疝修补术中补片的最佳置放位置

　　目前现有的临床经验尚不能为所有腹壁疝修补术提供理想的补片置放方案。大多数已发表的临床论著仅限于单中心回顾性研究。但是，论著中的部分观点仍值得重视。

补片位置、复发、血清肿

　　相关报道显示，腹腔镜下腹膜内疝修补术和腹直肌后腹膜前置补片修补法的疝复发率最低。2013 年的一项系统研究回顾了 62 篇关于腹壁疝修补和补片置放的论著，涉及 5800 多名患者，分析得出 Onlay 法或插入法（Interposition）的疝复发率最高，均为 17%；腹直肌后修补法和 Underlay 法的疝复发率分别为 5% 和 7.5%[18]。补片桥接的并发症（如血清肿）发生率最高。值得注意的是，在该项研究中 Underlay 法修复（n=3641）使用的频率远高于腹直肌后修复（n=743）使用的频率。此外，Underlay 法包括开放手术修复和腹腔镜下修复，腹膜内修复和筋膜下修复。

　　污染创面选择腹直肌后修复术是最安全的。Rosen 等研究了污染创面使用生物补片修复的疗效[19]。在这项短期随访（1 年）、多中心回溯性试验研究中，尽管腹膜内修补病例缺损部位较大，但腹直肌后修补病例复发率最高。另一项多中心研究也报道，用轻型大网孔聚丙烯补片修补污染腹壁疝，复发率低至 7%，超过半数的腹壁疝复发为造口旁疝复发[20]。该项研究中修复方法迥异，但 94% 的病患补片都置于其腹直肌后间隙。

　　在非对照试验中，腹腔镜下应用补片效果优于开放式修补。Helgstrand 报道，与开放式手术相比，腹腔镜下修补可降低疝复发率（21% vs 15%）[21]。开放式修补、疝直径大于 7cm、开放式修补使用 Onlay 法或腹膜内补片置放可能导致不理想的治疗结果。另一项研究对比了 50 例随机腹腔镜下疝修补与 Rives-Stoppa 疝修补术的治疗效果[22]。腹腔镜组疝缺损直径较大，住院时间较短，并发症发生率较低（24% vs 30%），约 21 个月随访期内疝复发率更低（2% vs 10%）。

相比之下，一项 Cochrane 研究综合多项随机试验并得出结论，但由于随访期较短，结论有限[23]。该研究对 880 名患者进行了 10 项随机对照试验，发现不同的补片置放，腹腔镜和开放式修复疝复发率相同，但半数试验研究随访时间不到两年。一项早期 Cochrane 研究涉及 8 项临床试验，发现开放式修补的疝复发率低于单纯缝合，但未进行补片放置位置和补片类型的探究[24]。另一项荟萃分析涉及 8 项随机对照试验，对比了腹腔镜下和开放式治疗切口或腹壁疝，发现二者复发率并无差异[14]。

补片位置与后续治疗

腹壁疝治疗中对补片置放的探讨启示着未来外科学的发展。理想的手术修复应着眼于患者当前的问题，争取避免让患者接受后续手术。然而对于一部分患者(如需进行前期手术的克罗恩病患者)，手术前，医生应将再次进行腹腔内手术的可能及腹腔内补片的利弊与其进行讨论，同时选择合理的修复方式和补片类型。腹壁疝修复后接受腹部外科手术很常见。在美国，"退伍军人事务部国家外科质量改进计划"数据显示，25% 的患者在腹壁切口疝治疗后需要进行腹壁外科手术，其中约 2/3 的患者需要进行复发疝修补[25]。Underlay 或 Inlay 聚丙烯补片修复术后可能会导致后续腹壁外科手术时间增长，但意外肠切除的风险不会增加。

在荷兰，Halm 等发现，腹腔内应用聚丙烯补片会使 76% 的病例后续剖腹手术的难度增加，腹膜前补片置入法则仅为 29%，导致二者的肠管切除率分别为 26% 和 4%[26]。欧洲疝外科专家组表示，应尽量避免聚丙烯补片在腹膜内的使用。

感染

腹腔镜手术在术区感染的疝修补方面似乎很受欢迎。然而 Albino 等进行的一项系统研究指出，腹直肌后 Sublay 法发生感染的概率最低，仅为 4%；Underlay 术组则包括开放手术和腹腔镜修复手术[18]。另一项涉及 15 项观察性研究的荟萃分析指出，腹腔镜修补术可缩短住院时间和手术时间，并减少伤口脓肿和浅表感染，有望降低疝复发率[13]。一项随机对照试验的系列研究对比了腹腔镜和开放手术修复腹壁疝的效果，指出腹腔镜组的伤口感染风险较低，相对风险为 0.22~0.26[14,23]。

总结

腹壁疝修补术中，哪里是置放补片的理想位置，这个问题很复杂，目前尚无定论。由于每名患者、每处缺损情况都不尽相同，需要更全面的研究佐证结论。对于不同修补方法和补片的应用效果应进行综合评价。针对特定患者，医生应参照现有的医疗设备条件，综合患者疝缺损情况和可能影响手术结果的合并症的情况，决定修补方案。生物或合成补片的优势和缺陷都必须考虑进去，这需要医生不断更新知识且保持高度警惕。表 9.1 和图 9.2 是作者的一些个人总结，均有证可依。医生应与患者进行充分的术前讨论并为其详细说明接受疝修补手术的意义，得出最终结论。

表9.1　作者关于腹壁疝修补和补片置放的见解

疾病	作者建议的方案（基于临床经验）	作者的推论
污染腹壁疝修补	以生物补片或可吸收合成补片进行开放式腹直肌后修补；依据疝缺损的大小可能需要进行桥接或部分桥接修补	尽管已有污染创面使用轻量聚丙烯网片的报道，临床应用时仍需权衡低疝复发率，永久人物植入与慢性感染，后续手术特别是结肠手术的风险；如果复发（桥接修补复发率更高），复发疝或低感染风险下的开放式修补
大面积缺损复发疝合并慢性感染	移除异物，开放式 Underlay 法腹直肌后修补法，生物或可吸收补片，根据中线或部分筋膜可否闭合，选择性进行组织分离；或清除感染后 Underlay 法桥接	处理慢性感染是核心诉求；详尽的术前讨论和患者教育对提升治疗满意度十分重要，特别是以生物补片桥接为第一步的修复式修补；若无法闭合中线，则可能需要组织分离，后续阶段的修补同理
小面积缺损复发疝合并慢性感染	移除异物，以生物或可吸收补片开放式腹直肌后或 Underlay 法修补，选择性行组织分离	处理慢性感染是核心诉求；开放式手术中，降低感染风险方面，更多地应用腹直肌后修补
肥胖	术前风险平衡（减轻体重），腹腔镜下 Underlay 法腹膜内补片修补，闭合小面积缺损	与开放式操作相比，腹腔镜下手术伤口感染率较低，且可进行大面积补片覆盖
健康，活跃病例，腹壁疝，主诉松弛	不可吸收合成补片开放式腹直肌后修补	与 Onlay 法或 Underlay 法相比，中线重建可解决松弛和功能丧失的同时，同时疝复发率低和皮肤并发症较少
腹壁切口疝，无感染，皮肤松池，大面积瘢痕	不可吸收合成补片开放式腹直肌后修补，依据缺损面积和整形需求选择性行组织分离	按照患者需求进行有症状的腹壁瘢痕整形需求选时可确保瘢痕切除，脂膜切除，瘢痕整形，同时确保感染率最低
开放式手术失败的复发疝（如克罗恩病）	若开放式手术失败（Onlay 法修补，组织分离），应进行腹腔镜下手术	避开前次手术区域，可能降低感染率；注意分离前次腹膜内补片的植入导致的粘连
腹壁切口疝治疗后需进行腹腔内手术（如克罗恩病）	不可吸收合成补片开放式腹直肌后修补（轻量大网孔聚丙烯补片）	腹膜内补片植入后的腹腔内手术难度会增加，可能引发肠管手术人导管并发症，即使发生感染，轻量型聚丙烯网内补片的植入人仍可挽回
特殊位置的腹壁疝（上腹部高位，耻骨弓上，腹侧或助胁部）	耻骨弓上，侧腹或助胁发生腹壁疝出需要在腹腔镜下将补片固定至耻骨	可大面积覆盖网片至髂骨边缘，需进行骨/韧带固定
肥胖症治疗术合并非硬阻性腹壁疝	先行肥胖症治疗（若肠管疝出过量粘连，需要行腹腔镜下袖状胃减容术），如果疝不需要进行治疗（如网膜疝出），则缺损不必修补；如果缺损已经干预（减容），可进行 Underlay 法桥接至体重减轻再进行修补	先行解决患者肥胖症的问题，减重后再行有效的疝修补术

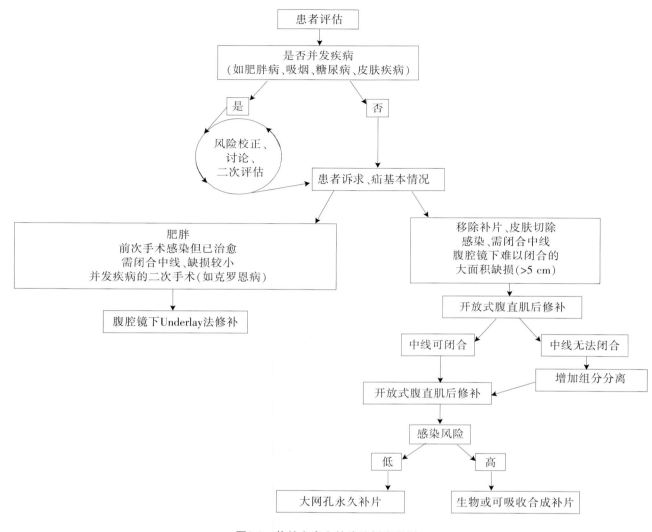

图9.2　修补方案和补片选择流程图。

（张剑　译）

参考文献

1. Burger JWA, Halm JA, Wisjmuller AR, ten Raa S, Jeekel J. Evaluation of new prosthetic meshes for ventral hernia repair. Surg Endosc. 2006;20:1320–5.

2. Cassar K, Munro A. Surgical treatment of incisional hernia. Br J Surg. 2002;89:534–45.

3. Poulose BK, Shelton J, Phillips S, Moore D, Nealon W, Penson D, Beck W, Holzman MD. Epidemiology and cost of ventral hernia repair: making the case for hernia research. Hernia. 2012;16(2):179–83.

4. Burger JW, Luijendijk RW, Hop WC, Halm JA, Verdaasdonk EG, Jeekel J. Long-term follow-up of a randomized controlled trial of suture versus mesh repair of incisional hernia. Ann Surg. 2004;240(4):578–83.

5. Muysoms F, Campanelli G, Champault GG, DeBeaux AC, Dietz UA, Jeekel J, Klinge U, Köckerling F, Mandala V, Montgomery A, Morales Conde S, Puppe F, Simmermacher RK, Śmietański M, Miserez M. EuraHS: the development of an international online platform for registration and outcome measurement of ventral abdominal wall hernia repair. Hernia. 2012;16(3):239–50.

6. Ventral Hernia Working Group, Breuing K, Butler CE, Ferzoco S, Franz M, Hultman CS, Kilbridge JF, Rosen M, Silverman RP, Vargo D. Incisional ventral hernias: review of the literature and recommendations regarding the grading and technique of repair. Surgery. 2010;148(3):544–58.

7. Hawn MT, Snyder CW, Graham LA, Gray SH, Finan KR, Vick CC. Long-term follow-up of technical outcomes for incisional hernia repair. J Am Coll Surg. 2010;210(5):648–55.

8. de Vries Reilingh TS, van Geldere D, Langenhorst B,

de Jong D, van der Wilt GJ, van Goor H, Bleichrodt RP. Repair of large midline incisional hernias with polypropylene mesh: comparison of three operative techniques. Hernia. 2004;8(1):56–9.

9. Timmermans L, de Goede B, van Dijk SM, Kleinrensink GJ, Jeekel J, Lange JF. Meta-analysis of sublay versus onlay mesh repair in incisional hernia surgery. Am J Surg. 2014;207(6):980–8.

10. Rives J, Lardennois B, Pire JC, Hibon J. Large incisional hernias. The importance of flail abdomen and of subsequent respiratory disorders. Chirurgie. 1973;99(8):547–63.

11. Stoppa RE. The treatment of complicated groin and incisional hernias. World J Surg. 1989;13(5):545–54.

12. Iqbal CW, Pham TH, Joseph A, Mai J, Thompson GB, Sarr MG. Long-term outcome of 254 complex incisional hernia repairs using the modified Rives-Stoppa technique. World J Surg. 2007;31(12):2398–404.

13. Salvilla SA, Thusu S, Panesar SS. Analysing the benefits of laparoscopic hernia repair compared to open repair: a meta-analysis of observational studies. J Minim Access Surg. 2012;8(4):111–7.

14. Forbes SS, Eskicioglu C, McLeod RS, Okrainec A. Meta-analysis of randomized controlled trials comparing open and laparoscopic ventral and incisional hernia repair with mesh. Br J Surg. 2009;96(8):851–8.

15. Hilling DE, Koppert LB, Keijzer R, Stassen LP, Oei IH. Laparoscopic correction of umbilical hernias using a transabdominal preperitoneal approach: results of a pilot study. Surg Endosc. 2009;23(8):1740–4.

16. Blatnik J, Jin J, Rosen M. Abdominal hernia repair with bridging acellular dermal matrix—an expensive hernia sac. Am J Surg. 2008;196(1):47–50.

17. Heniford BT, Park A, Ramshaw BJ, Voeller G. Laparoscopic repair of ventral hernias: nine years' experience with 850 consecutive hernias. Ann Surg. 2003;238(3):391–9.

18. Albino FP, Patel KM, Nahabedian MY, Sosin M, Attinger CE, Bhanot P. Does mesh location matter in abdominal wall reconstruction? A systematic review of the literature and a summary of recommendations. Plast Reconstr Surg. 2013;132(5):1295–304.

19. Rosen MJ, Denoto G, Itani KM, Butler C, Vargo D, Smiell J, Rutan R. Evaluation of surgical outcomes of retro-rectus versus intraperitoneal reinforcement with bio-prosthetic mesh in the repair of contaminated ventral hernias. Hernia. 2013;17(1):31–5.

20. Carbonell AM, Criss CN, Cobb WS, Novitsky YW, Rosen MJ. Outcomes of synthetic mesh in contaminated ventral hernia repairs. J Am Coll Surg. 2013;217(6):991–8.

21. Helgstrand F, Rosenberg J, Kehlet H, Jorgensen LN, Bisgaard T. Nationwide prospective study of outcomes after elective incisional hernia repair. J Am Coll Surg. 2013;216(2):217–28.

22. Lomanto D, Iyer SG, Shabbir A, Cheah WK. Laparoscopic versus open ventral hernia mesh repair: a prospective study. Surg Endosc. 2006;20(7):1030–5.

23. Sauerland S, Walgenbach M, Habermalz B, Seiler CM, Miserez M. Laparoscopic versus open surgical techniques for ventral or incisional hernia repair. Cochrane Database Syst Rev. 2011;3, CD007781.

24. den Hartog D, Dur AHM, Tuinebreijer WE, Kreis RW. Open surgical procedures for incisional hernias. Cochrane Database Syst Rev. 2008;3, CD006438.

25. Snyder CW, Graham LA, Gray SH, Vick CC, Hawn MT. Effect of mesh type and position on subsequent abdominal operations after incisional hernia repair. J Am Coll Surg. 2011;212(4):496–502.

26. Halm JA, de Wall LL, Steyerberg EW, Jeekel J, Lange JF. Intraperitoneal polypropylene mesh hernia repair complicates subsequent abdominal surgery. World J Surg. 2007;31(2):423–9.

第 10 章

较小腹壁缺损的重建术式

Parag Bhanot，Ryan Ter Louw

引言

腹壁疝临床表现多样，发病广泛。熟练掌握几种行之有效的腹壁疝修补技术对一个外科医生来说十分重要。疝修补重建术式多，个体化治疗十分关键。患者的合并症、疝的特点，以及皮肤、软组织状况都会影响修补方法的选择。另外，术中探查情况将决定最终修补的方式，以达到最理想的治疗效果。首次疝修补手术操作十分重要，手术方法、手术技术以及补片的选择应当十分严格，以避免更高的复发率和再次手术[1]。本章将介绍脐疝、上腹部疝及小切口疝手术中遇到的较小肌筋膜缺损的处理方法。

病例选择

腹壁疝修补术后的结果是有差异的。手术效果与患者的人口学因素有一定关系。年龄、性别、肥胖、吸烟史与合并症都是腹壁疝手术预后的独立因素（表 10.1）。年龄是术后复发、30 天内严重并发症及死亡率的独立危险因子。

50 岁以后，年龄每增加 10 岁，腹壁疝手术的并发症发生率都会随之增高（OR 1.63），术前（部分或全部）生活不能自理（2.34），腹水（9.71），肺功能不全（2.47），急性肾衰竭（11.45），低钠血症（3.34）。疝复发风险与患者的疝修补手术失败次数成比例；初次疝修补术的术后并发症发生率低。疝修补手术

的成功率与之前患者修补的次数成反比。患者器官功能状态是要考虑的另一个重要因素，不能自理的患者疝修补术后并发症发生率高。不能活动及久坐的患者如果疝囊内无肠管粘连则不需要进行疝修补手术。术前多学科会诊制订方案，完善医疗流程，降低有合并症患者的手术风险，选择基本生理功能可以耐受外科手术的患者，决定最安全的手术方式，是修补成功的重要保障[2]。

手术入路（开放或腔镜）

除患者自身因素外，疝的形态也影响治疗效果及治疗方式的选择。医生亲自阅片十分重要，尽量精确确定缺损范围，制订手术计划。对于小的没有并发症的疝，作者不建议常规进行影像学检查。需要考虑的因素有：①缺损的大小；②缺损的数目；③缺损的部位。

一般说来，修补分为固定修补和功能性修补（图 10.1）。术中没有重建肌筋膜连续性的开放修补术和大部分腔镜修补均被认为是固定修补，因为它们没有恢复腹壁原有的解剖结构。小的缺损容易在腔镜下关闭缺损，较传统的手术方法可能有优势。

根据作者的临床经验及文献分析，缺损小于 3cm 的单个原发疝，如果不伴有肥胖，可用单纯缝合的方法修补（图 10.2），这种修补方法在避免较高复发率和减少补片相关并发症之间取了一种折中的方式。如果不用补片修补，评估筋膜质量非常重要。预计患者的组织状态较差及医生未考虑筋膜缺

表 10.1　与手术效果不佳有关的人口学因素［30天严重并发症，30天死亡率和(或)疝复发］

年龄	腹水	冠脉疾病
生活不能自理	肺功能不全	低蛋白血症
肥胖	急性肾衰竭	慢性类固醇依赖
尼古丁摄入	低钠血症	免疫抑制
慢性阻塞性肺疾病	贫血	反应性气道疾病

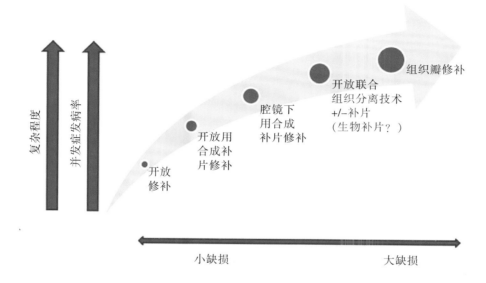

图10.1　腹壁疝修补方式很腔多，小的缺损用开放或腔镜的手术方式均可，大缺损则需要更复杂的手术。手术技术越复杂，并发症发生率越高。

损的大小，都将导致较高的复发率。另外，还应考虑到腹直肌分离的情况[3]。

　　除此之外的其他患者最好采用补片修补。采用

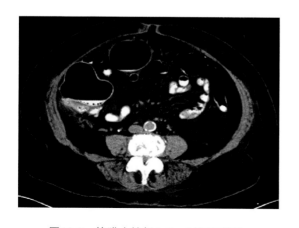

图10.2　筋膜小缺损(<3cm)的CT表现。

开放修补或腔镜修补不仅取决于缺损大小，也取决于皮肤的质量及软组织覆盖情况(图 10.3)。

皮肤/软组织覆盖充分

　　这类患者是采用开放还是腔镜修补方式，取决于缺损的大小。多发中线缺损，单个缺损为 3~10cm 的复发疝("瑞士干酪型")，或是伴有病理性肥胖的缺损小于 3cm 的原发疝，理想修补方式是应用合成补片的腹腔镜修补(图 10.4)。如果有严重的腹直肌分离，则须考虑开放入路。

皮肤/软组织覆盖不充分

　　无论缺损大小，如果合成补片有暴露的可能或

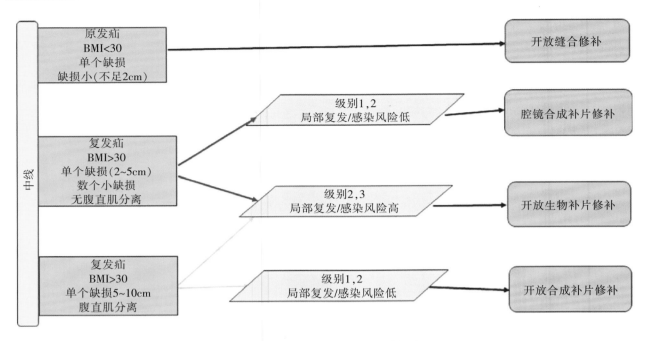

图10.3　小至中等的腹壁缺损重建策略。

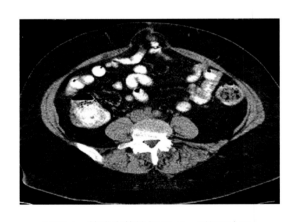

图10.4　筋膜中等缺损(3~8cm)的CT表现。

手术野污染,我们倾向于使用生物补片进行开放修补。目前没有文献支持腔镜下使用生物补片。

补片放置的位置

选好补片类型后,进行腹壁疝修补手术补片放置于腹壁的位置有几种[4]。补片可放在缝合的肌筋膜表面(Onlay),直接缝合在筋膜边缘桥接修补(Interposition),放在腹直肌后方(Sublay),或深达腹膜层(Underlay)。每种方法都有不同的临床适应证。与Onlay或Interposition相比,Underlay或腹直肌后平面修补有较低的并发症,如感染、血清肿、复发等。采用生物补片进行不关闭筋膜缺损的桥接手术,复发率接近100%。

特定类型的疝

脐疝

脐疝分为先天性脐疝和自发性脐疝两种。一些先天性脐疝会在2~3岁自行闭合。下文内容不讨论儿童脐疝的修补。在成人,多次分娩、肥胖、腹水,以及其他可以增加腹腔内压力的疾病均可导致筋膜的缺损。尽管脐疝多发,也应与软组织肿瘤及脐尿管囊肿相签别。脐疝的内容物可能是腹膜前脂肪,肠系膜脂肪和(或)肠管。

缺损大小、合并症及皮肤状态是选择外科手术要考虑的因素。在我们建立的评估体系中,大多数不伴有肥胖的脐疝可以行一期缝合修补而不使用补片。这也是在疝复发率和补片相关并发症二者间的一种折中。Arroyo 等进行的一项随机研究表明，补片修补的脐疝，64 个月复发率为 1%，直接缝合修补则为 11%，二者的并发症大致相同[5]。

虽同为小缺损，肥胖患者则需要补片修补。我们已经讨论过合成补片与生物补片的修补策略，对于皮肤覆盖充分者，建议采用腔镜下合成补片修补[6]。这种手术时间短，可以作为日间手术完成。对于皮肤覆盖欠佳，如皮肤缺损或薄弱者，不建议采用腔镜修补。开放手术下采用轻量型聚丙烯补片或生物补片更为适合。

上腹疝

上腹疝是普外科医生常见的一种筋膜缺损，发病率大约 2%。这种缺损因脐上方的白线变薄变宽，容易发生。男性多发，大约 20% 有多个缺损。小的缺损常有小块的腹膜前脂肪嵌入，不适感往往超出预想。临床查体触及明确的膨胀性包块可确诊。不需常规行影像学检查，但查体不明确时可以应用。

修补的原则在之前已经描述[7]。和脐疝一样，作者建议修补所有并发的腹直肌分离，以减少复发或再发。

切口疝

切口疝的发生率在患者中达到 20%。相关的病理状态差别很大，因此修复时需要有一定的手术技巧。最近一组循证医学数据（Cochrane database）显示，即便对于较小的缺损，开放手术缝合修补尽管有着切口感染率及血清肿发生率低的优点，但其复发率高[8]。因此，建议切口疝无论缺损大小，均行补片修补[9]。

多中心随机对照研究显示，腔镜切口疝修补较开放修补总的并发症发生率低。切口并发症较少，血清肿发生率低，住院时间短，复发率较低，但经验不足的外科医生发生肠管损伤的概率较高[10]。

应用／不应用补片的开放修补技术

1. 取筋膜缺损表面切口，缺损横向及纵向均须充分显露。脐疝须将疝囊与脐分离，注意不要造成脐部皮肤破损。

2. 疝囊及疝内容物与筋膜边缘分离。没有网膜或肠管粘连的手术应当尽量避免进入腹膜腔。尤其是有腹水的患者更应注意不要进入腹膜腔。

3. 修补。

（1）清晰分离出筋膜缺损边缘。2cm 以下的缺损，初次修补采用可吸收缝线，如采用 0 号 PDS 缝线行横向"8"字缝合。特别强调的是上下极的缝合要超过缺损边缘（图 10.5a，b）。

（2）如缺损大于 2cm 和（或）存在复发的高危因素，则需要用补片修补。作者建议采用 Underlay 修补（Intraperitoneal 或 Sublay），而不是采用 Onlay 技

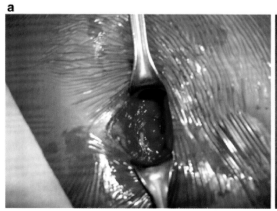
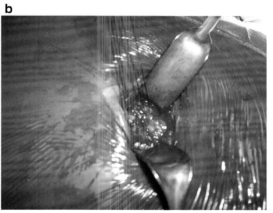

图10.5　（a）筋膜周边游离完毕，可以清楚地显示小缺损的尺寸。（b）一期缝合修补用 PDS 缝线，从超出实际缺损处开始行"8"字横行缝合。

术。补片的大小应当超过缺损边缘 3~4cm。用 0 号 PDS 缝线贯穿筋膜缝合固定补片,然后在补片表面缝合靠拢筋膜(图 10.6a-c)。

4.关闭切口。如果是脐疝,要用可吸收缝线将脐的中心皮下与其后方的白线缝合固定。

腔镜补片修补技术

1.笔者采用腋前线气腹针穿刺的方法建立气腹,具体位置应根据患者手术史而定。

2.套管的放置要根据患者的手术史而定。需要 3 个 5mm 和 1 个 12mm 套管。套管部位应尽量远离缺损部位以使补片能很好地覆盖缺损。

3.前次手术造成的粘连不必进行分离,但我们会将镰状韧带与后鞘用超声刀分离,以便钉枪能够更好地固定补片(图 10.7a-f)。

4.完全还纳疝内容物,尽可能去除多余疝囊。

5. 用之前所述的脊髓穿刺针方法测量缺损大小。是否关闭小缺损取决于术者的偏好。

6.补片的大小应该至少覆盖缺损边缘 5cm。

7.补片固定可以采用贯穿筋膜的缝合或螺旋钉枪固定。笔者建议采用可吸收钉在腹膜内固定补片。

腹直肌分离的修复技术

1.采用正中纵行切口,显露剑突至脐部的相应部位。小的筋膜缺损可以如之前所述,采用缝合或补片的方式修补(图 10.8a-c)。

2.充分显露腹直肌分离的范围以达到最大程度的重叠缝合。

3.采用单行或双行缝合取决于术者的习惯。我们采用 1 号 PDS 可吸收缝线单行"8"字缝合或双行缝合,先以 0 号 PDS 缝线"8"字缝合后再加 1 号

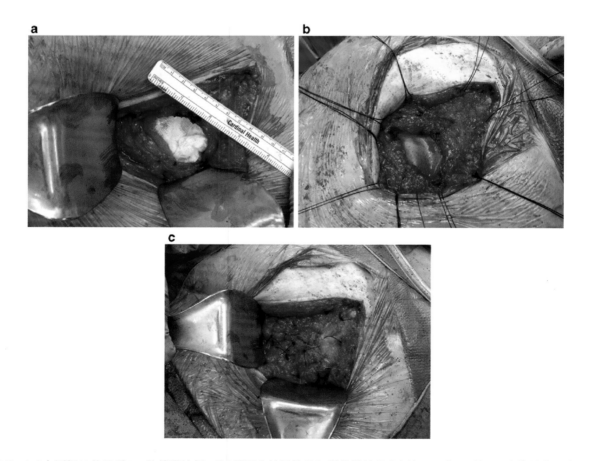

图10.6　(a)在原切口处显露5cm的筋膜缺损。(b)腹膜内放置补片加强修补缺损和原切口。先以1号PDS缝线贯穿缝合补片及筋膜,再将补片塞入腹腔,然后收紧缝线并打结。(c)固定补片后,以1号PDS缝线对合缝合筋膜,以提供自体组织覆盖。

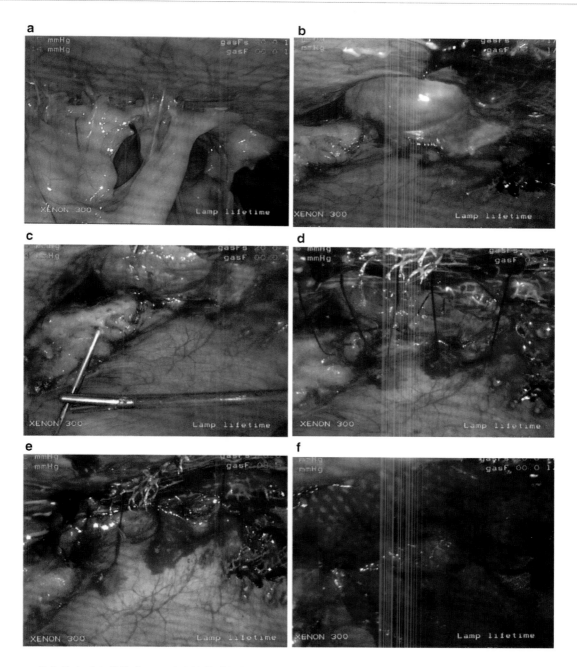

图10.7 （a）分离前次手术的粘连以显露小的筋膜缺损。（b）单个小筋膜缺损，直视测量为5cm×5cm。（c）对于这样的小缺损尺寸和腹壁顺应性，放置补片前，用缝合引导针进行几次"8"字缝合。（d）显示缝线打结前的情况。（e）小缺损在没有过多张力的情况下闭合。（f）腔镜下常规方法放置补片。因缺损已关闭，不需要太大的补片覆盖。

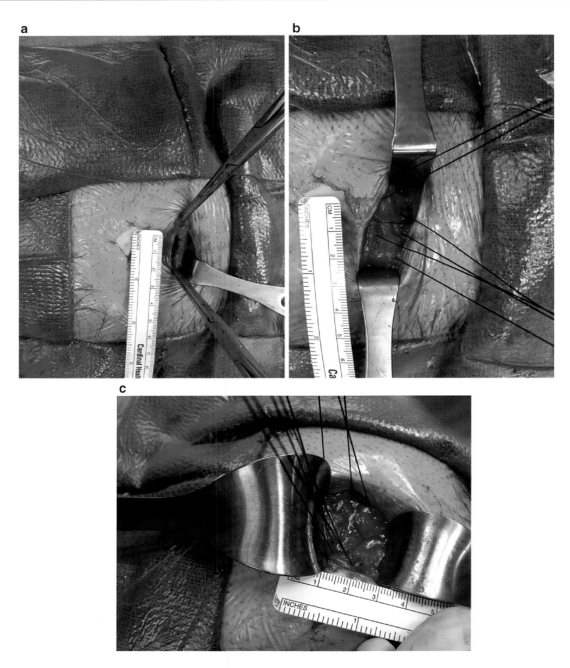

图10.8 (a)去除网膜后游离一个2cm的筋膜缺损。(b)0号PDS缝线横向"8"字缝合关闭缺损。对于这样的缺损不需使用补片。(c)在前一层缝合的表面纵向折叠缝合腹直肌加强修补。

PDS 线连续缝合。不需要另外前置补片加强。

总结

　　腹壁重建手术量大,应当合理选择病例。不是所有的患者都需要手术治疗,选择外科干预的原则应基于合理的手术预期。外科医生应当在种类繁多的术式中,选择一种最理想的手术方法。临床上应当利用基于高水平数据分析的决策方案,让外科医生对每位患者都要判断选择哪种方案、哪种技术,以及是否应用补片加强。腹壁疝修补的最终目的是:①防止疝引起的并发症;②恢复腹壁的正常功能;③改善外观;④减少将来的并发症及复发。

（蒋会勇　译）

参考文献

1. Flum DR, Horvath K, Koepsell T. Have outcomes of incisional hernia repair improved with time? A population-based analysis. Ann Surg. 2003;237:129–35.

2. Breuing K, Butler CE, Ferzoco S, et al. Incisional ventral hernias: review of the literature and recommendations regarding the grading and technique of repair. Surgery. 2010;148(3):544–58.

3. Köhler G, Luketina RR, Emmanuel K. Sutured repair of primary small umbilicaland epigastric hernias: concomitant rectus diastasis is a significant risk factor for recurrence. World J Surg. 2015;39(1):121–6.

4. Albino FP, Patel KM, Nahabedian MY, et al. Does mesh location matter in abdominal wall reconstruction? A systematic review of the literature and a summary of recommendations. Plast Reconstr Surg. 2013;132(5):1295–304.

5. Arroyo A, García P, Pérez F, et al. Randomized clinical trial comparing suture and mesh repair of umbilical hernia in adults. Br J Surg. 2001;88(10):1321–3.

6. Sauerland S, Walgenbach M, Habermalz B, et al. Laparoscopic versus open surgical techniques for ventral or incisional hernia repair. Cochrane Database Syst Rev. 2011; 3.

7. Christoffersen MW, Helgstrand F, Rosenberg J, et al. Lower reoperation rate for recurrence after mesh versus sutured elective repair in small umbilical and epigastric hernias. A nationwide register study. World J Surg. 2013;37(11):2548–52.

8. den Hartog D, Dur AH, Tuinebreijer WE, et al. Open surgical procedures for incisional hernias. Cochrane Database Syst Rev. 2008;3.

9. Nguyen MT, Berger RL, Hicks SC, et al. Comparison of outcomes of synthetic mesh vs suture repair of elective primary ventral herniorrhaphy: a systematic review and meta-analysis. JAMA Surg. 2014;149(5):415–21.

10. Pierce RA, Spitler JA, Frisella MM, et al. Pooled data analysis of laparoscopic vs. open ventral hernia repair: 14 years of patient data accrual. Surg Endosc. 2007;21(3):378–86.

第 11 章

前置法腹壁疝修补术

Nathaniel Stoikes，David Webb，Guy Voeller

引言

修补腹壁疝或切口疝（ventral or incisional hernia，VIH）的方法很多。不同的技术是基于补片相对于腹壁所放置的位置不同。此外，修补技术和其历史之间也有一定的关系。可以选择的修补方法包括：腹膜内放置补片，腹直肌后或肌肉后放置补片（Rives，1973），肌肉前或前置放置（Onlay）补片（Chevrel，1979）。在 20 世纪 70 年代，Rives 和 Chevrel 基本上同时阐述了这两个主要的修补技术。在当时，这两种技术都很流行并且有相似的结果。然而，在过去的 20 年里，Rives 所阐述的肌肉后放置补片已成为腹壁疝的标准治疗方法，而 Chevrel 的前置技术已被遗忘。前置修补在美国没能普及有其历史原因。Rives 腹直肌后修补技术是来自纽约的疝外科医生 George Wantz 于 20 世纪 80 年代带到美国的。George Wantz 医生曾前往法国学习那里的疝修复方法。腹壁疝外科启蒙者之一 Eugene Mangiante 在 20 世纪 80 年代初将 George Wantz 医生带到本中心，并且教授他 Rives 后置修补（Sublay）技术。这项技术成为了我们所选择的修补方式，并且一直传授至现在的住院医生们。随着腔镜修补技术的发展，我们意识到缝合固定是取得长期成功的关键，我们使用 Wantz 医生编写的疝图谱中 Rives 修补的图片来比较两种修补方法。其主要区别是补片在 Rives 修补中放置于腹直肌后面，而腔镜修补放置在腹膜内。第一个腔镜腹壁疝修补术的讲座是 20 世纪 90 年代中期在田纳西州的孟菲斯举行的。

在这次讲座和之后许多其他的讲座中，都介绍了开放 Rives 修补作为腔镜腹壁疝修补的基础。当时美国大多数腹壁/切口疝修补是采用将补片缝合到疝缺损边缘的桥接（Inlay）技术修补。随着越来越多的外科医生在学习腔镜修补过程中接触到 Rives 开放修补，Rives 修补技术成为美国大多数疝外科医生的标准方法。在此期间，Chevrel 的前置修补技术在美国是没人知道的，或多或少被遗忘了，只有法国医师在使用。2003 年，我们在 TEP 腹股沟疝修补中开始使用纤维蛋白胶固定补片，这激发了我们对 Chevrel 前置方法进行腹壁/切口疝修补的兴趣。

Chevrel 的理论

在经典的 Chevrel 修补中，主要目的是重建白线。Chevrel 的这一做法基于生物力学研究，这些研究是由他和 Rath 完成的，用来识别腹壁最强和最弱的部分。在这些研究中，他们对腹壁道格拉斯弓状线上下的腹直肌前鞘及脐部上下的腹直肌后鞘进行了评估。当观察抵抗线性牵拉力导致的破坏负荷和变形时，前鞘与后鞘在弓状线上下相似。然而在耐破裂强度上存在差异。最强的区域是弓状线以上的前鞘，其显著强于弓状线以下的前鞘。脐部以上的后鞘强于脐以下的后鞘，但是无统计学意义。弓状线以上的前鞘强于各个区域的后鞘[1]。

Chevrel 还对白线进行了研究，发现脐以下的白线（直线牵引力）强于脐以上的白线。然后他将此与腹直肌鞘进行比较，发现腹直肌前鞘最具有可比性。腹直肌后鞘的评价结果最引人注目,因为各个区域的腹直肌后鞘都较白线弱,特别是脐以下的后鞘($P<0.01$)[2]。

这些研究形成肌前修补的 Chevrel 理论。首先,腹直肌前鞘是重建白线最强和最好的组织。其次,由于后鞘的强度差,肌肉前放置补片优于腹直肌后放置。关于腹直肌后放置补片,Chevrel 指出"后鞘成为了分隔腹膜和内脏与补片的层次,并且第一个接受腹内压的作用"。他进而得出结论:"这个层次弱于补片层,并且在腹内压增高时会断裂,有内脏暴露于补片的风险"。Chevrel 觉得肌肉前补片修补的感染较肌肉后修补的感染更容易治疗,并且肌肉后的补片或许必须取出,而肌肉前的补片也许没这个必要[3]。我们腹壁疝前置修补的临床经验发现,在所有病例中, 管理好切口感染就是对补片的挽救。

Chevrel技术

如前所述,Chevrel 技术的目标是重建白线。在游离皮瓣之后,通过四层重建来实现,这四层结构包括三层组织和一层肌肉前的补片。三层组织层的重建在一开始关闭中线筋膜过程中完成,如果需要关闭中线,Chevrel 使用 Gibson 或 Clotteau–Premont 技术松解切口[Gibson 减张切口是在两侧腹直肌前鞘上长的纵行切口,Clotteau–Premont 减张切口是在腹直肌前鞘上行 2~3 排 2~3cm 的多个纵行短切口(译者注)]。距中线 2cm 分别沿着两侧腹直肌做纵行切口,将游离后的两侧腹直肌鞘相互重叠并缝合。两侧游离腹直肌鞘的边缘朝向中线翻转,并行两行"U"形间断缝合。这样就完成了第二和第三层次的重建。前置人工补片构成了第四层(图 11.1)。补片的周边用可吸收缝线连续缝合固定,补片中间

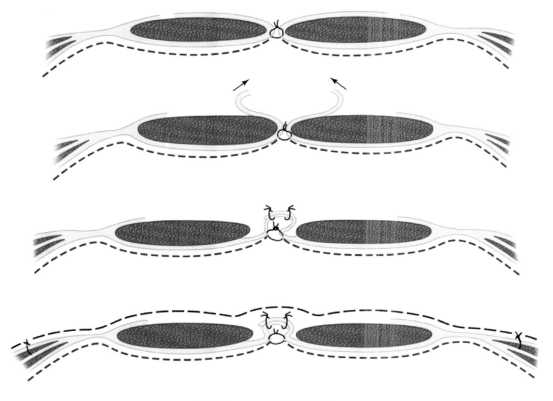

图11.1　Chevrel 白线修复方法。

部分用 2mL 纤维蛋白胶与闭合的中线进行固定。Chevrel 通过这种方法将补片与闭合的中线固定，能够马上缓解闭合后的中线张力，直至肉芽组织长出并且起到固定作用。放置 2~4 根闭合的负压引流管，双层缝合皮肤。在没有引流液后 48 小时拔出引流管，并且全天腹带包扎两个月。他认为这么长时间可以有足够的肉芽组织通过补片生长[3]。

临床数据

从 Chevrel 的原始数据来看，要注意的是，他使用我们描述的技术联合其他技术，从 1979 年到 1998 年治疗了 426 例切口疝。其中 143 例修补中应用纤维蛋白胶技术，并且随访 1~20 年，随访率为 93%。复发率为 4.9%，没有因感染导致合成补片取出的病例。他还发现，当使用更大量的纤维蛋白胶时，更可能出现血清肿[3]。

Kingsnorth 在 2007 年发表了一系列前置补片的腹壁疝修补术，联合组织结构分离、缝合和纤维蛋白胶技术。该术式包括中线关闭和选择性使用 Ramirez 组织结构分离。在补片边缘连续缝合固定。值得关注的是其纤维蛋白胶的使用，主要针对于皮瓣的处理而不是固定补片。研究人群包括 116 名患者，中位随访时间为 15.2 个月。血清肿发生率为 9.5%，皮肤感染率为 8.6%。未发生补片感染。随访期间复发率为 3.4%[4]。

Stoikes 等发表了他们的原始数据，该数据包括 50 例前置(Onlay)技术治疗的患者，他们只应用纤维蛋白胶进行补片固定。这项技术不同于经典的 Chevrel 技术，前置好人工补片后，他们用皮肤钉合器钉合，然后用纤维蛋白胶固定于整个前筋膜。资深的作者们发现这样做时，即刻在整个腹壁上有一个强度大的固定的补片，并且立即缓解了已缝合关闭的中线上的张力。这项技术包括中线无张力一期关闭，选择性应用前移肌筋膜瓣。平均随访 19.5 个月，无复发病例。血清肿发生率为 16%，皮肤感染发生率为 6%，无补片感染[5]。这项数据还在继续更新，现已超过 100 名患者。新的数据包括在清洁-污染和污染情况下应用该技术，并且无相关感染或再

手术治疗。总体的皮肤感染率为 4%，其中在感染的情况下 100% 保住了补片。BMI 是唯一与感染和再手术相关的危险因素。

腹壁疝前置补片修补术中使用纤维蛋白胶固定的理论和技术

腹壁疝前置补片(Onlay)修补成功的关键是无张力闭合中线。实现这一点需要选择性地使用 Ramirez 所描述的基于腹外斜肌松解或腹直肌后鞘松解的前移肌筋膜瓣技术。补片应视为集成到腹壁中的支撑物，用于提供长期强度和预防复发。加用纤维蛋白胶固定补片，即刻提供了与全部表面的固定，从而迅速分担了中线的负荷，并且在短期内降低了中线的张力。

理解了这些原则后，我们应该选择缺损大小合适的患者，缺损大小合适是指外科医生能够以合适的张力原位重建中线。这意味着质量良好的筋膜可以以合适的张力对合在一起，或者相互重叠。在我们的实践中，能达到这一标准的患者，缺损宽度通常小于等于 15cm。前置修补的其他适应证，包括没有足够的空间后置补片，或是中线以外的疝，如侧腹壁疝或旁正中缺损的疝。

技术描述

在解剖缺损和松解粘连之后，显露疝缺损，再游离皮瓣超过半月线。因为前置修补技术需要游离皮肤和皮下组织瓣，所以不应该对有皮肤侧支循环损害的患者进行操作，比如有腰动脉侧支血管损害的大动脉手术患者。另外，我们对吸烟的患者不予手术，除非他们停止吸烟 2 个月。这点在前置修补方式中尤为重要，因为吸烟会损害皮瓣。同时尽量避免对病态肥胖的疝患者进行手术，直到其减轻体重，否则皮瓣不易存活。一般来说，我们希望患者的 BMI 小于等于 35，但有些病例因疝的特点和症状，不能等到这一标准再手术。无论如何，我们都要想方设法让患者减重，包括节食、运动、减重会诊，以

及办公室跟踪监测体重。对于依从性很差的患者，仅在急诊情况下才进行疝修补。在筋膜边缘向内侧的每一次靠拢后，都要评估缺损边缘的张力。虽然无张力的中线重建非常重要，但任何组织的游离都会减弱另一部分自然腹壁的强度，所以不要随意进行游离。Ramirez 描述了一种以皮瓣游离开始的肌肉筋膜逐步推进的方法。如果这还达不到要求，那么从一侧切开腹直肌后鞘，确保游离处均被切开（当切开腹直肌后鞘时，就会看到筋膜"冒出来"）。必要时游离另一侧腹直肌筋膜，甚至同时游离外侧。一般情况下，这将解决宽达 15cm 的椭圆形缺损。以 1 号不可吸收线连续或间断缝合一期关闭中线（图 11.2）。然后将大孔径、轻量型（如果必要，可以用小孔径、重量型）聚丙烯补片置于需前置的位置，使其覆盖整个暴露的筋膜及其外部游离区域。补片覆盖闭合的中线至少 8cm。用简单的皮肤缝合器将补片固定在适当的位置。然后将纤维蛋白胶应用于中线上。胶水通常带有接于两个喷嘴上的使其有共同喷口的装置。我们多使用这个装置来释放纤维蛋白胶，然后用手进行涂抹，使胶水进入补片和腹壁。按 Chevrel 最初的描述，用这种方法首先固定闭合的中线，然后剩余的补片用纤维蛋白胶完全覆盖以固定所有部位（图 11.3a–d）。补片的周围和中心区域应用缝合钉进行固定。如果术中游离了腹外斜肌，我们应用可吸收缝线将补片与游离的每个边的侧缘进行连续缝合（图 11.4）。2~4 根大孔引流管放置于皮下并应用尼龙丝线进行固定。去除多余皮肤和疝囊，然后双层缝合。以 3–0 可吸收缝线关闭

真皮层，4–0 可吸收缝线或尼龙缝线和皮钉联合关闭皮肤。用 BioPatch（Ethicon，Cincinnati，OH）敷料及 Tegaderm 保护膜（3M，St.Paul，MN）固定引流管，并且每周更换。患者带管出院时可应用米诺环素。

术后禁食，直至肠功能恢复，并需全程使用腹带。至于何时拔除引流管，并没有严格规定。分离皮瓣后普遍存在血清肿，所以当引流管几乎无引流液时，才予以拔除引流管，这样有助于控制血清肿的形成。一般情况下，引流管应该至少保留 10~14 天。

讨论

当采用补片修补腹壁疝时，必须考虑到危险因素和遗传因素导致疝的形成。无论采用后置或前置修补，补片必须固定，并且通常应用机械固定。机械固定的问题在于需要依靠固有组织的强度来支持机械固定的完成，这使在已有疝形成倾向的患者中持续存在着复发因素。基于这种考虑，我们团队应用黏合剂进行固定。正如多位其他研究者所展示的一样，应用黏合剂是一种在腹股沟疝修补中固定补片的良好方法。

为了更好地理解黏合剂固定，Stoikes 等对杂交猪前置修补模型中应用纤维蛋白胶固定网片与缝合固定进行了比较。在术后 24 小时，7 天和 14 天，对两组模型进行生物力学剪切测试和组织学评估。在生物力学测试中，24 小时缝合固定组剪切强度更强，但 7 天时两组相同。特别是 7 天时轻量大网孔补片已整合入腹壁中，并且发现补片/筋膜界面比补片或筋膜本身强度更强。结合后组织学类型相似并且应用胶固定无补片移位。结论是纤维蛋白胶具有良好的固定性能。研究的另一个有趣的方面是，应用胶固定组的补片收缩率更小，虽然并没有达到显著的统计学意义。据推测，这是由于补片所有表面都固定的优点，这样可使补片随组织的凸起和褶皱嵌入腹壁，而不像缝合那样是点式固定的[6]。

在腹壁疝修补中，可以从另一个角度理解黏合剂固定补片的原理和应用。缝线固定的效能决定于缝线强度和组织强度，而黏合剂固定的强度仅取决于表面积。从遇到的一些情况可知，在腹壁疝修补

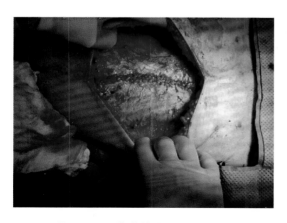

图11.2　肌筋膜前移后关闭中线。

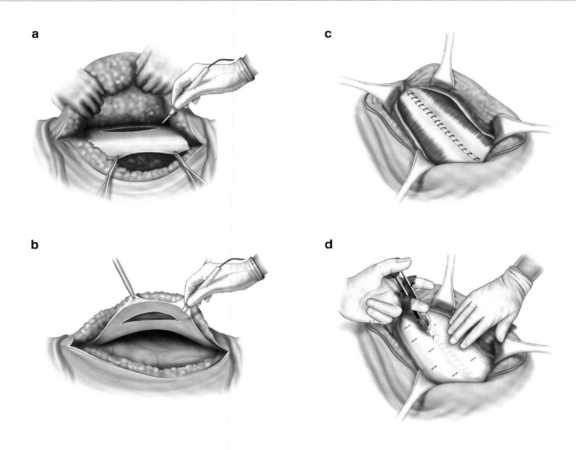

图11.3(a–d)   应用纤维蛋白胶固定补片的腹壁疝前置修补术。

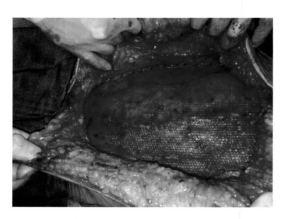

图11.4   沿腹外斜肌松解处以皮钉、纤维蛋白胶及可吸收线连续缝合固定前置补片。

中使用黏合剂结合宽大的肌肉前人工补片具有明显优势。我们对涂上纤维蛋白胶固定补片后立即产生的强度印象深刻。曾遇到补片黏合结束后,肌松药代谢完毕,患者突然出现呛咳并产生极大的腹内

压。补片没有移动并且闭合的中线也没有张力。不需要等待组织长入,就可以消除闭合后中线的张力,这是前置修补方法的关键。

黏合剂固定的远期优点包括防止补片收缩,因为补片收缩涉及到慢性疼痛。近期由 Bendavid 等发表了一篇文章,讨论了补片的收缩与固定作为腹股沟疝修补术后慢性疼痛的原因。虽然这篇文章关注的是腹股沟疝,但关于补片可能导致慢性疼痛原因的发现,可以直接用来理解腹壁疝。Bendavid 认为,一部分原因是补片的变形和收缩产生了凹陷和弯曲的表面,可造成潜在的神经侵袭或长入[7]。这些发现与补片的点固定一致。黏合剂固定可使补片的所有部分完全固定,可能预防收缩和变形,但尚需进一步评估。

临床上我们观察到,与腹腔内修补和腹直肌后修补相比,前置修补患者的术后疼痛明显较轻,对止疼药的需求较少。几个有意义的原因包括,没有

可以导致勒死组织和扎入神经的缝线穿过肌肉和筋膜。另外，与点固定相比，全固定方式可产生更好的负载分配环境，这可使患者在所有固定处都分散承受推拉的载荷。

Rives 修补时，补片与内脏可能会接触。腹壁疝前置修补的另一大优点就是前置修补补片不在腹腔内，而且也不是通过腹壁最薄弱的层次与内脏分离。这使得患者因其他疾病需要再手术的难度降低，且补片并发症的风险也更小。最重要的是，在术后感染或术中污染的情况下，我们已经 100% 保留了补片、清除了感染。补片的前置位置与大网孔结构的组合允许补片与真空的伤口系统快速整合。

（蒋会勇　译）

参考文献

1. Rath A, Zhang J, Chevrel J. The sheath of the rectus abdominis muscle: an anatomical and biomechanical study. Hernia. 1997;1:139–42.
2. Rath A, Attali P, Dumas J, et al. The abdominal linea alba: an anatomo-radiologic and biomechanical study. Surg Radiol Anat. 1996;18:281–8.
3. Chevrel J, Rath A. The use of fibrin glues in the surgical treatment of incisional hernias. Hernia. 1997;1:9–14.
4. Kingsnorth A, Shahid M, Valliattu A, et al. Open onlay mesh repair for major abdominal wall hernias with selective use of components separation and fibrin sealant. World J Surg. 2008;32:26–30.
5. Stoikes N, Webb D, Voeller G, et al. Preliminary report of a sutureless onlay technique for incisional hernia repair using fibrin glue alone for mesh fixation. Am Surg. 2013;79:1177–80.
6. Stoikes N, Sharpe J, Voeller G, et al. Biomechanical evaluation of fixation properties of fibrin glue for ventral incisional hernia repair. Hernia. 2015;19(1):161–6.
7. Bendavid R, Lou W, Koch A, et al. Mesh related SIN syndrome. A surreptitious irreversible neuralgia and its morphologic background in the etiology of post-herniorraphy pain. Int J Clin Med. 2014;5:799–810.

第12章

Rives–Stoppa 腹肌后修补术

Alfredo M. Carbonell II

引言

当 Jean Rives 和 Rene Stoppa 各自开始从事切口疝腹肌后腹膜前修补术时,他们都没能预料到以他们名字命名的手术将会对一代又一代的疝外科医生产生影响。不仅因为该手术的持久性和远期疗效,而且由于补片在腹腔外,因此不会给未来的腹部手术带来问题,这个腹肌后腹膜前间隙补片修补技术日益成为国际上修补复杂腹壁疝的标准方法。

历史

1965 年,Rene Stoppa,一位法籍阿尔及利亚人,开始开展在腹膜前间隙放置一张巨大的 16cm× 24cm 聚酯补片来修补复杂的多次复发的双侧腹股沟疝。他将这个手术称为巨大腹膜前补片修补术(GPPR)[1]。想法是腹内压通过流体静力学的帕斯卡原理作用立即将补片夹在腹膜和腹壁之间,随后补片会结合到周围组织中。他的这项技术的基本原理是将形成疝的压力用来预防疝复发。

Jean Rives,另一个法籍阿尔及利亚人,同时也是 Rene Stoppa 的朋友,因将聚酯补片引进法国而受人称赞。1966 年,为了避免补片暴露于内脏,他直接将补片置于腹直肌后方、腹直肌后鞘前方,弓状线下腹横筋膜和腹膜前,在内脏囊下形成保护层[2]。这彻底改革了切口疝的修补技术并很快成为首选手术方式[3],Stoppa 轻微改良了这个腹肌后筋膜前修补术,他开始利用他对 GPPR 手术的拓展,使修补术更靠近头侧来修复切口疝。

George Wantz,一位在纽约医院接受过培训的康奈尔大学外科临床教授,发展了他自己版本的 Stoppa GPPR,仅针对单侧疝,被称为巨大补片加强内脏囊术(GPRVS)。他也因在美国推广切口疝的腹肌后筋膜前修补术而受人称赞[4,5]。

修补术的生物力学原理

Rives 不太可能在完善腹直肌后的解剖下开展腹直肌肌筋膜的松解。然而,实际是打开腹直肌鞘并且把后层从腹直肌游离开,这将用于把腹直肌从它的鞘中释放出来。而释放将会使腹直肌变宽,并且在腹壁中线重建时使腹白线成为介质,以抵消缝线的张力。

巧合的是,Oscar Ramirez 完美地论证了这个观点。在一篇具有里程碑意义的文章中,Ramirez 阐述了他的组织分离技术,展示了一份 10 例新鲜尸体的解剖学研究。他发现将腹直肌从腹直肌鞘内游离开(与 Rives 的操作大致相同),覆盖腹直肌鞘的腹直肌可以分别在腹部的上、中、下 1/3 处前移 3cm、5cm 和 3cm(图 12.1)。这个手法是 Ramirez 组织分离技术完整的一部分,但是在外科医生试图如此操作时,却常常忽视。尽管如此,它证明了怎样创建腹直肌后平面,为肌筋膜松解术服务并且允许腹中线缺损达 10cm 宽的连接治疗。

腹直肌后间隙为补片修复置入提供一个血管

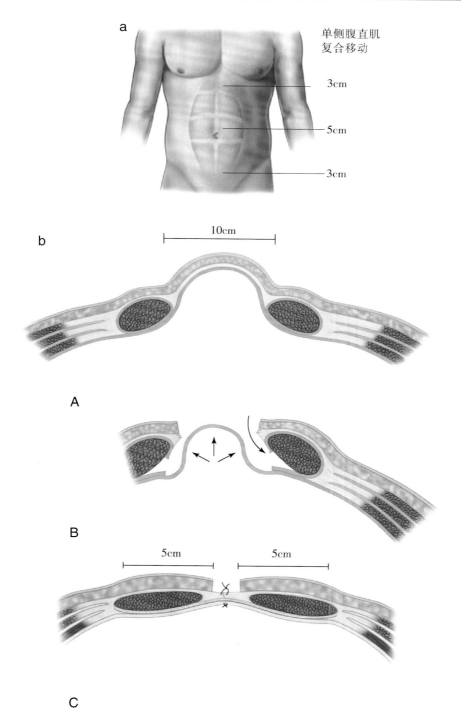

图12.1 (a)分离腹直肌后平面的单侧腹直肌的延展距离。(b)纵向插图显示游离后的腹直肌宽度。

化良好的位置,这个腹肌后的补片位置对分子层和纯机械层都有好处。在动物模型上,补片置于腹壁肌肉后位置,伴有外周细丝状胶原蛋白沉淀。因为在此位置补片与腹壁肌肉前补片置入术或者 Onlay 手术相比,Ⅰ型胶原/Ⅲ型胶原的比值更高[6]。Ⅰ型胶原或者成熟胶原的程度越高,就会导致切口的抗张强度越高。在一份研究中,已经临床论证了在人体补片移植中Ⅰ型胶原/Ⅲ型胶原比值最高的是补片置于腹直肌后间隙。有趣的是,这个比值在复发患者的补片上比在长期疼痛患者的补片上要低得多[7]。这就证实了Ⅰ型胶原/Ⅲ型胶原的高比值对于切口愈合和补片稳定性的重要性。但是,这不是唯一的难题。

腹直肌间隙的机械效益已经用一个新颖的体外腹壁切口疝模拟所证实。这个研究中,腹壁肌肉前的补片位置导致补片的稳定性减少,并且与腹壁肌肉后位置相比,增加了补片压出的可能性[8]。相比置于腹壁肌肉后,补片置于腹壁肌肉前的手术复发率更高。在瑞典国家数据库的一项大型研究中,Israelsson 等表明,腹壁肌肉前修补术(Onlay)的复发率为 19.3%,而腹壁肌肉后修补术(Sublay)的复发率为 7.3%。同样,丹麦腹壁疝数据库的研究证实,腹壁肌肉后组的复发再手术的累积危险度最低,为 12.1%,腹壁肌肉前组为 16.1%,腹膜内组为 21.2% (P= 0.03)[10]。

手术步骤

经典的手术是以中线切口开始,可切除/不切除原切口瘢痕。另外,腹肌后修补术同时可行皮肤脂肪切除术。将皮瓣与腹壁及疝囊游离,手术即可开始。

疝囊

推荐保留疝囊组织,因其可用于重建腹直肌后鞘缺损或关闭内脏囊, 也可以重建腹直肌前鞘缺损,目的是将补片与皮下组织隔开[11]。因此疝囊应在中线处打开并进入腹膜。这样能够充分探查腹腔内容物以及进行与之相关的手术操作。推荐充分游离前腹壁黏连,这将有助于腹直肌后鞘和腹膜在中线处关闭时的活动度。

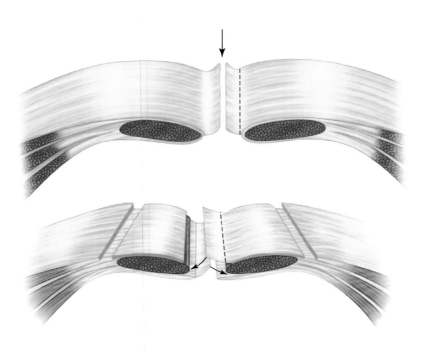

图12.2 保留疝囊,穿过腹直肌鞘边缘以开始腹直肌后分离。

腹直肌后鞘的解剖

保护一侧疝囊，并且在疝囊的腹壁面进行分离，直至一边的腹直肌鞘内侧缘。接着，沿着整个切口的垂直长度切开腹直肌鞘（图 12.2）。在对侧，可将疝囊保留在前方，紧贴这侧疝缺损最内侧边缘的外侧切开腹直肌后鞘。

继续向疝缺损的头端和尾端游离腹直肌后鞘至少 5~8cm。这将在疝的垂直位置上提供充足的空间放置补片。腹直肌后鞘最内侧缘与腹白线融合。白线宽度不同。为了创建一个穿过中线且在腹直肌后、超过疝缺损上下方放置补片的空间，腹直肌鞘必须从白线上切开。分离腹直肌后鞘和腹壁白线两边靠外侧缘时要格外小心。这过程中确保对腹白线的保护，因为它将会成为疝上下方补片腹侧腹壁中线承受张力的部分。如可能，保护腹白线背侧的那层腹膜并且向后分离，可用来桥接疝上下方腹直肌后鞘的切缘（图 12.3）。

朝着腹直肌鞘包膜的边缘，将腹直肌后鞘向外侧从覆盖的腹直肌上分离开。可用手指或海绵钝性分离，或使用电刀分离。腹直肌后分离过程，应特别注意保护腹壁下血管和走行于腹直肌上方由腹直肌鞘最外侧缘发出的腹直肌节段性神经。

如疝缺损延伸到上腹部，则需扩大分离到肋缘和剑突后方。腹直肌后鞘黏附于剑突背面。游离后腹直肌后鞘可从剑突分离并向后下降，解剖在剑突背侧的腹膜前间隙内进行（图 12.4）。

弓状线以下腹直肌后鞘就终止了，仅存在腹横筋膜、腹膜前脂肪和腹膜。对于延伸到脐下的疝，需要保留这些结构以便有组织来关闭内脏囊。分离可能延伸到 Retzius-Bogros 的腹膜前间隙，暴露双侧耻骨、Cooper 韧带和髂血管。

内脏囊关闭

分离完成后，腹直肌后鞘在接近中线处用 2-0 可吸收聚对二氧杂环己酮缝线连续缝合。至少保留疝囊的一部分来协助此层的关闭。虽然弓状线以下的腹横筋膜/腹膜层本质上相对薄弱，但它的弹性使得容易缝合和关闭内脏囊。如使用标准的连续缝合技术可能撕裂，那么可使用水平褥式缝合，通过缝合更多组织来加强缝合强度。腹直肌后鞘完全关闭是至关重要的，以防肠管从补片和腹直肌后鞘间滑出导致肠梗阻的发生。此外，内脏囊的关闭能确保补片不会和内脏接触。由于过大的张力，使得在中线上重新缝合腹直肌后鞘变得困难，有两种选择。腹直肌后鞘的筋膜边缘可直接和大网膜缝合，可有效关闭内脏囊。或者，可将可吸收补片作为内置的移植物缝合至腹直肌后鞘的任何缺损上。

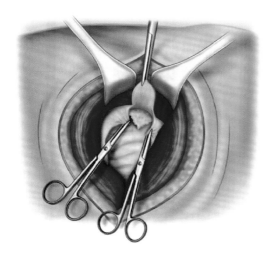

图12.3　腹直肌后鞘已从双侧腹白线切开，同时保留从腹白线上游离下来的腹膜。

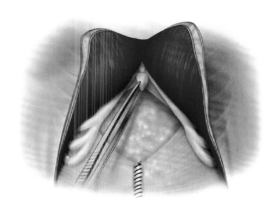

图12.4　腹直肌后鞘从剑突分离并且暴露剑突后腹膜前脂肪平面。

补片固定

每位患者的腹直肌宽度和由此产生的腹直肌后间隙是不同的。理想的是,补片应覆盖整个腹直肌后间隙;补片的最终宽度可能为 10~20cm 或更宽。可测量间隙大小并将补片裁剪成合适尺寸。或者,未裁剪过的补片可先放进间隙,固定后再裁剪。补片应在间隙内固定一圈,使用尖部带线针(Reverdin 针)经腹壁全层慢吸收缝线固定。如补片延伸到肋缘,可将其放置在肋骨下并缝和固定到肋软骨上。目前还未发现这种固定方法会出现其他人提到的副作用。当疝延伸到下腹部,可使用永久的单丝缝线将补片固定到耻骨联合和双侧 Cooper 韧带。补片应紧绷着放置在这个间隙,因为考虑到一旦在补片之上进行腹直肌缝合时,这个间隙甚至会变得更小(图 12.5)。为取得理想效果,外科医生应避免补片起皱,因为这会影响补片与组织的贴合。

对于腹直肌后平面补片固定的必要性还没有真正达成共识。Rives 等[2]最先阐述沿补片周围大量不可吸收缝线缝合。随着疝修补术结果的焦点从复发转为术后疼痛和功能障碍,许多团队改良了他们的固定方式。笔者已经逐步减少大量缝合,并使用 2-0 可吸收聚二氧杂环己酮缝线。也有人使用可吸收固定装置,甚至使用纤维蛋白黏合剂。近几年,尽管盲缝技术有肠道损伤的危险,但许多欧洲人仍直接将补片使用不可吸收线缝合固定至腹直肌后鞘。尽管还没有临床试验来评估腹直肌后间隙的固定

方法,但一项动物研究证实,使用不可吸收缝线、可吸收缝线、纤维蛋白黏合剂,甚至不固定,在固定强度上都没有差异性[12]。固定方式仍然取决于个人选择。

腹壁中线重建

补片放置后,通过单独的穿刺切口在腹直肌后间隙放置两个闭式引流。引流直接置于补片上方。用 0 号可吸收聚二氧杂环己酮线连续缝合将腹白线边缘重新拉近以重建腹壁中线。重建中线有三个目的:首先,重建修复腹部中心腱,因此产生一个有功能性的解剖修补。其次,可增大补片/组织接触面的面积,并且为补片抵抗腹腔压力提供可靠的支撑。再次,补片上的筋膜关闭已经被证实可降低补片感染率[13]。

特别注意事项

前张力评估

在中线关闭时,医生应确定腹直肌前鞘在中线处缝合时,双侧腹直肌肌筋膜松解是否充分足够。可通过夹钳筋膜边缘并反向牵拉证实。如果张力极小,那么医生可行前筋膜关闭。如张力过大,就须做出关于下一步的决定。选择很多,也包括不缝合筋膜。可施行 Ramirez 组织分离技术[14],可使腹直肌进一步内移。更新的方法是行肌筋膜后组织结构分离,即在腹直肌外侧及腹外斜肌间切开而使肌筋膜松解。Mathes 等从浅表到深在详细描述了腹外斜肌和腹内斜肌之间的空间[15]。Carbonell 等描述了腹内斜肌和腹横肌间的空间[16]。Novitsky 描述了腹横肌松解术(TAR)[17],切开腹横肌,然后可进入腹直肌外侧的腹膜前/腹横肌前平面。这些肌筋膜松解术可使腹直肌进一步内移,以避免皮下皮瓣隆起,这是 Ramirez 组织分离技术,即筋膜前组织分离所需要的。笔者目前更偏好使用 TAR 技术,因其易用性和可重复性。所有腹直肌后松解术,由于附着于腹直肌后鞘的外侧腹膜的高度可扩张性,可使其最大

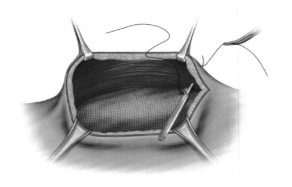

图12.5　将补片置于腹直肌后平面,使用 Reverdin 针便于缝合通道。

程度地内移。

外侧缺损

并发的外侧缺损(如之前的造口部位疝)可使用 Rives-Stoppa 技术处理。这些缺损可位于腹直肌内,但经常位于半月线,或者更糟的是位于腹斜肌内。为了更大程度地向外侧分离以到达缺损,外科医生需要行先前所述的肌筋膜后的组织结构分离。对于远离中线的缺损须进行广泛的分离。一旦分离完成,须关闭腹直肌后鞘内的缺损,腹直肌或腹斜肌前缺损也需要同样处理。

造口旁疝

同样的,除了中线缺损需要修复,同时现存结肠、回肠或者排尿通道的造口旁疝,须行肌筋膜后组织结构分离。方法包括,原位保留造口,但须围绕造口周围进行处理。这个方案中,补片须从其边缘向内侧裁剪出孔洞。然后将补片围绕造口放置,适当固定,并且用非可吸收缝线重新缝合补片孔。或者,可完全拆除造口并且穿过补片的圆孔重新设置造口。

限制因素

Rives-Stoppa 修补术是一项用于修补中线腹壁疝的技术,不适用于单纯腹壁侧面且不涉及腹壁中线的疝缺损。腹壁侧面缺损可直接分离超过缺损和创建腹膜前间隙放置补片。但如患者曾行一侧或双侧腹直肌切除,如行横行腹直肌肌皮瓣重建乳房的女性患者,此时创建腹直肌后间隙将极度困难。这些患者可能更适合腹膜内或 Onlay 方式放置补片。

术后处理

术后,直到 24 小时引流量少于 30mL 时再移除封闭引流。笔者常规让患者携带引流出院并且在这期间不使用抗生素。在恢复期,为了舒适和支撑而使用腹带。

由于经腹手术而导致患者出现术后肠梗阻并不常见,特别是施行了广泛的肠粘连松解术。笔者术后常规不放置胃管,因为留置胃管患者会出现越来越多的术后症状。

术后最常见的并发症是伤口并发症。腹壁上有数个瘢痕的患者其腹壁皮肤的正常血供可能中断。这些患者术前最好请整形外科医生评估,来决定疝修补术手术切口的理想位置。伤口并发症包括皮肤局部缺血、皮肤裂开、血清肿、血肿和手术部位感染。

手术部位感染的发生率与疝修补术中细菌污染或切口分类成正比。腹直肌后间隙中的补片对感染有一定抵抗能力,特别是更新种类的大网孔补片。多位研究者表明,当深层手术部位感染时,采用伤口负压治疗常可轻松化解[18-20]。

报道过的并发症中,比较特殊的是术后腹壁间层疝。这种疝表现为小肠梗阻症状,是因为小肠陷入腹直肌后鞘和补片间的空间。这种情况仅发生于腹直肌后筋膜关闭后裂开,出现这种情况的可能比我们认为的更多。如患者术后未能按预期恢复,应高度怀疑此情况。CT 检查显示关闭的后鞘存在缺损且壁间空间内有肠管[21]。

总的来说,多个大型研究表明 Rives-Stoppa 切口疝修补术的复发率低于 10%[9,10,13,22-25]。

总之,切口疝修补的 Rives-Stoppa 技术从启用开始经历了将近 50 年的时间考验。与其他技术相比,此技术可谓标准术式。

(王永　译)

参考文献

1. Stoppa R, Petit J, Abourachid H, Henry X, Duclaye C, Monchaux G, et al. Original procedure of groin hernia repair: interposition without fixation of Dacron tulle prosthesis by subperitoneal median approach. Chirurgie. 1973;99(2):119–23.
2. Rives J, Lardennois B, Pire JC, Hibon J. Large incisional hernias. The importance of flail abdomen and of subsequent respiratory disorders. Chirurgie. 1973;99(8):547–63.

3. Stoppa RE. The treatment of complicated groin and incisional hernias. World J Surg. 1989;13(5):545–54.

4. Wantz GE. Giant prosthetic reinforcement of the visceral sac. Surg Gynecol Obstet. 1989;169(5):408–17.

5. Wantz GE. Incisional hernioplasty with Mersilene. Surg Gynecol Obstet. 1991;172(2):129–37.

6. Binnebösel M, Klink CD, Otto J, Conze J, Jansen PL, Anurov M, et al. Impact of mesh positioning on foreign body reaction and collagenous ingrowth in a rabbit model of open incisional hernia repair. Hernia. 2010;14(1):71–7.

7. Junge K, Klinge U, Rosch R, Mertens PR, Kirch J, Klosterhalfen B, et al. Decreased collagen type I/III ratio in patients with recurring hernia after implantation of alloplastic prostheses. Langenbecks Arch Surg. 2004;389(1):17–22.

8. Binnebösel M, Rosch R, Junge K, Flanagan TC, Schwab R, Schumpelick V, et al. Biomechanical analyses of overlap and mesh dislocation in an incisional hernia model in vitro. Surgery. 2007;142(3):365–71.

9. Israelsson LA, Smedberg S, Montgomery A, Nordin P, Spangen L. Incisional hernia repair in Sweden 2002. Hernia. 2006;10(3):258–61.

10. Helgstrand F, Rosenberg J, Kehlet H, Jorgensen LN, Bisgaard T. Nationwide prospective study of outcomes after elective incisional hernia repair. J Am Coll Surg. 2013;216(2):217–28.

11. Picazo-Yeste J, Morandeira-Rivas A, Moreno-Sanz C. Multilayer myofascial-mesh repair for giant midline incisional hernias: a novel advantageous combination of old and new techniques. J Gastrointest Surg. 2013;17(9):1665–72.

12. Grommes J, Binnebösel M, Klink CD, Trotha KT, Junge K, Conze J. Different methods of mesh fixation in open retromuscular incisional hernia repair: a comparative study in pigs. Hernia. 2010;14(6):623–7.

13. Petersen S, Henke G, Zimmermann L, Aumann G, Hellmich G, Ludwig K. Ventral rectus fascia closure on top of mesh hernia repair in the sublay technique. Plast Reconstr Surg. 2004;114(7):1754–60.

14. Ramirez OM, Ruas E, Dellon AL. "Components separation" method for closure of abdominal-wall defects: an anatomic and clinical study. Plast Reconstr Surg. 1990;86(3):519–26.

15. Mathes SJ, Steinwald PM, Foster RD, Hoffman WY, Anthony JP. Complex abdominal wall reconstruction: a comparison of flap and mesh closure. Ann Surg. 2000;232(4):586–96.

16. Carbonell A, Cobb W, Chen S. Posterior components separation during retromuscular hernia repair. Hernia. 2008;12(4):359–62.

17. Novitsky YW, Elliott HL, Orenstein SB, Rosen MJ. Transversus abdominis muscle release: a novel approach to posterior component separation during complex abdominal wall reconstruction. Am J Surg. 2012;204(5):709–16.

18. Rueda Perez JM, Cano Maldonado AJ, Romera Barba E, Navarro Garcia I, Espinosa Lopez FJ, Galvez Pastor S, et al. Manejo conservador de la infección de la herida quirúrgica asociada a material protésico, con terapia de presión negativa. Revista Hispanoamericana de Hernia. 2013;1(2):81–5.

19. Meagher H, Clarke Moloney M, Grace PA. Conservative management of mesh-site infection in hernia repair surgery: a case series. Hernia. 2015;19(2):231–7.

20. Berrevoet F, Vanlander A, Sainz-Barriga M, Rogiers X, Troisi R. Infected large pore meshes may be salvaged by topical negative pressure therapy. Hernia. 2013;17(1):67–73.

21. Carbonell AM. Interparietal hernias after open retromuscular hernia repair. Hernia. 2008;12(6):663–6.

22. McLanahan D, King LT, Weems C, Novotney M, Gibson K. Retrorectus prosthetic mesh repair of midline abdominal hernia. Am J Surg. 1997;173(5):445–9.

23. Martín-Duce A, Noguerales F, Villeta R, Hernández P, Lozano O, Keller J, et al. Modifications to Rives technique for midline incisional hernia repair. Hernia. 2001;5(2):70–2.

24. Flament JB, Palot JP, Lubrano D, Levy-Chazal N, Concé JP, Marcus C. Retromuscular prosthetic repair: experience from France. Der Chirurg; Zeitschrift für alle Gebiete der operativen Medizen. 2002;73(10):1053–8.

25. Novitsky YW, Porter JR, Rucho ZC, Getz SB, Pratt BL, Kercher KW, et al. Open preperitoneal retrofascial mesh repair for multiply recurrent ventral incisional hernias. J Am Coll Surg. 2006;203(3):283–9.

第 13 章

后组织分离技术:腹横肌松解术

Yuri W. Novitsky

引言

随着疝外科技术的进步,腹壁重建技术逐步普及。笔者相信,大部分的腹壁疝手术的终极目标,应该是通过修复自身组织以及使用补片加强,从而恢复腹壁的功能。本书第 14~16 章描述的前组织分离技术其关键点在于切开腹外斜肌及其腱膜。这项技术最早由 Ramirez 描述,由于需要进行大范围的腹壁皮瓣游离,术后伤口并发症高达 63%[1-3]。一些改良后的微创技术可以减少腹壁皮瓣的游离范围和减少伤口并发症,但也同时限制了腹腔内补片放置的范围。为了减少并发症,笔者更倾向使用肌后置片技术(Sublay)。对于中等大小缺损,经典的 Rives-Stoppa 腹直肌后修补(参见第 12 章)已经能够提供安全可靠的效果[4-7]。然而,该技术也存在肌筋膜组织向中线推移程度有限的缺点,同时腹肌后空间局限,难以使用足够大的补片对内脏囊进行大范围的覆盖。为了克服腹直肌鞘的局限性,一些通过腹膜前修补或者腹肌间修补的技术已有报道[7,8],但都存在肌筋膜中线推移有限和(或)需要破坏腹直肌的血管神经束的缺点。

为了解决传统肌后修补技术的缺点,我们开创了一种全新的后组织分离技术：腹横肌松解术(Transversus Abdominis Muscle Release, TAR)[9]。该技术能够通过大范围的侧方分离,获得最大程度的腹直肌后鞘及筋膜的中线推移,创造出宽阔的肌后空间进行大张网片放置,同时保存了腹直肌的血管神经供应,更重要的是,该技术能够重建腹壁中

线却无须分离皮瓣,从而减少伤口并发症的发生。本章我们会详细叙述 TAR 技术的前世今生,它的解剖学和生理学基础,它的使用适应证和禁忌证,它的技术细节和相应的临床效果。

TAR技术的发展历史

我们第一例 TAR 手术在 2006 年末施行,在此之前,我一般使用前述的腹膜前扩大分离的 Rives-Stoppa 技术。但一次偶然的机会我参加了一堂尸体解剖课,无意中发现在上腹部,腹横肌对比其他部位更为发达,肌纤维一直向内侧延伸并且到达半月线内侧,同时与其背侧的肋缘有着密切的关系(图 13.1),由此我们开始对 TAR 技术的探索。我们最早的 TAR 系列报道在 2009 年的世界疝外科大会上展示,得到褒贬不一的评价,包括对它的效果、可重复性抱怀疑态度,担心腹横肌松解以后腹壁稳定性是否受损等等。然而,随着我们进一步的技术报道和对第一批 42 名患者的长时间随访[10],更多证据表明 TAR 技术的安全性和有效性,目前正逐步被全世界的疝外科同道所接纳和采用。

TAR技术的解剖学和生理学基础

正如第 1 章所描述的,腹横肌的解剖特征决定了它成为后组织分离技术的关键目标。在上 1/3 腹壁,腹横肌纤维明显延伸到半月线(腹直肌的外缘)的内侧(图 13.1),其末端插入到肋骨下缘(第 7-12 肋软骨)和剑突,在头侧同时与膈肌相互交织。随着

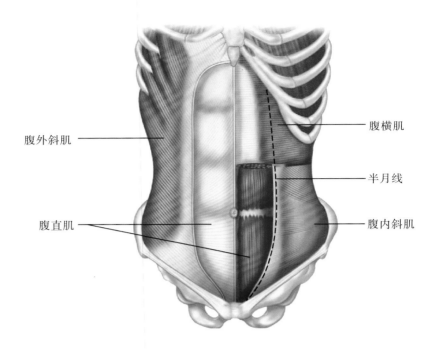

腹外斜肌

腹横肌

半月线

腹直肌

腹内斜肌

图13.1　腹壁肌肉结构，注意在上腹部，腹横肌纤维向内侧延伸超过半月线。

向尾侧推进，腹横肌纤维的内侧延伸逐渐减退，在脐水平及以下，几乎没有肌肉纤维，而是以腹横肌筋膜代替。再者，与腹外斜肌和腹内斜肌不同，腹横肌纤维走行呈水平方向，这正是腹壁疝手术中腹直肌复合体推进的理想方向，所以在 TAR 技术中，所有的腹壁组织结构都能获得很好的中线推进。

　　在后组织分离技术中，腹横肌的生理功能也起到关键作用。它与腹内斜肌（不含腹外斜肌）都是维持腹腔内压力的关键肌肉，它为整个胸腰筋膜提供环周张力，实际上腹横肌往往被认为是腹壁的"紧身衣"。腹横肌的松解和其后的深层筋膜组织松解，消除了肌肉结构对侧腹壁的张力。理论上，能够最大限度地扩大腹壁周径和推进整个腹直肌复合体的中线位移。这些功能的改善，主要归功于 TAR 并不仅仅是解放了后方组织结构，而且使前腹壁组织也得到有效的中线推移，TAR 的优势在巨大腹壁缺损修补中更为突出。

适应证和患者选择策略

　　对于手术方式的选择策略，我个人习惯是腔镜

优先。对于那些中小型的缺损（宽度<8cm），没有腹腔内补片置入史，没有皮肤病损或者植皮史，没有伤口二期愈合等病例，一般都能够在腹腔镜下完成手术。即使一些病例能够通过开放的 Rives-Stoppa 手术取得良好的治疗效果，但对大部分这类患者，我还是会选择腔镜修补。除此以外，剩下的患者我才会选择开放手术。而我的开放手术又是以 TAR 技术为主。对于那些需要通过肌筋膜组织分离来重建腹壁的患者，当不适合使用前组织分离技术时，后组织分离技术就显得尤为重要。这其中包括有肋缘下/人字形切口疝、有阑尾手术切口、有过腹壁成形术和有过前组织分离手术史的患者。再者，巨大的剑突下疝、髂骨旁疝、耻骨上疝往往都不是前组织分离技术的适应证，更适合使用后组织分离技术和 TAR 技术。最后，在笔者的实践中，大部分的造口旁疝也是 TAR 手术的良好适应证。

　　TAR 技术并没有绝对禁忌证，相对禁忌包括既往有腹膜前修补或者腹肌后修补手术史者，需要进行脂膜切除术或者腹壁成形术者，还有那些曾经罹患过严重的坏死性胰腺炎者（导致后腹膜区广泛的瘢痕化）。值得注意的是，TAR 不适宜联合前组织分离技术使用，否则腹内斜肌将变成侧腹壁张力的唯

一承受者，这样很可能导致明显的侧腹壁松弛甚至疝的发生。但是，当患者经过前组织分离手术后复发的情况下，尽管此时采用 TAR 很可能面临者术后侧腹壁膨出的风险，但却是最有效的甚至可能是"最后一搏"。我们最近报道了关于这类疑难病例的治疗经验，取得了良好的短期效果[11]。值得注意的是，在这组独特的病例中，为了获得持续可靠的修补，我主张使用重量型聚丙烯补片。

术前准备

细致的术前影像学检查对腹壁疝修补的成败至关重要，尤其在面对那些复杂疑难病例时。我一般建议常规进行腹/盆腔 CT 检查，但不需使用口服或者静脉注射造影剂。CT 检查对于肥胖患者尤为重要，因为体格检查的作用往往有限，但 CT 却能够勾画出所有的腹壁缺损，再者还能够发现腹腔内一些能引起患者不适的潜在病变。腹部 CT 还能探查原来放置的合成补片和（或）潜在感染情况。另外，对于某些疑难的病例，在进行决定性的腹壁重建手术前，进行一次结肠镜检查也是很有必要的。

良好的术前准备是获得最佳治疗效果的关键，大体的原则已经在第 4 章陈述。对于需要进行疝修补手术的肥胖患者，我们中心提供营养评估和咨询服务。对于那些没有梗阻症状者，决定性的腹壁重建手术将会推迟到他们减重达标后再实施。坦白地说，我们并没有制定排除手术的 BMI 标准，因为手术时机需要根据多个因素综合考虑。应该指出的是，相当一部分有症状的肥胖的疝病患者将会进展至需要急诊手术的情况，这将会大大增加手术难度和风险。为了达到减重目标，我们的减重团队将仔细评估者情况以筛选出合适的减重手术病例。不幸的是，目前美国的保险政策并不支持疝病患者术前进行减重手术，所以，尽管目前尚在研究阶段，但在将来，同期进行减重和腹壁修补手术将可能变成常规。另外我们也强调严格的术前血糖控制，所有择期手术在糖化血红蛋白（HgA1C）低于 8 之后才能进行。最后，戒烟也是必须的。

手术操作

患者体位

患者置仰卧位，备皮区域上到乳头线，下至大腿中部，两侧到达腋后线。我会常规使用外科手术薄膜（3M，St. Paul，MN）以减少补片感染的机会。

步骤 1. 切口／腹腔粘连松解

对于大部分患者我们都是采用中线切口，但对于那些合并有过往手术瘢痕、皮肤退化萎缩或者溃疡的患者，我们也会采用椭圆形或者"泪滴"样切口。大部分患者，尤其巨大中线疝合并病态肥胖者，我会常规切除肚脐以减少术后伤口并发症。尽管一些学者主张采用腹膜外分离法，我却主张进腹完全分离与前腹壁粘连的肠管，这很关键，理由有三：①在施行肌筋膜分离时，腹壁粘连可能导致腹膜/后鞘撕裂；②不能有效辨识粘连的内脏结构，组织分离时容易造成内脏误伤；③与前腹壁致密的粘连会阻碍后组织结构的中线推移。除非患者术前已有梗阻症状或者手术需要切除部分肠管，否则我一般不会分离肠管之间的粘连。完成腹腔粘连分离后，我会将一张点数的大布巾置入包裹整个内脏囊，四周嵌入两侧结肠旁沟、盆腔和肝脏上缘，直到食管裂孔。在后续的肌筋膜分离过程中，此举有助于保护整个内脏囊。

步骤 2. 腹直肌鞘切开／腹直肌后分离

完成腹腔粘连分离后，我们将切开腹直肌后鞘，有时候准确的切入点不容易判断，尤其是那些巨大的缺损合并腹直肌向两侧回缩的病例（图 13.2）。准确辨识腹直肌和疝囊的连接点很重要，只有那样，才能准确地在中线的外侧 0.5~1cm 处切开腹直肌后鞘（图 13.3a，b）。之后，应该能够清楚看到腹直肌纤维（图 13.4），否则就很可能已经错误地分离到疝囊所在并进入到皮下层。我习惯从疝囊颈所在位置开始分离，一般能够准确进入到腹直肌后层面。另外，可以使用双手触诊，也能准确地辨识腹直肌的内侧缘，不失为一个有效的方法。完成腹直肌

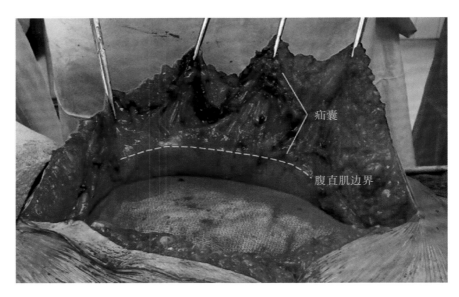

疝囊

腹直肌边界

图13.2　点数的大布巾覆盖整个内脏囊，辨认腹直肌边缘。

后鞘切开后，在腹直肌后层面分离，直至外侧的半月线。在这个层面，我一般会使用电刀电凝分离那些细网状结缔组织，一些发自腹壁动脉的细小穿支也予以电凝后切断。有时候也可用一些钝性器械或用手指进行分离，在这个过程中，持续的张力很重要，我一般使用两把腹壁拉钩将腹直肌向上提拉，然后多把皮钳夹持切开的腹直肌后鞘切缘对抗牵引（图 13.5）。这个分离的外侧边界是进入到腹直肌外缘的血管神经穿支，它们是胸腹神经（肋间神经）的分支，在半月线的内侧穿过腹直肌后鞘从而进入腹直肌（图 13.6）。这个层面向头侧肋缘扩展。值得注意的是，镰状韧带依附于右腹直肌后鞘的深面，在分离过程中需要保护（图 13.7）。头侧方向的分离根据疝环缺损的范围决定，可以扩展到上腹部甚至剑突区域，必要时甚至可以到达剑突上方（下文详述）。尾侧方向，在分离进入盆腔之前，需要离断弓状线（Douglas 线）与腹白线在中线处的附着，之后将顺势进入到下腹部腹膜前间隙。腹壁下血管，走行于腹横筋膜的浅面，沿着腹直肌的外后侧面上行，在解剖过程中需要辨识和保护，如果在腹横筋膜的浅面分离解剖则可能导致该血管损伤。继续向下，我一般会继续分离进入到耻骨膀胱间隙（Retzius 间隙），显露耻骨联合和耻骨梳韧带（Cooper 韧带）（图 13.8）。

步骤3. 显露和松解腹横肌

一旦腹直肌后平面分离到达半月线，意味着到达传统 Rives–Stoppa 手术的极限，如果还想继续向外扩展，就要进行后组织分离和 TAR 手术。一般从上 1/3 腹部（或者在该次手术腹直肌后分离层面的最上缘）开始，再次纵向切开腹直肌后鞘，显露其下方的腹横肌纤维（图 13.9a,b）。在这里务必要注意腹直肌后鞘的切缘一定要在血管神经穿支的内侧，否则这些穿支一旦损伤将导致腹直肌去神经化并萎缩（图 13.10）。正如前所述（图 13.1），在上腹部，腹横肌纤维内侧界延伸远远超过半月线，这是实施 TAR 的解剖学基础。所以如果后鞘切开线太靠近内侧，腹横肌纤维可能已经退化为腱膜，难以辨别，进而误切开腹膜。同样，如果从中下腹部开始 TAR，这里的腹横肌纤维更靠近外侧，切开后鞘后看到的腹横肌是筋膜结构而非肌肉机构，一样难以辨别。事实上，腹横肌肌肉纤维结构只在上腹部更为明显，到脐水平处就几乎已经没有腹横肌纤维延伸到半月线，再向尾侧，就只剩下腹横筋膜而已了。所以腹直肌后鞘应该从头侧向尾侧的方向切开，这样更容易辨别下方的腹横肌结构。而在下腹部，弓状线外侧缘与半月线连接处也要分离（图 13.11）。

接下来我将注意力集中在腹横肌本身。千万不

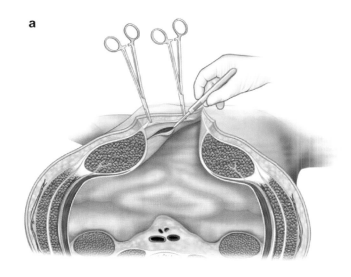

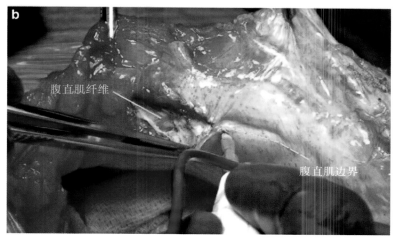

图13.3 腹白线稍外侧，后鞘的切开线。(a)图示，(b)术中所见。

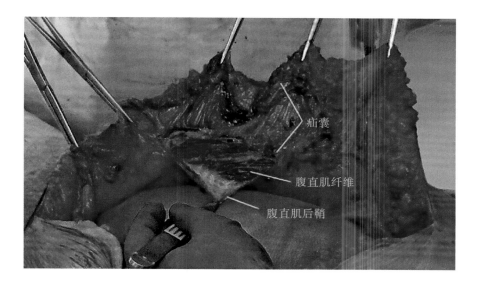

图13.4 在疝囊边缘的稍外侧切开，此时务必要看到的是腹直肌纤维，才能确保是在正确的位置切开了腹直肌后鞘。

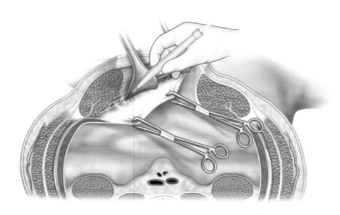

图13.5　腹直肌后分离后鞘,朝向半月线。

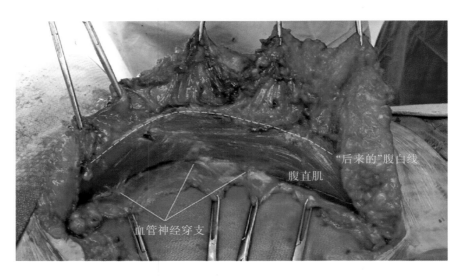

图13.6　腹直肌后分离完成后,在半月线稍内侧缘的后鞘,有支配腹直肌的血管神经穿支,术中注意保护。

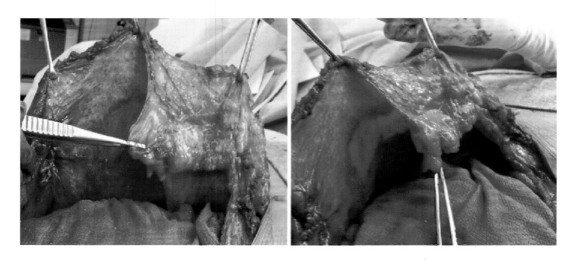

图13.7　肝镰状韧带保留附着在右侧腹直肌后鞘上。

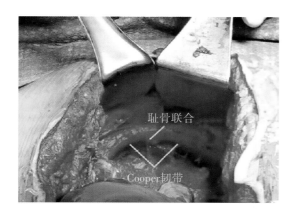

图13.8　解剖耻骨膀胱间隙(Retzius间隙)和耻骨梳韧带。

的腹横肌纤维更容易辨识并且更容易和下方的筋膜分离(图 13.12a,b)。使用直角钳(right-angled)会使得分离更加容易,并且减少损伤下方腹横筋膜和腹膜的机会。离断肌肉后将进入腹横筋膜和腹横肌之间的层面,这是在上腹部一个理想的层面。再者,我一般会使用手指对肋缘下进行小范围的分离,目的是确定分离的平面是否在肋缘背侧正确的层面上。如果发现是在肋缘前方,说明走错了层面,侧方分离应该停止,需要重新辨认腹横肌并正确地离断。必须明确的是,从腹直肌后鞘进入肋缘上方腹膜外层面的唯一途径就是如前所述的腹横肌松解。

要在腹横肌的浅面分离,因为这是神经走行平面,会损伤到之前辨识的神经穿支。腹横肌将在内侧缘电凝切断,此步骤最好从上 1/3 腹开始,因为这里

步骤4. 侧腹/后腹膜区域分离

松解腹横肌之后,在其深面向外侧扩展游离。采用小心细致的钝性分离,减少腹膜外层结构的撕

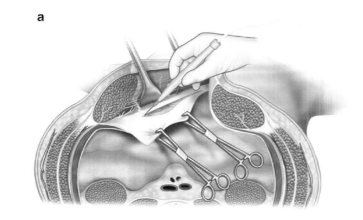

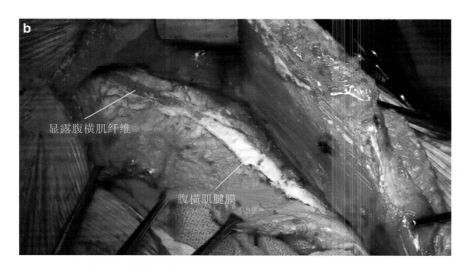

图13.9　腹直肌后鞘外侧缘的切开,此步骤最好在尽可能靠头侧的区域开始。

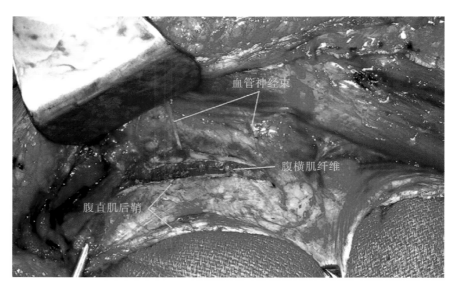

图13.10　腹直肌后鞘的外侧(二次)切开处,在需要保护的腹直肌血管神经束穿支的内侧缘。

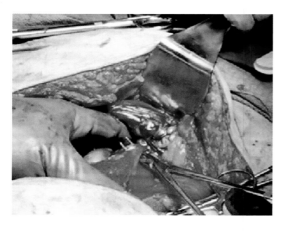

图13.11　分离弓状线的外缘,它与半月线连接。

裂,我一般用一把直角钳轻轻夹持腹横肌的外侧断面并向上提拉,多把皮钳夹持切开的腹直肌后鞘切缘向内侧下方提拉作对抗牵引,然后使用"花生米"钝性分离将腹横肌和下方的腹横筋膜分离(图13.13)。这应该是一个疏松无血管的平面,如果分离过程中感觉困难或者较多出血,术者应该注意是否错误地进入了肌肉间层面。有时候腹横筋膜比较菲薄,难以辨识,分离后自然就进入到腹膜外层。这时候要小心避免破坏非常菲薄的腹膜层,一旦撕裂了要缝合修补,我一般使用 2-0 Vicryl 缝线进行横向连续缝合或者"8"字缝合,注意不是垂直方向,避免再次撕裂腹膜。

腹横筋膜前/腹膜前层面实际是与后腹膜层相连续的,它们之间的过渡标志是后腹膜区的腹膜外脂肪层。如果需要的话,继续向外后方分离将会到达腰大肌的外侧界。注意,腰大肌外侧缘是我们后方分离的极限,它可以作为我们的安全标志,并以此为引导向尾侧分离到达髂窝间隙(Bogros 间隙)和肌耻骨孔(MPO)。完成此步分离后,腹直肌后鞘能获得大范围的中线推移,同时形成一个巨大的腹肌后区域"口袋",为后续的补片放置提供广阔的空间(图 13.14)。

步骤5.下部的分离

当显露双侧耻骨梳韧带(Cooper 韧带)和耻骨以后(已前述),继续向外侧分离,跨过整个肌耻骨孔(MPO)。在这里要注意的是,沿着髂耻束分离以避免意外损伤血管神经。在女性,我们常规离断子宫圆韧带;而男性,仔细辨认精索并小心去腹膜化(与腹腔镜腹股沟疝手术——TAPP、TEP 中的步骤相似)。所有的直疝和斜疝都要回纳处理,事实上,如果术前担心合并有腹股沟疝/股疝,那么分离范围至少要超过内环口到达髂腰肌5cm 以上,后续补片放置才能完整覆盖整个肌耻骨孔的下缘,这点与TAPP、TEP 手术相似。膀胱可以注入生理盐水以便于辨认和分离,在有既往盆腔手术史(例如,前列腺和膀胱手术)的患者中,此处的解剖须尤为谨慎。

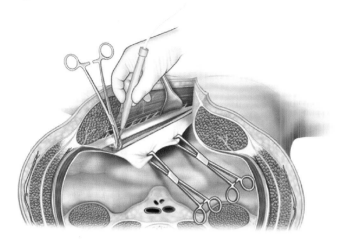

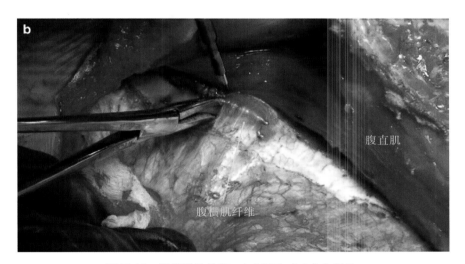

图13.12　腹横肌的松解。(a)图示,(b)术中所见。

当然,也可以从外侧向中线的方向分离。从头侧开始,当腹横肌被松解继而侧方分离一直到达后腹膜区时(已前述),我们可以沿着腰大肌外侧缘转向尾侧分离,到达肌耻骨孔的外下缘,继而转向内侧,通过钝性分离,到达腹膜外层也就是腹横筋膜的背侧（腹膜的腹侧）,最后进入耻骨膀胱间隙(Retzius 间隙)。而我的习惯一般是先解剖双侧肌耻骨孔和耻骨梳韧带,向中间靠拢到达腹白线,最后联通整个耻骨膀胱间隙。

步骤 6. 上部分离

根据疝缺损的位置不同,上部的分离可以仅仅到达上腹部或者是超越剑突到达胸骨后区域。两种情况的技术细节有所不同,下面将分别阐述。

(1)上腹部的分离

对于缺损上缘距离剑突有 6~8cm 以上的中线疝,我们无须分离剑突上区域,但要在缺损上缘,建立一个腹直肌后方左右相连的平面以放置补片。一般来说,缺损上方完整的腹白线会阻碍左右空间的连续,但是为了防止在缺损上缘的疝出复发,我们一般要求补片超过缺损上缘并在腹白线的后方向上嵌入 5cm 以上,为了打通左右不相通的腹直肌后平面,我们要切开腹直肌后鞘与白线的结合部(图13.15)。具体操作方法是,找到双侧腹直肌后鞘与白线各自的结合部,也就是腹白线外侧 0.5cm 处的后鞘,向头侧方向切开 5cm 以上,然后左右后鞘的切缘将被重新缝合连接,这样补片就能够平整放置在原来的白线的后方。为了更容易实施这一步骤,

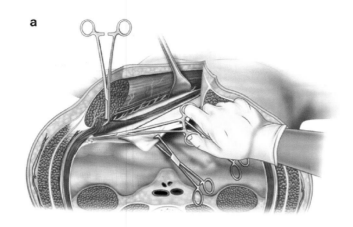

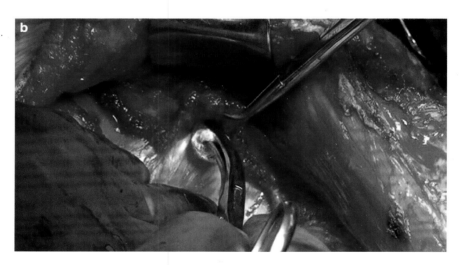

图13.13 在松解后的腹横肌深面进行的后组织分离技术。

图13.14 腹横肌后分离进入侧方腹膜后区域,后鞘层面向中线推移。

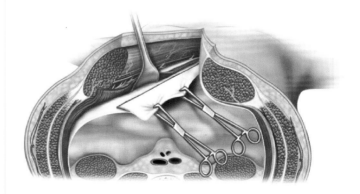

我一般会把将其安排在左右侧方分离和其他操作完成以后。

(2)超越剑突以上的分离

对于大部分的中上腹腹壁缺损,我相信向头侧解剖到胸骨后区域是非常关键一步,它能有效减少从上腹部/剑突下的复发机会。首先,腹白线向上切开到剑突;随后,切开左右后鞘与剑突的连接,将会见到胸骨后区的三角形的脂肪垫;最后,整个腹肌后间隙和上腹部胸骨后区域联通。两侧腹直肌后鞘的切缘继续向上延伸到稍高于肋缘,随后将两侧最上方的与剑突外侧相连的腹横肌纤维离断,但需要注意不能切断腹横肌在内上方向与膈肌前部相连的纤维,否则将会造成医源性的胸骨后膈疝(Morgagni疝)。将腹膜/腹横筋膜与膈肌分开,原来的腹肌后分离平面可以继续向上延伸到达胸骨后方区域。对于那些位于上腹部的疝缺损,分离胸骨后方区域并显露膈肌中心腱(图13.16)是很有必要的,这样补片才能得到足够的覆盖距离。同样,这一步一般都是放在最后,也就是双侧腹肌后平面分离完全后再施行。

步骤7. 关闭腹直肌后鞘

一旦双侧的分离都完成后(大部分复杂疝都需要双侧分离),就将左右腹直肌后鞘向中线靠拢,用2-0的Vicryl或者PDS缝线连续缝合关闭(图13.17a,b)。个别情况下,如果左右后鞘不能并拢,剩下的缺口我们可以使用自身组织(例如网膜)填补,也可以用聚羟基乙酸(Vicryl)补片(图13.18a)或者生物补片(图13.18b)桥接修补缺口。关闭后鞘的原因有三点:①防止腹腔内脏器疝出到腹膜外层;②腹腔脏器不接触位于腹膜外层的补片,所以无须使用昂贵的合成防粘连补片;③我相信后鞘的关闭能为腹壁的重建提供少量额外的支持力。

步骤8. 腹膜外层创面冲洗和腹横肌层封闭

当后左右鞘缝合重新连接后,一个完整的腹膜外层"口袋"已经完成。在清洁污染或者污染的病例中,在放置补片之前,我会使用抗菌素溶液对创面进行加压脉冲灌洗。我们已经发现这样的灌洗能够在污染伤口中明显减少细菌负荷。完成冲洗后,可以进行腹横肌层封闭。因为肌层间(腹横肌和腹内斜肌之间)含有肋间神经,容易辨认,我会用80~100mL稀释的布比卡因脂质体溶液对左右两侧的腹横肌平面进行注射封闭(图13.19)。

步骤9. 补片的放置/固定

补片以Sublay的方式放置在腹肌后层面。遵从"巨大网片加固内脏囊(GPRVS)"的原则能够使得修补更加可靠耐久。TAR和其他的修补方法不同,补片的大小并非根据疝缺损大小决定,实际上在我大部分的TAR手术中,补片放置的范围至少是到达腋前线,此举能从根本上消除侧方复发的可能。对于那些到达脐部的缺损,我通常会解剖到整个耻骨膀胱间隙(Retzius间隙),补片到达并固定在耻骨梳韧带(Cooper韧带)。我一般先在两侧的Cooper韧带上分别间断缝合一针,(图13.20a)接着将线尾分别穿过补片,将线结打在补片的背面(图13.20b),这样不仅有利于补片放置,更是有利于补片重叠覆盖耻骨后间隙。有一点要注意的是缝线在补片的宽度应该等同于Cooper韧带上的缝合宽度,这样能避免打结后补片皱曲。补片下方这样的固定,对于抵消向下的腹腔内压力至关重要,从而能够减少经耻骨上方的复发。同理,在上方,补片应覆盖到上腹部或者胸骨后平面(如前述)。

补片固定我们采用透壁缝合的方法,具体是用1号单股可吸收缝线先缝在补片上,在体表对应位置皮肤做戳孔,使用Carter-Thomason针刺钳(Cooper Surgical,Trumbull,CT,USA)(图13.21)经同一戳孔两次刺入(针距大概1cm)后分别抓持线尾带出。过去,我一般要做10~14针这种全层透壁缝合固定,然而经过这些年的实践,我发现其实并不需要那么多缝合,尤其在侧腹壁,如果我们分离范围足够,在侧腹能获得足够的补片覆盖,同时在没有太多张力的情况下在中线重建腹白线,就可以减少甚至免除侧腹的缝合固定。然而下腹部固定在双侧Cooper韧带的两针单纯缝合(如前述)却是必不可少的。在上腹部,尤其是那些上腹部的缺损,补片应该覆盖超过肋缘上并到达剑突后方区域,并在剑突周围作数针单纯缝合固定补片,这些缝合一

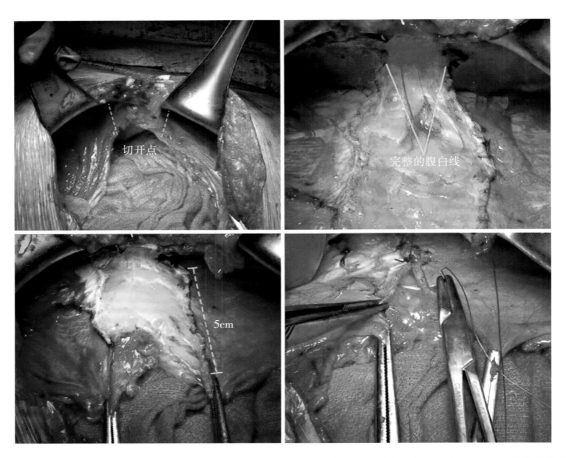

图13.15 在上腹部,需要将两侧的腹肌后分离的层面相连接,双侧的后鞘需要继续向上切开至少5cm以上,白线保持完整,但在其下方将后鞘重新缝合相连,这样在白线和后鞘之间就有足够的层面放置补片,从而减少了通过补片头侧上缘的复发。

图13.16 完成分离的剑突下和胸骨后方区域,该层面可以向上一直延续到膈肌中心腱。

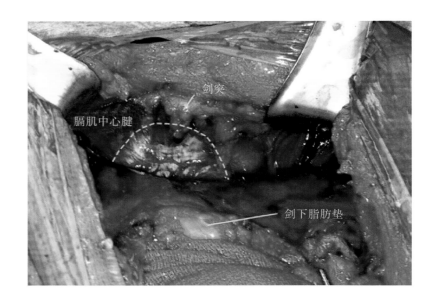

a

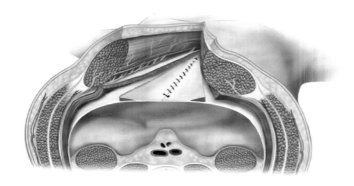

b

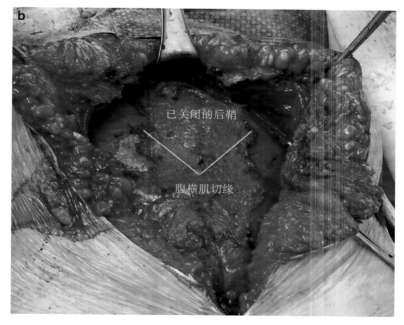

已关闭的后鞘

腹横肌切缘

图13.17　后鞘层面缝合，重建内脏囊。(a)图示，(b)术中所见。

般在距离补片上边 5cm 左右，这样做的目的是让上方有更多的重叠覆盖。

补片的选择仍是一个争议性的话题。我一般使用大网孔的中量聚丙烯补片，但在中线重建张力过高或者无法重建的情况下，就需要使用重量型补片。再者，如果是侧腹的缺损或者是经过前组织分离手术后复发的病例，也最好使用重量型的聚丙烯补片。我强烈反对在巨大疝开放重建手术中使用聚酯材质的补片，另外，生物可吸收材质或者新型生物补片在腹肌后修补手术的作用仍有待研究。

步骤10. 前筋膜层和皮肤的关闭

在补片的前方放置粗负压封闭引流管后，将双侧腹直肌向中线拉拢，在补片的腹侧，使用单股缝线将腹白线连续缝合重建(图 13.22)。有时候白线重建张力较高或者不确定时，也可以结合使用"8"字缝合。随后皮下软组织逐层缝合关闭，切除多余的或者是萎缩退化的皮肤和皮下组织，减少术后伤口并发症。如果皮下死腔无法消除，则需要另外放置皮下引流管。皮肤使用连续缝合或者皮肤钉钉合关闭，皮肤张力高的区域则可使用 000 尼龙缝线垂直褥式减张缝合。

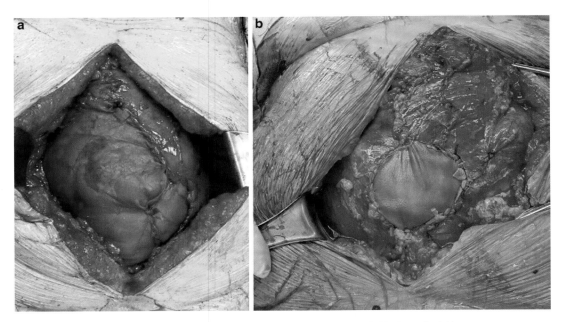

图13.18　后鞘层/内脏囊可以使用可吸收补片(a)或生物补片(b)作为补丁。

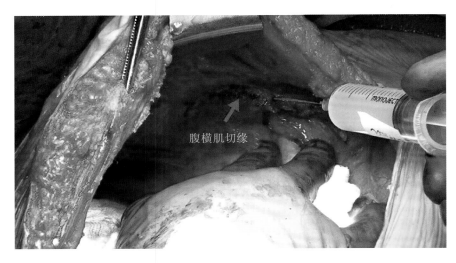

腹横肌切缘

图13.19　腹横肌层封闭。

术后护理

术中血流动力学和气道压力指标会影响到术后护理。而肺气道平台压力(Pulmonary Plateau Pressure,PPP)则是我最关心的指标。在那些进行复杂的腹壁重建手术的患者中,如果术后PPP高于6mmHg,则暂时不能拔除气管插管,至少要带管一夜。因为在进行肌筋膜分离手术后,腹腔顺应性会在术后12~24小时得到改善,而肺生理功能也将回归到基线,此时再拔管会更加安全。另外,如果患者术后PPP大于11mmHg,则需要保持麻醉镇静24小时以上[12],等待肺功能和腹腔顺应性进一步恢复。请注意,在这些病例中,我们已经发现测量膀胱内压其实并非那么实用。闭合性负压引流管要放置在

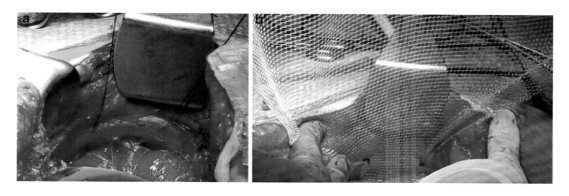

图13.20　补片的下缘固定于耻骨梳韧带。(a)左右两侧分别预置单股缝线。(b)线尾穿过补片，线结打在补片的背侧，补片下缘嵌入耻骨后间隙。

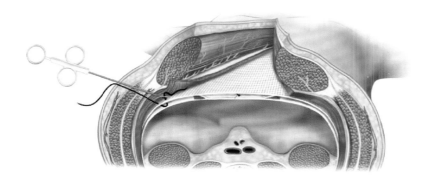

图13.21　使用针刺钳进行补片的侧方固定，打结并埋于皮下层。

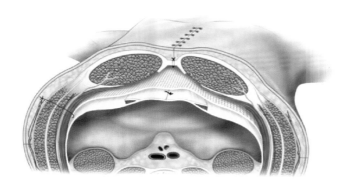

图13.22　在补片的腹侧，缝合肌筋膜以重建腹白线。

位,直到每天引流量小于 30~50mL 再拔除。但是,如果患者使用的是合成补片,即使每日引流量仍稍多,我还是会在患者出院前拔除引流管,因为担心患者在出院后护理不当,容易引起经引流管逆行造成的补片感染(因为引流管直接接触补片)。另外,如果使用的是生物补片,不管术后引流量如何,术后至少需要置管 2 周以上,因为我们发现患者使用生物补片后,随着出院后活动量增加,引流量也会有所增加。抗生素使用需要超过 24 小时。除非有其他指征,否则都需要积极预防深静脉血栓,但除非有特殊情况,我一般不会使用系统性抗凝和(或)使用腔静脉滤器。术后头两天避免剧烈活动。术后早期建议使用腹带,但术后一周以后,则根据患者的意愿决定是否继续使用。我们并不需要常规放置鼻胃管。术后早期进食符合外科加速康复(ERAS)理论[13]。

术后随访一般在术后 3~4 周,3 个月,6 个月,1 年,之后每年一次。术后一年或者更早些的时候可以进行腹部 CT 检查,以及早发现一些腹部的问题。另外,为了便于管理那些无法复诊的患者,我们也建立了一套电话调查方案(表 13.1)。我们已经内部验证了这个方案是 100% 敏感的,如果被访者所有的回答都是否定的,则暂未发现有复发疝漏诊的情况;相反,如果有肯定的回答,则需要通过仔细的体格检查和(或)影像学检查来确定是否存在疝复发。

结果

复杂性腹壁疝修补最有效的手术方式目前仍有争议。在腹壁重建手术中,TAR 技术能够获得安全可靠的腹直肌/筋膜中线推移,并且能创建出巨大的腹肌后平面。2012 年,笔者发表了第一篇关于

表13.1　经过验证的腹壁疝术后电话随访表(VHR-PS)

| 1.你感觉到你的疝又回来了吗? |
| 2.有医生告知你的疝又回来了吗? |
| 3.你原来疝的地方是否再有鼓包或者团块突出? |
| 4.你的腹壁上是否某个区域有疼痛? |

42 例巨大腹壁疝患者进行 TAR 手术的报道[9]。10 例(23.8%)患者出现了伤口并发症,其中 3 例需要再手术/清创缝合。平均随访 26 个月,只有 2 例(4.7%)出现复发[9]。我们最新的数据显示,超过400患者接受了 TAR 手术并使用合成补片,平均随访时间超过 30 个月,只有 3.7%的复发。

早期的怀疑和担忧主要集中在 TAR 手术是否会对侧腹壁和脊柱的稳定性造成损害。然而,我们目前的研究成果已经能够减少这些顾虑。首先,我们研究证实了当腹白线重建以后,腹直肌得到了增生,同时更为重要的是腹内和腹外斜肌也获得了代偿性的增生[14];再者,肌力测试研究表明 TAR 腹壁重建术后腹壁核心功能得到改善[15]。虽然,腹壁肌肉的增生和功能改善并不足以说明 TAR 具有明显的优越性,但我们的数据清楚地表明,在腹壁重建手术中,离断腹横肌是安全的。

结论

腹横肌松解术(TAR)正快速成为一种常用的腹壁重建技术。它有以下三个主要的优点:①TAR能够使腹直肌后鞘获得大范围的中线推移,从而建立一个腹膜外层"口袋";②它能够在腹横肌及其深面的腹横筋膜/腹膜之间进行大范围的游离,从而可以肌后(Sublay)的方式放置补片,修补加强整个内脏囊;③在大部分的复杂疝病例中,都能够将腹直肌向中线靠拢并重建腹白线。另外我们也发现,TAR 技术在诸如造口旁疝、侧腹疝和剑突下疝这些疑难复杂病例中也同样奏效。再者,对于那些经过开放式组织分离手术后失败的患者,TAR 可能是治疗他们唯一可靠的方法。总的来说,TAR 不仅能够获得一个相对无张力的大张网片的肌后修补,同时也能够在补片的前方进行肌筋膜的重建,于是能够大大减少了补片感染的机会。最后,这种重建不仅仅是一个持久的物理结构修复,更是对腹壁生理功能的重构。

(李炳根　秦昌富　译)

参考文献

1. Korenkov M, Sauerland S, Arndt M, Bograd L, Neugebauer EAM, Troidl H. Randomized clinical trial of suture repair, polypropylene mesh or autodermal hernioplasty for incisional hernia. Br J Surg. 2002;89(1):50–6.

2. de Vries Reilingh TS, van Goor H, Charbon JA, Rosman C, Hesselink EJ, van der Wilt GJ, et al. Repair of giant midline abdominal wall hernias: "Components Separation Technique" versus prosthetic repair. World J Surg. 2007;31(4):756–63.

3. Flum DR, Horvath K, Koepsell T. Have outcomes of incisional hernia repair improved with time? A population-based analysis. Ann Surg. 2003;237(1): 129–35.

4. Novitsky YW, Porter JR, Rucho ZC, Getz SB, Pratt BL, Kercher KW, et al. Open preperitoneal retrofascial mesh repair for multiply recurrent ventral incisional hernias. J Am Coll Surg. 2006;203(3):283–9.

5. Stoppa R, Petit J, Abourachid H, Henry X, Duclaye C, Monchaux G, et al. Original procedure of groin hernia repair: interposition without fixation of Dacron tulle prosthesis by subperitoneal median approach. Chirurgie. 1973;99(2):119–23.

6. Mehrabi M, Jangjoo A, Tavoosi H, Kahrom M, Kahrom H. Long-term outcome of Rives-Stoppa technique in complex ventral incisional hernia repair. World J Surg. 2010;34(7):1696–701.

7. Iqbal CW, Pham TH, Joseph A, Mai J, Thompson GB, Sarr MG. Long-term outcome of 254 complex incisional hernia repairs using the modified Rives-Stoppa technique. World J Surg. 2007;31(12): 2398–404.

8. Carbonell AM, Cobb WS, Chen SM. Posterior components separation during retromuscular hernia repair. Hernia. 2008;12(4):359–62.

9. Novitsky YW, Elliott HL, Orenstein SB, Rosen MJ. Transversus abdominis muscle release: a novel approach to posterior component separation during complex abdominal wall reconstruction. Am J Surg. 2012;204(5):709–16.

10. Krpata DM, Blatnik JA, Novitsky YW, Rosen MJ. Posterior and open anterior components separations: a comparative analysis. Am J Surg. 2012;203(3): 318–22.

11. Pauli EM, Wang J, Petro CC, Juza RM, Novitsky YW, Rosen MJ. Posterior component separation with transversus abdominis release successfully addresses recurrent ventral hernias following anterior component separation. Hernia. 2015;19(2):285–91.

12. Petro CC, Raigani S, Fayezizadeh M, Novitsky YW, Rosen MJ. Permissive abdominal hypertension following open incisional hernia repair: a novel concept. Plast Reconstr Surg. 2015;136(4):868–81.

13. Fayezizadeh M, Petro CC, Rosen MJ, Novitsky YW. Enhanced recovery after surgery pathway for abdominal wall reconstruction: pilot study and preliminary outcomes. Plast Reconstr Surg. 2014;134(4 Suppl 2):151S–9S.

14. De Silva GS, Krpata DM, Hicks CW, Criss CN, Gao Y, Rosen MJ, et al. Comparative radiographic analysis of changes in the abdominal wall musculature morphology after open posterior component separation or bridging laparoscopic ventral hernia repair. J Am Coll Surg. 2014;218(3):353–7.

15. Criss CN, Petro CC, Krpata DM, Seafler CM, Lai N, Fiutem J, et al. Functional abdominal wall reconstruction improves core physiology and quality-of-life. Surgery. 2014;156(1):176–82.

第 14 章 开放式前组织分离技术

Peter Thompson，Albert Losken

引言

前组织分离技术(Anterior Components Separation，ACS) 最早于 1990 年由 Ramirez 团队报道[1]。在这份意义深远的解剖学研究中，作者描述了一种全新的手术方法，通过在前腹壁肌肉层面之间分离，使得肌肉筋膜组织能够向中线推移，恢复两侧腹直肌在中线上聚拢的正常解剖结构，从而关闭巨大的腹壁缺损。

尽管早在 1916 年就已经有报道介绍使用腹外斜肌切开松解的技术[2]，但目前公认的是 Ramirez 和他同事们的研究，他们从真正意义上让这项重要技术得到关键改良，并使其发展成为目前疝外科领域最为常用的技术。通过对 10 例尸体的解剖研究，Ramirez 等描述了可以通过在腹直肌前鞘的外侧(半月线外侧)纵向切断腹外斜肌腱膜，进而在腹外和腹内斜肌之间分离出一个无血管的平面，结合切开后鞘，分离腹直肌与后鞘之间的连接，该技术能够使得肌筋膜瓣获得大范围的中线推移。其单侧的推移程度，在上腹部达到 5cm，中腹部 10cm，而在耻骨上区域达到 3cm，从而能够关闭中腹部宽达 20cm 的巨大缺损。同时他们也报道了 11 例由创伤、补片感染等原因及横向腹直肌肌皮瓣(TRAM)术后造成的缺损病例的治疗结果。

在组织分离技术和脱细胞真皮基质材料出现之前，腹壁缺损如果不能通过整块腹壁推移关闭者，就需要使用合成补片桥接缺损，以避免腹壁功能缺失，但患者也同时面临着补片感染、补片膨出、肠瘘形成和高复发率等风险[3-5]。缺损区域如果没有足够的筋膜和皮肤软组织覆盖，就需要使用自体组织转移方法(例如，游离或者带蒂阔筋膜张肌皮瓣)进行修补[6,7]，但同样面临着并发症多和复发率高的问题。组织分离技术的出现，对于解决此类疑难复杂的外科问题，是重大的技术进步，有着深远的学术意义。

组织分离技术的目标是在无张力的情况下重建腹白线，从而恢复腹壁肌肉正常的解剖关系，消除侧腹的斜横肌肉系统持续的侧向拉力。前组织分离技术适用于各种原因导致的巨大腹壁缺损的修复。其中有两种最常见的适应证：①多次复发的腹壁疝，腹腔内粘连严重，无法使用腹腔镜进行手术者；②由于腹部创伤进行损伤控制性的剖腹治疗，从而导致了可预见的腹壁缺损。这两种情况往往都合并有腹壁功能缺失或者合并有创面污染 (例如，原来放置的补片感染或者有肠瘘)问题。在这种异常复杂的情况下，想要重塑腹壁正常的生理功能和获得持久的修复，组织分离技术将是不可或缺的武器。

手术效果

尽管已被广泛接受和应用，前组织分离技术仍然由其较高的手术并发症而饱受诟病。究其原由，既有手术技术本身问题，也和腹壁重建患者总体欠佳的健康状况有关。常见术后并发症包括血清肿、血肿、感染、皮缘坏死、伤口裂开和疝复发，这些往往是大范围的肌筋膜组织推移和皮瓣游离的后果。在大部分的研究报道中，前组织分离术后的复发率为5%~32%，伤口并发症发生率为7.5%~48%，其结果可见表14.1。

目前趋势

自从 Ramirez 提出最初版本的组织分离技术以后，各种改良版本不断涌现，目的都是为了减少手术并发症。他们当中的一些革新，包括补片的种类、补片放置的位置，还有使用腹腔镜微创技术进行的组织分离手术，仍然是近年来讨论和争辩的话题。

微创分离技术

正如最初 Ramirez 报道，在组织分离技术中，为了获得腹外斜肌的充分显露，需要将皮下层从中线向外侧游离到半月线的范围。这种大范围的皮瓣游离，巨大的创面容易引起术后明显的液体积聚。

据报道，术后血肿发生率高达11.6%[8]，而血清肿则是10%[9]。再者，皮肤和皮下层的游离，需要离断皮脂层的血管穿支，尤其是在脐周区域，将会造成一个相对缺血的皮瓣，增加术后皮肤缺血甚至坏死的机会，而这种情况在前组织分离手术中的发生率高达20%。对此，一些学者提出了改良的方法，可以暴露腹外斜肌的同时却无须过多地游离皮瓣。这其中有通过纵向[10]或者横向[11]的旁正中切口，显露位于半月线外侧的腹外斜肌腱膜，从而进行离断。另外，内镜辅助下离断腹外斜肌的微创方法也有报道[12]。尽管上述方法各不相同，但是其共同目标都是保护脐周区域的皮肤血管穿支，而这些穿支正是腹壁正中线周围皮肤的重要血供。目前研究表明，保留脐周血管穿支的技术，能够减少术后皮肤坏死和感染等伤口并发症的机会[13]。当然，虽然都知道减少皮下层分离是更好的，但是在很多情况下，这种脐周的穿支是无法保留的。譬如，一个巨大疝合并腹壁功能丧失的病例，回缩的皮缘会束缚着腹壁，如果不将皮肤和皮下组织与其下方的层次充分地游离，腹壁的肌筋膜组织就不可能有效地向中线靠拢。另外，在那些有着多次腹部手术史的病例中，可能原

表14.1　前组织分离技术术后效果

作者（年份）	运用 ACS 的患者数量	平均随访时间（月）	复发率（%）	伤口并发症发生率（%）	备注
Girotto 等（1999）	37	21	2（6.1）	11（30）	ACS，未使用补片
Saulis 等（2002）[13]	66	12	5（7.6）	9（14）	ACS，运用或不运用 PUP
DeVries Reilingh 等（2003）[8]	43	15.6	12（32）	15（35）	ACS，未使用补片
Girotto 等（2003）	96	26	22（23）	25（26）	ACS，使用补片，必要时补片 Onlay
Jernigan 等（2003）[23]	73	24	4（5.5）	–	开腹后运用 ACS，大部分未使用补片
Lowe 等（2003）[9]	30	9.5	3（10）	35（?）	ACS，大部分未使用补片
Gonzales 等（2005）	42	16	3（7）	14（33）	LR vs ACS；使用或未使用补片
Espinosa-de-los Monteros 等（2007）[17]	37	13	2（5）	10（26）	ACS 并 Onlay 使用 ADM
Ko 等（2009）[11]	200	10.3	43（21）	38~86（19~43）	侧切口入路 ACS，不使用补片，或者 Underlay 使用 ADM 或软合成补片
Sailes 等（2010）[20]	545	–	100（18）	41（7.5）	ACS，不同类型补片，时间超过10年
Ghazi 等（2011）[24]	75	34	10（13）	9（12）	ACS，使用和未使用补片
Krpata 等（2012）	56	9.1	8（14）	27（48）	PCS vs ACS，Underlay 放置补片

ACS，前组织分离；PUP，脐动脉穿支；LR，腔镜修补；ADM，脱细胞真皮基质；PCS，后组织分离。

来在肌前(Onlay)已经放置了补片或者既往已做过组织分离手术，这种情况下，脐周皮下穿支很可能早已被离断，甚至连明确的解剖平面都难以找到。

补片类型：合成补片与生物补片

在 Ramirez 的组织分离技术最初的报道中，肌筋膜组织在中线聚拢后并没有使用补片加强修补，最终在 7 个月的随访中复发率高达 53%[14]。目前在关于切口疝修补手术广泛认可的共识中[15,16]，组织分离技术中使用补片加强修补，可以有效地将复发率降至 5%[17]。目前各种类型的补片已被应用到组织分离手术中，包括合成补片和生物补片，它们都有其特有的优缺点。合成材料(例如，聚丙烯)补片已经被使用了数十年，虽然相对于生物材料，合成材料有着良好的抗张强度，能够提供持久的修复，减少疝复发[11,18]，但在感染的创面中，合成的不可吸收补片却并不适合使用，它能造成致密的炎症反应，从而更容易导致感染、粘连甚至肠外瘘形成[3]。而对应的是，生物材料(诸如人源或猪源的脱细胞异基质)补片，一般认为其在污染创面中使用是安全的。生物补片置入人体后引起的炎症反应小，能够与受体相互整合，诱导血管增生和组织重塑的过程，所以生物补片常被用于永久合成补片使用禁忌的情况。但在随访中也有发现，随着时间的推移，生物补片似乎有逐渐拉伸的倾向[19]，结果在某些研究系列中，使用生物补片组的术后复发率甚至比不使用补片组还要高[11]。在组织分离技术中，补片类型的选择由多个因素决定，包括患者的基础疾病情况、创面是否污染或者已经感染、疝缺损的大小等等。如果应用得当，生物补片既能保持合成网片所具有的加固和抗张的优点，又可避免合成材料容易引起感染的风险。

补片放置层面

补片放置的层面也是备受争论的话题，研究者在腹壁重建的组织分离手术中已经使用了肌前修补(Onlay)[20]、肌后(腹直肌后)修补(Sublay)[21]、桥接法(Bridging)[9]和腹腔内修补(Underlay)[11]等方法；甚至有学者提出了组合使用的方法，称之为"三明治"修补[21]。每种方法都有其明确的优缺点。例如，肌前修补法，在补片和肠管之间隔着一层肌筋膜组织，理论上应该能够减少补片和肠管粘连的机会，减少肠外瘘形成的风险，同时避免了腹腔内过多的游离和肠粘连松解过程，使得该技术更适用于腹腔广泛粘连的复杂病例。然而在最近的一份关于补片放置层面的文献综述中表明，在不考虑补片类型的前提下，对比腹腔内置片各种修补法，肌前置片修补法的总体并发症情况和术后复发率更高[22]。

术前评估、准备和治疗策略

术前评估

巨大腹壁缺损的患者，由于正常的腹壁功能缺失，患者会经历明显的腹壁畸形、疼痛和衰弱，严重影响他们的生活质量；然而我们也应该记住，腹壁重建是一项择期手术，它也同时潜藏着明显的并发症风险。手术适应证的选择应该从手术修补的总体成功率和面临的手术相关并发症去做通盘的考虑。因此，需要通过组织分离技术做腹壁重建手术的患者，首先要进行全面的病史回顾和查体。

要谨慎对待患者的基础疾病问题，尤其是糖尿病、吸烟、病态肥胖等，这些都会增加伤口并发症发生率和疝的复发率。与患者术前的交流不应给予太多的压力，应该鼓励患者纠正一些危险因素，需要进行严格的血糖控制、戒烟和尽可能控制体重。作为一项具有相当风险的择期手术，其术后护理相对复杂并且占用较多的医疗资源，我们有理由要求患者在术前尽量控制好体重，同时做好戒烟和相关准备，以期最大限度地增加手术成功率。对于患者已有的心肺基础疾病问题，术前应该请相关专家会诊，以求最佳状态去面对这种重大手术。对于那些经历了多次手术和长时间住院的患者，营养不良是很普遍的问题。体重变化趋势，还有一些实验室检查指标，例如血清白蛋白、前白蛋白和转铁蛋白等指标，反映着患者的营养状态，术前应尽一切努力使其最优化。

同样,仔细了解患者既往手术史也是治疗能否成功的关键。对于那些多次复发的腹壁疝患者,术前需要认真了解过去手术的次数和使用的技术方法,过往补片的放置方式和位置,前腹壁是否有瘢痕组织及其所在位置等。综合这些因素有助于制定合理的手术方案,选择恰当的技术方法和适用的补片类型(图 14.1)。

术前影像学检查,例如 CT 和 MRI,能够提供一些关键信息,包括前腹壁肌肉的解剖结构、既往补片放置的位置,还有那些造口和肠外瘘所在的位置等(图 14.2)。更重要的是,对于那些巨大的中线缺损,术前影像检查能够准确测量真正的筋膜缺损距离。一般来说,在腰部水平,充分的前组织分离能够使得单侧的腹直肌鞘向中线推进距离达到 10~15cm,所以双侧同时完成分离后,肌筋膜的中线推移能够关闭最宽达 30cm 的中线缺损。虽然上腹部和耻骨上区域的推进距离小些,但也分别达到单侧5~8cm 和 3~6cm。然而,如果术野有造口存在、既往有组织分离手术史、上或下 1/3 腹的巨大缺损,这些因素都会阻碍前组织分离技术的实施。术前影像学检查有助于制定合理的手术方案,在我的临床实践中,所有准备进行腹壁重建手术的患者,术前都要进行横断层面成像检查。其他术前评估还应该包括一系列的实验室检查数据, 例如血液学指标、血清生化指标和营养指标等。对于高危患者,心电图和胸片也是必需的。

手术时机选择对于腹壁重建非常关键。正如前面提到的,在我们中心,组织分离技术最常见的适应证是创伤后腹壁敞开造成腹壁功能丧失者,还有多次复发的切口疝, 这两类患者往往合并有肠外瘘、补片感染或者术野污染等问题。对于那些创伤后腹腔开放的患者,我们往往采用如前所述的分期处理法[23];因为无法关腹,早期只能在暴露的内脏上面进行中厚皮片植皮覆盖创面, 但这必然造成"预期的"腹壁缺损,患者 6~12 个月后需要进行决定性的腹壁重建手术。一般经过一段时间后,炎症和致密的粘连逐渐吸收松解,皮肤移植物能够容易地与下面的肠管分离。一个简单的测试就能判断患者是否已经准备好进行决定性手术,那就是"提捏实验"(pinch test)。移植的皮肤如果能够用拇指和食指提捏却不会有肠管嵌入,这就意味着手术应该能够安全地实施了。同理,对于那些复发性的腹壁切口疝,在最近一次手术尝试失败以后,至少要等待 6 个月以上,方可安排再次手术。在急性炎症期,由于组织水肿、强度减弱,组织分离技术或者其他决定性的腹壁重建尝试,将很可能以失败告终。

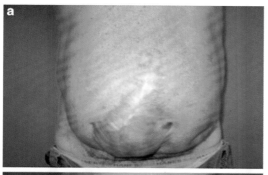
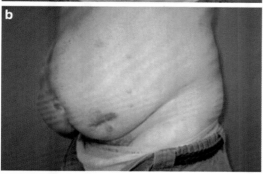
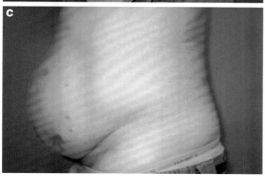

图14.1 一名准备进行组织分离手术患者的术前照片。(a)前面观,(b)斜面观,(c)侧面观。该名中年男性患者有多次失败的疝修补手术史,合并有补片感染,最终导致巨大的腹壁缺损和腹壁功能缺失。

手术操作

在笔者所在中心,大部分的腹壁重建手术是由普外科团队细致地协作完成的。患者在手术日当天

图14.2　术前CT断层成像检查提示:(a)原来手术置入的补片(黄箭头)表面仅有一层薄弱的筋膜覆盖,(b)明显的腹直肌分离/疝复发(黄箭头)。

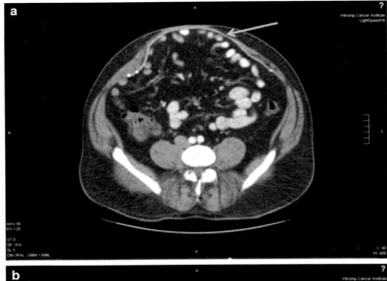

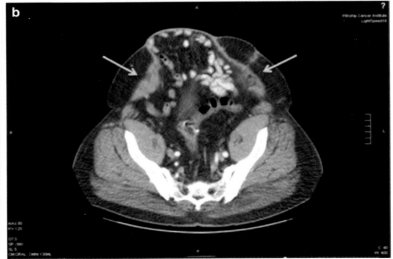

的凌晨之后开始禁食,是否需要肠道准备由普外科医生根据病情自行决定。入室后,患者采取平卧位,双上肢外展,麻醉团队布置好必要的监护设备。术野备皮,皮肤使用氯己定溶液消毒,范围上至乳头,下至大腿上部,双侧到达床缘,随后覆盖手术布单。使用 3M 含碘薄膜贴条(3M;St. Paul, MN),可以在长时间手术中固定好布单,减少术野污染。另外,常规使用下肢序贯气压装置,对于预防血栓栓塞非常重要。

手术一般先由普外科医生开始,采用中线全长切口进腹,然后进行广泛的粘连松解,原有的补片或者已经感染的合成材料均需要切除,肠外瘘在游离后予以修复或切除,必要时切除部分肠管。

随后整形外科医生登场,在开始重建之前需要先评估一下腹壁缺损的情况。使用 Kocher 钳钳夹两侧腹直肌鞘边缘并尝试向中线靠拢,判断需要多大范围的肌筋膜推移才能重建腹白线(图 14.3a)。有时候在致密的瘢痕的情况下,想正确辨识真正的肌筋膜边缘并非易事,此时需要细致地解剖去确认腹直肌鞘,这个步骤很关键,因为如果随后合拢的只是瘢痕组织而非肌筋膜的话,最终难免复发的结局。

下一步是确定需要修补缺损的大小。一般说,游离腹腔粘连后,腹腔内脏囊与覆盖其上的腹壁之间的连接被松脱,有可能两边的筋膜缘已经能够拉拢,这样就无须再做组织分离手术,只需要置入一张网片修补即可了。但如果需要减少中线的张力,则可以加做组织分离。多数情况下,如果缺损宽度达到 10~30cm,在不实施组织分离的前提下是很

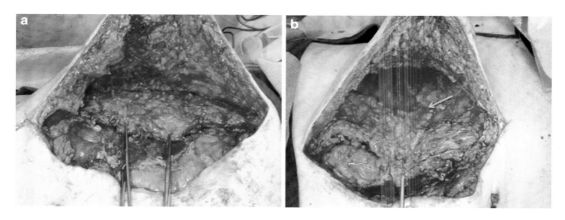

图14.3　术中照片。(a)完成腹腔粘连松解后,用Kocher钳钳夹牵拉肌筋膜边缘,游离一侧皮瓣。(b)在腹直肌的外侧缘纵向切开腹外斜肌腱膜,黄箭头所示为切缘的内侧。

难重建腹白线的。此时,由 Ramirez[1]首先提出的前组织分离技术就可以派上用场了。首先,用 Kocher钳将需要分离侧的筋膜缘钳夹并向中线牵拉,助手使用有齿镊或手持拉钩牵拉皮缘对抗牵拉。从上腹部肋缘下到下腹的髂前上棘,沿着腹直肌鞘表面,将皮下层向外侧游离,直到半月线外侧 1~2cm,然后在这个游离区域的外侧缘,将整个腹外斜肌腱膜纵向离断(图 14.3b)。在半月线的外侧缘,可以通过人手触诊腹直肌的边界来确认,也可以将腱膜切开小口并检查其下方肌肉纤维走向来辨识,如果见到斜行走向的就是腹内斜肌。随后在腹内和腹外斜肌之间这个无血管的层面中向外侧分离,直到腋中线。当一侧的组织分离完成后,将两侧的筋膜边缘抓持并向中线牵拉,检查是否能够并拢。如果此时能够在无张力的状态下重建腹白线,对侧的组织分离就无须施行。这样就可以保留一侧的处女地,假若日后疝复发,在重建手术中仍可运用这一侧,同时也可以减少腹壁结构坏死、血清肿形成和侧腹膨出等风险。当然,如果一侧的分离不足以达到无张力的腹白线重建,那就要进行双侧的组织分离;但如果双侧分离都仍不够,那就要像 Ramirez 描述的一样,加行腹直肌后鞘的切开和松解[1],但根据我们的经验,此举最多只能再增加 1~2cm 的推进距离。

根据我们[24]和其他研究者[17,25]的经验表明,在腹壁组织分离手术中,使用补片加固的修补比不使用补片者的复发率更低。由此,我们认为,使用补片修补是前组织分离技术的关键步骤。在清洁创面和清洁–污染创面(例如,肠管切除或有造口存在)的情况下,我们倾向使用合成补片,例如轻量聚丙烯补片(Prolene®, Ethicon)或者是聚酯材质并有防粘连胶原涂层的复合补片(Parietex™, Covidien),能够提供较强的承托力从而减少补片相关的复发。但在污染病例中,例如有感染补片的切除和大量肠内容物外漏的情况下,我们更倾向于使用猪源性的脱细胞真皮基质材料。在任何可能的情况下,我们都尽量将补片以 Underlay 的方式置入腹腔内,以减少补片污染和术后血清肿的形成。我们认为腹腔内修补(Underlay)比肌前修补(Onlay)能够提供更强有力的支撑。将补片修剪成钻石外形,置入术野,并以 1 号 Prolene 缝线 U 型透筋膜层缝合固定 (图 14.4a),先缝合补片的四个边角,提供适当张力以展平补片,缝线以血管钳夹持但先不打结。随后以 2~3cm 的间隔在补片的一侧边上继续缝合固定 (图 14.4b),缝线均以血管钳夹持,当所有缝合就位后逐个收紧打结,同时要小心确认没有肠管嵌入。打结后还要用手指小心触诊缝合是否足够,必要时可以补针,确保没有缝隙残留,避免肠管滑入其中。一侧完成后,同法完成对侧的缝合。补片应该完全覆盖腹直肌,并与外侧的腹外斜肌重叠至少 4cm 以上,与其保持一定的牵拉张力,这样能够有效减少中线拉拢的张力。补片完成固定在位后,将双侧腹直肌靠拢,使用 1 号 PDS 缝线以间断或者连续缝合的方式缝合两侧腹直肌鞘,重建腹白线(图 14.4c)。皮下层放置封闭式负压引流管并经下腹侧戳孔引

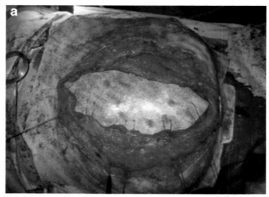

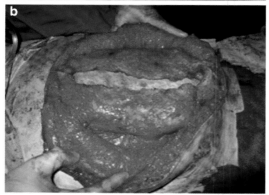

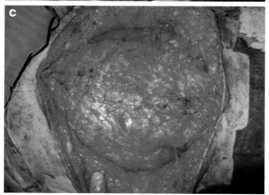

图14.4 大片脱细胞真皮基质补片行腹腔内置片（Underlay）修补。（a）疏松地以1号Prolene缝线间断透筋膜缝合并固定补片四角，提供适当张力展平补片。（b）继续透筋膜缝合，环周固定补片。（c）补片前方，以1号PDS缝线间断或者连续缝合腹直肌鞘，重建腹白线。

出，皮肤以缝合钉钉合关闭。

有几种情况值得一提。正如前所述，已有一些学者提出，分离皮瓣时可以使用脐周血管穿支保护的方法[13]，目的是降低血清肿形成和皮缘坏死的机会，从而减少伤口并发症。在那些有外周血管疾病、吸烟、糖尿病和超级肥胖患者中，往往存在软组织

灌注不良的情况，穿支保护技术对这类患者收效较大。而在我们的实践中，会尽量尝试采用微创皮瓣分离的方法，避免分离脐周区域（图14.5），从而尽可能地保护腹壁的灌注。有两种情况并不太适合使用此法：①患者既往已有多次疝修补手术史或者已经实施过组织分离手术，脐周原有的血供很可能已经被破坏；②一些患者不一定有足够的皮肤（例如，创伤后腹壁植皮的患者），如果不进行大范围的甚至超过腋中线的皮瓣游离，就无法使皮肤软组织获得额外的滑动并在中线聚拢关闭创面。当然还可以选择带蒂皮瓣转移的方法，例如阔筋膜张肌皮瓣（TFL）或者股前外侧肌皮瓣（ALT），但创伤会更大。另外，如果术前已经预计到皮肤不足，可以提前使用腹壁组织扩张器，只是治疗时间要有所增加。

术后处理

术后，患者一般是保留气管插管并送入ICU监护，引流管接墙上的负压吸引，维持24小时至5天不等，根据分离的范围和外科医生的习惯决定，之后改为接负压球吸引。围术期使用抗生素，持续到术后24小时，而一些医生则习惯在术后康复期一直使用抗菌素，直到引流管被拔除。术后一般建议拍照存留，作为日后随访对比之用（图14.6）。

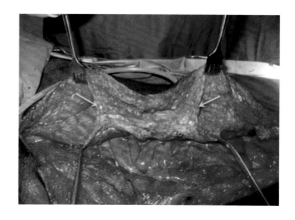

图14.5 在前腹壁组织分离技术中，避免分离脐周区域（黄箭头之间区域），使得供应腹壁皮肤的重要血管穿支免受破坏。在这些穿支的外侧方，可以建立一条皮下隧道，腹外斜肌切开游离仍可以在其中继续进行。

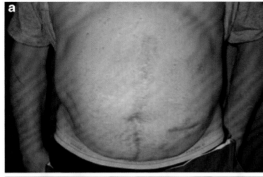
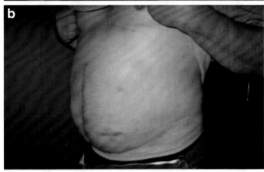
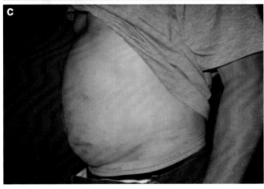

图14.6　采用Underlay补片修补的前组织分离手术后图片。
(a)正面,(b)斜位,(c)侧位。

结论

　　腹壁组织分离技术,已经成为外科医生"武器库"里的一项强大而不可或缺的技术手段,广泛应用于各种原因(包括创伤、感染和过往手术因素)等造成的腹壁缺损的修复,并且在各种情况下都能达到很好的重复性和取得良好一致的效果。外科医生一如既往的创造力,将会为此注入新的改良,进一步提高效能,减少术后并发症和复发率。

(李炳根　秦昌富　译)

参考文献

1. Ramirez OM, Ruas E, Dellon AL. "Components separation" method for closure of abdominal-wall defects: an anatomic and clinical study. Plast Reconstr Surg. 1990;86(3):519–26.
2. Gibson CL. Post-operative intestinal obstruction. Ann Surg. 1916;63(4):442–51.
3. Leber GE, Garb JL, Alexander AI, Reed WP. Long-term complications associated with prosthetic repair of incisional hernias. Arch Surg. 1998;133(4):378–82.
4. de Vries Reilingh TS, van Geldere D, Langenhorst B, de Jong D, van der Wilt GJ, van Goor H, et al. Repair of large midline incisional hernias with polypropylene mesh: comparison of three operative techniques. Hernia. 2004;8(1):56–9.
5. Lichtenstein IL, Shore JM. Repair of recurrent ventral hernias by an internal "binder". Am J Surg. 1976;132(1):121–5.
7. Williams JK, Carlson GW, Howell RL, Wagner JD, Nahai F, Coleman JJ. The tensor fascia lata free flap in abdominal-wall reconstruction. J Reconstr Microsurg. 1997;13(2):83–90. discussion 90-81.
8. de Vries Reilingh TS, van Goor H, Rosman C, Bemelmans MH, de Jong D, van Nieuwenhoven EJ, et al. "Components separation technique" for the repair of large abdominal wall hernias. J Am Coll Surg. 2003;196(1):32–7.
9. Lowe III JB, Lowe JB, Baty JD, Garza JR. Risks associated with "components separation" for closure of complex abdominal wall defects. Plast Reconstr Surg. 2003;111(3):1276–83. quiz 1284-1275; discussion 1286-1278.
10. Maas SM, van Engeland M, Leeksma NG, Bleichrodt RP. A modification of the "components separation" technique for closure of abdominal wall defects in the presence of an enterostomy. J Am Coll Surg. 1999;189(1):138–40.
11. Ko JH, Wang EC, Salvay DM, Paul BC, Dumanian GA. Abdominal wall reconstruction: lessons learned from 200 "components separation" procedures. Arch Surg. 2009;144(11):1047–55.
12. Lowe JB, Garza JR, Bowman JL, Rohrich RJ, Strodel WE. Endoscopically assisted "components separation" for closure of abdominal wall defects. Plast Reconstr Surg. 2000;105(2):720–9. quiz 730.
13. Saulis AS, Dumanian GA. Periumbilical rectus abdominis perforator preservation significantly reduces superficial wound complications in "separation of parts" hernia repairs. Plast Reconstr Surg. 2002;109(7):2275–80. discussion 2281-2272.
14. de Vries Reilingh TS, van Goor H, Charbon JA, Rosman C, Hesselink EJ, van der Wilt GJ, et al. Repair of giant midline abdominal wall hernias: "components separation technique" versus prosthetic repair: interim analysis of a randomized controlled trial. World J Surg. 2007;31(4):756–63.
15. Burger JW, Luijendijk RW, Hop WC, Halm JA, Verdaasdonk EG, Jeekel J. Long-term follow-up of a randomized controlled trial of suture versus mesh repair of incisional hernia. Ann Surg. 2004;240(4):578–83. discussion 583-575.
16. den Hartog D, Dur AH, Tuinebreijer WE, Kreis RW. Open surgical procedures for incisional hernias.

Cochrane Database Syst Rev. 2008(3):CD006438.

17. Espinosa-de-los-Monteros A, de la Torre JI, Marrero I, Andrades P, Davis MR, Vasconez LO. Utilization of human cadaveric acellular dermis for abdominal hernia reconstruction. Ann Plast Surg. 2007; 58(3):264–7.

18. Ko JH, Salvay DM, Paul BC, Wang EC, Dumanian GA. Soft polypropylene mesh, but not cadaveric dermis, significantly improves outcomes in midline hernia repairs using the components separation technique. Plast Reconstr Surg. 2009;124(3):836–47.

19. Schuster R, Singh J, Safadi BY, Wren SM. The use of acellular dermal matrix for contaminated abdominal wall defects: wound status predicts success. Am J Surg. 2006;192(5):594–7.

20. Sailes FC, Walls J, Guelig D, Mirzabeigi M, Long WD, Crawford A, et al. Synthetic and biological mesh in component separation: a 10-year single institution review. Ann Plast Surg. 2010;64(5):696–8.

21. Pauli EM, Rosen MJ. Open ventral hernia repair with component separation. Surg Clin North Am. 2013;93(5):1111–33.

22. Albino FP, Patel KM, Nahabedian MY, Sosin M, Attinger CE, Bhanot P. Does mesh location matter in abdominal wall reconstruction? A systematic review of the literature and a summary of recommendations. Plast Reconstr Surg. 2013;132(5):1295–304.

23. Jernigan TW, Fabian TC, Croce MA, Moore N, Pritchard FE, Minard G, et al. Staged management of giant abdominal wall defects: acute and long-term results. Ann Surg. 2003;238(3):349–55. discussion 355-347.

24. Ghazi B, Deigni O, Yezhelyev M, Losken A. Current options in the management of complex abdominal wall defects. Ann Plast Surg. 2011;66(5):488–92.

25. Holton III LH, Kim D, Silverman RP, Rodriguez ED, Singh N, Goldberg NH. Human acellular dermal matrix for repair of abdominal wall defects: review of clinical experience and experimental data. J Long Term Eff Med Implants. 2005;15(5):547–58.

第 15 章

腔镜下的前组织分离技术

David Earle

引言

"组织分离"(Component separation) 这个术语原来并没有特殊的含义。但在目前，它一般是指通过将躯干部位某些组织结构的位置和相互关系进行重新调整，达到重建腹白线的目的，该技术一般应用于疝修补手术中。在本章中，我们将探讨腹内斜肌和腹外斜肌之间的分离技术，以及将在腹直肌外缘插入的腹外斜肌腱膜进行分离和离断的技术。该技术最早在 1961 年由 Young 报道并应用于疝修补手术中，但当时只是离断腹外斜肌腱膜，并没有进一步进行腹内、腹外斜肌之间的分离 [1]。直到 1990 年，Ramirez 才将该技术进一步完善，将腱膜离断和肌间分离结合使用[2]，他们创造了"组织分离"这个术语来描述这项技术。最后，在 2000 年，Lowe 和他的同事们报道了内镜辅助下的腹外斜肌分离技术，大大地减少了伤口并发症[3]。

适应证

组织分离技术的目的往往是为了将腹直肌向中线靠拢，同时减少疝修补手术中关闭中线缺损时的张力。然而时至今日，实施该技术的原理和合理性仍被不断地探讨。术中腹腔张力大小的判断，往往是主观的，它仅仅是靠外科医生将两侧腹直肌内侧缘向中线拉拢来粗略地估算张力。而我认为，这种术中患者平躺、全麻状态下的评估是不准确的，

因为它并没有将患者术后清醒活动状态下的张力考量在内。在我们的临床实践中，对于那些较大缺损的中线疝患者，为了达到疝缺损修补和重塑腹壁轮廓的目的，我们应用内镜下的组织分离技术 (Endoscopic Component Separation，ECS)。该技术的适应证：腹直肌分离的宽度至少在 5cm 以上，缺损为 5~10cm 者是主要的适应证，但这类患者腹壁轮廓的异常不尽相同，最终修复效果也会有明显的差异；缺损大于 10cm 者，很少适合使用这项技术[4]。

技术选择

患者是否适合使用 ECS 技术，可以术前根据患者的目标诉求、病史、腹壁轮廓、中线位置和腹直肌分离的距离来做出判断。

患者体位

患者取平卧位，双臂收于躯干两旁。有时候我们会在腔镜操作部分时收紧患者双臂，而到开放手术时将其双臂转向外展，这种策略尤其适用于肥胖患者。谨记做好预防措施，防止不慎损伤到上肢。

手术入路和肌肉的分离

我们一般先进行 ECS 手术，这样不会妨碍到后续的开腹手术，以节省手术所需时间。如果一侧有过横向/斜行手术切口，或者有肠造口存在，我们将从对侧开始进行 ECS。先在肋缘下靠近 11 肋尖处

做 2~4cm 的横切口，注意，这个切口比你预想的更靠近外侧，我们一般还会将手术床适当转向对侧，这样更有利于术野显露并且符合人体工程学，便于后续操作。使用刀头带有保护套的电刀分离皮下筋膜层，用 3 把"S"形的皮肤拉钩将切口牵拉暴露。此时可见下面的腹外斜肌纤维(注意是肌纤维而不是腱膜)，钝性分离直到最下方的肌纤维都向两侧分开，此时可见其下的腹内斜肌腱膜，注意，这是一层菲薄的白色的筋膜(图 15.1a,b)。当然也可以从稍为靠内侧的腹外斜肌腱膜开始分离，但这个区域很容易就全层穿透腹外和腹内斜肌，即使能准确分离到位，也很难作为一个有效的操作孔，因为它过于靠近腹外斜肌腱膜插入腹直肌鞘的部位，而此处正是后续手术需要离断的位置。即使我们在做开放手术的腹外斜肌松解时，也是从靠外侧的肌腹部位开始的。

一旦进入了腹外和腹内斜肌之间的层面，置入 S 拉钩将腹外斜肌拉起，置入圆形的球囊扩张器(Covidien；North Haven，CT；USA)，向下朝向同侧的腹股沟区，沿着髂前上棘内侧 2~3cm 的轨迹向前推进，值得注意的是当球囊推进到中下腹靠近腹股沟韧带时，球囊的头部需要适当地朝向前方，避免插入到腹内斜肌。当球囊推进至靠近腹股沟韧带后，可以开始充气然后放气，反复 3~4 次，以分离两层肌肉，从远端开始分离，逐渐向近端后退。没有特定的充气量或者泵气次数的具体要求，术者需要根据经验，通过目测或者触诊去判断球囊扩张的程度。如果不确定的话，请记住充气不足比充气过度要安全，否则容易造成腹内斜肌纤维的撕裂(图 15.2a,b)。完成下方分离后移出球囊，S 拉钩转向上方将腹外斜肌拉起，再次置入球囊扩张器并向上插入到肋缘上方。我一般习惯先来回抽动数次进行初步分离，随后再充气扩张，此处充气的程度比下方要少，一般来说充气一两次就足够了(图 15.3a,b)。

放置套管

使用球囊分离器完成腹外斜肌的分离后，我会通过刚才的切口置入一个 12mm 钝头气密的套管(Surgiquest；Orange，CT；USA)，接 CO_2 充气到 12mmHg。我过去使用圆形头部带有气囊的套管(Covidien；North Haven，CT；USA)，但这个球囊经常会阻挡视野，并且很容易被能量器械损坏。现在使用这个气密套管和充气系统后，能达到良好的密封，产生的烟雾能及时排出，遮挡视野和漏气的情况大为减少。一旦空间建立并充气后，入镜探查，确定是否在正确的层面，腹内斜肌肌腹纤维是否有损伤。我们随后在直视下建立两个 5mm 操作孔，一个在髂前上棘的下方偏内侧处，另一个在之前两孔的中间，和 12mm 孔一样靠外侧。上孔和下孔用以进镜观察，中间孔置入器械进行腹外斜肌腱膜的切割分离(图 15.4a,b)。

困难处理

如果一开始入镜探查发现腹内斜肌受损，则必须要仔细评估其受损程度。如仅仅是肌膜破损但肌腹大部分完整，无须做任何处理；但如果明显的肌腹受损，则需要使用长效慢吸收缝线进行缝合修补，必要时甚至要放置补片修补，或者在后续的疝修补过程中一同修补。如果是腹外斜肌的损伤，则无须任何处理，因为它无论如何都是需要被切断的。又如果是腹内外斜肌与腹直肌鞘共同连接部的内侧损伤，不管是在球囊扩张或是在腹外斜肌离断过程中造成，都需要对其进行修补。我们一般是使用长效慢吸收的倒刺缝线，如果觉得单纯缝合不够可靠，还需要置入人工合成补片加固。补片可以放在这个内外斜肌之间的层面，也可以在后续的疝修补过程中以腹腔内置片的方式一同覆盖修补。有时候球囊扩张器放置过于表浅，结果分离的只是皮下层而非肌层之间，此时无须特殊处理，只需要将球囊退出，辨识正确的层面，重新置入"S"拉钩将腹外斜肌提起，然后确保球囊重新置入到正确的层面中。

腹外斜肌和皮下筋膜的离断

当完成肌层间分离，放置好套管并接 CO_2 充气，入镜探查可见腹内、腹外斜肌之间的空间(图 15.5)。现在可以开始进行腹外斜肌的离断。先从上面的 12mm 操作孔入镜，中间的 5mm 孔置入剪刀，将术野内未完全离断的疏松结缔组织全部分离干

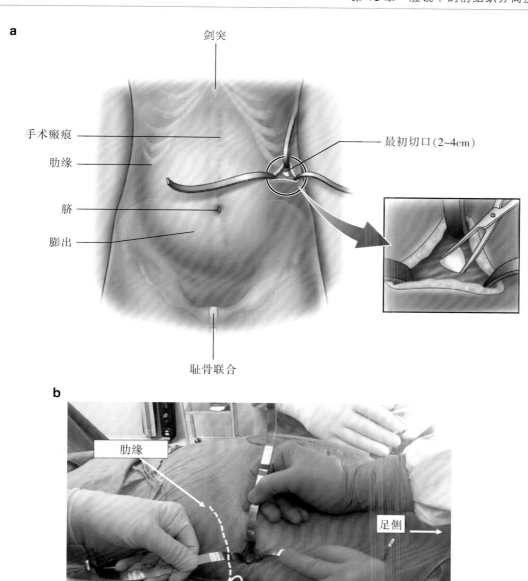

图15.1 最初的切口位于靠近第11肋尖处,切口长度2~4cm不等,取决于皮下层的厚度。使用钝头分离钳将腹外斜肌纤维分开,可见其下腹内斜肌表面白色的筋膜。使用S拉钩分离腹内外斜肌间层面,并将腹外斜肌提起,置入球囊扩张器。(a)图示左上腹入路,(b)临床照片显示经右上腹入路。

图15.2　向上提起腹外斜肌并插入球囊扩张器,朝向同侧腹股沟韧带的方向推进,在髂前上棘(ASIS)的稍内侧方经过,注意球囊的头端要保持靠前和靠外侧方向,避免不慎穿破下方腹内斜肌或者内侧的共同连接部。球囊一直伸到但不穿过腹股沟韧带,随后将球囊连续地充气放气,由远而近后退,直到切口下方区域,随后移除扩张器。球囊具体充气程度并无特定要求,充气不足一般会比充气过度来得安全。(a)左侧腹置入球囊扩张器,(b)球囊扩张器置入右侧腹。

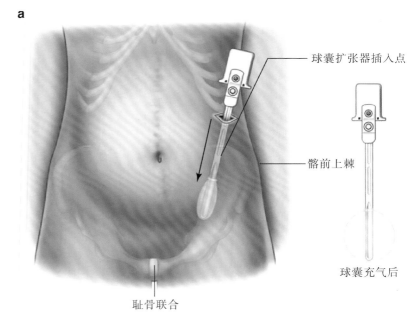

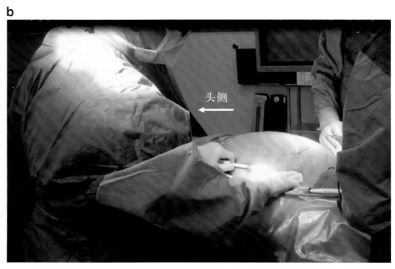

净。随后在腹内外斜肌与腹直肌鞘共同连接部的外侧缘,垂直于操作孔的方向将腹外斜肌腱膜切开一个小口, 此时应该会见到黄色的皮下脂肪 (图15.6a)。如果见到的是肌肉纤维,说明进入了错误的层面,此时需要重新审视一下解剖关系,可以通过将原来的切口向外侧延长, 并且将手术台转向对侧,从更外侧的位置重新开始建立肌肉间层面。一旦腹外斜肌腱膜被剪开并见到皮下脂肪层后,就可以张开剪刀,一侧锋刃伸进到腱膜的上方,剪刀的杆柄适当压向下方,这样可以避免皮下层切割过深而造成不必要的出血。将此腱膜切口向下延续直到

腹股沟韧带前方,此处需要重点注意的是,腹外斜肌腱膜的切开线需要保持在腹直肌外侧,和腹内外斜肌共同连接部的外侧缘保持平行,当然在狭小的空间内进行此项操作的确有一定难度,另外还要注意切开过程中不断变换器械的角度,视野水平也要注意相应进行调整(图15.6b)。一旦腹外斜肌腱膜的全长大部分被切开,相应的皮下筋膜层也被切开后, 就可以见到腹直肌筋膜组织明显向中线推移。使用能量设备能有效减少出血。切割皮下筋膜层时,需要注意与腹外斜肌腱膜的切开线平行,避免过于偏内(图 15.6c),否则容易损伤到内侧的疝囊

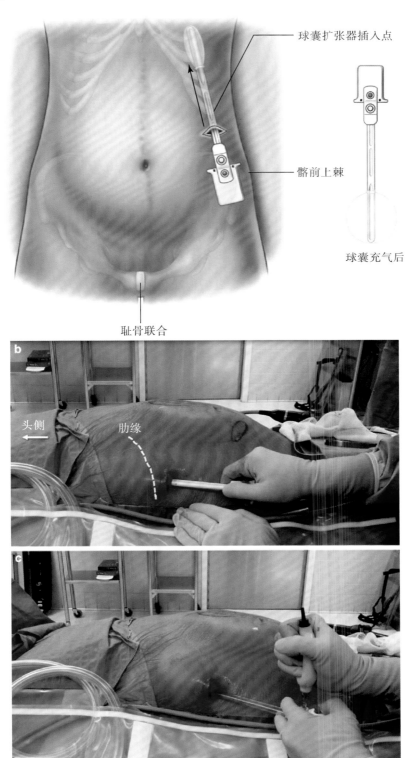

图15.3　上方的分离,先用食指将肋缘上区域初步分离,随后将球囊扩张器重新插入,同样要越过肋缘,球囊的尖端要保持向前和稍向外的方向。一般只需充气放气一到两个轮次,充气的程度也较下腹少,同样,少充比多充要安全。(a)左侧置入球囊扩张器,(b)球囊扩张器置入右侧腹,(c)右侧充气。

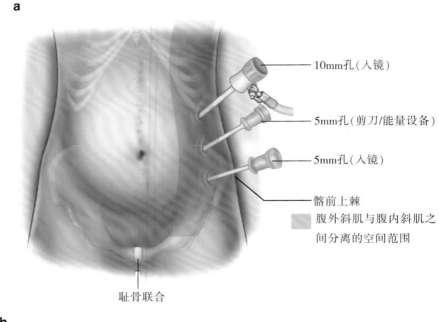

a

10mm孔(入镜)

5mm孔(剪刀/能量设备)

5mm孔(入镜)

髂前上棘

腹外斜肌与腹内斜肌之间分离的空间范围

耻骨联合

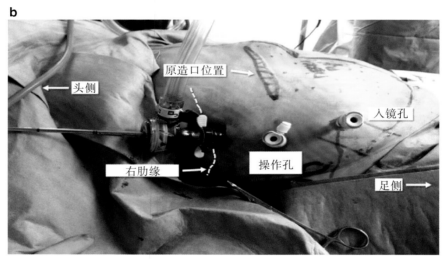

b

原造口位置

头侧

入镜孔

右肋缘

操作孔

足侧

图15.4 三枚套管放置就位,上、下孔用于放置腔镜,中间孔置入器械进行解剖和离断。因为无需取出标本,所有的操作孔均可采用5mm。上孔我们一般选择10~12mm,以便使用带有换气系统的气密套管(AirSeal™),当然也可以使用钝头带气囊套管,如果有更小号但是又具有上述功能的套管,穿刺孔可以缩小。(a)左侧穿刺孔建立,(b)右侧穿刺孔建立。注意下孔的位置会稍微偏内侧一些,作为观察孔,这样可与中间操作孔之间的相互干扰减少。如果使用带角度的硬镜或者可弯曲头的腔镜,将能有效减少这些干扰。

或者肠管。另外,如果手术一侧有造口存在,皮下层往往会有冗长的肠管,分离时要倍加谨慎,避免损伤这些脏器。

完成下半部分的腹外斜肌腱膜及皮下筋膜层的分离后,我们将镜头转移到下方的 5mm 孔,以同样的方式进行上半部分的分离。但需要注意的是,靠近肋缘处,腹外斜肌的插入部开始变得以肌性为主,直到肋缘以上的部分都如此(图 15.7),此时就只能通过能量器械进行离断了。

ECS分离的范围

ECS 肌层之间分离的范围,上到肋缘上方 5~7cm 腹外斜肌的附着点,下到腹股沟韧带,内侧到

图15.5 球囊扩张后入镜所见(右侧,朝向远端),腹内、腹外斜肌已被分开。可以注意到,由于球囊扩张的作用,腹内斜肌肌腹表面的筋膜已经剥离褪去。因为没有肌肉的缺损,故无需修补。图中虚线表示共同连接部,外侧箭头所指为髂前上棘(ASIS)。

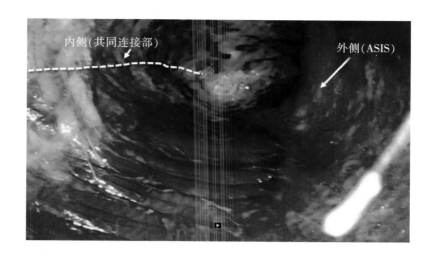

内侧(共同连接部)　　外侧(ASIS)

达腹内外斜肌复合体和腹直肌鞘外缘的共同结合部,外至腹内外斜肌之间外侧的血管神经束。对于靠下腹的缺损,上部的组织分离显得相对次要些,反之亦然;对于小一点的缺损,外侧缘的分离又相对次要些。腹外斜肌可以分离的范围一般是从腹股沟韧带上方到肋缘上方 5~7cm,具体可以根据疝缺损的位置和大小来决定,皮下筋膜层的分离范围也如此。

困难处理

最初的这个被认为是腹外斜肌腱膜的层面切开后,如果见到的是肌肉纤维,就说明已经进入了错误的层面。此时需要重新审视一下解剖关系,仔细查看肌肉纤维和筋膜走行的方向,明确是否在腹内、腹外斜肌之间这个层面。如果不在正确的层面,或者不能确定,那就重新开始,辨识腹外斜肌,注意是肌纤维而不是腱膜,此步骤一般需要将原切口向外侧延长方可达成。如果的确是在正确的层面,那么很可能是由于太过靠近外侧,真是这样的话,那就继续按照平行于共同连接部的方向离断这些肌肉;当然也可能是因过于靠近操作孔所致,此时应该逐渐将切线转向内侧。如果发现肌纤维是头尾方向走行,那么这很可能是腹直肌,此时也应该立即停止并重新辨识腹外斜肌纤维,同样也是需要将原切口向外侧延长来实现。

分离皮下筋膜层时,有时候会不慎进入疝囊。

如果发生这种情况,那就将疝囊再进一步打开,因为有时候消化道会与疝囊形成致密的粘连,我们需要仔细探查有无肠管损伤的情况。如果腔镜下处理困难,就在后续开放的疝修补手术过程中再探查,但此时需要缝合一针作为标记,以便在后续手术中辨识。如果手术一侧有造口存在,那么它周围的皮下层往往会有冗长的肠管,或者局部已经形成造口旁疝并有周围肠管的疝入。此时需要缓慢而谨慎地分离皮下筋膜层。如果出现肠管损伤,记得妥善修补。

撤离腔镜术野

如同其他腔镜手术完成时一样,直视下拔出各个套管,放出 CO_2。此处我们一般不放引流,但如果需要手术切除表面多余的皮肤软组织并敞开这个空间的时候,我们则会以开放的方式放置引流。我们一般习惯使用带有金属穿刺芯的引流管,从术野向外刺破皮肤引出,我们相信这样的皮肤密封性更好。操作孔所在的腹外斜肌腱膜裂口显然无需缝合关闭,皮肤缝合方法则根据术者喜好决定。

完成疝修补手术

随后我们改为开放手术,切除术野的瘢痕组织,采用腹直肌后置片(Sublay)的方式进行疝修补,具体选用的补片类型和固定方法,要根据临床情况

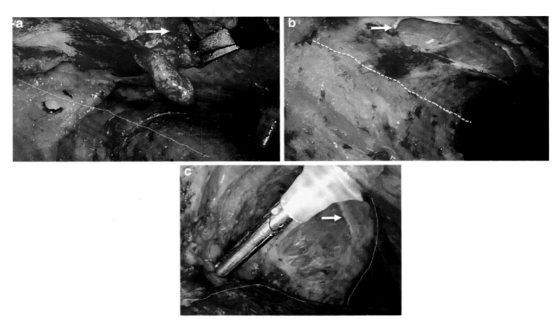

图15.6　(a)腹外斜肌腱膜的初始切口(视野：右侧，朝远端)，此时镜头位于最上方孔。初始切口(箭头所指)位于共同连接部(虚线)的外侧，垂直于中间操作孔，剪刀从中间孔置入。注意皮下脂肪层，见到它代表着腹外斜肌腱膜已被完全剪开。(b)继续切开远端腹外斜肌腱膜(视野：右侧，朝远端)，切开线(箭头所指)位于共同连接部(虚线)的外侧并与之平行，一直延伸向下接近但不包括腹股沟韧带。注意远端狭窄处原来是一处陈旧的造口所在。(c)切开皮下筋膜层(视野：右侧，朝远端)，方向平行于共同连接部，使用能量设备切开皮下筋膜层。我们习惯使用超声刀，但也有很多学者使用单极电刀。图中可以见到腹外斜肌腱膜的切缘(虚线)，当皮下筋膜层切开后，它能得到更进一步的分离。图中注意Scarpa筋膜靠近表浅的腱性部分(箭头)，这个并非恒定出现。抓钳可以用来测量分离的宽度。

和手术目标来综合考虑。我一般使用长效慢吸收带倒刺的缝线，采用小针距连续缝合的方法关闭后鞘和前鞘。关闭前鞘时，先要将多余的瘢痕组织、疝囊还有脂肪组织切除，但也要注意前鞘往往很薄，不要切得太狠。同时也需多加注意不要缝到腹直肌纤维。

ECS的局限性

　　内镜下的腹外斜肌松解手术一般只适合于中线的疝缺损，对于那些已经超过半月线的缺损，例如侧腹疝和肋缘下疝，则并不适用。如果原来造口的位置合并有造口旁疝或者切口疝，则使用长效慢吸收倒刺缝线横向缝合关闭缺损，随后加以肌后(Sublay)放置补片修补。有一种情况就是下腹中线疝合并需要进行脂膜切除术的病例，这时采用开放式穿支保护的组织分离技术似乎更加合适，因为下

腹部横向的长切口已经能够充分暴露侧腹壁，采用向头侧潜行分离皮下层，能够保护脐周穿支，同时提供足够的术野暴露进行腹外斜肌腱膜的松解。

并发症和手术效果

　　ECS的并发症相对较少，一旦发生则很严重。其中一种情况就是腹内、腹外斜肌复合体和腹直肌的共同结合部被不慎切开，而后续开放手术中的腹直肌后(Sublay)修补的补片又不能有效地覆盖这个医源性的缺损，这就很可能会发展成日后的侧腹疝。在我们这个研究的早期阶段，就有过一例类似的疝复发。后来我们采用了腹腔镜下的疝修补，腹腔内置入带有薄膜涂层的防粘连补片，成功完成修补。另外，我们患者中出现需要引流的长时间的血清肿的发生率为5%，术后血清肿如果持续时间6个月，

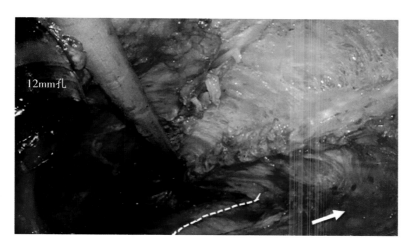

图15.7　分离近侧腹外斜肌(视野:右侧,朝近端),尽管肋缘(虚线)以上没有内外斜肌共同连接部,但此处腹外斜肌以及皮下层的切开方向仍需平行于共同连接部(箭头)。注意在肋缘以上,腹外斜肌以肌腹代替了原来下方的腱膜,此处我们使用超声刀进行切割离断,当然也可以使用其他替代的能量设备。同样需要注意的是12mm孔放置的位置,应该是在右上腹靠外侧方,如果太靠内的话,将会阻碍我们的器械操作。同样,如果此处使用的是头部带球囊的套管时,使用能量设备需要小心,避免接触球囊。

需要再次手术处理,手术可在局麻或者全麻下实施。可以利用原来的戳孔,腔镜下将原来术野残腔的血清肿清除,并且将内衬组织大部分切除并放置引流。术后需要持续引流,直到至少连续两天的24小时引流量均小于30mL方可拔除。ECS术后的患者大概有30%会出现短时间的血清肿,单侧还是双侧,左侧还是右侧的发生概率并无差异。

　　　　　　　　　　　　　　(李炳根　译)

参考文献

1. Young D. Repair of epigastric incisional hernia. Br J Surg. 1961;48(211):514–6.
2. Ramirez OM, Ruas E, Dellon AL. "Components separation" method for closure of abdominal-wall defects: an anatomic and clinical study. Plast Reconstr Surg. 1990;86(3):519–26.
3. Lowe JB, Garza JR, Bowman JL, Rohrich RJ, Strodel WE. Endoscopically assisted "components separation" for closure of abdominal wall defects. Plast Reconstr Surg. 2000;105(2):720–30.
4. Rohrich RJ, Lowe JB, Hackney FL, Bowman JL, Hobar PC. An algorithm for abdominal wall reconstruction. Plast Reconstr Surg. 2000;105(1):202–16.

第 16 章

合并脐周穿支保护的开放式前组织分离技术

Gregory A. Dumanian

引言

作为外科医生,我们都知道,血供意味着组织生长愈合,缺血则等同于组织坏死和并发症。在疝外科领域,有一种技术叫"穿支保护技术"(perforator preservation),它是指在组织分离手术过程中避免皮瓣的分离,从而维持皮肤搏动性血流。事实上,这种腹壁疝修补技术并不仅仅是避免离断皮肤血管这么简单,它同时要求术者熟知腹壁皮肤血供的分布,充分掌握切口内组织缝合面(suture/tissue interface,STI)的张力情况,在组织缝合关闭过程中使用补片来将张力分散,最后还要将中线多余的皮肤切除塑形。在本章,我们会简要介绍血液层流和搏动性血流的差别,还有关于血管单元(angiosome)理论,重新回顾一下血管穿支保护技术如何发展成为组织分离技术(CST)中的重要附带技术的历史过程,最后再介绍一下组织分离技术对于减少切口缝合张力的作用。在本章的附带手术视频中,患者是一名 76 岁男性,目前每天吸烟 1 包,曾先后进行过四次包括使用了补片的疝修补手术,术前 CT 显示疝缺损的横径达 16cm。我们演示如何使用窄的长条补片进行血管穿支保护的组织分离技术。

腹壁的血流——血液层流和搏动性血流

血管外科医生对组织灌注和外科伤口愈合之间的关系已经做了广泛深入的研究。早在 20 世纪 70 年代早期,他们就通过记录脉搏–容量和血压变化来分析下肢血流情况[1]。由于心脏每一次收缩都会有血流泵入主动脉,通过一个细小的血压测量袖带置于脚趾或者足背处,可以探测到脉搏收缩时血压细微的上升。因为心脏节律性的收缩,所以正常的血流应该是搏动性的。与此不同的是,血液层流就不会有血压节律性的变化。很多我们熟知的因素可以导致层流,例如有既往瘢痕、曾经接受放射治疗、近端血管闭塞、组织原有的血管离断等。无论是临床还是试验都已经证明了,当组织存在搏动性血流供应时更容易获得伤口的一期愈合[2-4]。

血管单元是指由某一命名的动脉所供应支配的三维区域内所有的软组织结构。某一血管单元的大小是根据该血管的流量还有它在体内所处的位置共同决定的。在血管单元的边缘部分,存在choke vessels(注:联系相连血管单元之间管径逐渐变小的血管),正常情况下,这些血管没有血流,但是当边缘区域出现缺血时,choke vessels 可以开放并且提供血供,随着时间推移,choke vessels 可以为这片失去原来血供的乏血管区域重新提供搏动性血流。然而在高龄患者,邻近血管单元自身也灌注不佳,在局部曾经有放疗病史、吸烟等因素下,choke vessels 的开放会变得十分缓慢。一般情况下,邻近皮肤血管体之间 choke vessels 的开放需要 2~3 周时间。

腹壁的血供来自各个不同的源头。中央部分组织主要由脐周穿支(periumbilical perforators)供应,这些穿支发自腹壁上和下深动脉然后穿过腹直肌到达皮下。一般来说在脐上 1cm 的水平,腹直肌腱划所在的位置就是这两支动脉供应区域大约的分界线。在下腹外侧部,血供来源于腹壁下浅动脉,但它往往会在腹股沟疝手术中被破坏凝闭。腹壁下浅动脉和腹壁下深动脉支配的腹壁皮肤区域有一定的重叠,当需要时,一支动脉可以供应另一支的区域。一般大的深动脉系统往往伴随着小的浅动脉系统,反之亦然。在上腹外侧部,节段性的肋间动脉和腰动脉前行过程中发出穿支,大约在腋中线处穿过腹外斜肌到达皮下。在体表投影大约是肩胛骨尖端与脐部的连线处,这些外上方来源的血管与脐周穿支形成交汇。

　　进行整形或者皮瓣手术时需要对组织潜行分离的程度有充分的理解。一般来说,皮瓣游离后皮肤需要靠邻近的血管单元供血,失去原来的搏动性血流后,新游离皮瓣的血供变为层流,伤口的愈合某种程度上只是折中的状况。临床实践的历史和经验证明,那些常见的皮瓣游离方法,包括标准的腹壁塑形手术中从耻骨联合到剑突的皮瓣游离,还有斜行腹直肌肌皮瓣(oblique rectus abdominis myocutaneous flap, ORAM),之后形成的皮肤层流血供已经足够支持伤口的愈合[5]。这些皮瓣游离后 choke vessels 需要立即开放以形成新的灌注,所以当存在皮肤纵向瘢痕或者在吸烟者中就不适合使用上述皮瓣。术者需要判断哪些皮瓣可以进行安全的游离,而哪些游离却是危险的。同样,皮瓣下方是何物也很关键。在腹壁整形手术中,皮瓣下方是完整的、血供良好的腹壁;然而在使用大张网片修补的疝手术中,一旦皮瓣出现血运问题,最终可能会导致补片外露。所以在前者,伤口愈合只需要大片组织的层流血供即可;而在使用补片的手术中,具有搏动性血供的皮瓣才是伤口愈合的关键。

穿支保护技术的发展历史

　　可以认为腹壁外科技术的长足发展源自于匹兹堡大学,一方面是由于该医学中心每年有大量的肝移植病例,继发的伤口问题为腹壁外科技术发展提供了契机,另一方面是因为 Oscar Ramirez 医生先是在匹兹堡完成了他的整形外科住院医生培训,之后就职于巴尔的摩,期间开展了意义深远的关于腹壁组织结构分离方面的尸体解剖学研究。脐周穿支保护理念[6]的形成,可以追溯到1994 年在匹兹堡大学一次病例讨论会 (morbidity and mortality conference,也称为 M&M 讨论会)。当时在病例讨论会上提出讨论的病例是一名腹主动脉瘤人造血管置换术后继发的巨大腹壁疝患者,使用组织分离技术对其进行腹壁缺损修复,他们采用一如既往的标准术式,大片皮瓣被游离,同时离断脐周穿支,以显露半月线并进行腹外斜肌和筋膜的松解。由于该患者过去曾经进行腹腔段的主动脉置换,包括腰动脉在内的一些节段性分支已经被完全离断。此时游离的皮瓣失去其原有的脐周穿支血供,而邻近的由腰动脉穿支供应的血管单元并不足以代偿,新游离的皮瓣几乎失去了所有的血供,最终结果是大片的皮瓣坏死。在讨论会上,Kenneth Shestak 医生提出是否可以绕过脐周穿支同时继续实施组织分离的设想。坐在我身旁的是 Jaime Garza 医生, 他当时是住院总医师,之后任职于德克萨斯大学 Austen 分校,他随后施行了 7 例腹腔镜下的组织分离疝修补手术,通过建立腹腔镜通道到达半月线并进行腹外斜肌的松解。1997 年他在一个地区性学术会议上汇报了这组病例,随后 Garza 医生在 2000 年将其正式发表成文[7]。几乎同一时期在大西洋彼岸,Maas 在1999年报道了一种改良的组织分离技术,在 4 例合并有肠造口的腹壁疝患者中,为了避开造口,他利用侧切口进行腹外斜肌松解[8]。数年以后,笔者在西北纪念医院施行的组织分离疝修补手术中,进行标准的皮瓣游离, 但伤口并发症的情况并不尽如人意。想起当年 Shestak 医生的提议, 我开始尝试通过皮下隧道的方法,随后通过增加侧切口的方法来绕开脐周穿支。我们在 2002 年发表的文章,是最早的关于穿支保护技术对组织分离手术中伤口并发症发生率影响的研究[9]。而随后在 2011 年 Butler 的研究报道进一步印证了使用穿支保护技术对比传统的组织分离技术能有效降低伤口并发症[10]。

通过组织分离技术减少组织缝合面(STI)张力

一个核心的问题是腹壁疝修补手术中,腹壁肌肉结构分离为何能让最终结果获益。目前大家公认的是腹壁疝通过单纯缝合修补的失败率很高,在某些患者群体中,即使是腹腔镜戳孔后形成疝的概率都高达30%[11]。所以核心问题依然是,通过缝合拉拢分离的组织,最终为何是失败而不是持久的愈合?缝合失败的情况大致可以分为三种:①急性失败,由于缝线完全割裂缝合的组织,导致腹壁伤口完全裂开,造成灾难性的内脏外露[12-14]。②亚急性失败,Pollock的研究显示了剖腹伤口亚急性解离的过程[15,16],随后被Burger进一步证实[17],通过在缝合的切口两侧放置X线下可见的金属夹,如果见到其在术后头一个月内就开始过早地分离,这种情况最终会发展成为后来的切口疝。张力情况下缝合的切口逐渐裂开的过程也在最近的动物试验中被演示[18]。③慢性失败是指剖腹伤口完全愈合后在远期逐渐形成疝的过程[19],随着时间推移,缝合线圈内的瘢痕组织逐渐重塑及变薄[20]。外科医生比喻这种瘢痕组织慢性重塑的过程有如"芝士吊线"(cheesewiring),最终缝线在慢性切割的作用下逐渐穿过组织。事实上,缝线将切口两侧组织拉拢的力量,由于拉力过大或者是捆绑过紧导致的局部缺血[21],同样会对组织缝合面造成损害。这种张力越大,对组织的潜在损害就越大,例如剖腹切口关闭就是如此。一般来说,伤口缝合后,由于患者咳嗽、活动、提举重物或者上下楼梯,都会对缝合处产生间歇性的冲击,因此对组织缝合面造成威胁。对比顺应性良好的腹壁肌肉结构,一个僵硬的腹壁更容易传导这些冲击波的能量。很多外科医生会简单地认为组织分离技术的意义就是将腹直肌向中线靠拢,但在我看来,它可以提高整个侧腹壁的顺应性,从而更好地保护新缝合面,避免伤口撕裂。另一种减少组织缝合面张力的方法就是使用补片来分散作用于切口的张力,后续我们会谈到。总的来说,就是施行组织分离技术同时使用并固定好补片,同时要保证切口皮肤有搏动性血流供应。解决方法就是使用一张窄条的补片,以减少皮瓣游离的范围,同时加行侧腹切口进行组织分离,保护脐周穿支血管,保留切口原有血供。

患者术前评估和准备

中线腹壁疝患者的术前准备并不复杂,术前应该尽可能了解患者过往手术史。CT检查能够清晰了解到腹直肌分离的距离,同时排除腹腔内其他病变。术前同时应该评估患者腹壁的顺应性,具体操作是患者平卧,通过按压腹壁以评估。术前减重,既往有巨大胎儿的妊娠,过往有腹水但已得到治疗控制,这些因素都有利于提高腹壁顺应性;相反,如果患者处于其最大体重期,过往有过侧腹壁切口、腹腔脓肿、COPD,或者过往多次腹壁手术史,这些都会减少腹壁顺应性。疝囊容量多少,有多少肠管疝出,这些对于判断是否有腹壁功能丧失(loss of domain)很重要,但这个问题只有在腹壁顺应性低的患者中才显得重要。

一般来说腹直肌分开的距离越大,腹壁顺应性越差,手术中就需要进行更广泛的组织分离,以减少张力,避免中线缝合切口裂开。对于腹壁顺应性正常的患者,中线分离在6cm以内,一般不需要使用组织分离;大于10cm者则基本上需要;介乎中间者,则需要根据术中情况决定是否施行组织分离技术。

术前鼓励控制体重,这个对患者是有益的,但对于BMI<35的患者来说并不是必须的。无论是在一般的医学类还是疝专业类文献中,都提倡戒烟,但是否真是如此重要就不得而知了。移植患者使用免疫抑制剂(不含类固醇)并不会影响伤口愈合,同样,得到良好控制的糖尿病患者也如此。合并严重心肺疾病的患者不适宜进行手术,术前应该进行肠道准备,使用半瓶柠檬酸镁和两片双醋苯啶片足以清除肠道内大部分的固态内容物。良好的肠道准备能有效减少腹腔内容物容积,从而减少术后组织缝合面(STI)张力。

外科技术细节

我们手术方法和补片选择策略在过去十年间基本没有变化。总的来说,这项技术的原则就是:通过组织分离将腹直肌复合体在中线上靠拢;使用窄的长条补片置于腹直肌后修补缺损;采用足量的穿透腹直肌的缝合将补片固定平整,以均匀地分散张力;维持缝合切缘有搏动性血供。

具体步骤:

1.采用气管插管全麻,术野消毒铺巾并贴膜。患者麻醉诱导时术间应该保持温暖,维持患者正常体温。

2.采用正中切口,切口要远比疝缺损的长度要长,因为在真性疝的上下还存在的腹直肌分离也是需要一同修补的。此举能有效消除真性疝上下缘的张力,就有如伤口缝合时消除"猫耳朵"的原理一样[22]。

3. 疝囊和腹壁后方粘连的内脏和肠管需要分离,这样在腹直肌向中线拉拢时不会将肠管一同拉上。手术范围应尽量控制在二维层面上,所以即使肠管之间有粘连,但只要不影响腹壁移动的均无须处理。术前 CT 已经能够排除肠道病变,如果方便的话,可以将大网膜拉到中线以覆盖下方的肠管,避免与切口的粘连。

4.在需要修补的区域内,腹直肌前鞘表面的皮下层分离出 4cm 的距离。所以真正的穿支保护其实就是距离中线 4cm 以外区域的皮肤穿支保护。

5.可以尝试将两侧腹直肌向中线牵拉,看是否能够拉拢并感受张力的大小。一般来说,如果单纯靠手指的拉力已经能够将腹直肌拉拢,那就无须施行组织分离技术。

6.到此时需要决定补片到底是放在腹腔内还是腹直肌后,两者都可以接受并且各有其优缺点。如果放在腹直肌后,补片两面均有肌肉筋膜接触,更有利于组织长入。但如果是巨大的疝缺损,则更适合腹腔内放置补片。

7.在附带的手术视频中,我们会演示如何在保护腹壁下血管的同时分离创建腹直肌后间隙。

8.通过一个肋缘下 6cm 的横切口(图 16.1),切开 Scarpa 筋膜并分离到达腹壁。继续分离到达半月

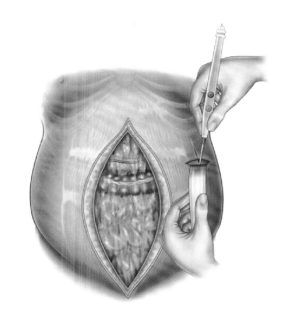

图16.1　通过侧腹肋缘下6cm的横切口暴露半月线。

线周围,可见到最外面的腹外斜肌纤维,此时往往会遇到一条小的血管穿支,将其凝闭。使用组织剪(Mayo scissor)上下分离,逐渐看清半月线的走行。此时使用 1 英寸宽 (1 英寸≈2.54cm) 的 S 拉钩(Deaver retractor)置入并向内上方牵拉。使用镊子提起腹外斜肌,确认不是腹直肌前鞘,随后使用电刀直视下将其切开,此时往往马上就可以看到腹外斜肌腱膜下方黄色的脂肪层。使用手指向外侧分离确认这是腹外和腹内斜肌之间的层面,随后手指转向上分离肋缘上方区域。拉钩牵拉暴露位于肋缘上方,腹外斜肌腱膜与腹直肌前鞘的汇合部,使用电刀离断腹外斜肌和腱膜。在腹外斜肌腱膜深面,腹内斜肌前方,一般会有一层筋膜组织,也需要将其离断以达到最大程度的松解。结束上方的分离后,将拉钩转向下方,朝向髂前上棘方向,钝性牵拉分离皮下层,同样采用手指分离腹外和腹内斜肌之间的层面,然后电刀离断腹外斜肌腱膜。

其中一个技术要点就是腹外斜肌腱膜的分离要到达耻骨联合,才能达到充分的游离。具体操作可以通过中线切口下缘,在腹直肌前鞘前方向外侧潜行分离出皮下隧道,到达半月线外侧并与原来分离的区域会合(图 16.2)。此时手指可以触及腹外斜肌腱膜分离的末端,具体触感就犹如字母"V"的尖

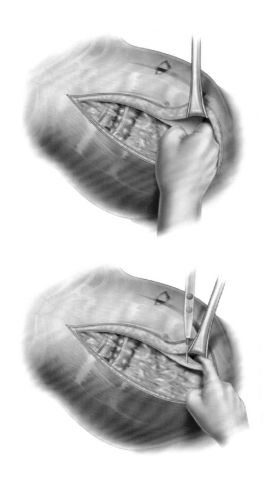

图16.2　从中线切口下缘,食指透过耻骨上的皮下隧道到达侧腹,可以触及腹外斜肌腱膜分离的下缘,将其拉向中线并完成最后部分的离断。

端,将其拉向中线切口并使用电刀将腹外斜肌腱膜剩下部分完全离断。有时候遇到一些极其肥胖的患者而且下腹中线并未切开者,则可以在髂前上棘旁再做一个横切口,继续完成剩下的腹外斜肌腱膜的离断。

至此,透过这个外上腹的横切口,通过手指的潜行分离,我们已经可以将腹内、腹外斜肌之间的层面进行大范围的游离。整个过程只需要 4~5 分钟,无需特殊的设备或者照明设施,我们已经可以全部完成腹外斜肌的游离松解,同时保留了伤口的搏动性血供。

9.裁剪一条 7.5cm 宽的长条补片,其长度应该超过疝缺损和相关腹直肌分离的范围。采用 U 型全层缝合的方法将补片缝合固定到双侧腹直肌后方。

具体使用 0 号聚丙烯缝线,从前鞘刺入并穿过全层腹直肌,缝合一小块补片后再次穿出腹直肌,缝线暂不打结。以同样的方式在距离中线两侧 4cm 处腹直肌缝合两排,因为补片只有 7.5cm 宽,所以当收紧缝线并打结时, 两侧腹直肌会被拉向中线靠拢,补片会保持紧张平整,因为张力的作用,补片不会出现皱褶的情况。同时补片也能够对靠拢的腹直肌提供直接的修补支撑(图 16.3)。因为越靠近中线,腹直肌的支配神经就越细小,所以一般不需要担心术后慢性疼痛的问题。每个固定缝线之间距离 2~3cm,以均匀分布张力,一般需要 3 排共计约 40 个缝合以完成整个中线修复。这种方式完成的修复一开始看似张力很高,但分布到每个缝合点的张力却是很低的。同时两侧腹外斜肌的松解能有效增加腹壁顺应性,这也能对中线修复提供有效的保护。

10.腹直肌及其表面附着的皮肤向中线靠拢后会造成中线处富余的皮肤,施行皮脂切除塑形很重要, 将多余的并且是已被挖空的皮肤组织切除,同时伤口缝合后要留下些许潜在的空间以备术后的渗出,皮下放置两到三条引流并在出院前拔除。有时候可以预留下"锯齿状"(pumpkin-teeth)皮缘,稍作修整后可重塑脐环, 此举并不单纯只是为了美容,它同时也能将皮瓣向下固定在腹壁,从而有利于皮肤软组织的愈合。图 16.4 至图 16.6 所示的病例是一位老年吸烟男性, 采用此法对其宽达 16cm 的巨大腹壁疝进行了修补的情况。

结论

采用传统的组织分离技术进行的疝修补手术往往伴随着伤口并发症的显著增加,而穿支保护技术是一种减少这种并发症的方法。在 Dumanian(2002 年)一项 66 例患者的研究中,采用穿支保护技术使皮肤血运得以维持后,伤口并发症从原来的 20% 下降到 2%。作者在过去 12 年间坚持使用该项技术,即使需要增加侧切口,但因为是沿着皮肤皱褶切开,愈合后并无明显瘢痕,故能够普遍被患者接受。在 Butler(2012 年)的一项 107 例患者的研究中,经典的组织分离技术与附带穿支保护技术两组

图16.3　图示腹直肌后放置窄长条补片并使用3排缝线固定的修补。

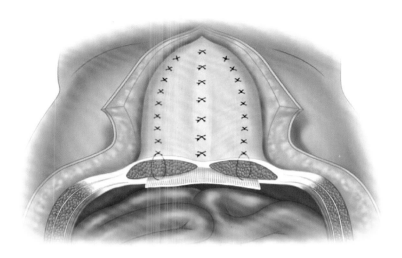

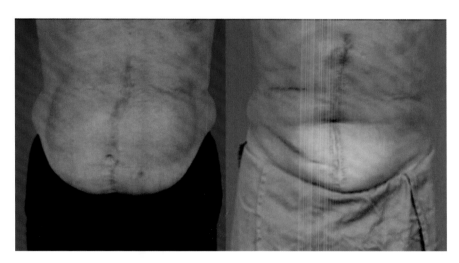

图16.4　一位老年男性巨大中线疝患者术前和术后外观比较。

进行对比,得出与 Dumanian 类似的结果,即使穿支保护技术组的患者病情更为复杂,但也能将伤口并发症从 32% 下降到 14%。而且在两个研究中,穿支保护组患者的疝远期复发率均等同于甚至小于传统技术组。在最近一项关于腹腔镜下腹外斜肌松解技术的荟萃分析结果显示,穿支保护手术术后软组织并发症的发生率与腹腔镜组基本相同[23]。

讨论

　　疝修补手术是追求平衡之道的过程,其目标是让一个有张力的腹壁能够重新合拢,但伤口又不至于被缝线割裂。显然,无论是单纯缝合[24]还是组织分离加缝合的方法[25],都难以避免疝的再次形成,于是需要使用一张中量大网孔非涂层的聚丙烯补片来分散张力,但如何固定这张补片却是值得探讨。本章我们所描述的疝修补方法,其最大的特点就是使用一张窄的长条补片紧密地缝合固定在腹直肌复合体后方。在整形外科领域,其中一条原则就是,固定良好的移植物一般不易发生感染。我们最近一项有 100 例患者入组的研究表明,补片以这种方式放置,最终并未发现补片感染的发生,术野感染概率为 3%,术野不良事件发生率为 10%[26]。因

图16.5　CT显示腹直肌分离宽达16cm。

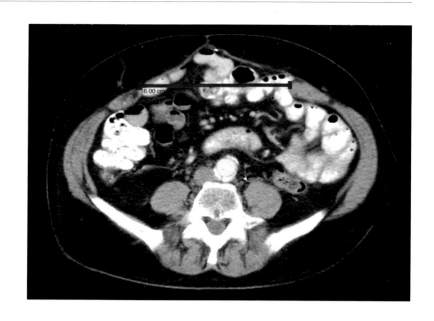

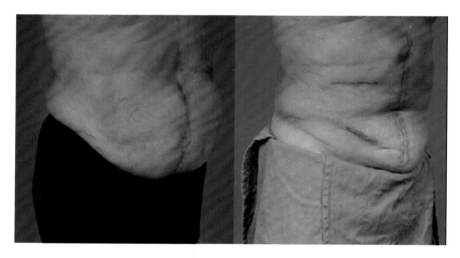

图16.6　术前和术后斜位外观对照。使用窄长条补片，稳妥固定于腹直肌后，同时施行多余的皮脂切除及脐部切除重建，患者已经完成最终的修复。

为并发症轻微而且只是零星发生，腹壁疝工作组（Ventral Hernia Working Group）的分类方案也难以预测。因为越靠近中线，神经就越纤细，所以基本不用顾虑慢性疼痛的问题。另外，因为使用窄的补片，所以不用从腹直肌前鞘表面分离过多的皮肤来进行补片的缝合固定，而以这种方式放置的补片能有效分散张力，避免补片的桥接。我相信，使用窄条补片，腹直肌直接承托的修补，附加侧切口并使用穿支保护技术进行的腹外斜肌松解，是一种较为理想

的技术组合，既能获得可靠的缺损修复效果，又避免了过多的腹壁解剖游离。目前我们这种手术基本在2.5小时内就能够完成。

相对而言，如果使用的补片越大，需要分离的层面就越大，置入的异物越多，固定的难度也就越大。一些学者主张使用大张网片免固定缝合，但其实也同时分离出巨大的创面，容易造成术后液体积聚；当将一张平片置入一个弧面时，巨大的补片边缘往往会出现皱褶的情况。过多的组织游离和大张

网片的使用,随着时间的推移,腹壁顺应性降低,患者往往会感到侧腹的僵硬和不适感。即使是使用大张(不是巨大)补片进行经皮全层透壁缝合的方法,也会有缝合到较大神经分支的风险。所以使用大张网片进行的 Rives–Stoppa 疝修补手术,其术后慢性疼痛发生率高达 27% 就并不奇怪了[27]。

在施行组织分离技术的疝修补手术中,穿支保护技术并非包治百病的神奇"彩弹",它不能避免所有的并发症。但因为它能够有效降低组织缝合面(STI)张力,腹壁张力能均匀分布到长条补片上,而长条补片又能够有效修补腹直肌分离,同时切除切口多余的皮肤,所以即使是巨大缺损的患者,也能得到安全可靠的修复。

(李炳根 译)

参考文献

1. Raines JK, Jaffrin MY, Rao S. A non-invasive pressure-pulse recorder: development and rationale. Med Instrum. 1973;7:245.
2. Gibbons GW, Wheelock FC, Hoar CC, et al. Predicting success of forefoot amputations in diabetics by noninvasive testing. Arch Surg. 1979;114:1034.
3. Chang N, Mathes SJ. Comparison of the effect of bacterial inoculation on musculocutaneous and random pattern flaps. Plast Reconstr Surg. 1982;70:1.
4. Feng LF, Price D, Hohn D, Mathes SJ. Blood flow changes and leukocyte mobilization in infection: a comparison between ischemia and well-perfused skin. Surg Forum. 1983;34:603.
5. Abbott DE, Halverson AL, Wayne JD, Kim JY, Talamonti MS, Dumanian GA. The oblique rectus abdominis myocutaneous flap for complex pelvic wound reconstruction. Dis Colon Rectum. 2008; 51:1237–41.
6. Dumanian GA. Discussion: minimally invasive component separation with inlay bioprosthetic mesh (MICSIB) for complex abdominal wall reconstruction. Plast Reconstr Surg. 2011;128:710–2.
7. Lowe JB, Garza JR, Bowman JL, Rohrich RJ, Strodel WE. Endoscopically assisted "components separation" for closure of abdominal wall defects. Plast Reconstr Surg. 2000;105:720–9.
8. Maas SM, van Engeland M, Leeksma NG, Bleichrodt RP. A modification of the "components separation" technique for closure of abdominal wall defects in the presence of an enterostomy. J Am Coll Surg. 1999;189:138–40.
9. Saulis A, Dumanian GA. Periumbilical rectus abdominis perforator preservation significantly reduces superficial wound complications in "Separation of Parts" hernia repairs. Plast Reconstr Surg. 2002;

109:2275.
10. Ghali S, Turza K, Baumann DP, Butler CE. Minimally invasive component separation results in fewer wound-healing complications than open component separation for large ventral hernia repairs. J Am Coll Surg. 2012;214:981–9.
11. Armananzas L, Ruiz-Tovar J, Arroyo A, et al. Prophylactic mesh vs suture in the closure of the umbilical trocar site after laparoscopic cholecystomy in high-risk patients for incisional hernia: a randomized clinical trial. J Am Coll Surg. 2014; 218:960–8.
12. Alexander CH, Prudden JF. The causes of abdominal wound disruption. SGO. 1966;122:1223–9.
13. Rodeheaver GT, Nesbit WS, Edlich RF. Novafil, a dynamic suture for wound closure. Ann Surg. 1986;204:193–9.
14. Israelsson LA, Millbourn D. Closing midline abdominal incisions. Langenbecks Arch Surg. 2012; 397:1201–7.
15. Playforth MJ, Sauven PD, Evans M, Pollock AV. The prediction of incisional hernias by radio-opaque markers. Ann Royal Col Surg Eng. 1986;68:82–4.
16. Pollock AV, Evans M. Early prediction of late incisional hernias. Br J Surg. 1989;76:953–4.
17. Burger JW, Lange JF, Halm JA, Kleinrensink G-J, Jeekel H. Incisional hernia: early complication of abdominal surgery. World J Surg. 2005;29:1608–13.
18. Xing L, Culbertson EJ, Wen Y, Franz MG. Early laparotomy wound failure as the mechanism for incisional hernia formation. J Surg Res. 2013;182:e35–42.
19. Ellis H, Gajraj H, George CD. Incisional hernias: when do they occur? Br J Surg. 1983;70:290–1.
20. Hoes J, Fischer L, Schachtrupp A. Laparotomy closure and incisional hernia prevention—what are the surgical requirements. Zentralbl Chir. 2011;136:42–9.
21. Klink CD, Binnebosel M, Alizai PH, Lambertz A, von Trotha KT, Junker E, et al. Tension of knotted surgical sutures shows tissue specific rapid loss in a rodent model. BMC Surg. 2011;11:36–45.
22. Cheesborough JE, Dumanian GA. Simultaneous prosthetic mesh abdominal wall reconstruction with abdominoplasty for ventral hernia and severe rectus diastasis repairs. Plast Reconstr Surg. 2015; 135:268–76.
23. Jensen KK, Henriksen NA, Jorgensen LN. Endoscopic component separation for ventral hernia causes fewer wound complications compared to open components separation: a systematic review and meta-analysis. Surg Endosc. 2014;228: 3046–52.
24. Luijendijk RW, Hop WC, van den Tol MP, et al. A comparison of suture repair with mesh repair for incisional hernia. N Engl J Med. 2000;343:392–8.
25. Slater NJ, van Goor H, Bleichrodt RP. Large and complex ventral hernia repair using "components separation technique" without mesh results in a high recurrence rate. Am J Surg. 2015;209:170–9.
26. Souza JM, Dumanian GA. Routine use of bioprosthetic mesh is not necessary: a retrospective review of 100 consecutive cases of intraabdominal midweight polypropylene mesh for ventral hernia repair. Surgery. 2013;153:393–9.
27. Iqbal CW, Pham TH, Joseph A, Mai J, Thompson GB, Sarr MG. Long-term outcome of 254 complex incisional hernia repairs using the modified Rives-Stoppa technique. World J Surg. 2007;31:2398–404.

第 17 章

开放造口旁疝修补术

Matthew Z Wilson，Joshua S Winder，
Eric M Pauli

引言

造口旁疝是腹腔内容物通过造口周围腹壁的缺损疝出，是疝外科医生面临的一个复杂的问题。与其他类型的腹壁疝相比，发生率更高，修补技巧上更困难，更易出现手术部位感染和更高的疝复发率。最近的文献综述表明，造口旁疝的形成使高达50%的造口结构复杂化[1-6]。造口旁疝的形成也增加了并发切口疝的概率，从而使两种疝的修补更为复杂[7,8]。造口旁疝独有的发病症状使患者的整体生活质量下降，包括不能正常进行造口护理、造口旁皮肤破裂、造口水平的梗阻和腹痛[9]。本章将概述造口旁疝的各型开放式修复。

风险因素和预防

多种因素导致患者易于形成造口旁疝，首次造口的位置选择可能至关重要，经腹直肌且在弓状线以上的造口位置为首选[3,10,11]。由于不慎等原因在术中将造口置于半月线或其附近的位置，该区域腹壁薄弱易于形成造口旁疝(图17.1)。患者因素(如腰围)是形成造口旁疝的重要因素，有报道提示，腰围超过100cm的患者有75%的可能性形成疝[12]。术前预设好造口位置被证明可显著减少疝的发生[13]。造口类型也影响疝的发生率，回肠造口术发生率低，而结肠造口术发生率高[14]。

最近的文献表明，在术中造口同时预置补片可降低形成疝的风险[15,23]。该问题将在第23章详述。

目前的修补策略

手术技术：开放式与腹腔镜手术

对造口旁疝修补的各种技术各自优点与缺点的总体概述，请参见第23章。

手术方法：直接修补与补片修补

造口旁疝的组织修补方法，是仅针对造口旁的疝缺损用缝线直接将筋膜靠拢缝合，发病率和死亡率低，无须开腹手术或腹腔镜进入腹腔，技术简单，但其结果是令人沮丧的，因为这种术式有46%~100%的复发率，是补片修补方法的9倍[24-26]。考虑到补片相关并发症发生率较低的总体风险，推荐在造口旁疝修补时使用人工材料加强修补；然而，直接缝合组织修补作为一种修复方法选择仍旧保留，外科医师为避免补片置入的相关并发症，会选择此种方法。

补片形态：Sugarbaker，Keyhole和Cruciate

用于造口旁疝修补的三种补片形态已被描述。Sugarbaker修补利用一张未裁剪的合成补片在腹腔内覆盖造口缺陷和造口近端肠管(Underlay)并缝合

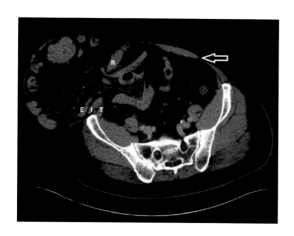

图17.1　伴腹壁功能不全的造口旁疝CT表现。该患者疝形成的主要风险因素是末端回肠造口术经过半月线。造口造成腹直肌(R)和腹外斜肌(E)、腹内斜肌(I)和腹横肌(T)的连接部被破坏。对侧菲薄的半月线也可见到(箭头所示)。

固定在该位置[27,28]。这种方法最初使用开放编织补片，为了减少临床上开放或腹腔镜修补术后补片对肠道显著的影响(粘连或侵蚀)[29]，后来改用聚四氟乙烯(PTFE)补片。这种改良 Sugarbaker 修补简化了修补技术，且采用腹腔镜技术时比 Keyhole 法有更低的复发率[1,24,30]，其主要优点是未经切开的整块补片广泛覆盖造口和筋膜缺损位置(图 17.2a)。

Keyhole 方法是利用补片对造口肠管圆形包绕以减小筋膜孔径[31]。该方法将补片自边缘剪开至中心处，使其呈钥匙孔的外观(图 17.2b)。该技术的优势是不必将造口移位，缺陷是需要将补片剪开而使其易于回缩和导致疝复发。这种形状的补片可以使用 Underlay，Sublay 或 Onlay 方法放置。

Cruciate 修复技术包括腹壁的造口移位、切断的肠道造口端穿过被十字交叉切开、切痕呈 X 形的补片(图 17.2c)。虽然这种方法需要将造口移位，但补片缺损小，可降低补片回缩可能性。这种形状的补片可以使用 Underlay，Sublay 或 Onlay 方法放置。

补片选择：合成补片与生物补片

临床实践中，生物补片已被广泛应用于易受污染和污染存在部位的修补手术中。有数据表明，大网孔合成补片(一般为轻量或中等重量聚丙烯)

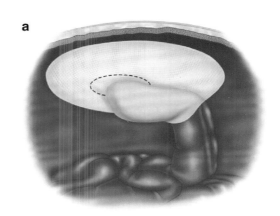

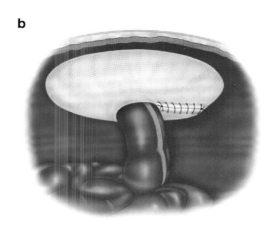

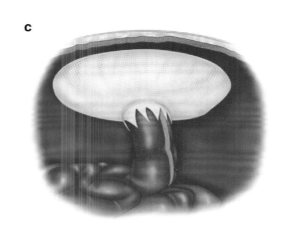

图17.2　开放造口旁疝修补术的补片形态。(a)Sugarbaker形为一张大块未剪开的补片覆盖疝缺损（环线所示）。(b)Keyhole形补片被切开并围绕肠管四周，放置完成后重新缝合补片至原有形状。(c)Cruciate形补片可使造瘘肠管通过补片上的预裁孔。

在造口旁疝修补中的应用是安全、有效和廉价的[36,38-41]，并不支持使用生物补片优于仔细选择的合成补片，甚至在污染区域也是如此[33-37]。

造口选择:关闭,重置或原位

有些准备造口回纳的患者因为造口旁疝的复杂性而未行确定性造口关闭术(图 17.3),应考虑在疝修补的同时关闭造口。如果行两阶段分期手术处理(首次造口为近端回肠预防性造口术),在一期手术中可考虑行桥接疝修补术,二期手术中再行确定性的腹壁重建并关闭造口。

许多学者主张行造口旁疝修补术时不改变原造口位置[42],这一方法的优势是:能避免切断肠管,避免为了造口重置的松解粘连及另做切口处理。缺点包括:原先筋膜的关闭困难,造口周围血清肿形成和使用 Keyhole 修补法较其他方式有较高的疝复发风险[1,30,33]。

造口移位前最好在肠造口护理师的帮助下行术前体表标识预定位。首次造口位置以经腹直肌位置为首选。检查患者在站位、坐位和卧位时的位置情况进一步帮助预定位,避开皮肤褶皱和大的赘肉。由于疝形成后腹直肌偏向一侧,在大的造口旁疝或同时发生腹壁疝的疝修补术病例中,术前造口标识通常无意中被置于远离腹直肌处。在这些病例

中,我们遵从原先纵向标识,但将造口向中间或侧面移动以达到腹直肌中间位置,在该位置行疝修补可使中线再靠拢。造口重置的优势是为患者在理想的位置通过一个小的筋膜开口以 Cruciate 法(非 Keyhole 法)修补;然而,造口移位方法造成两处额外腹部损伤(新旧造口部位),且需要切断肠管以到达新的位置。通常,尤其在回肠造口术中,肠道没有足够的长度满足造口重置要求。

手术团队:单团队与双团队

作者组采用双团队法修补造口旁疝。腹壁重建由第一团队承担,而常规由结直肠手术组医生组成的第二团队,负责肠管的游离、切除和重建(必要时)。术前观察患者并给予适当的研究以决定确定再次手术方案;如果患者需要关闭造口,由第二团队实施游离造瘘肠襻、松解腹腔内粘连及行肠吻合手术(必要时部分肠襻及其系膜切除)和关闭造口。如果患者不需要关闭造口,第一团队游离腹腔粘连后关闭原造口、决定新造口的适合位置,腹壁重建结束后再在预定位置上慎重行新的造口术。两个团队的协调可能有些困难,实施关闭造口或重新造口

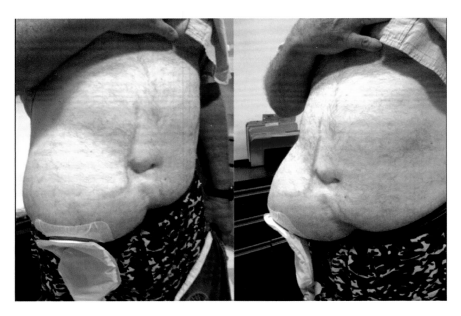

图17.3　54岁男性克罗恩病患者,曾行急诊末端回肠造口术,形成巨大的有症状的造口旁疝。由于腹壁功能不全、肥胖、炎症性肠病和并发中线部位疝,该患者未行造口回纳术。

确实可以只由一个团队实施,然而,重建手术时间长引起的相关疲劳因素要值得重视。

患者选择

手术的绝对适应证包括由疝造成的梗阻和绞窄嵌顿。手术的相对适应证包括:造口嵌顿、脱垂、狭窄,造口管理困难,顽固性皮炎,造口内径大,疼痛和影响美观[43]。手术修复的禁忌证包括:将来的造口还纳,预期生存时间短(如在广泛转移性疾病情况下)和其他威胁生命的疾病(如会影响手术的严重心肺功能不全)。BMI 大于 45 是手术修复的相对禁忌证。

我们需要综合考虑多种因素以确定手术方法(腹腔镜或开放手术)。老年患者中缺损较小(<6cm)和预计肠道有足够长度行 Sugarbaker 手术修复的,可接受腹腔镜造口旁疝修补;年轻患者需要功能性腹壁(如从事体力劳动)、缺损超过 6cm、造口旁缺损超过或包含半月线、伴有腹壁功能不全、伴有中线部位疝(或其他部位疝)、需要另行消化道手术、回肠造口的患者, 以及先前的腹腔镜修补失败和腹腔镜修补不能施行的患者,采用开放性肌后修补术。

当合并其他疝修补时,必须在术前处理好合并症;必须在围术期控制血糖、改善肥胖和肺功能,必须戒烟。

因为很多造口旁疝的发生合并腹壁疝,我们进行疝修补的首选方法是采用开放的腹横肌松解的后组织分离技术(TAR)[40,41]。

开放造口旁疝修补的手术技巧

所有患者都需要在术前由造口治疗护士为新造口位置做好标识。患者取仰卧位,手臂外展,放置导尿管和胃管, 所有以前的切口瘢痕被标记好,胃肠造口已缝合并用含碘伏的切口保护膜覆盖。

回肠代膀胱术在无菌条件下用 Foley 导管置入以引流尿液,也是术中识别该段代膀胱的回肠的一种辅助手段。

Sugarbaker技术

剖腹探查术和充分的粘连松解后, 识别造口,任何嵌顿呈环状的肠管均解剖分离开, 切除疝囊。补片(聚四氟乙烯为基础的)置入覆盖缺损区域并各个方向至少超过缺损 4cm 以上的正常腹壁充分重叠。邻近造口的肠管偏向侧腹壁,这可能需要充分游离肠管长度以防止补片覆盖的侧方呈 “拱形” 的肠管扭曲。通过经过筋膜的缝合或钉合器固定补片边缘, 缝合间距或钉与钉之间距离是 1cm (图17.4)。

前组织分离技术(腹外斜肌松解)

一个完整的中线入路开腹手术包括原手术瘢痕切除、松解组织器官粘连和取出所有以前手术的补片或其他植入物,原造口肠管被游离,为新腹壁造口做准备或肠吻合恢复肠道连续性做准备;关闭原造口处的筋膜和皮肤缺损,筋膜缺损关闭采用单股可吸收缝线。从这点而言,任何的肠襻都须先进行游离为新的造口做好准备。

辨认腹白线,通过从造口旁疝一侧的腹直肌前鞘解剖皮下组织提起脂皮瓣,皮瓣向侧方分离至少超过半月线 2cm,下至腹股沟韧带,上到肋缘。脐周动脉穿支保留(PUPS)和内镜下前组织分离技术方

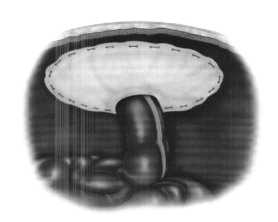

图17.4 采用Sugarbaker技术的补片放置后,以1cm间距在补片边缘用枪钉将其固定在腹壁上。

法已经在第 15~16 章叙述和归纳。

　　腹外斜肌腱膜自肋缘到腹股沟韧带上方的连线距离半月线 1~2cm 处外侧纵向切开，必须注意不能损伤到半月线，否则可能导致疝侧向扩展到腹直肌。然后重新评估两侧腹直肌是否能关闭，如果无张力，则可以开始放置补片和关闭造口；如果仍有张力，可以分离切断对侧的腹外斜肌腱膜。

　　通过腹直肌建立新位置的造口，用单股可吸收缝线连续缝合关闭筋膜。补片放置采用 Onlay 技术，将造口肠管穿过 Cruciate 补片根据肠管直径预裁的"十"字形孔洞，补片用单股可吸收缝线固定于腹外斜肌腱膜侧切缘；腹直肌前鞘上均匀地间断缝合几针以消灭死腔。造口完成后，皮瓣下放置封闭的负压引流后逐层关闭。

后组织分离技术（腹横肌松解）

　　后组织分离技术的起始步骤和前组织分离技术相同，去除原手术瘢痕、剖腹探查、粘连松解，原造口被分离关闭，为再移位造口或肠吻合恢复肠管的连续性做准备。

　　TAR 技术的后组织分离技术已在第 13 章详细叙述。简单地说，就是使用电刀将从腹直肌后鞘内侧缘约 5mm 处切开，并纵行沿腹直肌长轴方向全部切开。然后采用钝性分离、电凝结合的方式，将该平面向侧面半月线分离，注意不要损伤横向穿透腹直肌的神经血管束或仍留在腹部肌肉后面的腹壁下血管。该平面上达胸骨后间隙，下到 Retzius 间隙。以钝性分离显露耻骨联合和双侧 Cooper 韧带，在原造口的腹直肌后鞘处将会出现一个缺损（图 17.5）。

　　单独切开腹直肌后鞘一般没有足够宽度让补片侧向覆盖造口缺损，因为腹直肌鞘解剖止点在腹直肌外侧边，为了提供足够宽的覆盖范围需要进行腹横肌松解。采用电灼法，在半月线的内侧约 5mm 处切开腹直肌后鞘前面，最好在更接近头侧的位置开始分离，该位置的肌肉更加层次分明（图 17.6）。辅以直角钳，电灼切断腹横筋膜前层和腹横肌肌腹，注意避免损伤腹膜/后方朝向肌肉的腹横筋膜深层，腹横肌的松解向下直到弓状线水平。腹横肌

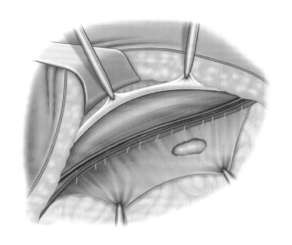

图17.5　自腹直肌分离下的腹直肌后鞘向侧方分离延伸至半月线时有神经血管束经过。原造口肠管通过腹直肌后鞘的缺损部位。

被松解后，以钝性分离侧方到腰大肌，上至肋缘下方，下达耻骨肌孔，以提供大的空间放置补片行 Sublay 修补。

　　然后切开对侧的腹直肌后鞘，这是为两侧腹膜和腹直肌后鞘关闭以重新建立内脏囊所必需的步骤。这个肌后空间的建立有足够空间容许补片覆盖原造口部位并加强正中切口和位于对侧腹直肌上的新造口部位。如果两侧筋膜向中线靠拢有张力，此时松解对侧腹横肌可解决张力问题。这在修补伴有腹壁功能不全的巨大造口旁疝或修补造口旁疝

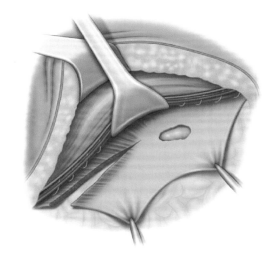

图17.6　从腹直肌后鞘内识别腹横肌的位置最好在上腹部、肋缘下。

合并中线切口疝时是必要的。

随后,腹膜和腹直肌后鞘在中线处采用 2-0 可吸收线连续缝合关闭,该层所有缺损必须关闭以防止肠管接触补片或者疝入肌后层和补片之间形成肠壁疝。腹直肌后鞘缺损大,不适合直接缝合组织修补,可用可吸收网片桥接修复并以可吸收线连续固定;这对于原造口位置是必要的,其缺损可以被充分加强。造口旁疝筋膜缺损的一期缝合采用 0 号医用可吸收缝线。有时,造口不能被移至新的位置,对于这些病例,在造口原位仍要进行后组织分离和腹横肌松解,补片以 Keyhole 法放置在造口周围,然后将补片侧方连续缝合在一起。

在确定好的合适新造口位置通过精准测量的"十"字形切口按层次直接切开来避免造口通道弯曲;在关闭的腹直肌后鞘和腹膜层上开口,肠管被送入肌后平面,这时注意确定肠系膜方向(图17.7)。

菱形补片用 0 号可吸收线穿透筋膜层固定(图17.8 和图 17.9)。当实施后组织分离技术进行造口旁疝修补术时,我们优先用中等重量的聚丙烯补片。当穿透筋膜层的缝线被放置好时,用有齿血管钳将腹白线内侧拉向中线,补片被拉紧保持其生理张力,这将使随后的两侧腹白线无张力对拢。补片固定完成后,在新造口的位置开一个"十"字形切口,将肠管送入补片(图 17.9)。然后建立经皮肤、皮

图17.7　腹横肌松解通过切开腹横筋膜和腹横肌肌腹来完成,但应保证深入到肌肉的腹横筋膜后层和腹膜的完整性。

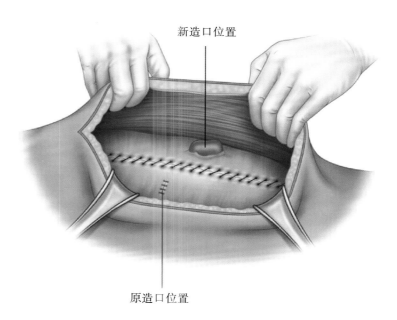

新造口位置

原造口位置

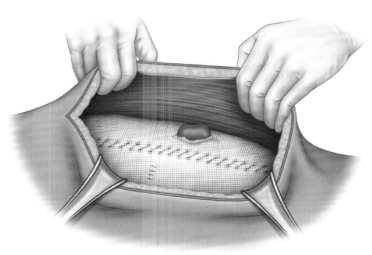

图17.8　补片在肌后平面平整放置并固定。这将覆盖原造口和整个中线(和任何中线缺损),并加强新的造口区域。

a

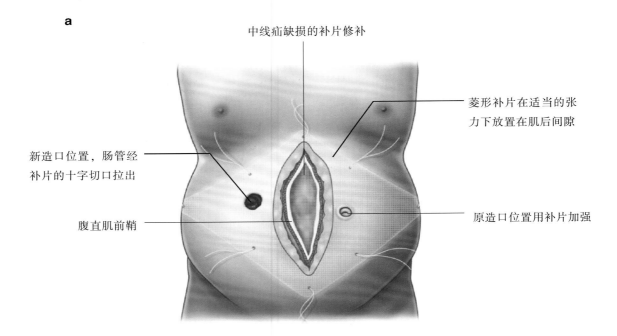

中线疝缺损的补片修补

菱形补片在适当的张
力下放置在肌后间隙

新造口位置，肠管经
补片的十字切口拉出

腹直肌前鞘

原造口位置用补片加强

8个补片固定点

b

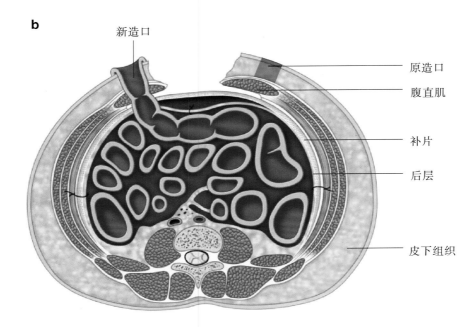

新造口

原造口

腹直肌

补片

后层

皮下组织

图17.9 关闭腹横筋膜后层/腹膜重建内脏囊。预置新造口位置切开以容纳肠管通过。

下组织、腹直肌前鞘和腹直肌的造口缺损,肠管由内而外通过。引流管应分别置于肌后间隙和疝囊腔层面引流。在中线位置用 0 号单股可吸收线经筋膜层缝合重建腹白线。皮下组织用可吸收线关闭,皮肤用钉合器关闭。

Pauli造口疝修补术(PPHR)

这种新颖的开放造口旁疝修补术避免了造口移位,免除了改变补片形状、切开补片做 Cruciate 或 Keyhole 手术方式的需要,并可同时覆盖造口旁疝和中线缺损。这是通过联合后改良 Sugarbaker 疝修补术(特别是肌后 Sugarbaker 疝修补术)和腹横肌松解技术(TAR)来完成的。

PPHR 手术开始先行上面提到的“后组织分离技术”,值得重视的是,在保持造口原位的情况时要仔细完成 TAR 技术(图 17.10)。随着腹直肌后方分离延展良好并逐渐在各个方向越过造口旁疝边界时,通过造口的后鞘和腹膜缺损区域向腰侧方向切开延长(图 17.11),再完成对侧的腹直肌后方分离(如果有必要,行 TAR 技术);靠近造瘘口的肠管被送入分离后的肌后间隙,然后用可吸收线连续缝合腹直肌后鞘和腹膜缺损区域,同时重新建立内脏囊和做好靠近造瘘口的近端肠管进入腹直肌后方间隙的位置定位(图 17.12)。

补片以 Sublay 手术方式放入腹直肌后方的平面内,外侧方类似 Sugarbaker 修补。补片的各个方

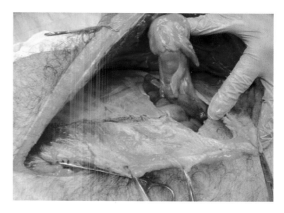

图17.11　向侧方延伸的后层缺损。

向上均经筋膜层缝合固定,并在造口肠管两侧各缝合补片一针,悬吊穿过腹壁腱膜层,用来围绕造口瘘附近的造口肠管(图 17.13),即在原位造口周围实施改良 Sugarbaker 手术,以这种方式放置的补片能为任何并发的中线缺损提供广泛的覆盖(图 17.14)。造口旁疝和中线的缺损关闭方式如上述所述。

术后护理

造口旁疝修补术患者术后常规护理与其他腹壁重建手术相似。抗生素常规 24 小时内停止,并在肠功能恢复时开始进食;观察造口有无并发症并监测患者有无感染征象;常规预防静脉血栓栓塞。术

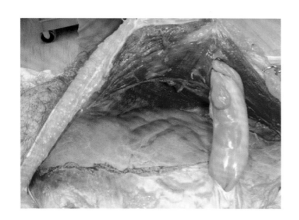

图17.10　将造口留于原位的PPHR手术中以TAR技术完成后组织分离。

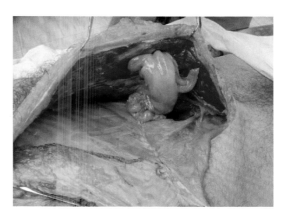

图17.12　造口近侧肠管通过造口缺损进入肌后平面,造口缺损从中间向侧方关闭。

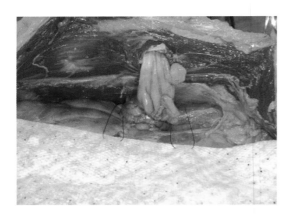

图17.13　在造口肠管两侧经筋膜层缝合以固定补片并使造口端肠管一侧靠近侧腹壁。

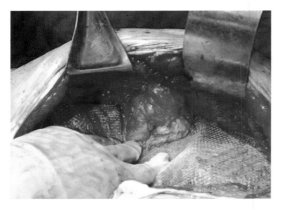

图17.14　补片的肌后放置为任何腹壁缺损提供广泛的补片覆盖面积，并采用改良Sugarbaker的方法修复造口。

后立即常规使用腹带。监测引流管情况，并通常在出院前拔除，如使用生物补片引流管，术后常需要放置两周。

切口负压引流

当行开放式造口旁疝修补术时，作者的经验是在术中关闭的中线切口上放置负压引流装置，尽管这种方法对于高危腹壁重建的切口而言，并没有被证明其益处，但在行开放结肠手术时已被证明有益[44,45]。将一条窄的凡士林纱布放在关闭的中线切口和关闭的原造口处，形成T形结构（图17.15）。然后用一个类似原造口大小的开孔泡沫敷料连接一根塑料吸引管置于其上，吸引装置位于原造口位置

以便吸力可以抽吸原造口（理论上污染最重的伤口）的渗液并防止其流入中线伤口。抽吸压力设置为-75mmHg，这种吸引装置放置7天或直到出院。虽然确切的作用机制尚不清楚，但一个可能的益处是去除了从造口流出的、可能渗漏到造口装置周围和浸透敷料的、或者流到切口上的渗出物，从而避免污染中线切口。

机械通气

在有腹壁功能不全的患者，腹壁重建后必须注意呼吸功能情况，如果气道平台压力超过基线水平6mmHg，那么气管插管须维持24小时[46]；如果关闭腹白线后气道平台压力超过基线10~11mmHg时，须加用神经肌肉阻滞[46]。保留导尿管和维持胃肠减压在这些情况下是有益的，可减少一期筋膜层关闭后腹内压的升高。

开放造口旁疝修补术的结果

开放造口旁疝修补术各种类型的结果总结在表17.1中。

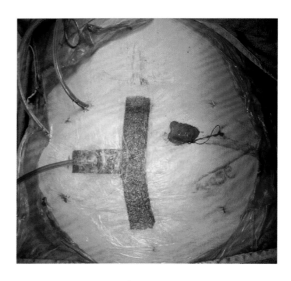

图17.15　在关闭的中线伤口和关闭的原造口处应用负压伤口敷料覆盖，吸引装置放在原造口部位，并将压力设置为-75mmHg。

表17.1　开放造口旁疝修补技术的多种类型的结果

修补类型	病例数	感染率(%) (95% CI)	补片感染率(%) (95% CI)	其他并发症发生率(%) (95% CI)	死亡率(%) (95% CI)	复发率(%) (95% CI)	平均随访时间(月)
一期筋膜修补[2]	141	9.4(4.9~15.8)	无	14.1 (8.6~21.3)	2.8(0.8~7.1)	57.6(48.4~66.4)	30
Onlay[2]	216	1.9(0.5~4.7)	1.9(0.5~4.7)	11.1 (7.3~16.1)	0(0~1.7)	14.8(48.4~66.4)	40
Sublay[2]	76	3.9(0.8~11.1)	0(0~4.7)	14.5 (7.5~24.4)	0(0~4.7)	7.9(3~16.4)	24
Underlay[2]	65	3.1(0.4~10.7)	1.5(0~8.3)	15.4 (7.6~24.4)	0(0~5.5)	9.2(3.5~19)	38
Sublay[34]	48	31.3	0	25	0	11	13

开放造口旁疝修补术的并发症

开放造口旁疝修补术的常规并发症见第 29 章。开放造口旁疝修补术有一些特有的并发症,这些并发症将在本节综述。

伤口感染

伴随胃肠造口关闭或移位后的伤口感染依然是术后最常见的并发症之一,发生率高达 41%[47-50]。这在复杂造口旁疝修补术中应特别关注,因为伤口感染能导致补片感染和疝复发(图 17.16)。原造口部位的处理有多种方法可供选择,包括一期关闭(伴或不伴皮下引流)、延迟一期关闭、二期关闭和负压伤口吸引治疗。关闭的方法部分依赖于疝修补术的细节:皮下死腔的大小,腹壁内补片的放置位置,补片上方的筋膜层是否完全关闭,使用何种类型的补片,患者是否有导致伤口感染的额外风险(免疫抑制剂、糖尿病、营养不良)。作者倾向于一期关闭所有的伤口,并在关闭的中线伤口和原造口位置放置负压吸引装置, 如果在这些伤口下面有较大的死腔,可在皮下另放置密闭的负压引流。

造口并发症

与造口直接相关的并发症是造口旁疝修补的特有并发症, 幸运的是这些并发症的发生率很低,但当其确实发生时有显著的症状。造口缺血、坏死或回缩,常常是因为造口张力大、肠系膜通过腹壁时扭曲,或是腹直肌或补片上的造口开孔过小所致的技术上的并发症(图 17.16)。患者相关因素,如肥胖、动脉粥样硬化和术后低血压,能易引起这些并发症的发生。

造口扭曲可造成延迟造口功能或梗阻。这种并发症可能发生在任何类型的造口旁疝修补术,但通常与行 Sugarbaker 修补术式时覆盖弯曲肠管的补片外侧边缘相关,也发生在伴腹横肌松解的后组织分离技术中,这是因为腹壁上的腹膜/腹横肌层、补片层、腹直肌/腹直肌前鞘/皮下组织层三层结构通过造瘘肠管的孔不在一条直线上。

补片侵蚀是造口旁疝修补术的一个罕见并发症,但一旦发生可能需要关闭造口和取出补片。如上所述,无论在造口建立和造口旁疝修补时,在造口附近放置合成补片都被认为是安全的;然而,如果补片边缘的肠管显著扭曲或肠管张力过大,补片可能侵蚀入肠管(图 17.17)。

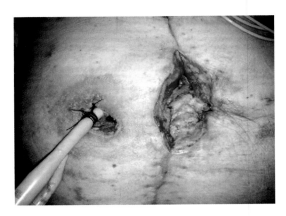

图17.16　中线伤口感染、暴露合成补片和相应的皮肤黏膜破坏，应用后组织分离技术修补造口旁疝术后造口回缩。造口出口被置入一根Foley导尿管。

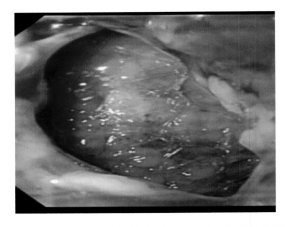

图17.17　开放造口旁疝修补术后聚丙烯补片侵蚀入结肠内的内镜表现。

（吴立胜　译）

参考文献

1. Hotouras A, et al. The persistent challenge of parastomal herniation: a review of the literature and future developments. Colorectal Dis. 2013;15(5):e202–14.
2. Al Shakarchi J, Williams JG. Systematic review of open techniques for parastomal hernia repair. Tech Coloproctol. 2014;18(5):427–32.
3. Nastro P, et al. Complications of intestinal stomas. Br J Surg. 2010;97(12):1885–9.
4. Rieger N, et al. Parastomal hernia repair. Colorectal Dis. 2004;6(3):203–5.
5. Carne PW, Robertson GM, Frizelle FA. Parastomal hernia. Br J Surg. 2003;90(7):784–93.
6. Israelsson LA. Parastomal hernias. Surg Clin North Am. 2008;88(1):113–25. ix.
7. Timmermans L, et al. Parastomal hernia is an independent risk factor for incisional hernia in patients with end colostomy. Surgery. 2014;155(1):178–83.
8. Powell-Chandler A, Stephenson BM. Avoiding simultaneous incisional and parastomal herniation. Colorectal Dis. 2014;16(12):1020–1.
9. Kald A, et al. Quality of life is impaired in patients with peristomal bulging of a sigmoid colostomy. Scand J Gastroenterol. 2008;43(5):627–33.
10. Sjodahl R, Anderberg B, Bolin T. Parastomal hernia in relation to site of the abdominal stoma. Br J Surg. 1988;75(4):339–41.
11. Al-Momani H, Miller C, Stephenson BM. Stoma siting and the 'arcuate line' of Douglas: might it be of relevance to later herniation? Colorectal Dis. 2014;16(2):141–3.
12. De Raet J, et al. Waist circumference is an independent risk factor for the development of parastomal hernia after permanent colostomy. Dis Colon Rectum. 2008;51(12):1806–9.
13. Baykara ZG, et al. A multicenter, retrospective study to evaluate the effect of preoperative stoma site marking on stomal and peristomal complications. Ostomy Wound Manage. 2014;60(5):16–26.
14. Shah NR, Craft RO, Harold KL. Parastomal hernia repair. Surg Clin North Am. 2013;93(5):1185–98.
15. Serra-Aracil X, et al. Randomized, controlled, prospective trial of the use of a mesh to prevent parastomal hernia. Ann Surg. 2009;249(4):583–7.
16. Wijeyekoon SP, et al. Prevention of parastomal herniation with biologic/composite prosthetic mesh: a systematic review and meta-analysis of randomized controlled trials. J Am Coll Surg. 2010;211(5):637–45.
17. Figel NA, Rostas JW, Ellis CN. Outcomes using a bioprosthetic mesh at the time of permanent stoma creation in preventing a parastomal hernia: a value analysis. Am J Surg. 2012;203(3):323–6. discussion 326.
18. Hauters P, et al. Prevention of parastomal hernia by intraperitoneal onlay mesh reinforcement at the time of stoma formation. Hernia. 2012;16(6):655–60.
19. Lee L, et al. Cost effectiveness of mesh prophylaxis to prevent parastomal hernia in patients undergoing permanent colostomy for rectal cancer. J Am Coll Surg. 2014;218(1):82–91.
20. Janes A, Cengiz Y, Israelsson LA. Randomized clinical trial of the use of a prosthetic mesh to prevent parastomal hernia. Br J Surg. 2004;91(3):280–2.
21. Janes A, Cengiz Y, Israelsson LA. Preventing parastomal hernia with a prosthetic mesh: a 5-year follow-up of a randomized study. World J Surg. 2009;33(1):118–21. discussion 122-3.
22. Williams NS, Nair R, Bhan C. Stapled mesh stoma reinforcement technique (SMART)—a procedure to prevent parastomal herniation. Ann R Coll Surg Engl. 2011;93(2):169.
23. Koltun L, Benyamin N, Sayfan J. Abdominal stoma fashioned by a used circular stapler. Dig Surg. 2000;17(2):118–9.
24. Hansson BM, et al. Surgical techniques for parastomal hernia repair: a systematic review of the literature. Ann Surg. 2012;255(4):685–95.
25. Horgan K, Hughes LE. Para-ileostomy hernia: failure of a local repair technique. Br J Surg. 1986;73(6):439–40.
26. Rubin MS, Schoetz Jr DJ, Matthews JB. Parastomal hernia. Is stoma relocation superior to fascial repair? Arch Surg. 1994;129(4):413–8. discussion 418-9.

27. Sugarbaker PH. Peritoneal approach to prosthetic mesh repair of paraostomy hernias. Ann Surg. 1985;201(3):344–6.

28. Sugarbaker PH. Prosthetic mesh repair of large hernias at the site of colonic stomas. Surg Gynecol Obstet. 1980;150(4):576–8.

29. Mancini GJ, et al. Laparoscopic parastomal hernia repair using a nonslit mesh technique. Surg Endosc. 2007;21(9):1487–91.

30. Tran H, et al. Single-port laparoscopic parastomal hernia repair with modified sugarbaker technique. JSLS. 2014;18(1):34–40.

31. Zacharakis E, et al. Laparoscopic parastomal hernia repair: a description of the technique and initial results. Surg Innov. 2008;15(2):85–9.

32. Raigani S, et al. Single-center experience with parastomal hernia repair using retromuscular mesh placement. J Gastrointest Surg. 2014;18(9):1673–7.

33. Slater NJ, et al. Repair of parastomal hernias with biologic grafts: a systematic review. J Gastrointest Surg. 2011;15(7):1252–8.

34. Lee L, et al. A systematic review of synthetic and biologic materials for abdominal wall reinforcement in contaminated fields. Surg Endosc. 2014;28(9):2531–46.

35. Fleshman JW, et al. A prospective, multicenter, randomized, controlled study of non-cross-linked porcine acellular dermal matrix fascial sublay for parastomal reinforcement in patients undergoing surgery for permanent abdominal wall ostomies. Dis Colon Rectum. 2014;57(5):623–31.

36. Krpata DM, et al. Evaluation of high-risk, comorbid patients undergoing open ventral hernia repair with synthetic mesh. Surgery. 2013;153(1):120–5.

37. Rosen MJ, et al. A 5-year clinical experience with single-staged repairs of infected and contaminated abdominal wall defects utilizing biologic mesh. Ann Surg. 2013;257(6):991–6.

38. Novitsky YW, et al. Transversus abdominis muscle release: a novel approach to posterior component separation during complex abdominal wall reconstruc-
tion. Am J Surg. 2012;204(5):709–16.

39. Pauli EM, Rosen MJ. Open ventral hernia repair with component separation. Surg Clin North Am. 2013; 93(5):1111–33.

40. Carbonell AM, et al. Outcomes of synthetic mesh in contaminated ventral hernia repairs. J Am Coll Surg. 2013;217(6):991–8.

41. Carbonell AM, Cobb WS. Safety of prosthetic mesh hernia repair in contaminated fields. Surg Clin North Am. 2013;93(5):1227–39.

42. Hofstetter WL, et al. New technique for mesh repair of paracolostomy hernias. Dis Colon Rectum. 1998;41(8):1054–5.

43. Leslie D. The parastomal hernia. Surg Clin North Am. 1984;64(2):407–15.

44. Pauli EM, et al. Negative pressure therapy for high-risk abdominal wall reconstruction incisions. Surg Infect (Larchmt). 2013;14(3):270–4.

45. Bonds AM, et al. Incisional negative pressure wound therapy significantly reduces surgical site infection in open colorectal surgery. Dis Colon Rectum. 2013; 56(12):1403–8.

46. Blatnik JA, et al. Predicting severe postoperative respiratory complications following abdominal wall reconstruction. Plast Reconstr Surg. 2012;130(4): 836–41.

47. Lahat G, et al. Wound infection after ileostomy closure: a prospective randomized study comparing primary vs. delayed primary closure techniques. Tech Coloproctol. 2005;9(3):206–8.

48. Hackam DJ, Rotstein OD. Stoma closure and wound infection: an evaluation of risk factors. Can J Surg. 1995;38(2):144–8.

49. Vermulst N, et al. Primary closure of the skin after stoma closure. Management of wound infections is easy without (long-term) complications. Dig Surg. 2006;23(4):255–8.

50. van de Pavoordt HD, et al. The outcome of loop ileostomy closure in 293 cases. Int J Colorectal Dis. 1987; 2(4):214–7.

第 18 章

开放侧腹壁疝修补术

Melissa Phillips Lapinska, Austin Lewis

引言

侧腹壁疝对普外科医生是一个有趣的挑战。这些疾病比较罕见,但是其发生率随外伤性损伤和外科术后侧腹壁的并发症越来越常见而升高。由于肋缘和骨盆边缘位置限制了侧腹壁疝修补中的可用于固定的选择,外科医生被迫探讨用来治疗这些难治疝的补片覆盖技术。理解这些疝手术修补的基础解剖和手术方式对普外科医师实施日常手术非常重要。小的缺损可通过腹腔镜解决,但是对于大的侧腹壁疝缺损和伴随的神经损伤而言,开放的修补路径能为外科医生提供一个固定补片的适当方式,从而能确定性地修补这些独特的疝缺损。

侧腹壁疝修补的目前趋势

多年来,侧腹壁疝修补理念与中线的切口疝是并行的。最初的修补是一期筋膜再缝合关闭而未行筋膜加强,这种修补术由于局部缺损未加强修补,复发率特别高,目前这种单纯缝合技术使用减少。随着无张力补片修补术的推行,以及其在腹股沟区域优越性的介绍,在开放性侧腹壁疝修补术中试行在疝缺损区域放置补片覆盖缺损,然后在筋膜周围缝合补片。然而这种方法修补侧腹壁疝的结果与修补中线相比,疝腹壁分离和膨出的概率增加,成为了这种修补技术的不利因素。此外,已经尝试进行的腹腔镜修补术,在筋膜缺损较小和没有腹壁功能

不全的患者效果较好,但对于绝大多数的侧腹壁疝患者不适用。因此,完美的侧腹壁疝修补技术还在探索中。这种理想的开放侧腹壁疝修补术应该包括:

- 可预防绞窄的筋膜层缺陷的持久性修补。
- 患者发病率最低,伤口并发症最少。
- 保护局部的血液供应。
- 重建有功能的、有神经支配的腹壁。

侧腹壁疝周围解剖

侧腹壁疝大致可分为先天性的和后天获得性的。先天性的可分为腰上三角(Grynfltt 三角)缺损和腰下三角(Petit 三角)缺损两个亚型。比先天性缺损更常见的是获得性侧腹壁疝,常发生于主动脉手术、肾切除术、腹膜后脊柱暴露术的患者,以及整形外科的骨采集部位等多种外科干预和创伤中。由于原发手术和创伤具体细节的不同,这些后天获得性疝的多样化使得普外科医师很难找到一个可适用于所有缺损的技术。由于肋缘与髂嵴骨突起之间筋膜缺陷的位置特殊,该区域既缺少补片固定的合适部位选择,又缺少可供补片覆盖的足够大的区域,因此侧腹壁疝成为疝修补的挑战。此外,后腹膜和骨盆边缘的神经血管结构增加了与手术相关的神经损伤、慢性疼痛或麻木的风险。这些解剖结构特点限制和先前各种手术干预史使外科医师为侧腹壁疝寻找一个"完美"的修补术变得困难。

术前计划

区分假性疝

术前患者评估的首要目的是区分真性侧腹壁疝和假性侧腹壁疝。假性疝,也被称为腹肌分离或腹壁膨出,源自对侧腹壁神经血管损伤导致的侧腹壁拉伸和膨出,而无真正的筋膜缺损(如图 18.1)。这些可在脊髓损伤的患者、之前的肋缘下切口切断腹壁神经的患者和肋骨或下胸部创伤的患者中见到。由于这种情况是生理性膨出,而非需外科手术纠正的问题,将它们从真正的缺损鉴别出来很重要,因为这不需要外科干预。CT 扫描是鉴别这些的有效的腹壁成像方法。物理治疗可以改善但不能完全解决假性疝的症状。此外,术前问诊的结果对做出假性疝合并真性筋膜缺损的诊断很重要。有这些合并症的患者尽管在手术时已对筋膜缺损行足够

的修补,但在修补术后随诊时常诉说出现侧腹壁膨出,因此在术前即告知患者这种预期结果很重要。

术前影像学的作用

由于存在上述的解剖结构限制,所有患真性侧腹壁疝的患者在手术修补前均应行腹壁影像学检查,对缺损的大小和位置的详细了解对制订手术计划和进行合适的修补手术非常重要。较小的筋膜缺损且无腹壁功能不全可以在腹腔镜下处理[1]。本章具体讨论了适用于以下患者亚群侧腹壁疝的开放手术修补:

- 小的筋膜缺损伴大量疝内容物(腹壁功能不全)。

- 大的筋膜缺损。

- 患者渴望通过肌层重建恢复腹壁功能。

图 18.2 显示肾移植手术史导致侧腹壁筋膜缺损患者一例。因为患者有术后并发症和使用免疫抑

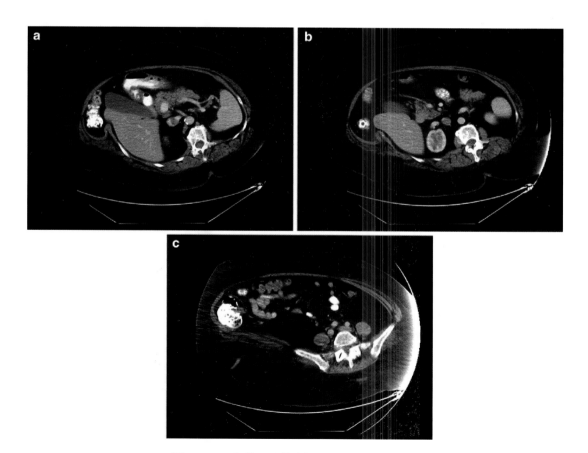

图18.1　CT扫描显示伴有侧腹壁松弛的假性疝。

制剂等多种混合因素影响早期疝修补术,筋膜缺损虽然较小但疝内容物的体积显著增加。当处理侧腹壁疝的筋膜缺损时，为了减少第二腹腔内容物,行开放修补(伴对侧的组织结构分离)必不可少。

图18.3 是一例由前期手术史导致的切口巨大筋膜缺损病例。这种情况行腹腔镜修补会导致大面积补片修补区域无腹壁功能和腹部膨出患者的腹壁外观不佳。对于这种情况的侧腹壁疝患者进行随访评估,表明有许多患者因腹腔内容物的显著不对称导致平衡问题和行走问题。幸运的是,这常常可

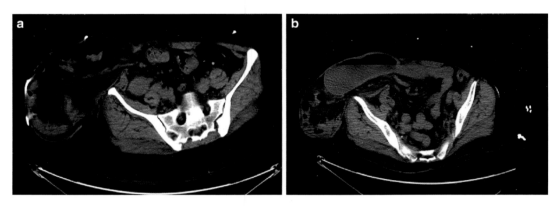

图18.2　CT扫描显示小的侧腹壁筋膜缺损伴腹壁功能不全。

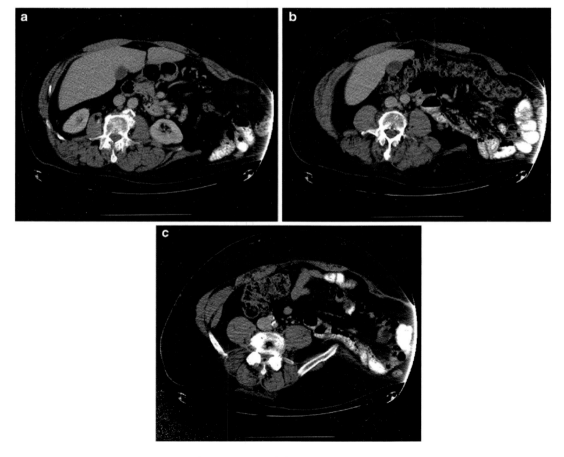

图18.3　CT扫描显示矫形手术后的巨大侧腹壁筋膜缺损。

以通过外科手术纠正。

优化患者术前状态

优化患者状态的术前准备与医师快速进行修复手术的压力是相矛盾的,但术前充分准备优化患者状态将提高手术效果和患者对手术的满意度。随着越来越多的手术风险在线评估软件的使用,患者的个体化手术风险可以被评估。应花时间与患者讨论手术风险并将精力放在改变手术风险因素上。侧腹壁疝可改变的危险因素和其他腹壁疝相似,包括体重指数、吸烟、糖尿病、免疫抑制、营养状态优化、感染控制和术前运动状态。文献已证明,戒烟、减肥和严格的糖尿病控制能显著降低并发症发生率并增加患者对其医疗过程的参与度。

特别指出关于感染风险的讨论,根据此类疝的特点,虽然补片覆盖良好,但为了更好地固定补片仍需要行骨内固定术,因为使用骨锚钉,这类患者术前必须谈到包括骨髓炎在内的感染风险。

手术技巧

患者体位

孤立中等或大的侧腹壁缺损的患者最好经侧

腹壁横切口入路[2]。例如类似于图 18.2 的那些小的侧腹壁缺损,可经中线切口入路,如第 13 章详述的腹横肌松解技术(TAR)。此外,中线缺损合并侧腹壁缺损的患者最好经中线切口入路,应用 TAR 技术,这样可以同时处理两个区域的筋膜缺损。

患者体位,如图 18.4 所示,是行开放侧腹壁疝修补术一个重要的因素,患者必须取完全侧卧位,位于可弯曲调节的手术床的中间,尽量暴露髂嵴和肋缘之间的空间。由于手术时间较长和需要移动位置方便术中暴露,应在患者下方放置一个垫子,常用橡胶垫来支撑,并多处固定以防止损伤和减少体位移动损伤的风险。手术区域的标志应包括脐和腹白线前方、脊柱后方、剑突上方的肋弓下缘和骨盆边缘到达耻骨处,这些区域将是巨大侧腹壁疝的补片放置和经筋膜层缝合固定的边缘。

选择髂嵴上缘上方 3cm 处合适位置做横切口,如果患者在该处之前有切口,考虑到更健康的皮缘有利术后恢复,建议切除陈旧瘢痕。用电刀解剖到疝囊水平,若疝囊突出局部筋膜应分离疝囊。识别分离的腹壁肌层很重要,因为这些肌层将在补片疝修补术完成后在补片的腹侧关闭。如果患者无任何腹腔内探查的原因,例如怀疑肠粘连所致小肠梗阻病史,不必打开疝囊。如果需要腹腔探查,可打开疝囊行完全的粘连松解术。从筋膜边缘分离疝囊常较容易,在完成腹横肌松解后使用这个分离的平面进入腹膜前间隙平面而无须进入腹腔。对于疝囊周围有慢性致密瘢痕的患者, 不切开疝囊/腹膜不可能

图18.4　开放侧腹壁疝修补术的患者体位。

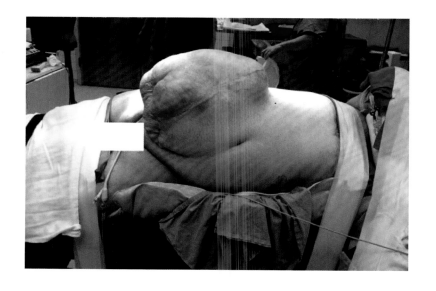

做到以上步骤;如果是切开疝囊或腹膜,继续分离解剖后在补片放置前以 2-0 可吸收线缝合关闭切开的疝囊或腹膜。

腹膜前间隙的解剖

如图 18.5 所示,朝向脊柱进入腹膜后空间的解剖通常是建立正确平面最简单的方式。对于许多外科医生来说这是一个熟悉的空间,因为这和脊柱暴露或主动脉暴露是相同的空间。腹腔脏器以及肾脏或肾上腺位于该空间前内侧,以腰大肌作为标志性结构;腰大肌外侧缘应当作为安全标志。沿腰大肌内侧有髂血管、性腺血管和输尿管。同样存在于该区域的需要识别保护的有生殖股神经、髂腹股沟神经、髂腹下神经和股外侧皮神经。解剖时恰当地识别这些组织结构同样有助于避免缝线固定于筋膜时损伤这些组织。

在该平面朝骨盆继续分离,向下进入 Retzius 间隙,推开膀胱,识别耻骨结节。该间隙同样为外科医生所熟悉,是腹腔镜腹股沟疝修补术常用间隙。

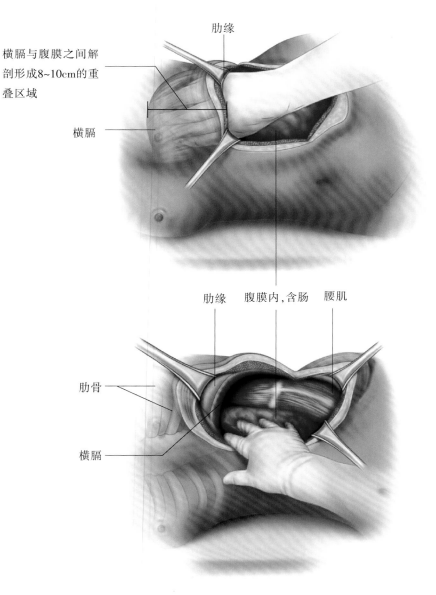

图18.5　腹膜前间隙后部解剖。

应当注意保护前腹壁的腹壁下血管和男性输精管及精索血管，女性子宫圆韧带应被离断有助于解剖和随后的补片放置。将盆腔内空腔脏器自盆壁解剖分离时保留盆壁上神经血管结构的完整性是侧腹壁疝开放修补术的最重要步骤之一。如前面"解剖限制"中讨论到的，当筋膜固定受限时，补片覆盖应超过骨性结构以确保补片的有效放置。外科医师应当花时间确保解剖完全到位，否则，补片覆盖范围不够且增加复发风险。

这时，向上方解剖有助于明确平面轮廓，而不是进行更具挑战的前/内侧解剖。在肋缘水平，解剖结构有从腹膜后到腹膜前的转变，腹膜可在肋弓下缘的内侧被推开离开膈肌。如图18.6所示，解剖范围上达肋缘下极其重要，可以确保补片覆盖范围。补片上缘的所有固定要沿肋缘的骨性部分操作，然后，在该部位补片的附着将主要依赖肋骨下区域覆盖[3]，腹膜前平面的解剖可以轻易向头侧延伸至距离下肋缘7~10cm。

这些解剖平面被建立后，解剖朝前腹壁内侧进行；内侧的解剖常常非常困难，难度仅次于腹膜附着于白线处；如果出现了腹膜破裂，及时发现并关闭腹膜很重要。在这个层面可以解剖到腹白线水平，一些作者描述了解剖层面从腹膜前间隙向内跨

过半月线后转变到腹直肌后方间隙，实施了逆行腹横肌松解（TAR）并进入到中线的腹直肌后位置，而非仅仅到腹膜前间隙。逆行TAR技术难度较大，仅仅那些富有腹壁外科经验的医师可运用。过于外侧的腹横肌分离可能带来腹壁神经损伤的风险，这将可能导致肌肉松弛/失神经损伤。此外，如果将解剖标志搞错，误将半月线做腹横肌切断，会出现全层腹壁筋膜层缺损。

补片选择和置入

解剖完成后，腹膜上或疝囊任何潜在的裂口均应以2-0编织可吸收线缝合关闭。已解剖分离的腹膜层不是强度层，而是为了防止内脏与补片的直接接触，必须完全关闭。测量解剖的范围，注意观察补片，呈墨西哥卷饼（Taco）状放置，范围从肋缘上方到骨盆缘达耻骨结节，补片前后要将腹腔内脏和疝突出部分完全包裹在内，如图18.7截面所示。类似于大多数开放疝修补术的趋势，包括组织结构分离技术，修补术使用的补片必须有维持腹壁力量的强度和尽量少的异物反应。作者倾向于使用大的（常为30cm×30cm）、中等重量、大孔径单丝补片。因为腹膜可作为天然覆盖物以保护内脏免受补片直接

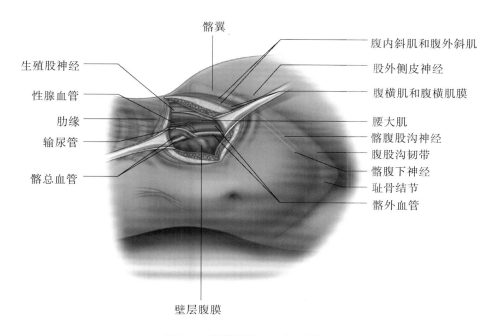

图18.6　腹膜前间隙上部解剖。

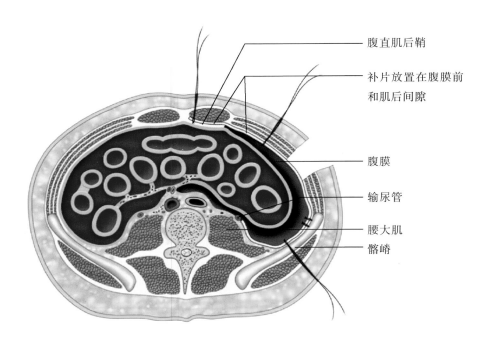

腹直肌后鞘

补片放置在腹膜前
和肌后间隙

腹膜

输尿管

腰大肌
髂嵴

图18.7   补片置入的截面图。

接触,所以不需要使用像腹腔内补片那样的防粘连补片。由于存在过度膨出和补片中心破损的风险,慎用轻量型补片。有些疝专家甚至因此建议使用重量型补片。如图18.8所示,总共使用8根1号可吸收单丝缝线穿透筋膜层以固定补片四周。这些缝合补片的缝线点距补片边缘可远达10cm,以避免补片在需要重叠覆盖肋骨和骨盆这些骨性结构时,缝合到肋缘和骨盆附近神经血管结构。每一缝针的缝线都使用钩针器通过小切口(11号刀片切开)引出打结固定,固定筋膜的缝针间距为1cm。

必须考虑疝的特点来确定补片固定的起始部位。对于低位侧腹壁疝,建议从耻骨结节开始固定,因为该部位由于骨性结构最受限,且其下方缺乏补片覆盖,复发风险最高。此外,对于低位侧腹壁疝,当考虑使用如图18.9所示骨锚时,必须评估髂嵴上缘的筋膜质量,这些借助于整形外科医师的设备可以为髂前上棘没有足够筋膜固定补片的患者提供坚固的固定点[4,5]。用手术钻头在髂嵴前部预置一个孔,将骨锚[例如 Arthrex Corkscrew ®(Arthrex, Naples, FL, 是包含带两根不可吸收线的钛锚],置入钻孔中。当补片置入骨盆,并很好地覆盖骨性结构后,将线穿过补片使其安全固定在髂嵴。对于高

位侧腹壁疝,补片的放置应始于缺损的上方,将补片固定到肋缘下方的筋膜,然后在肋缘下方的膈肌和腹膜间展开补片,很好地覆盖这一区域。

缝合补片的缝线被钩针器拉至体壁外后,拉紧每根缝线很重要,这样可确保预制切口位置能提供恰当的张力使补片靠近腹壁。所有的8根经筋膜层缝线全部穿过筋膜和皮下后,将缝线打结并剪断,使缝线回缩入皮下。

关闭腹壁

补片和一期关闭的筋膜层之间置15号 French引流管引流。筋膜层关闭对于复发疝仍是一个正在进行的研究课题,特别是针距和切口长度的比例。作者关闭侧腹壁疝的方法是两层关闭:内层为腹横肌和腹内斜肌,外层为腹外斜肌和腹直肌筋膜,用1号可吸收单股线缝合。大多数情况下,筋膜层可以采用这种方法关闭。强调给任何失活组织施行切除术很重要,这些组织是疝的皮下脂肪或多余的皮肤。腹壁采取分层关闭方法。作者通常采用负压敷料(如 wound vac)覆盖闭合的切口,虽然在复杂疝患者中没有文字报道支持这一做法[6],但在其他疝

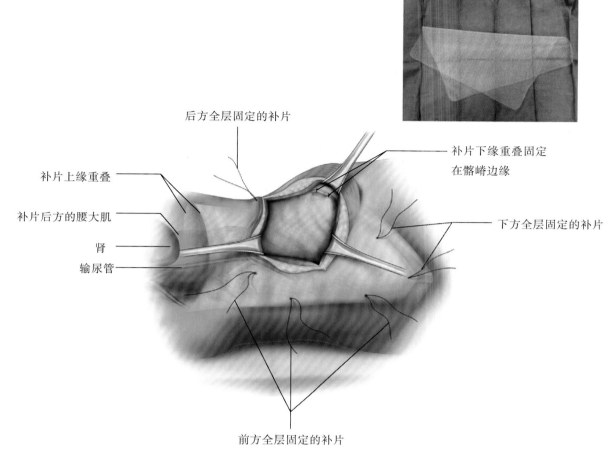

后方全层固定的补片

补片上缘重叠

补片后方的腰大肌

肾

输尿管

补片下缘重叠固定
在髂嵴边缘

下方全层固定的补片

前方全层固定的补片

图18.8 补片的前方经筋膜层固定。

患者中显示其降低了术后外科手术部位感染的概率。

术后处理

放置手术引流管，直到连续 2 天引流量少于 25mL 才拔除。避免腹壁膨胀以减少筋膜修补的不必要张力。该手术术后常规使用腹带，且常使用达6周。患者在 6 周内限制举起超过 25 磅(1 磅≈0.454kg)的重物，但在此期间鼓励步行和其他有氧运动。

非计划性挑战

腹膜层多处破裂

分离期间造成腹膜上的多处破裂孔常发生在之前多次行手术治疗和有致密粘连的患者,而非真正的并发症。认识并处理腹膜缺损的存在很重要,因为有经腹膜内脏疝出的风险存在,未关闭的腹膜裂孔可能导致肠管和未保护补片的直接接触,易于诱发肠梗阻。任何小肠梗阻,特别是在交接部位的梗阻,应该被考虑为这种罕见的并发症。大多数情况下,预防是关键;在补片放置之前,所用的腹膜缺损都应该用可吸收线连续或间断缝合关闭。

无法一期关闭筋膜

大多数筋膜缺损行此种外科手术可以一期关闭。有两个主要因素影响筋膜关闭的情况:解剖的范围和补片(旨在减轻筋膜张力)上的张力分布。正如之前在"腹膜前间隙的解剖"里详述的一样,解剖分离范围可以在上自肋缘上 10cm、下至耻骨结节

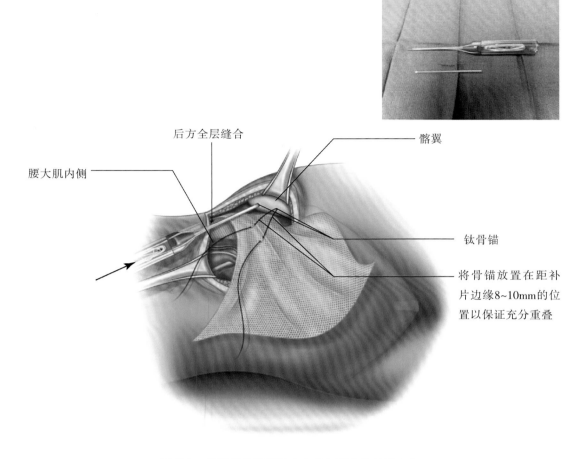

图18.9 协助复杂侧腹壁疝中补片固定的骨锚定位。

标注文字:
- 腰大肌内侧
- 后方全层缝合
- 髂翼
- 钛骨锚
- 将骨锚放置在距补片边缘8~10mm的位置以保证充分重叠

水平,后自脊柱、前至腹白线。大的缺损需要进一步分离,以使关闭的张力分散分布在更大的范围,而较小的缺损也许不需要分离整个区域。解剖分离后,补片经筋膜层固定前,在需关闭的筋膜上以多把 Kocher 钳评估关闭张力。至于补片有助于一期筋膜关闭,是因为补片能有助于分散腹壁的生理张力。通过使用 Kocher 钳钳夹两边的筋膜层相互靠近来评估,选择恰当的穿透筋膜缝线固定位置,使张力合理分布。

计划行骨固定的肠切除术

这种特殊情况意味着疝复发和术后感染相关并发症之间的平衡。若在肠切除术的部位有明显的渗出,髂嵴周围的筋膜应被仔细评估。在一些部位,小的筋膜边缘可能不是紧靠骨骼突出部位,如果该处至少有 1cm 的完整筋膜,我们建议使用经筋膜固定缝合而非放置骨锚,因为有骨盆骨髓炎的风险。

伴真性筋膜缺损的假性疝

识别这种并发症最重要的步骤是术前 CT 检查。之前侧切口相关的神经血管损伤导致部分腹壁的神经损伤和切口疝,有这种并发症的患者常不满意并发症的持续存在,甚至经过了技术上的完美修补术后也常不满意。这组患者应该在术前告知预期结果,以确保他们了解这种修补的复杂性,理解有些腹壁不对称可能在术后仍然持续存在。

总结

相比于标准的中线切口疝,侧腹壁疝对于普外科医生来说是一个有趣的挑战。覆盖邻近骨性标志部位而非固定,是这种开放手术修补的关键。腹膜前分离为补片提供较宽大平面的覆盖和保护腹腔内容物避免和补片直接接触。经筋膜层固定的补片放置加强了疝缺损和分散了腹壁上的张力,以利于一期筋膜关闭。这一技术为这类颇具挑战性的疝提供持久的修补。

(吴立胜　译)

参考文献

1. Heniford BT, Iannitti DA, Gagner M. Laparoscopic inferior and superior lumbar hernia repair. Arch Surg. 1997;132:1141–4.

2. Stumpf M, Conze J, Prescher A, Junge K, Krones C, Klinge U, Schumpelick V. The lateral incisional hernia: anatomic considerations for a standardized retromuscular sublay repair. Hernia. 2009;13(3):293–7.

3. Phillips M, Krpata D, Blatnik J, Rosen M. Retromuscular preperitoneal repair of flank hernias. J Gastrointest Surg. 2012;16(8):1548–53.

4. Carbonell A, Kercher K, Sigmon L, Matthews B, Sing R, Kneisl J, Heniford B. A novel technique of lumbar hernia repair using bone anchor fixation. Hernia. 2005;9(1):22–5.

5. Yee J, Harold K, Cobb W, Carbonell A. Bone anchor mesh fixation for complex laparoscopic ventral hernia repair. Surg Innov. 2008;15(4):292–6.

6. Pauli E, Krpata D, Novitsky Y, Rosen M. Negative pressure therapy for high-risk abdominal wall reconstruction incisions. Surg Infect (Larchmt). 2013; 14(3):270–4.

第 19 章

脐疝修补术：治疗的选择

Kent W. Kercher

引言

脐疝是比较常见的腹壁疝之一，数据显示占成年患者人群原发疝的 10%，美国每年有超过 270 000 例修补术。儿童中，绝大部分是先天性的，在成年人中脐疝是典型的获得性筋膜缺损，脐疝可自发出现或者在先前手术切口处发生，例如发生在脐部放置腹腔镜套管后。为了本章节的讨论，将脐疝分为原发性和复发性两种类型，其中复发疝包括位于脐部的小切口疝。

大部分外科医生通常将脐疝认为是一种简单的、单个的原发性筋膜缺损，其修补是外科手术中比较简单的技术之一，具有广泛的疾病谱，并因此有多种的手术修补方式。对可用的临床报告和最近的手术方式进行分析，显示脐疝较我们最初的认识可能更复杂和具有挑战性。可能影响治疗方案的作用因素包括缺损大小、病因（原发或复发）、体重指数（BMI）、筋膜完整性（组织强度和厚度）以及患者因素，例如类固醇药物的使用、慢性咳嗽、吸烟、腹水、先前手术部位感染甚至是职业因素。在本章提到的各个处理方案中都会涉及这些因素。

目前趋势

切口疝和腹股沟疝的无张力修补术可降低复发率是明确的。脐疝修补术中补片的作用仍是讨论的主题。到目前为止，四个前瞻性随机对照研究已

经设法了解并解决了这个问题。其中三个研究发现，补片修补（0%~2.7%）比一期缝合修补（11%~19%）的复发率更低，其中肝硬化患者和嵌顿疝急诊修复患者的差异尤为明显。大量其他观察研究已经得出了类似的结果（表 19.1）[1-7]。这些研究的汇总数据，包括一个荟萃分析，表明补片修补的复发率更低，并且没有明显增加伤口或感染并发症的危险。

那就是说，大部分作者赞成脐疝修补方案应根据患者个体情况制定，并且对每例脐疝都需补片修补持怀疑态度。迄今为止，尚没有研究明确患者有效分类的方法，尽管一些趋势确实存在[8-10]。已明确的复发危险因素包括肥胖、肝硬化、缺损>3cm 和复发疝。在低风险患者中，补片潜在的劣势（感染、异物感和粘连）应与潜在获益认真权衡。既然没有一种脐疝修补的完美术式，所以许多方法将会在下面列出，同时包括对不同患者治疗所需的医疗设备。

脐疝手术修补的方法

基本修补方法

数十年来，基本修补方法（仅使用缝线）已成为治疗脐疝的标准方法。Mayo 早在 1901 年就描述了通过横向两排水平褥式缝合进行 "背心盖裤子" 的筋膜关闭（图 19.1）[11]。此方法流行了很多年，长期随访报道其复发率高达 54%。今天，经典的缝合修补包括使用单纯间断缝合或"8"字永久缝合法来水

表19.1　经选择的脐疝修补研究的总结

作者	研究类型	n			复发率(%)			手术部位感染(%)		
		总数	缝线	补片	缝线	补片	P	缝线	补片	P
Aorroyo	PRCT	200	100	100	11	1	0.0015	3	2	ns
Abdel–Baki	PRCT	42	21	21	19	0	<0.05	14.3	9.5	ns
Ammar	PRCT	72	35	37	14.2	2.7	<0.05	8.5	16.2	ns
Polat	PRCT	50	18	32	11	0	ns	5.6	6.3	ns
Asolati	RCS	229	97	132	7.7	3	ns	NR	NR	–
Sanjay	RCS	100	61	39	11.5	0	0.0007	11.5	0	0.007
Berger	RCS	392	266	126	7.5	5.6	ns	7.9	19.8	<0.01

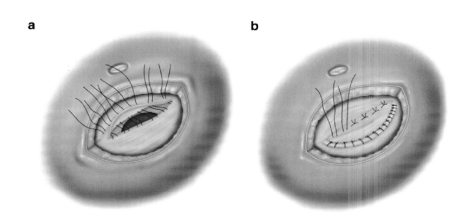

图19.1　Mayo 修补术。

平拉拢筋膜达到闭合缺损。

我个人的基本修补技术如下：全麻诱导后，腹壁进行广泛备皮并且常规消毒铺巾（图 19.2）。静脉使用抗生素［一代头孢菌素或万古霉素（如青霉素过敏）］。沿脐下皱褶做小的曲线切口。围绕疝囊用 Metzenbaum 手术剪环形剪开。从脐的两侧开始分离是至关重要的，可完全游离疝囊，这样两侧分离可贯通且手术剪可轻松穿过中线。手术钳或者止血钳的使用可以在对侧引导手术剪前段环绕疝囊并解剖分离皮肤切口。用手术刀或电刀分离疝囊，注意避免脐部皮肤破损。在疝囊前方分离时使用止血钳试探脐的深度可预防此并发症。疝缺损内嵌顿的脂肪须回纳，必要时切除（图 19.3）。

分离后显露筋膜缺损很容易。可用 Kocher 钳或止血钳提起上下筋膜的边缘。慎重使用电刀，环行清理筋膜外的皮下组织超过 1~2cm。如筋膜完整

性好并且容易拉拢而没有明显张力，可使用 1 号不可吸收编织缝线"8"字缝合 3~4 针，缝合起自缺损边缘，至少带上 1cm 的筋膜组织（图 19.4）。所有缝线放置后，移开 Kocher 钳后打结（图 19.5）。冲洗切口，脐部用 3-0 可吸收缝线固定于筋膜，用 4-0 可吸收缝线皮内缝合。使用皮肤黏合剂并放置无菌敷料加压包扎（图 19.6 和图 19.7）。患者从复苏室出院回家。

补片修补

尽管新的补片修补技术已经特别为脐疝的修补治疗设计出允许补片在筋膜深处展开的产品，开放性脐疝修补手术一般还是使用一张平片或网塞。如同其他基于补片的腹壁缺损修补，脐疝也有许多补片放置位置的观点。包括腹壁肌肉前补片置入

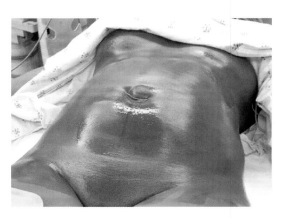

图19.2 原发性脐疝修补术的术区消毒。

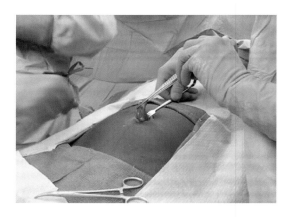

图19.3 长期嵌顿于脐疝缺损内腹膜前脂肪。

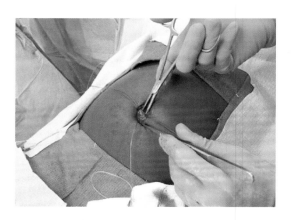

图19.4 使用不可吸收缝线进行一期修补。

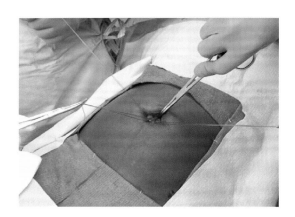

图19.5 关闭缺损。

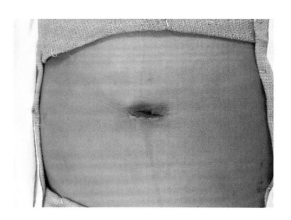

图19.6 皮下缝合皮肤。

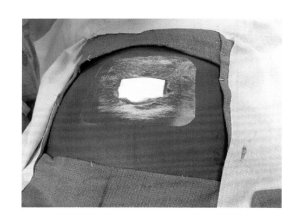

图19.7 封闭式加压包扎。

(Onlay,一期筋膜闭合之上)、腹壁缺损间补片置入(Inlay,网塞固定到筋膜环上)、腹腔内紧贴腹膜补片置入(Underlay,在腹膜内、腹膜外或腹直肌后间隙)。补片修补的两个最终选择是纯腹腔镜方法和腹腔镜辅助方法,两者均包括使用的腹腔内防粘连

补片及固定,腹腔镜套管设置,以及是否关闭补片上疝缺损。

开放修补技术

对于脐疝的开放性补片修补,我更喜欢采用

Underlay 方式放置,它使用目前三种可供选择的脐疝补片中的一种。这些补片包括 Proceed Ventral Patch(Ethicon, Inc),CQur V-patch(Atrium, Inc.)和 Ventralex-ST Patch(Bard, Inc.)。虽然这些补片的设计上有用于腹膜内放置的可吸收组织分隔层,但我个人更倾向使用腹膜前补片放置方式。患者的准备和皮肤切口的位置与一期开腹修补所描述的一致。如果可能,避免在解剖和组织分离的最初阶段打开疝囊(图 19.8)。找到疝囊后,小心地将它从筋膜缺损的边缘游离开。筋膜边缘再次用 Kocher 钳抬起,并且使用电刀小心地解剖出一个进入腹膜前间隙的空间。最简单的进入腹膜前间隙的位置是在疝囊和筋膜缺损的尾侧端交界的下面。进入腹膜前间隙后,结合钝性分离和合理使用电刀环绕地解剖出腹膜前间隙。为了避免损伤到下面的脏器,必须提起筋膜再分离,并且只解剖分离筋膜和腹膜之间的组织。

做好广泛的腹膜前口袋后,仔细止血。脐正中韧带周围的出血(在 5 点钟和 7 点钟位置)是最常见的,虽然量少但是妨碍手术。为了将脏器从腹膜前间隙隔开,疝囊的任何破损都需用可吸收缝线闭合。根据疝缺损的大小和得到腹膜前间隙的宽度,选择合适的补片。可能的情况下,我更倾向于做宽度能容纳 8cm 大小疝补片的腹膜前空间 (图 19.9 和图 19.10)。然后将补片放置到腹膜前间隙,腹壁肌层的深面并且通过疝缺损取出锚定抓握带。用 1 号不可吸收编织缝线分别进行每个边缘的两道"8"字缝合以及中央的一道或两道水平褥式缝合来关闭筋膜以及补片的尾部。将筋膜缝线打结并且将超出筋膜上方的多余补片尾带剪断。相邻的瘢痕和筋膜在剪断的补片尾部浅表闭合,缝合脐部,用皮下缝线缝合皮肤(图 19.11 至图 19.13)。

如果不能解剖出腹膜前间隙,那么将补片放在腹膜腔内缺损的深面(图 19.14 至图 19.16)。上提

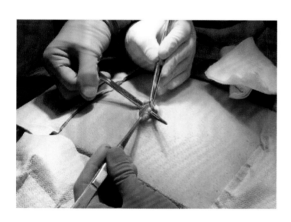

图19.8 环周解剖并分离疝囊。

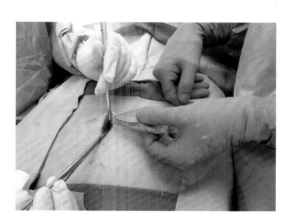

图19.10 折叠补片使之插入腹膜前间隙。

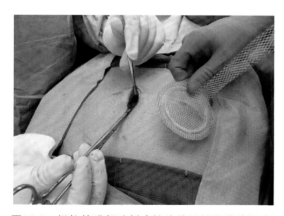

图19.9 提拉筋膜帮助创建补片放置的腹膜前间隙。

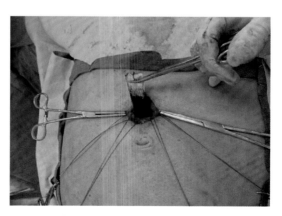

图19.11 缺损闭合时筋膜缝合包括固定补片尾部。

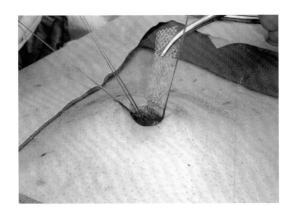

图19.12   补片上方闭合疝缺损。

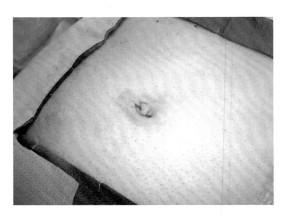

图19.13   固定脐部皮肤并缝合。

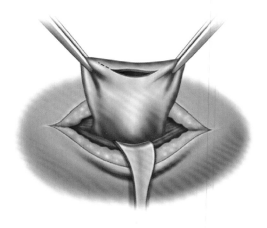

图19.14   将脐疝疝囊环行分离并打开,切除。

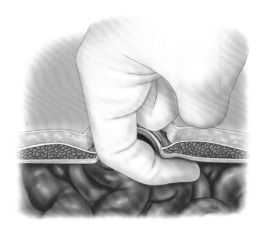

图19.15   分离腹膜内的粘连。

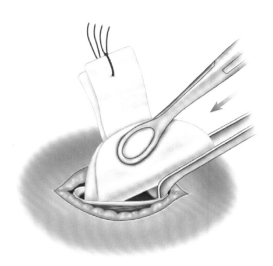

图19.16   补片置入筋膜深面的腹膜腔内。

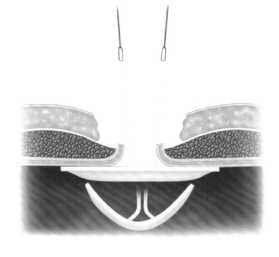

图19.17   上拉锚定抓握带(补片尾部)将补片上提与腹壁直接接触。

补片上的锚定抓握带再次通过疝缺损取出,使补片上表面紧贴腹膜(图 19.17 至图 19.21)。使用不可吸收缝线将锚定抓握带固定到筋膜上。是否闭合缺损由外科医生判断。一些外科医生更喜欢将补片的

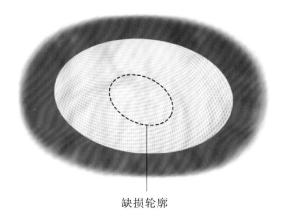

缺损轮廓

图19.18　补片充分覆盖疝缺损。

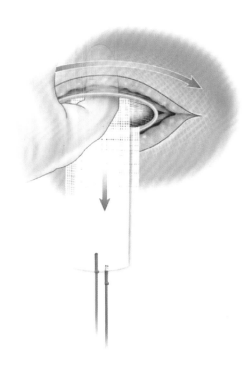

图19.20　使用手指来环绕整理补片的边缘，确保补片平铺在腹壁上。

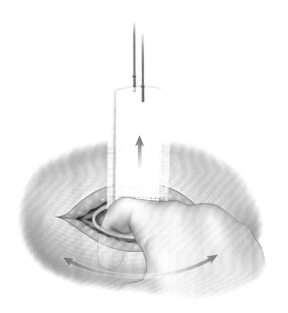

图19.19　确认补片四周充分展平。

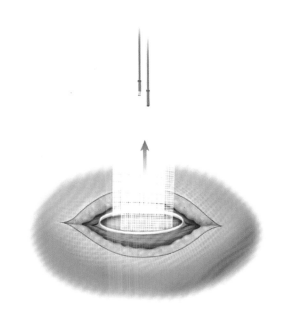

图19.21　轻轻地上提补片尾部，使补片刚好与腹壁相贴。上提锚定抓握带不能太用力，以防补片变形。

尾部分离并固定到筋膜缺损的边缘，做到无张力修补（图 19.22）。我个人更倾向于关闭筋膜缺损，同时把补片尾部固定到已关闭的筋膜上（图 19.11 和图 19.12）。所有的病例中补片多余尾部都被修剪到筋膜的平面并且伤口的关闭包括筋膜层缝合。为了使皮肤缝合不带入补片尾部组织，要将补片尾部断端浅面的瘢痕及皮下组织闭合（图 19.23）。

　　虽然目前可选择的脐疝补片都设计有组织隔离层使之安全地置入腹腔内，但是仍然存在肠管粘连到补片的可能，尤其是当补片没有很好地固定到腹壁肌层深面的腹膜表面时。因此，许多外科医生会采取额外的步骤将补片固定到腹膜，包括通过疝缺损放置缝线或者利用腹腔镜辅助技术缝合补片

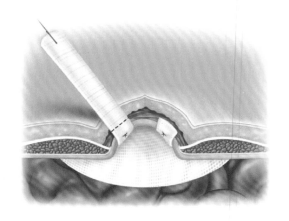

图19.22　用不可吸收缝线将补片的尾部固定到缺损的边缘。

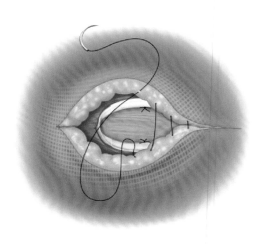

图19.23　分层缝合切口。

边缘。这个技术中，用标准开腹方法将补片通过脐疝缺损放置到腹腔，再通过两个额外的 5mm 腹腔镜套管和一个腹腔镜钉枪在气腹下利用腹腔镜引导固定补片边缘（图 19.24）。

腹腔镜技术

尽管中线切口疝/腹壁疝的腹腔镜修补是一种标准，脐疝的腔镜修补一般仍限制使用在脐部大缺损（>3~5cm）、复发性脐疝或者发生在以前脐部手术部位的筋膜缺损（例如，以前腹腔镜穿刺处，这在学术上往往会被认为是小切口疝）。对于这些大的更有挑战性的脐疝，两个基本方法可以考虑：腹腔镜辅助补片修补加一期缺损闭合术（如上述）或者标准的（纯粹的）腹腔镜补片修补。

不同策略基于个人喜好，笔者的腹腔镜脐疝修补方式为 4 孔技术，用于粘连松解和腹腔内补片放置（与疝缺损边缘重叠部分至少 5cm）。使用组织隔离不可吸收合成补片，并放置在腹膜腔内作为腹腔内紧贴腹膜的一层。是否关闭疝缺损是可选择的，在腹腔镜下采用四针经筋膜全层缝合悬吊固定补片，并且为了固定补片采用钉枪双圈钉合再次加固补片（图 19.25 至图 19.31）。

脐疝手术的指征

与其他外科手术一样，在任何患者身上使用具体技术必须因人而异。最后的决策将基于临床特点和医生本身的技术水平和经验。在脐疝的个体化治疗中有大量的因素需要考虑。包括疝的病因（原发疝或者复发疝/切口疝）、缺损大小、患者体质、筋膜质量、张力、患者年龄、职业、合并症和切口/补片并发症发生的危险。

笔者处理脐疝的一般方法如下：对于那些偏瘦的、健康的，临床表现为小型原发性脐疝的患者，如果估计缺损可以无张力地闭合，使用不可吸收缝线进行一期修补。对于那些有巨大缺损的体重偏重的患者（特别是那些长期从事重体力的劳动者），我一般推荐补片加固，即在腹膜前间隙放置脐疝补片。在病态肥胖患者或者有巨大复发疝缺损患者中，腹腔镜术式常常可以提供更广泛的补片重叠部分并且具有切口并发症较少的潜在优势。根据术中情况决定手术方式是合理的。以下是术前决定手术方案的指征。

一期修补的指征

– 原发疝
– "指尖"缺损（<1cm）
– 苗条女性
– 筋膜健全
– 张力小

开腹补片修补的指征

– 中等大小缺损（2~3cm）
– 复发疝

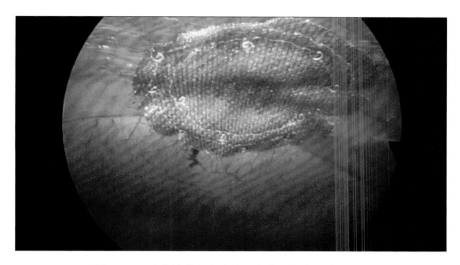

图19.24 脐疝补片和腹腔镜固定位置的腹腔内视野。

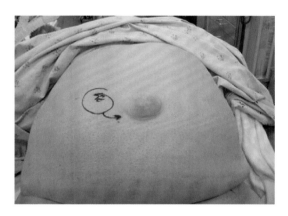

图19.25 修补大的长期嵌顿脐疝术前照片。

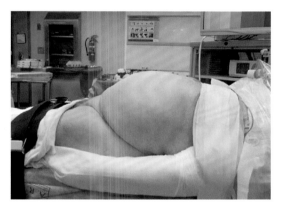

图19.27 腹腔镜修补中手臂包裹固定的患者体位。

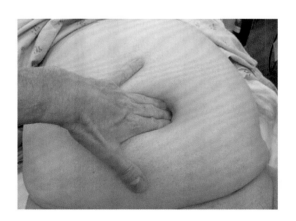

图19.26 直径3~5cm筋膜缺损的病例。

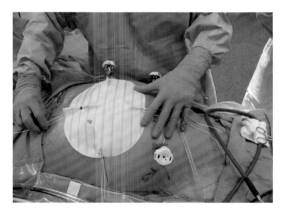

图19.28 补片预置四根缝线。

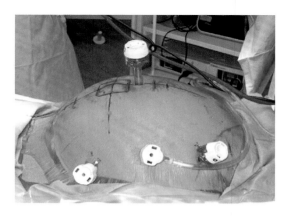

图19.29 腹腔镜脐疝修补的四孔套管布局。

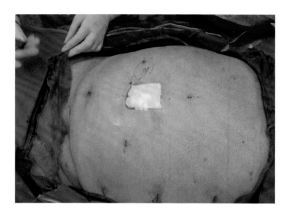

图19.31 手术完成后腹腔镜套管和缝线固定的位置。

– 切口疝

– 超重至中等肥胖

– 男性

– 体力劳动者

– 筋膜薄

– 有张力

– 慢性咳嗽

腹腔镜补片修补的指征

– 病态肥胖

– 巨大缺损(>3cm)

– 切口并发症的高危因素(类固醇使用,糖尿病,腹水,吸烟)

– 复发疝

总结

　　脐疝修补术式很多,这些外科手术包括从一期缝合修补到补片加固,以及通过开腹和腹腔镜术式来开展。目前,没有脐疝修补的金标准。尽管存在争议,最近的研究已经表明了与单纯缝合相比,补片修补的复发率低。然而,合成补片放置的潜在缺点(包括感染、血清肿、异物感和粘连到腹腔脏器)必须被认识和考虑。合并数据证明补片修补与缝合修补的并发症发生率没有明显统计学差异。现有证据表明,对于小的原发性脐疝来说,一期修补术是适宜的手术方式。对于高复发风险的患者,应考虑用

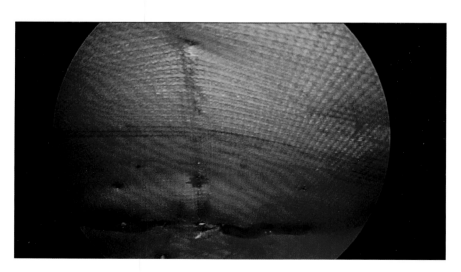

图19.30 大范围腹膜内补片加强的腹腔镜视野。

补片加强修复。总的原则依然是，根据患者的个体情况制订相应的修补方案。

（王永　译）

参考文献

1. Arroyo A, Garcia P, Perez F, Anrdreu J, Candela F, Calpena R. Randomized clinical trial comparing suture and mesh repair of umbilical hernia in adults. Br J Surg. 2001;88:1321–3.
2. Abdel-Baki NA, Bessa SS, Abdel-Razek AH. Comparison of prosthetic mesh repair and tissue repair in the emergency management of incarcerated para-umbilical hernia: a prospective randomized study. Hernia. 2007;11:163–7.
3. Ammar SA. Management of complicated umbilical hernias in cirrhotic patients using permanent mesh: randomized clinical trial. Hernia. 2010;14: 35–8.
4. Polat C, Dervisoglu A, Senyurek G, et al. Umbilical hernia repair with the prolene hernia system. Am J Surg. 2005;190:61–4.
5. Asolati M, Huerta S, Sarosi G, et al. Predictors of recurrence in veteran patients with umbilical hernia: single center experience. Am J Surg. 2006;192: 627–30.
6. Sanjay P, Reid TD, Davies EL, Arumugam PJ, Woodward A. Retrospective comparison of mesh and sutured repair for adult umbilical hernias. Hernia. 2005;9:248–51.
7. Berger RL, Li LT, Hicks SC, Liang MK. Suture versus preperitoneal polypropylene mesh for elective umbilical hernia repairs. J Surg Res. 2014;192(2):426–31.
8. Aslani N, Brown CJ. Does mesh offer an advantage over tissue in the open repair of umbilical hernias? A systematic review and meta-analysis. Hernia. 2010;14:455–62.
9. Halm JA, Heisterkamp J, Veen HF, Weidema WF. Long-term follow-up after umbilical hernia repair: are there risk factors for recurrence after simple and mesh repair. Hernia. 2005;9:334–7.
10. Erilymaz R, Sahin M, Tekelioglu MH. Which repair in umbilical hernia of adults: primary or mesh? Int Surg. 2006;91(5):258–61.
11. Mayo WJ. An operation for the radical cure of umbilical hernia. Ann Surg. 1901;34:276–80.

第 20 章 开放疝修补术的术后并发症处理

Eric M. Pauli, Ryan M. Juza

引言

随着人口老龄化及腹部手术的增多,腹壁疝变得越来越普遍,同时在手术人群中合并有肥胖、糖尿病和吸烟等情况也越来越常见[1-5]。美国的腹壁疝修补手术量在每年 350 000 例的基础上以每年 1%~2%的速度增长[6,7]。所以,开放性腹壁疝修补术是美国普外科最常见的择期手术之一[8]。

尽管疝修补的技术在不断提高,医生对于疝修补术后并发症也愈发警惕,但是这些都不足以防止开放腹壁疝术后并发症的出现。能够正确处理这些并发症是腹壁外科医生的基本技能。特别是应用了组织分离技术的患者,有 25%~50%术后将至少出现诸多并发症中的一种,医生在管理这些术后患者的时候应该能够有能力诊断并正确处理这些并发症。目前有很多相关的科学研究来应对如此高的并发症发病率,这些研究包括创新的术后管理策略、建立工作小组以及危险分级评分,来指导医生如何选择患者以及更好地预测并发症发生率[9-11]。因为医院所能获得的政府补贴与患者的预后密切相关,所以优化患者术前和术后的护理与手术操作一样重要。

开放性腹壁疝修补术与腹腔镜腹壁疝修补术相比,并发症发生率更高。本章将回顾总结开放性腹壁疝修补术后常见并发症的种类,并在预防、诊断和治疗几个方面进行重点描述。

并发症的危险因素

目前对于开放腹壁疝修补术后的并发症以及导致这些并发症的危险因素有许多研究。研究方向大多集中在如何预防手术部位感染,因为伤口感染的确会增加疝复发的风险[12]。吸烟、糖尿病、慢性肺部疾病、营养不良(低蛋白血症),免疫抑制(包括使用类固醇),病态肥胖,冠心病和高龄等情况能够明显增加腹壁疝修补术后并发症的发生[3,13,14]。

针对择期开放腹壁疝修补术的重点是在术前积极治疗合并症。术前必须强制性戒烟(包括尼古丁贴片和电子香烟,我们会在术前常规检查血液和尿液的尼古丁代谢水平以确定复杂的开放疝修补术的手术日期。通过糖化血红蛋白水平(HbA1C)来评估患者血糖长期控制情况,术前应该先把这些糖尿病患者转诊至社区医生或内分泌医生来调整血糖,把糖化血红蛋白控制在 7.0 以下再考虑手术。慢性肺疾病(尤其是使用家庭氧疗或有明显的劳力性呼吸困难的)对疝修补术有非常严重的影响。术前肺功能测试和转诊至呼吸科药物治疗可适当降低并发症的风险。营养补充剂和复合维生素可以增加白蛋白和纠正微量元素缺乏。肥胖的程度和疝复发以及术后伤口和肺部并发症的关系尚不明确,尚没有严格的针对身体质量指数(BMI)的减重指南。优先选择那些 $BMI \leqslant 40kg/m^2$ 的患者进行择期修补术。术前可能需要将肥胖患者转诊至医学减肥机构或采用手术减肥的方式(腹腔镜袖状胃切除术)。像任何重大外科手术一样,疝外科医生应该在术前对患者的冠状动脉疾病情况仔细了解并采取相应措施,比如心内科会诊、心脏负荷测试及血管造影。

并发症及其处理

手术部位不良事件

手术后 30 天内发生红斑、感染、血清肿、血肿、裂开、瘘管形成等并发症都被腹壁疝工作组定义为"手术部位不良事件"(SSO)[11]。之所以采用"手术部位不良事件"这个专业名词,是因为疝修补术后的切口并发症需要标准的上报形式。在 2010 年之前没有统一的标准来上报这些伤口并发症,其结果就是 SSO 的真实发生率无法正确解读。理想情况下,标准化的定义和上报形式将提高数据的可靠性,因为将来此方面的研究也需要统一的语言。然而,在这个分类标准里,并发症的严重程度并没有单独划分,一个轻度伤口裂开和一个完全伤口裂开在这个分类标准中都被归类为伤口裂开,很难确定轻度和重度 SSO 的发生率。开放疝修补手术的手术部位不良事件在低风险组中占 14%,有合并症的患者占 27%,污染疝修补术占 46%[10]。污染条件下修补后 SSO 的比例较高主要归因于感染。

手术部位感染

手术部位感染(SSI)是最常见的手术部位并发症之一,其不但预示着将来腹壁疝的复发(图 20.1)[3],也是开放性腹壁疝手术后再入院的最常见原因[9,12,15]。开放式修补术手术部位感染的发生率明显高于腹腔镜修补[16-18]。SSI 占开放性腹壁疝修补术后并发症的 19%,但是根据术前疝分级和修补方法的不同,其并发症的发病率差异很大(表 20.1)[9-11,16-22]。

按照疾病控制中心(CDC)的定义,手术部位感染分为浅表和深部切口感染,以及器官间隙感染[23]。浅表切口感染只侵犯皮肤和皮下组织,通过局部红斑、肿胀、疼痛或化脓性引流可以诊断。深部切口感染可到达筋膜或肌肉层并形成脓肿,伤口分离时可以暴露更深部的组织。器官间隙感染是指术野非切口处的感染;在开放腹壁疝修补的情况下,感染通

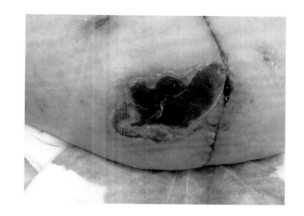

图20.1　通过切开腹外斜肌腱膜完成前组织分离技术,术后出现切口缺血及深部手术部位感染。(照片来源:Dr. Luis J. Garcia, University of Iowa)

常发生在腹膜处或腹膜后间隙。

SSI 的处理遵循标准外科原则。轻微浅表感染可以凭经验仅应用抗生素治疗,对已知携带抗药性生物体[例如,耐甲氧西林金黄色葡萄球菌(MRSA)]的患者需要特别注意。更严重的感染可能需要切开、引流、换药,同时根据细菌培养结果针对性地应用抗生素治疗。深部切口感染通常需要手术切开或经皮穿刺进行引流,同时应用敏感抗生素。失活的肌肉、筋膜和皮下组织需要积极地清创,以消除持续的感染源。器官间隙感染通常用经皮穿刺引流治疗;然而,非局灶性感染可能需要剖腹探查以清除感染并且利于腹腔灌洗。器官间隙感染往往是疝修补术中误损伤的肠管和肠道重建(肠吻合,肠切除修补)后出现的肠瘘造成的。

与其他普通外科手术相似,SSI 的发生取决于非常多的因素,与患者相关也和手术本身相关。对于开放式补片修补,前次伤口感染并不能预示此次 SSI 的发生[24,25]。改善局部血运和提高自身免疫(例如终止吸烟)能使补片更好地与组织长入。补片放置的位置也很重要,补片应该放置在血供良好的组织附近以允许免疫识别并对异物反应。对于切口感染(浅层和深层),在治疗策略中必须考虑腹壁内的补片位置。切口感染对 Underlay 和 Sublay 位置的补片影响不大,而对 Onlay 位置的补片则会造成补片感染(图 20.2)。出现补片感染的时候可能需要去除补片(参见后面的"补片感染"相关内容)。

表 20.1　开放性腹壁疝修补术后手术部位不良事件发病率

	前组织分离技术	腹直肌后修补	后组织分离技术	桥接
全部伤口并发症	43% Jensen[17]		26% Krpata[78]	51% Basta[21]
	49% Krpat[a][78]		24% Novitsky[20]	19% Albino[19]
	16% Albino[19]		6% Albino[19]	
血清肿	13% Jensen[17]	9% Paajanen[22]	5% Albino[19]	8% Basta[21]
	3% Albino[19]	3% Albino[19]		12% Albino[19]
手术部位感染	13% Jensen[17]	6% Paajanen[22]	7% Novitsky[20]	22% Basta[21]
	15% Albino[19]	7% Albino[19]	7% Albino[19]	12% Albino[19]
皮肤开裂	0% Jensen[17]			35% Basta[21]
慢性疼痛		4% Paajanen[22]		
皮肤坏死	6% Jensen[17]			

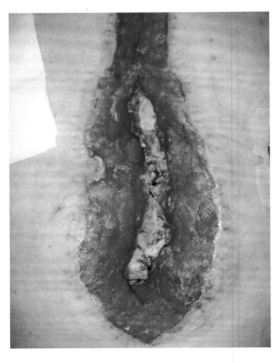

图20.2　深部手术部位感染，经过手术清创及负压伤口治疗数日后的情况。注意切口底部显露出来的Onlay生物补片。

血清肿

血清肿是无菌的浆液在疝修补术中产生的空腔中积聚，这是开放性腹壁疝修补术常见的并发症（图20.3）。血清肿的发生是手术中对组织进行大范围游离以及补片和缝合材料对组织的局部炎症反应的结果[26,27]。手术中在解剖平面进行游离的同时人为制造了死腔，使之成为了收集渗出液的空间。如果皮下组织内原位残留了未切除的疝囊，则血清肿比例更高。

根据术式和补片类型的不同，血清肿发生率为0%~36%[22,28-35]。对于开放性腹壁疝修补术，血清肿形成的发生率直接取决于术式的选择。大量已发表的研究证明 Sublay 放置补片要优于Onlay（表20.2）。有人提出假设：因为 Onlay 手术需要大范围游离血运不佳的皮瓣，所以和 Onlay 方式放置补片相比，肌后间隙血供丰富，从而可以减少血清肿的形成。这个理论的提出是基于 eCST 可以在内镜下切开腹外斜肌腱膜但避免了大范围游离皮瓣，从而明显减少了 Onlay 法放置补片所产生的的伤口并发症[17,29,31]。

血清肿预防基于两个主要原则：减少死腔容积和血供差的组织。术前患者的高危因素包括：肥胖、吸烟和糖尿病，这些都会增加血清肿形成的概率[25,33]。医生们都知道，在开放腹壁疝修补术中应该使用闭式引流，通过减少死腔容积来减少积液，但是引流管应该如何管理尚未达到共识。我们的习惯是，连续两天每天的引流量均低于 30mL 后可以拔除引流管。最近的一篇综述报道也没有指出有或没有引流哪一种方法更具优势；然而，这更突显了目前缺乏与血清肿直接相关的高质量研究[36]。

腹带通过减少死腔容积从而减少渗出液积聚进而减少血清肿形成。使用腹带预防血清肿所需的治疗时间尚无定论，因患者耐受性不同而不同。此

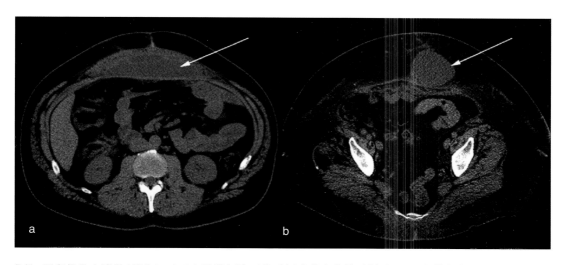

图20.3　良性,无症状的血清肿(箭头)。(a)血清肿汇聚于肌后间隙的生物补片周边。(b)疝修补术后皮下死腔内形成的血清肿。

表 20.2　开放腹壁疝修补术后血清肿发生率

	n	修补方法	补片位置	血清肿(%)
Harth 等[29]	22	前组织分离技术	Onlay	5
Albright 等[30]	14	前组织分离技术	Onlay	36
Giurgius 等[31]	15	前组织分离技术	Onlay	33
Fox 等[32]	26	前组织分离技术	Onlay	0
Satterwhite 等[33]	106	前组织分离技术	Onlay	18
Paajanen 等[22]	84	肌后修补	Sublay	9
Rosen 等[34]	49	肌后修补	Sublay	0
McLanahan[35]	104	肌后修补	Sublay	1
Peterson 等[28]	175	肌后修补	Sublay	6
Iqbal[12]	254	肌后修补	Sublay	4

外,利用褥式缝合和纤维蛋白胶在理论上有助于死腔关闭;然而,文献对于这两种方法的评价褒贬不一,并且也没有明确的证据支持常规使用这两种方法[37,38]。

　　虽然血清肿的发生率很高, 但这种并不严重的并发症限制了高水平的科学研究。医生们只能通过小型研究、病例报告和经验医学指导治疗,血清肿的诊断则依靠临床表现或放射学证据。当血清肿处于无感染和无症状的状态下,大多数可以被患者无意间发现, 这个过程可能要持续几个星期到几个月。一旦血清肿感染或有症状,这时就需要外科干预了(图 20.4)。有人主张穿刺吸出这些囊液,但穿刺存在感染的风险[39]。感染的血清肿的临床表现表现包括局部和(或)全身反应。经皮闭式引流是治疗感染血清肿的首选的方法,但是一旦经皮闭式引流和敏感抗生素治疗无效,就应该考虑采用开放性引流和负压治疗。

血肿

　　开放腹壁疝修补术后的血肿虽不常见,但有几个因素可以导致其产生。血管[通常是腹壁(上、下)血管]的损伤是最常见原因,这往往是医生在分离肌后间隙的过程中或在经筋膜缝合固定补片的时候未意识到重要血管的存在造成的血管损伤。利用

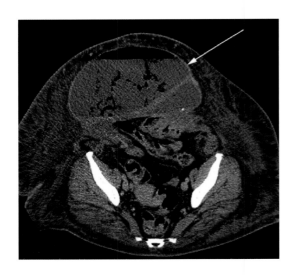

图20.4 形成腔隙,分隔,有气液平面的切口下血清肿感染(箭头部位)。

组织分离技术进行疝修补术需要横断腹外斜肌腱膜或者腹横肌,肌肉的切缘存在出血的可能(图20.5a)。在前组织分离技术中需要大范围游离皮瓣,这样会造成皮下积血(图20.5b)。患者如有出血倾向、血小板减少,或术后需要早期抗凝(如机械瓣患者),术后发生血肿的风险也很高。

术后血肿采取保守治疗一般有效,这些包括:纠正凝血功能障碍、停止应用预防性抗凝药物和伤口加压,大血肿可能需要输血。但是如果出血为持续性或出血流动力学不稳定,这时就不再考虑保守治疗了。像血清肿一样,大多数血肿可以自行吸收,出现临床相关症状或感染时再考虑引流。

切口裂开

切口裂开是指在手术部位没有感染的情况下出现的皮肤边缘分离,其发生因素包括:皮肤边缘血供不足、缝合技术差或缝线所致损伤,以及由于组织缺损或患者体态在伤口切缘上产生的径向张力。切口裂开与许多其他术后并发症相比在文献中报道很少(表20.1)。切口裂开的分类很广泛,从不需要治疗的小切口未愈到完全伤口裂开致补片暴露都可以称之为切口裂开(图20.6)。切口裂开通常通过局部伤口换药来治疗,但是一旦切口裂开造成补片外露就需要去除补片了。

肠瘘形成

有报道指出,在腹腔内放置的人工材料补片会侵蚀肠管形成肠瘘(ECF)(图20.7)[40,41],而将补片放置在更安全的层面,比如Onlay或者Sublay则出现肠瘘的风险较低。形成ECF的其他因素包括疝修补术中行肠吻合后的迟发性吻合口瘘,以及患者自身存在的基础疾病(如克罗恩病)。有文献报道,许多出现肠瘘的病例发生在污染区域中,在疝修补之前就已经存在瘘或穿孔[33,41-43]。ECF的治疗与其他术后产生的ECF类似:控制败血症,增强胃肠外营养(取决于瘘出量)和积极的皮肤护理。但是对于疝修补后补片造成的肠瘘,则需要彻底取出补片并切除受累肠段[41-43]。

其他SSO:红斑,缺血,肉芽组织

SSO的定义包含各种其他轻微的与切口相关的问题,包括切口红斑、切口缺血和肉芽组织形成。红斑可以预示早期SSI,但也有可能是对胶带、缝合材料或腹带的张力的反应有关。目前对于皮肤红斑没有特定的治疗策略,但如果医生怀疑存在潜在感染的则可以经验性地应用抗生素治疗。伤口缺血在文献中没有广泛报道,其有多种表现形式,包括导致切口开裂的皮缘缺血(表20.1,图20.6a)或严重的全层皮瓣缺血(图20.1)。对于伤口缺血的处理方式取决于缺血的程度和潜在的SSI的可能,但伤口清创和换药是最为常用的方法。肉芽组织形成的表现形式也是多种多样,小伤口边缘区域不愈合、缝线处窦道(图20.8),甚至慢性补片感染的巨大开放伤口(图20.9)都会出现肉芽组织形成。对于伤口边缘的肉芽可以通过化学烧蚀来控制,与缝线窦道相关的肉芽可以去除缝线并探查窦道,与补片暴露造成的大面积肉芽组织需要通过去除补片来处理。

肺部并发症

腹壁重建后的肺部并发症是一种常见且严重的并发症,如果患者出现术后肺炎、需要提高护理级别的呼吸窘迫、气管插管和持续呼吸机辅助呼吸这几种情况中的任意一种,都应考虑为腹壁疝术后

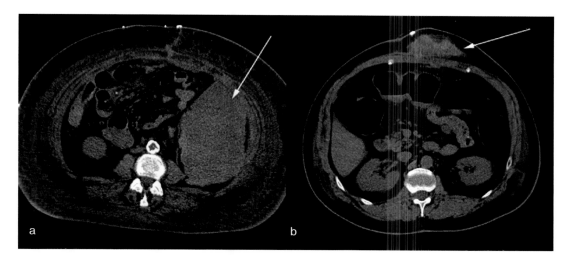

图20.5　急性术后血肿(箭头处)。(a)后入路组织分离技术腹横肌松解术后产生的腹膜后血肿。(b)肌后疝修补术后发生的皮下血肿。

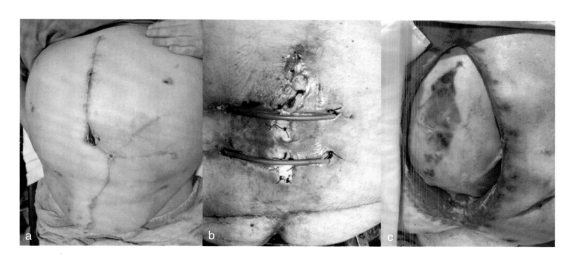

图20.6　不同程度的切口裂开。(a)复杂交叉切口的患者行组织分离技术疝修补术后同时存在多处轻微伤口裂开。(b)应用缝合技术行张力性疝修补术后的大面积切口裂开。(c)应用桥接法行疝修补术后,由于患者病态肥胖造成伤口张力显著增加,从而导致的伤口完全开裂和生物补片的暴露。

的严重并发症。据报道,这种并发症的发生率在接受组织分离疝修补术的患者中高达 15%~20%[44-47],其中的高危因素包括:慢性阻塞性肺病、基础呼吸困难、手术时间延长和术中气道高压[44-47]。

术后出现呼吸衰竭的患者住院时间较长(21.0±18.5vs5.9±5.5 天,$P<0.001$),死亡率较高(14.7% vs 0.1%,$P<0.001$),平均每位患者多花费 609 33 美元[45,47]。除了极少数长期依赖呼吸机的呼吸衰竭患者需要做气管切开,大部分肺部并发症可以通过加强排痰、无创通气和呼吸机辅助气管内通气进行治疗。

目前已经有学者提出了预防患者出现肺部并发症的策略[44,45]。气道平台压力的变化与发生呼吸系统并发症的风险呈正相关,当气道平台压力≥6cmH₂O 时出现呼吸系统并发症的风险比 (OR)为8.67,当气道平台压力≥9cmH₂O 时风险比(OR)为11.5[44]。因此,在开放性腹壁疝修复术后的患者气道平台压力>6mmHg 时应该持续呼吸机支持直至气道平台压力正常。

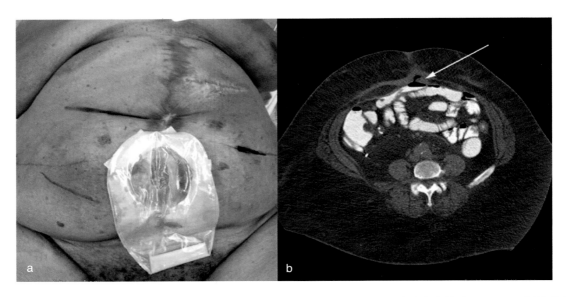

图20.7　(a)在多次复发的切口疝修补术后第5年发生的肠道皮肤瘘。术中探查发现腹腔内的补片(Underlay)侵蚀了空肠,探查结果与术前CT一致(b)。

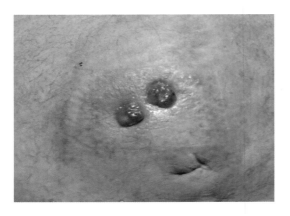

图20.8　永久性缝线窦道造成的肉芽组织。

术后肠麻痹

　　患者在腹部手术后出现肠道功能恢复慢或肠麻痹属于正常生理反应。对于疝外科手术,术中对肠管的干扰以及术后止疼药物的应用都有可能引起肠麻痹,这是术后恢复期正常现象并可以自行缓解。如果患者的症状持续不缓解,出现腹痛、呕吐,则需要行影像检查来帮助医生鉴别是否存在机械性肠梗阻或肠管损伤等术后并发症,这将会导致患者不满意和住院时间延长。开放性腹壁疝修补术比腹腔镜手术在术中有更多的液体和电解质输入、更复杂的肠管操作、术后止疼药物使用的剂量更大,这些都可能加重术后麻痹性肠梗阻的发生。

　　腹壁疝术后的肠麻痹宜采用保守治疗,维持水电平衡、胃肠减压和耐心等待。影像学检查有助于与肠梗阻相鉴别(图 20.10),持续不缓解的肠麻痹可能需要进行肠外营养,直到肠道功能完全恢复。

急性肾损伤

　　急性肾损伤(AKI)是腹壁重建中罕见也经常漏报的并发症,AKI 的的诊断标准为,在 48 小时内血清肌酐升高≥0.3 或在 7 天内血清肌酐升高大于等于正常值的 1.5 倍[48]。导致 AKI 的因素包括:基础慢性肾脏疾病,肌红蛋白尿(手术时间长和疝修补术中的肌肉损伤),与开放手术相关的脱水和输液,围术期给予肾毒性药物等。尽管如此,AKI 高风险的患者仍然可以安全进行复杂的腹壁重建手术[49]。AKI 应通过支持疗法进行治疗,包括液体复苏、停用肾毒性药物和透析治疗(如有指征的话)。

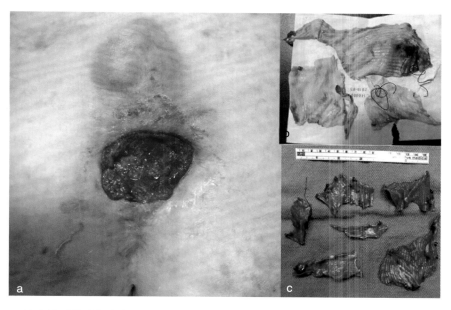

图20.9 (a)由于PTFE补片暴露并感染造成的腹部正中线伤口慢性不愈合。(b)门诊移除的补片。(c)在手术室中移除的补片。

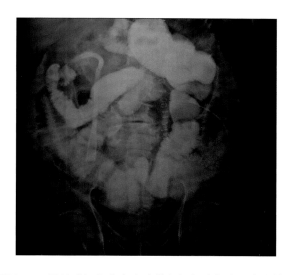

图20.10 通过后组织分离和腹横肌松解术行造口旁疝修补术后导致的肠麻痹。造影剂通过造口处(RUQ)插管,整个胃肠道均可显影,多个扩张的肠襻造影剂顺利进入,没发现明确梗阻部位。造影后患者肠麻痹自行缓解。

腹腔内高压

外科医生对腹部创伤、胰腺炎或内脏穿孔导致的腹内高压(腹内压≥12mmHg)和腹腔间室综合征(腹内压≥20mmHg)日益重视[50-53],与上述原因造成的腹腔内高压不同的是,复杂的开放性腹壁疝修补术后的腹腔高压往往是一过性的常见情况。腹壁疝术后产生的腹腔高压是否会引发前文所述的肾脏和肺部并发症目前仍有争议[54]。腹壁疝术后出现腹内高压不必过于紧张,可以通过保守治疗逐渐缓解。

补片并发症

补片感染

开放性腹壁疝修补术补片感染率高达8%,几乎是腹腔镜修补术的十倍以上[55-57]。采用不同疝修补的术式和补片放置的位置(Underlay、Sublay、Onlay),补片感染率存在明显的差异。 Albino 等评估了疝修补术后补片感染需要取出补片的病例,发现 Onlay(5%)和 Sublay(0.5%)之间存在显著差异[19]。Onlay 修补时人为造成的大块含脂肪层的皮瓣,补片在与血供差的脂肪层接触时,细菌难以彻底清除(图 20.2)。为证明这一论点,Petersen 等将补片均放置在血运非常好的腹直肌后层面,比较腹直肌前鞘完全关闭以及不完全关闭对补片造成的影响。不完全关闭前鞘可造成在正中切口下补片和皮下脂肪组织直接接触,这个实验的结论就是补片放置在腹直肌后层面时,完全关闭前鞘可以减少9倍的补片感染(2% vs 18%)[28]。

补片的类型与感染率也有关,像多股、微孔和重量型补片的感染率更高[58,59]。轻质、大孔、单丝网片可降低异物反应,改善了清除细菌的效果并且更易与组织融合[60-67]。

补片感染有多种形式。它们可以是修补术后急性或迟发性感染,它们可以出现典型的全身性感染的表现或具有更细微的体征(例如,慢性疼痛或皮肤变化),它们可能与浅表或深层 SSI 相关,也可以

单独发生(图 20.11)[68]。当出现补片感染时,应用敏感抗生素和手术去除补片是传统的治疗方法[39]。近年来对于单股、大孔(聚酯,聚丙烯)补片感染单纯应用抗生素和引流往往是有效的,而聚四氟乙烯PTFE 补片感染通常需要完全取出补片(图 20.9 和图 20.12)。

补片侵蚀

补片侵蚀胃肠道在文献中有很多记载,但是在医生放置补片的时候往往低估了这种迟发的并发症的严重性(图 20.7)。腹腔内补片(特别是无涂层补片)侵蚀肠管,进而发展成为小肠瘘或者结肠瘘

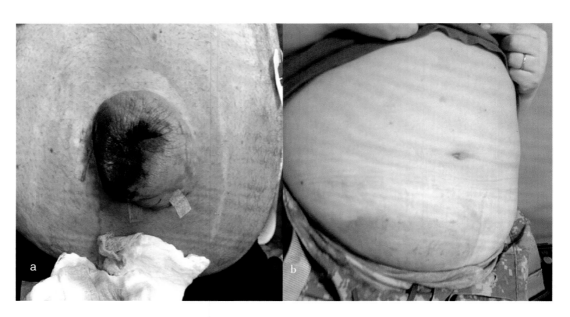

图20.11 补片感染造成的皮肤变化。(a)聚丙烯补片感染造成的手术部位急性蜂窝织炎和皮肤缺血。(b)聚四氟乙烯补片感染造成的红斑瘀青,瘙痒性皮疹。

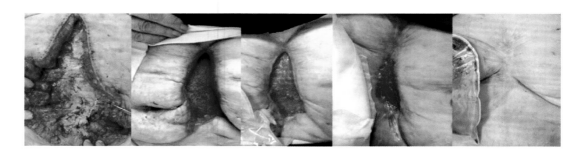

图20.12 通过组织分离技术完成的造口旁疝修复术后,暴露的,感染的轻质聚丙烯补片3个月的愈合过程(从左到右)。清创后未使用抗生素,补片得以保留,最终补片与肉芽组织融合。

（图 20.13）[35,40,69-71]。对于这种瘘，保守方法治疗无效，因为补片作为异物会保持瘘口持续开放。处理这些肠瘘的时候需要切除部分补片，但是对于已经长入良好的补片可以保留。

补片断裂

轻质、大网孔、单丝网片可以利于组织长入，改善细菌清除，减少异物反应，并且比重量型补片的慢性疼痛发生率低，这些优势使得该补片的应用越来越广泛。然而，大量使用轻量型补片来代替重量型补片又增加了因补片断裂导致的疝复发的问题（图 20.14）。最初关于补片断裂的报道，是轻量型聚丙烯补片用于筋膜层未完全关闭的病例[72]。后来 Petro 等报道，使用中等重量单丝聚酯补片放置在腹膜前位置，即便完全关闭肌筋膜时，也会出现补片断裂，造成 19% 的复发率[73]。Petro 强调，当筋膜关闭很困难的时候，这时没有足够的组织支撑，须慎用轻质补片。

其他的补片也有断裂的报道，最著名的就是 Kugel 腹壁疝补片，在这个补片的边缘两层聚丙烯之间有一个聚酯的记忆环。2005 年 FDA 将这款补片召回，理由是这款补片的记忆环断裂后会造成肠穿孔和肠梗阻，然而到目前为止还没明确阐述聚酯记忆环断裂的机制。

补片断裂会造成疝复发或者肠梗阻等并发症，无论出现哪种情况都是需要处理的。

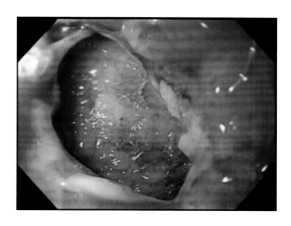

图20.13　开放性造口旁疝修补术后聚丙烯补片侵入结肠的内镜视图。

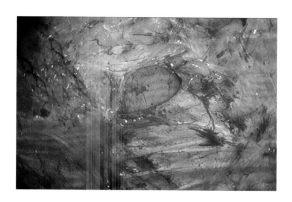

图20.14　补片中央破损导致的复发性切口疝的腹腔镜视图。（照片来源：Dr. Yuri W.Novitsky, Case Western Reserve University）

血栓并发症

目前基本上没有关于开放腹壁疝术后静脉血栓（VTE）直接相关风险的研究，有报道指出腹壁手术后 VTE 风险发生率为 0.1%~0.6%，但这只是腹壁小手术的数据[74]。与大多数普外科手术类似，复杂的开放腹壁重建的 VTE 风险发生率为 0.8%~1.7%[75]。外科医生一定要记得肥胖不但是疝的形成与复发的高危因素，而且还是 VTE 的高危因素[76]。VTE 的预防、诊断和治疗需遵循标准治疗路径，与疝病本身治疗无关。

医源性疝形成

组织分离技术已经越来越多地用于治疗复杂的腹壁疝，随之而来的医源性疝的风险也越来越高。虽然医源性疝并不常见，但是处理起来相对较为困难，这就要求医生能够掌握各种疝修补技术来应对。

半月线损伤

半月线的全层损伤往往发生在前组织分离技术切开腹外斜肌腱膜的时候，或者在后组织分离技术的时候没有仔细分离至正确的层面，这两种情况都会导致半月线全层被误切开。半月线损伤产生的缺损可以沿整个腹直肌上至肋弓，下至腹股沟韧

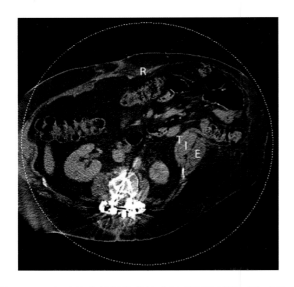

图20.15　由于在前组织分离技术切开腹外斜肌时造成的半月线全层损伤导致的侧腹壁疝。侧方肌肉［腹横肌（T），腹内斜肌（I）和腹外斜肌（E）］已经和腹直肌（R）完全分离。

带。最近有文献报道，利用后组织分离技术腹横肌松解术可以避免此类医源性的腹壁疝[77]。

后层缺损

后组织分离技术疝修补必须要彻底关闭内脏囊，否则肠管会"钻到"在补片下面形成壁内疝（图20.17）。这种壁内疝可以急性发作，临床表现为需要手术的肠梗阻早期症状。术者应该高度警惕此并发症并能够迅速做出诊断，一旦诊断明确，首选腹腔镜探查，因为利用腹腔镜可以在还纳肠管的同时用补片加强缺损的后壁，不需要再次把前腹壁重新打开，避免切断或取出原手术补片。

图20.16　机器人后组织分离技术造成的半月线全层损伤所形成的医源性外侧疝（箭头）。外侧肌肉（L）已经从双侧腹直肌（R）分离。（照片来源：Dr.Yuri W.Novitsky，Case Western Reserve University）

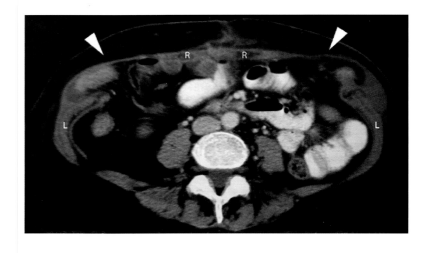

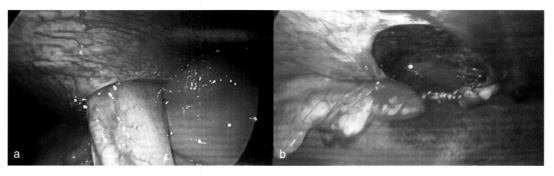

图20.17　后组织分离技术腹横肌松解术后（a），腹腔镜观察的急性小肠嵌顿腹壁疝缺损内（b）。注意疝的位置位于腹直肌后鞘和聚丙烯补片（Sublay）之间。（照片来源：Dr.Yuri W.Novitsky，Case Western University）

（徐雪东　译）

参考文献

1. Henriksen NA, et al. Risk factors for incisional hernia repair after aortic reconstructive surgery in a nationwide study. J Vasc Surg. 2013;57(6):1524–30. 1530 e1–3.
2. Hoer J, et al. Factors influencing the development of incisional hernia. A retrospective study of 2,983 laparotomy patients over a period of 10 years. Chirurg. 2002;73(5):474–80.
3. Martindale RG, Deveney CW. Preoperative risk reduction: strategies to optimize outcomes. Surg Clin North Am. 2013;93(5):1041–55.
4. Sorensen LT, et al. Smoking is a risk factor for incisional hernia. Arch Surg. 2005;140(2):119–23.
5. Yahchouchy-Chouillard E, et al. Incisional hernias. I. Related risk factors. Dig Surg. 2003;20(1):3–9.
6. Ross SW, et al. Components separation in complex ventral hernia repair: surgical technique and postoperative outcomes. Surg Technol Int. 2014; 24:167–77.
7. S., F. Abdominal wall defects: the magnitude of the problem. In: Abdominal wall reconstruction 2011 consortium. 2011. Washington, DC.
8. Jin J, Rosen MJ. Laparoscopic versus open ventral hernia repair. Surg Clin North Am. 2008;88(5):1083–100. viii.
9. Berger RL, et al. Development and validation of a risk-stratification score for surgical site occurrence and surgical site infection after open ventral hernia repair. J Am Coll Surg. 2013;217(6):974–82.
10. Kanters AE, et al. Modified hernia grading scale to stratify surgical site occurrence after open ventral hernia repairs. J Am Coll Surg. 2012;215(6):787–93.
11. Ventral Hernia Working Group, Breuing K, Butler CE, Ferzoco S, Franz M, Hultman CS, Kilbridge JF, Rosen M, Silverman RP, Vargo D. Incisional ventral hernias: review of the literature and recommendations regarding the grading and technique of repair. Surgery. 2010;148(3):544–58.
12. Iqbal CW, et al. Long-term outcome of 254 complex incisional hernia repairs using the modified Rives-Stoppa technique. World J Surg. 2007;31(12):2398–404.
13. Dunne JR, et al. Abdominal wall hernias: risk factors for infection and resource utilization. J Surg Res. 2003;111(1):78–84.
14. Mangram AJ, et al. Guideline for prevention of surgical site infection, 1999. Hospital Infection Control Practices Advisory Committee. Infect Control Hosp Epidemiol. 1999;20(4):250–78. quiz 279–80.
15. Nguyen MT, et al. Readmission following open ventral hernia repair: incidence, indications, and predictors. Am J Surg. 2013;206(6):942–8. discussion 948–9.
16. Liang MK, et al. Outcomes of laparoscopic vs open repair of primary ventral hernias. JAMA Surg. 2013;148(11):1043–8.
17. Jensen KK, Henriksen NA, Jorgensen LN. Endoscopic component separation for ventral hernia causes fewer wound complications compared to open components separation: a systematic review and meta-analysis. Surg Endosc. 2014;28(11):3046–52.
18. Arita NA, et al. Laparoscopic repair reduces incidence of surgical site infections for all ventral hernias. Surg Endosc. 2014;29(7):1769–80.
19. Albino FP, et al. Does mesh location matter in abdominal wall reconstruction? A systematic review of the literature and a summary of recommendations. Plast Reconstr Surg. 2013;132(5):1295–304.
20. Novitsky YW, et al. Transversus abdominis muscle release: a novel approach to posterior component separation during complex abdominal wall reconstruction. Am J Surg. 2012;204(5):709–16.
21. Basta MN, Fischer JP, Kovach SJ. Assessing complications and cost-utilization in ventral hernia repair utilizing biologic mesh in a bridged underlay technique. Am J Surg. 2014;209(4):695–702.
22. Paajanen H, Hermunen H. Long-term pain and recurrence after repair of ventral incisional hernias by open mesh: clinical and MRI study. Langenbecks Arch Surg. 2004;389(5):366–70.
23. Horan TC, et al. CDC definitions of nosocomial surgical site infections, 1992: a modification of CDC definitions of surgical wound infections. Infect Control Hosp Epidemiol. 1992;13(10):606–8.
24. Hicks CW, et al. History of methicillin-resistant Staphylococcus aureus (MRSA) surgical site infection may not be a contraindication to ventral hernia repair with synthetic mesh: a preliminary report. Hernia. 2014;18(1):65–70.
25. Blatnik JA, et al. Does a history of wound infection predict postoperative surgical site infection after ventral hernia repair? Am J Surg. 2012;203(3):370–4. discussion 374.
26. Watt-Boolsen S, et al. Postmastectomy seroma. A study of the nature and origin of seroma after mastectomy. Dan Med Bull. 1989;36(5):487–9.
27. Agrawal A, Ayantunde AA, Cheung KL. Concepts of seroma formation and prevention in breast cancer surgery. ANZ J Surg. 2006;76(12):1088–95.
28. Petersen S, et al. Ventral rectus fascia closure on top of mesh hernia repair in the sublay technique. Plast Reconstr Surg. 2004;114(7):1754–60.
29. Harth KC, Rosen MJ. Endoscopic versus open component separation in complex abdominal wall reconstruction. Am J Surg. 2010;199(3):342–6. discussion 346–7.
30. Albright E, et al. The component separation technique for hernia repair: a comparison of open and endoscopic techniques. Am Surg. 2011;77(7):839–43.
31. Giurgius M, et al. The endoscopic component separation technique for hernia repair results in reduced morbidity compared to the open component separation technique. Hernia. 2012;16(1):47–51.
32. Fox M, et al. Laparoscopic component separation reduces postoperative wound complications but does not alter recurrence rates in complex hernia repairs. Am J Surg. 2013;206(6):869–74. discussion 874–5.
33. Satterwhite TS, et al. Outcomes of complex abdominal herniorrhaphy: experience with 106 cases. Ann Plast Surg. 2012;68(4):382–8.
34. Rosen MJ, et al. Evaluation of surgical outcomes of retro-rectus versus intraperitoneal reinforcement with bio-prosthetic mesh in the repair of contaminated ventral hernias. Hernia. 2013;17(1):31–5.
35. McLanahan D, et al. Retrorectus prosthetic mesh repair of midline abdominal hernia. Am J Surg. 1997;173(5):445–9.
36. Gurusamy KS, Allen VB. Wound drains after incisional hernia repair. Cochrane Database Syst Rev.

2013;12:CD005570.

37. Bercial ME, et al. Suction drains, quilting sutures, and fibrin sealant in the prevention of seroma formation in abdominoplasty: which is the best strategy? Aesthetic Plast Surg. 2012;36(2):370–3.

38. Kohler G, et al. Prevention of subcutaneous seroma formation in open ventral hernia repair using a new low-thrombin fibrin sealant. World J Surg. 2014;38(11):2797–803.

39. Falagas ME, Kasiakou SK. Mesh-related infections after hernia repair surgery. Clin Microbiol Infect. 2005;11(1):3–8.

40. Kaufman Z, Engelberg M, Zager M. Fecal fistula: a late complication of Marlex mesh repair. Dis Colon Rectum. 1981;24(7):543–4.

41. Kunishige T, et al. A defect of the abdominal wall with intestinal fistulas after the repair of incisional hernia using Composix Kugel Patch. Int J Surg Case Rep. 2013;4(9):793–7.

42. Krpata DM, et al. Outcomes of simultaneous large complex abdominal wall reconstruction and enterocutaneous fistula takedown. Am J Surg. 2013; 205(3):354–8. discussion 358-9.

43. Carbonell AM, et al. Outcomes of synthetic mesh in contaminated ventral hernia repairs. J Am Coll Surg. 2013;217(6):991–8.

44. Blatnik JA, et al. Predicting severe postoperative respiratory complications following abdominal wall reconstruction. Plast Reconstr Surg. 2012; 130(4):836–41.

45. Fischer JP, et al. Validated model for predicting postoperative respiratory failure: analysis of 1706 abdominal wall reconstructions. Plast Reconstr Surg. 2013;132(5):826e–35.

46. Ma Q, Xue FS, Li RP. Analysis of risk factors, morbidity, and cost associated with respiratory complications following abdominal wall reconstruction. Plast Reconstr Surg. 2015;135(2):459e–60.

47. Fischer JP, et al. Analysis of risk factors, morbidity, and cost associated with respiratory complications following abdominal wall reconstruction. Plast Reconstr Surg. 2014;133(1):147–56.

48. Levey AS, et al. Definition and classification of chronic kidney disease: a position statement from Kidney Disease: Improving Global Outcomes (KDIGO). Kidney Int. 2005;67(6):2089–100.

49. Yussim A, Yampolski I, Greif F, Mor E. Acute kidney injury after complex incisional hernia in transplant recipients. Transplant Proc. 2012;94(10S):1024.

50. Kirkpatrick AW, et al. Intra-abdominal hypertension and the abdominal compartment syndrome: updated consensus definitions and clinical practice guidelines from the World Society of the Abdominal Compartment Syndrome. Intensive Care Med. 2013;39(7):1190–206.

51. Cheatham ML, et al. Results from the International Conference of experts on intra-abdominal hypertension and abdominal compartment syndrome. II. Recommendations. Intensive Care Med. 2007; 33(6):951–62.

52. Malbrain ML, et al. Results from the International Conference of experts on intra-abdominal hypertension and abdominal compartment syndrome. I. Definitions. Intensive Care Med. 2006;32(11): 1722–32.

53. Malbrain ML, et al. Incidence and prognosis of intraabdominal hypertension in a mixed population of critically ill patients: a multiple-center epidemiological study. Crit Care Med. 2005;33(2):315–22.

54. Petro C, Raigani S, Orenstein S, Klick J, Rowbottom J, Novitsky Y, Rosen M. Permissive abdominal hypertension following open incisional hernia repair: a novel concept. Hernia. 2014;18 Suppl 1:S78.

55. Cobb WS, et al. Incisional herniorrhaphy with intraperitoneal composite mesh: a report of 95 cases. Am Surg. 2003;69(9):784–7.

56. Petersen S, et al. Deep prosthesis infection in incisional hernia repair: predictive factors and clinical outcome. Eur J Surg. 2001;167(6):453–7.

57. Heniford BT, et al. Laparoscopic repair of ventral hernias: nine years' experience with 850 consecutive hernias. Ann Surg. 2003;238(3):391–9. discussion 399–400.

58. Bellon JM, et al. Macrophage response to experimental implantation of polypropylene prostheses. Eur Surg Res. 1994;26(1):46–53.

59. Amid PK. Classification of biomaterials and their related complications in abdominal wall hernia surgery. Hernia. 1997;1:15–21.

60. Cobb WS, Kercher KW, Heniford BT. The argument for lightweight polypropylene mesh in hernia repair. Surg Innov. 2005;12(1):63–9.

61. Cobb WS, et al. Textile analysis of heavy weight, mid-weight, and light weight polypropylene mesh in a porcine ventral hernia model. J Surg Res. 2006;136(1):1–7.

62. Schmidbauer S, et al. Heavy-weight versus low-weight polypropylene meshes for open sublay mesh repair of incisional hernia. Eur J Med Res. 2005;10(6):247–53.

63. Orenstein SB, et al. Comparative analysis of histopathologic effects of synthetic meshes based on material, weight, and pore size in mice. J Surg Res. 2012;176(2):423–9.

64. Blatnik JA, et al. In vivo analysis of the morphologic characteristics of synthetic mesh to resist MRSA adherence. J Gastrointest Surg. 2012;16(11): 2139–44.

65. Sanders D, et al. An in vitro study assessing the effect of mesh morphology and suture fixation on bacterial adherence. Hernia. 2013;17(6):779–89.

66. Asarias JR, et al. Influence of mesh materials on the expression of mediators involved in wound healing. J Invest Surg. 2011;24(2):87–98.

67. Nguyen PT, Asarias JR, Pierce LM. Influence of a new monofilament polyester mesh on inflammation and matrix remodeling. J Invest Surg. 2012;25(5): 330–9.

68. Mavros MN, et al. Risk factors for mesh-related infections after hernia repair surgery: a meta-analysis of cohort studies. World J Surg. 2011;35(11): 2389–98.

69. Balen EM, et al. Repair of ventral hernias with expanded polytetrafluoroethylene patch. Br J Surg. 1998;85(10):1415–8.

70. Leber GE, et al. Long-term complications associated with prosthetic repair of incisional hernias. Arch Surg. 1998;133(4):378–82.

71. Vrijland WW, et al. Intraperitoneal polypropylene mesh repair of incisional hernia is not associated with enterocutaneous fistula. Br J Surg. 2000;87(3):348–52.

72. Zuvela M, et al. Central rupture and bulging of low-weight polypropylene mesh following recurrent incisional sublay hernioplasty. Hernia. 2014;18(1):

135–40.

73. Petro CC, Nahabet EH, Criss CN, Orenstein SB, von Recum HA, Novitsky YW, Rosen MJ. Central failures of lightweight monofilament polyester mesh causing hernia recurrence: a cautionary note. Hernia. 2015;19(1):155–9.

74. Samama CM, et al. Venous thromboembolism prevention in surgery and obstetrics: clinical practice guidelines. Eur J Anaesthesiol. 2006; 23(2):95–116.

75. Huber O, et al. Postoperative pulmonary embolism after hospital discharge. An underestimated risk. Arch Surg. 1992;127(3):310–3.

76. Westling A, et al. Incidence of deep venous thrombosis in patients undergoing obesity surgery. World J Surg. 2002;26(4):470–3.

77. Pauli EM, Wang J, Petro CC, Juza RM, Novitsky YW, Rosen MJ. Posterior component separation with transversus abdominis release successfully addresses recurrent ventral hernias following anterior component separation. Hernia. 2015; 19(2):285–91.

78. Krpata DM, et al. Posterior and open anterior components separations: a comparative analysis. Am J Surg. 2012;203(3):318–22. discussion 322.

第21章

腹腔镜腹壁疝修补术

David M. Krpata，Yuri W. Novitsky

引言

腹壁疝是普通外科医生最常开展的手术之一。随着剖腹手术数量的增加，切口疝已经成为一个日益严重的问题，据报道，其发生率高达 20%。在美国，每年大约要修补 175 000 例腹壁疝。多年来，腹壁疝手术方法已经成为研究和技术改进的主题。尽管使用合成材料加强修补成人疝的常规方法存在争议，但现有证据强烈支持对大多数患者进行无张力疝修补[1,2]。随着应用合成补片进行无张力修补技术的发展和普及，切口疝复发率通常小于 20%[1,2]。

为了放置足够大的补片，需要做腹部大切口和广泛组织分离，从而产生大的皮瓣[3]。这种解剖可能导致术后并发症和伤口并发症的发生率升高。毫无疑问，随着微创手术的出现，腹腔镜手术用于腹壁疝修补已经成为了标准[4-7]。补片置入腹腔内，广泛覆盖疝的缺损，避免了大切口，大幅减少了伤口并发症[4,6]。总的来说，腹腔镜腹壁疝修补术(LVHR)的临床优势为恢复更快、并发症更少，最重要的是复发率更低[4-7]。除此之外，腹腔镜手术还可用于处理更复杂部位的疝缺损，如耻骨上腹壁疝。在本章中，我们将讨论传统技术层面的腹腔镜切口疝修补术，并阐释潜在的风险和禁忌证。

术前准备和病例选择

对腹壁疝患者的诊断包括详细询问病史和体检。获取既往的全部手术记录很重要。所有相关的合并症，包括吸烟、糖尿病和肥胖，都必须先予改善。不需做肠道准备。除小缺损外，均需常规腹壁影像(超声或 CT)学检查。通过腹部影像学检查不仅可显示缺损，还可以评估对患者行腹腔镜修补的适应证。在我们的实践中，腹腔镜手术的相对禁忌证包括：宽于 8~10cm 的腹壁疝、严重的疝表面皮肤病变、有腹腔内置入补片的病史，以及在清洁–污染或污染条件下进行修补。

腹腔镜腹壁疝修补技术

全麻后，患者取仰卧位，手臂内收并在侧面"包"好(图 21.1)，为立于患者同侧的主刀医生和助手提供足够的空间。我们在患者的两侧放置两个显示器。大多数情况下，需要留置胃管和尿管。在皮肤切开之前预防性应用抗生素，通常使用第一代头孢菌素，如果手术持续超过 4 小时，则需重复应用。常规使用 Ioban 皮肤保护膜 (3M Company，St. Paul，MN)，尽可能减少患者皮肤和补片的接触。腹腔镜腹壁疝修补使用 30°镜头，5mm 肠钳，剪刀和施夹器进行。

安全地建立气腹，是腹腔镜腹壁疝修补术的关键一步。可以选用开放法、可视套管或气腹针建立气腹。无论选择哪种方法，都必须避开先前的手术切口。即使在有多次手术史的腹部中，在锁骨中线和腋前线之间的肋缘处也会有一个安全进入腹腔的区域。我们选择在左上象限的肋缘下置入可视性

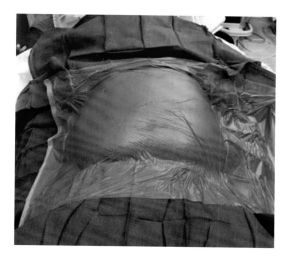

图21.1 患者体位。取仰卧位，手臂内收并在侧面"包"好，为立于患者同侧的主刀医生和助手提供足够的空间并减少伸出的手臂干扰操作器械。

套管。一旦确定进入腹腔，必须确认是否损伤腹部器官或血管。任何疑点都必须通过腹腔镜进行探查。如果无法确认是否安全建立了气腹，则应及时中转为开放手术。

建立气腹之后，我们通常在直视下沿着腋前线到中线放置另一个 5mm 套管。如果粘连广泛，则放置第三个 5mm 套管针，使两个操作孔和镜头孔位于患者同侧。此外，另外两个 5mm 套管放置在对侧，以方便腹腔内补片的置入和固定。这种方法需要使用 5 个 5mm 套管(图 21.2)。对于较小的缺损，可以减少套管的数量。但较少的操作孔会导致操作三角变小，效率降低，以及补片放置和固定的困难。由于 5mm 操作孔产生的损伤和瘢痕非常小，多放置套管是非常值得的。我们强烈建议在大多数病例，每侧腹部至少留置两个操作套管。

套管放置后，通过有限地使用电外科器械或超声刀来进行腹腔粘连松解。这是确保腹腔镜腹壁疝修补术安全性的另一个关键步骤。未在意或未发现的肠管损伤可能导致严重的并发症甚至是死亡。腹腔镜腹壁疝修补手术时未及时发现肠管损伤仍然是起诉治疗不当的最常见原因。通过腹腔内使用钝性抓钳和锐性分离，联合外部手法辅助压迫的方法回纳疝内容物。疝囊通常会保留在原来的部位。

粘连松解完成，需要测量疝缺损大小以确定补片的适当尺寸。缺损边界用腹腔镜检查的视野和外部触诊相配合来确定。在外部标记缺损缘。我们利用硬膜外导管针穿刺入腹的方法来获得疝缺损的准确尺寸(图 21.3)。这种操作在缺损大的肥胖患者中尤其重要，因为外部测量的缺损尺寸可能远大于实际。将标尺穿过 5mm 套管放置，直接测量疝缺损

图21.2 腹腔镜腹壁疝修补术的常规套管布局。

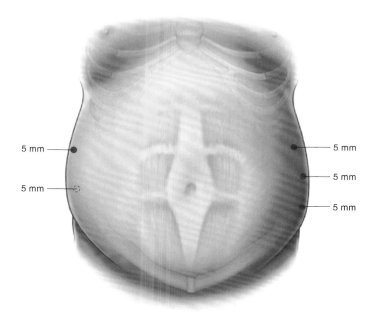

5 mm   5 mm
5 mm   5 mm
    5 mm

的大小。此外,也可以闭合缺损,这将在第 22 章中详细讨论。

　　补片应和疝缺损的所有边缘重叠至少 5cm。我们的通常经验法则是在每侧重叠尺寸为缺陷尺寸的 25%~30%。将补片裁剪成所需尺寸后将四根 0 号的不可吸收单丝或 ePTFE 缝线固定在补片的每侧的中点处。补片上的标记点和腹壁上的标记点相对应,以帮助补片在进入腹腔后确定方向。将补片卷折后通过另外的 12mm 或 15mm 套管送入腹腔。这个操作孔放置在疝缺损附近,以便补片能覆盖该部位,而不需另外关闭该套管口,使套管口疝的风险降至最小(图 21.4)。或者(我们不太推荐)将任意

一个 5mm 套管孔扩大以便送入补片。

　　补片从两边打开以便展平。如果需要非常大的补片,通常用对侧套管的抓钳拉动补片而引入腹腔中(图 21.5)。重要的是补片置入和展开应保持正确的方向。目前的定位技术明显促进了这一步骤,允许快速和准确置入补片。当补片在体内定向后,用勾线针拉动缝线穿过腹壁(图 21.6)。与上述类似,使用硬膜外导管针再次确认补片和缺损边缘的充分重叠。

　　先拉动顶部或底部缝线。我们推荐从最接近骨边缘的点(剑突,耻骨,髂嵴,肋缘等)开始。随后拉动与第一点相对的缝线。一旦确认了足够的重叠,

图21.3　体内直接测量缺损。硬膜外导管针可以精确测定缺损边缘。如果缺损超过量程,可以再穿入一根针。

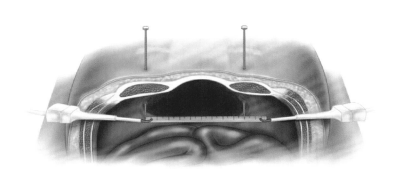

图21.4　在缺损附近打12mm套管以送入补片,而不是扩大一个5mm套管。这样大的补片可以盖住12mm套管口缺损。

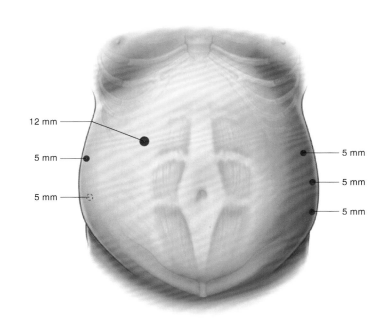

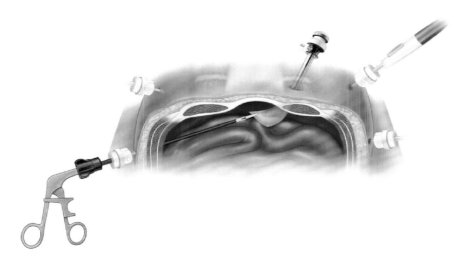

图21.5　用对侧套管的抓钳拉动补片,将其引入腹腔中。

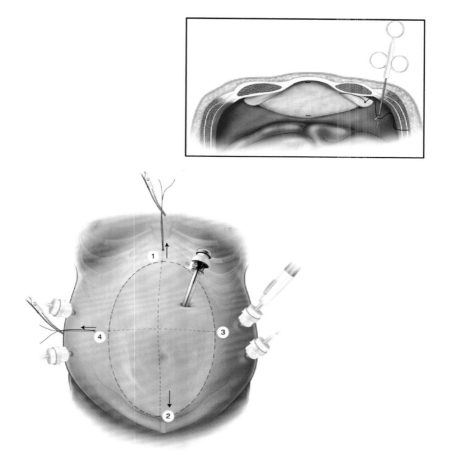

图21.6　补片固定,上下极先收紧,再收紧两侧。

我们将两侧固定线打结,线结埋在皮下。然后将其他两条侧向缝合线经腹部拉紧, 确保足够的重叠。我们建议从腹腔镜镜头的同侧缝线开始（图 21.6 位置 3）。为了便于操作,我们将镜头移动到最上方的套管。常规将气腹减少至 7~8mmHg,以确保补片绷紧,并且在消除气腹后皮肤不出现皱褶。再次指出,在腹部的每侧置放至少两个套管,便于补片的精确定位。确认正确位置后,拉出第四针,并将缝线分别打结。

在补片的周边以大约 1cm 的间隔用钉合器固定到腹壁上,以防肠管疝入。术者用手触摸钉枪尖端(图 21.7)以便于钉合。触觉反馈对固定于下腹部的补片特别重要,可以确保疝钉位于腹股沟韧带上方。对于上腹部腹壁疝,手法触摸同样至关重要,可以确保钉合部位在肋缘下方。否则可能导致肺和心包损伤。如果补片远端超过肋缘和剑突,就不能采用钉合方式,而应该用缝线或胶黏剂固定到腹膜上。

虽然一些研究者提倡"双圈法"(double-crown)补片固定技术,我们依然认为额外的缝合固定很关键,可以确保修补的长期耐久性。应用勾线针,每隔 5~8cm 在补片周围进行额外的全层缝合(图 21.8)。经腹固定能确保补片不会随着时间而移位,这是至关重要的。将固定线的线结打在皮下组织中,以免皮肤凹陷。

术后护理

虽然一些患者可能适合在门诊行腹腔镜腹壁疝修补术,但大多数中度缺损的患者需要至少 1~2 天的住院治疗,以确保充分的疼痛控制和解决肠梗阻。影响恢复时间的因素,包括广泛的粘连松解、腹壁缺损大和多处经腹壁全层缝合。我们主张在修补手术后的头 3~5 天清淡饮食,以使肠道功能充分恢复。鼓励使用腹带,特别是在前两周。如果患者没有不适,则其活动不受限制。

并发症和手术效果

尽管与开放技术相比,腹腔镜腹壁疝修补术具有切口相关并发症少的优势,但它并不是没有潜在的并发症。一般可分为术中、术后和长期并发症。有些并发症与腹腔镜探查有关,有些与腹壁疝修补有关。以下主要讨论腹腔镜腹壁疝修补术特有的并发症。

伤口和补片感染是任何疝修补手术的常见并

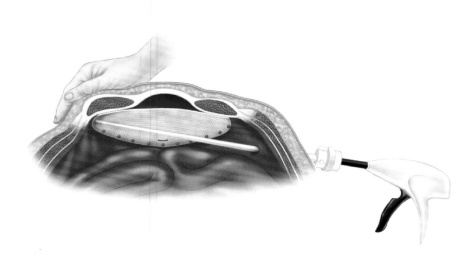

图21.7　在补片的周边用钉合器固定,以防肠管疝入。术者用手触摸钉枪尖端的方法打钉,可以确保疝钉位于腹股沟韧带上方或肋缘下方。

图21.8　贯穿缝合固定补片。

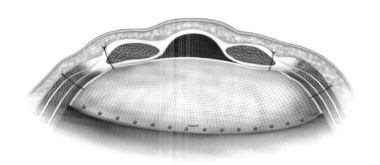

发症。许多研究者已经证明,腹腔镜手术后伤口感染率非常低,补片感染罕见[5-7]。无 ePTFE 涂层的现代补片进一步降低了腹腔镜腹壁疝修补术的感染性并发症。然而,腹腔内置补片周围慢性蜂窝织炎和(或)持续性积液,应该是急性或慢性补片感染的证据,尤其是应用过基于 ePTFE 的补片。开放探查,移除补片,一期疝修补和择期腹壁重建是腹腔镜腹壁疝修补术后补片感染最好和最安全的治疗方案。

术中并发症,诸如出血或腹腔内邻近结构损伤是罕见的。尽管如此,肠道破损或遗漏的肠管损伤将显著影响手术效果。若术中发现有肠内容物漏入腹腔的肠管损伤,术者应重新评估手术方案。如果肠管破口显露良好,且套管位置理想,可在腔镜下修补。如果在腹腔镜下修补肠管损伤存在疑问,则必须转为开腹手术。如果肠内容物大量溢出,标准的疝修补手术应推迟。未及时发现的肠管损伤或电灼引起的延迟性肠管损伤,导致腹腔内脓毒症和补片感染时需行剖腹手术,修补肠管损伤和彻底移除补片。移除补片若不彻底,会导致持续的腹腔内感染。

血清肿是腹腔镜腹壁疝修补术后最常见的并发症之一[6]。未能消除潜在死腔常会导致疝囊内积液。血清肿可表现为隆起样改变,患者通常会认为是疝的复发。仔细体检易于区分。如果诊断存疑,可应用超声或 CT 检查来鉴别诊断。血清肿的处理应该遵循保守治疗的方法,因其通常会在不干预的情况下自行吸收。对于持续性血清肿,可以在治疗室严格无菌条件下进行抽吸。然而抽吸之后,液体可能再次积聚于潜在死腔中,从而需要多次抽吸。重要的是要意识到,任何一次抽吸都存在将无菌血清肿变成脓肿的风险。用"鞋带"技术(见第 22 章)关闭腹腔镜腹壁疝修补术中的缺损,可以显著降低甚至消除形成血清肿的风险。

患者可能在术后早期感到经腹缝合部位疼痛。使用非甾体抗炎药治疗可以缓解患者的疼痛,持续性疼痛可能需要注射局麻药。使用慢吸收缝线固定补片可能会减少术后疼痛,但这在前瞻性试验中尚未得到证实。虽然有假说认为应用可吸收的疝钉会减少慢性疼痛,但实际应用显示并无影响。

可以说,腹腔镜腹壁疝修补术最重要的并发症是复发,因为这是手术成功的远期主要评价指标。文献中的复发率为 2%~20%,最大的研究系列显示复发率在 5%左右[6,7]。在我们看来,腹腔镜腹壁疝修补术长期避免复发的最佳方法是,补片最大化覆盖缺损,并用疝钉和经腹壁全层缝合方式将补片妥善固定到腹壁。

结论

腹腔镜腹壁疝修补术的围术期疼痛轻,住院时间缩短,恢复快。相对于大多数开放修补,切口并发症发生率低可能是其最大的优势。总而言之,大量研究显示腹腔镜腹壁疝修补术治疗腹壁疝是一种有效和安全的方法。它可以在复杂的手术患者中进行,中转开放手术率较低,住院时间更短,复发风险更低。补片固定器械和腹腔镜下闭合缺损的现代改良,大幅推进了腹腔镜腹壁疝修补术的效果。选择适当患者,安全进入腹腔,松解腹腔粘连,补片精确置放与固定,是确保大多数腹壁疝安全有效地进行腹腔镜修补的关键因素。

(闵凯　译)

参考文献

1. Burger JW, Luijendijk RW, Hop WC, Halm JA, Verdaasdonk EG, Jeekel J. Long-term follow-up of a randomized controlled trial of suture versus mesh repair of incisional hernia. Ann Surg. 2004;240 (4):578–83.

2. Luijendijk RW, Hop WC, van den Tol MP, et al. A comparison of suture repair with mesh repair for incisional hernia. N Engl J Med. 2000;343(6):392–8.

3. Stoppa RE. The treatment of complicated groin and incisional hernias. World J Surg. 1989;13(5): 545–54.

4. DeMaria EJ, Moss JM, Sugerman HJ. Laparoscopic intraperitoneal polytetrafluoroethylene (PTFE) prosthetic patch repair of ventral hernia. Prospective comparison to open prefascial polypropylene mesh repair. Surg Endosc. 2000;14(4):326–9.

5. Carbajo MA, Martin del Olmo JC, Blanco JI, et al. Laparoscopic treatment vs open surgery in the solution of major incisional and abdominal wall hernias with mesh. Surg Endosc. 1999; 13(3):250–2.

6. Heniford BT, Park A, Ramshaw BJ, Voeller G. Laparoscopic repair of ventral hernias: nine years' experience with 850 consecutive hernias. Ann Surg. 2003;238(3):391–9.

7. Novitsky YW, Cobb WS, Kercher KW, Matthews BD, Sing RF, Heniford BT. Laparoscopic ventral hernia repair in obese patients: a new standard of care. Arch Surg. 2006;141(1):57–61.

第 22 章

腹腔镜下腹壁疝修补术与缺损关闭

Sean B. Orenstein, Yuri W. Novitsky

引言

开放和腹腔镜技术对于修补各种腹壁缺损都是有效的。腹腔镜下腹壁疝修补术(LVHR)具有减少切口感染、肠道功能恢复快速、减少留院时间和切口美观等优点[1-6]。虽然通过靠拢中线重建来恢复腹壁功能被认为是开放腹壁疝修补术的主要内容，但是这种理念尚未成为腹腔镜修补的标准操作。相反，腹腔镜下腹壁疝修补术通常将网片放置在底层，类似于桥接一个或多个缺陷。为了提供更耐久的修补，引入腹腔镜下缺损闭合以通过将原有筋膜关闭，并与补片植入(如开放修补)组合来创建更功能性的修复，同时仍保留微创手术的优点。

腹壁力学

虽然桥接对一些修补是成功的，但是术后 CT 图像显示补片膨出是常见的。减少发生补片"膨出"的一种方法是确保有多处经腹壁缝合固定补片。尽管如此，即使具有大的补片重叠和缝线固定，LaPlace 定律(T=P×R/W)显示未闭合缺损下方的补片上将存在更高的张力[7-10](图 22.1)。虽然 LaPlace 定律和 Pascal 原理（在密闭容器内的压力平衡）可以通过保持腹压将下层和腹膜外置入的补片压向腹壁或腹膜前腹股沟部位，以进行疝修补，但是这对直接放置在疝缺损下方部位的补片有负面影响。平衡腹壁张力的唯一方法是关闭具有较大半径的

区域，即疝的缺损。现在考虑到严重肥胖患者的增加，这个概念更加重要，这是腹腔镜疝修补术最终需要考虑的后果。增加的腹围和腹腔内容物可能导致腹内压增加。腹壁厚度影响张力，导致在疝缺损上方的薄壁区域的局部压力的增加。此外，与疝缺损相邻的不同腹壁厚度可能由于缺损附近的突然张力变化，而导致传递到补片产生压强。因此，增加的宽度(半径)、腹壁厚度和压力将对腹壁缺损的部位有不利影响，在传统的具有桥接的腹腔镜下腹壁疝修补术之后可能导致更差的结果，这项结果也是基于我们在不断增加病例数目。

缺损关闭的概念

功能，力学修复

将患者的移位肌肉组织和筋膜恢复到接近原来的生理解剖以改善功能，是大多数腹壁重建(AWR)的重要目标。腹壁重建的关键因素之一，是通过将腹壁肌肉重新靠拢[11,12]，恢复到腹白线处(腹壁肌肉的主要附着点)。通过恢复到接近原始的生理解剖，可产生更具功能和活力的腹壁。虽然这是针对开放式修补进行的讨论，但对于腹腔镜修补的讨论是有限的。如果在开放修补中将腹壁恢复到更具生理性和功能水平是有意义的，那么为什么不使用相同的理论来进行腹腔镜修补呢？相反，传统腹腔镜下腹壁疝修补术仅仅依赖于具有补片的桥接缺损的支持，这可能对患者是不利的。补片桥接

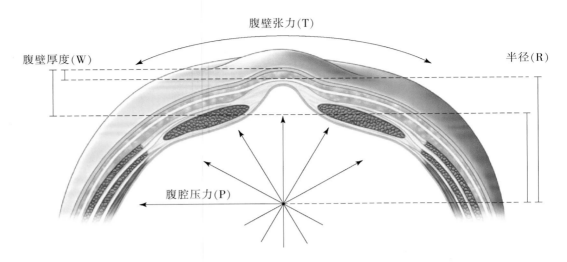

图22.1　LaPlace法则。LaPlace法则的简化公式是T=P×R/W,其中T是施加在腹壁上的压力;P是腹腔压力,根据帕斯卡定律,P在整个腹部圆柱体或球体中是相等的;R是半径;W是腹壁厚度。

可能在缺损的边缘处产生摩擦和剪切力的区域,在中心处具有过高的压力,导致网片不稳定性,缝线的拉伸导致增加的术后疼痛以及内脏膨出[13]。另外,在前腹壁和补片之间没有直接接触的情况下,疝缺损部位可以不向内生长。闭合缺损不仅可使沿着补片和腹壁的压力和张力均衡,而且允许完全接触补片以进行更持久的修补。

腹腔镜下关闭缺损,将主要的筋膜闭合,并与修补材料加强结合在一起。单纯的闭合疝缺损修补手术具有非常高的复发率,在长期修补中发现其复发率为18%~63%。补片的使用显著将复发率降低到2%~32%[14-18],从而使得补片加固,成为了有效修补的必要组成部分。然而,即使补片放置并常规经腹壁固定,主要筋膜固定点仍可能存在显著的张力。例如,我们在关闭缺损的"鞋带法"的初步经验中所讨论的,由于筋膜关闭后的张力增加,需要增加经腹壁缝合线以降低一定的张力[19]。在"鞋带"缝合方式的两侧添加支撑缝线,张力从缝线修补传递到补片。值得注意的是,虽然一些外科医生认为双圈固定作为腹腔镜下腹壁疝修补术固定的唯一方式,但这并不适用于腹腔镜缺损闭合,因为贯穿腹壁的固定方式仍然是缺损闭合修补的必要组成部分。

患者选择

其他因素,例如合并症、疝的情况、伤口类别、缺损的大小、性质和位置,在很大程度上决定了是否可以使用"鞋带法"进行腹腔镜疝修补。通常,如果缺损对于"鞋带法"而言太大或太复杂,则应当强烈建议用其他修补手段,包括传统(非"鞋带法")腹腔镜下腹壁疝修补术或开放修补。虽然对于能够关闭的缺损的宽度没有严格的限定,我们将关闭缺损的最大宽度粗略地限定在6cm,并且选择性地放宽到6~8cm。大的或多个"瑞士奶酪"类型的缺损或那些皮肤/组织完整性很差的病例,应考虑开放修补或不关闭缺损的传统腹腔镜下腹壁疝修补术。

疝的位置是缺损闭合的另一个决定性因素。侧腹疝可能更适合于缺损闭合;然而,必须小心地用足够的重叠来适当地固定补片,这可能需要钉合器用于补片的固定。可以使用Sugarbaker技术修复造口旁疝,使用缺损闭合技术作为腹腔镜下腹壁疝修补术的辅助。在该操作中,先将缺损尺寸减小到具有足够的空间容纳肠管,再放置补片。另一方面,靠近剑突的缺损通常不适合于关闭,因为它们更接近肋缘,导致不能充分地重新接近筋膜边缘以及有损伤肋下神经血管结构的风险。

优势和缺点

较小的补片

疝缺损闭合的常见问题是"在修补原始缺损或新缺损时，植入的补片尺寸是否合适？"虽然补片的垂直尺寸相同，"鞋带"关闭确实允许放置较小宽度的补片。仍然建议至少 5cm 大的重叠，因此缺损闭合仍需要至少 10cm 宽的补片。例如，修补 5cm 宽的缺损可以使用 10~12cm 宽的补片，而不是 15cm 或更大的网片。较少的异物理论上可减少纤维化反应，避免远期在外侧腹壁上形成瘢痕板，从而改善患者的腹壁功能和活动性。由于缺乏随访数据，目前还不清楚长期情况下其实际临床意义。因而当涉及植入异物时，我们尽可能只使用必要的尺寸。

复发

由于缺乏相关随机试验和仅有少量比较研究，降低复发率的益处尚未完全明确。然而，最近的数据是令人鼓舞的。在 Nguyen 等发表的 11 篇涉及缺损闭合的腹腔镜下腹壁疝修补术的研究综述中，描述其复发率为 0%~7.7%[20]。其中三个回顾性研究比较了闭合与非闭合的情况，发现闭合情况下复发率显著降低。关闭缺损后的复发率为 0%~5.7%，而传统桥接腹腔镜下腹壁疝修补术的复发率为为 4.8%~16.7%[21-23]。

消除死腔

腹腔镜下关闭缺损的另一益处，是消除了通常存在于传统桥接腹腔镜下腹壁疝修补术中的死腔。死腔的消除使血清肿以及血清肿引起的潜在感染性并发症减少。我们之前描述了 47 例患者，这些患者进行了腹腔镜下的"鞋带法"关闭，其中没有一例出现血清肿或疝复发[19]。同样，其他研究中只有一例出现了较低的血清肿发生率（0%~11.4%）[20]。然而，一项研究表明，当与不关闭缺损相比，血清肿的形成伴随缺损闭合而增加（11% vs 4%）[23]。虽然尚不清楚该异常值出现的原因是什么，但本研究使用编织缝线进行缺损关闭，而不是单丝线。相比之下，不关闭缺损的腹腔镜下腹壁疝修补术导致血清肿的概率高达 32%，尽管许多临床表现并不明显[20,24]。

此外，如果出现伤口感染，需要开放创面。切口开裂时，缺损闭合提供了补片上方的组织屏障，从而减少了补片外露和可能的污染或感染。最后，"鞋带法"缺损闭合从远期效果上较为美观。虽然最初术后伤口的皮下组织皱在一起，但是缺损前面的疏松组织会随着肌纤维发育收缩而逐渐收紧，使外观隆起减少，修补效果更为美观。

腹腔镜"鞋带法"关闭缺损技术

步骤

腹腔镜缺损闭合将疝部位的主要筋膜闭合与补片加强修补二者合一。使用标准腹腔镜下腹壁疝修补技术开始这种操作，如第 21 章所述。将患者胳膊放在其体侧的仰卧位有助于从患者腹壁周围的各种角度进行腹腔内的松解。胃管通常仅用于肠管嵌顿或者需要大量松解粘连肠管的手术中。对于耻骨上或中下腹壁缺损，我们通常放置 3-way Foley 导管预灌输盐水以帮助辨认膀胱。

方法

通常通过左上部肋缘下使用可视性套管进入。直视下放置 5mm 套管，应在双侧放置足够套管。最后，需要放置 12mm 或 15mm 套管以用于放置补片。我们通常将该套管尽可能靠近中线，而不直接穿过疝囊。这可使补片覆盖该操作孔的位置，从而减少套管疝的发生。

"鞋带法"需要的器械

- 11 号手术刀
- 硬膜外针
- 标记笔和尺子

– 缝线穿引器（例如，Carter–Thomason，Cooper Surgical，Inc.，Trumbull，CT，USA）

由于术中需多次穿引，推荐使用一次性器械，而可重复性器械因经常使用，尖端较钝。

– 缝合:多根 1 号不可吸收单丝缝合线(例如，Prolene 缝线)，需要去除针头

– 止血钳

– 腹腔镜下抓持器(例如，Maryland 抓钳)

"鞋带"技术(图 22.2)

– 通过缺损的中心部分在皮肤上绘制外部垂直线。使用硬膜外针，识别和标记上下边缘。在垂直线上每隔约 3cm 标记"8"字形缝线的位点。

– 通过切断针头的缝线，在线的一端放置止血钳以防止滑脱，并用缝线穿引器抓住线的另一端来准备每个 1 号缝合线。

– 从一端开始，用 11 号刀片做皮肤小切口。在直视下，使用缝线穿引器，第一个 1 号缝合线通过切口穿过中心，然后前进到边缘大约 1cm 的一个筋膜边缘后穿出。Maryland 抓钳用于从缝线穿出处抓住缝线。

– 使用相同的皮肤切口，推进缝线穿过对侧筋膜边缘，将缝线从抓钳传递到缝线穿引器。将穿引器连同缝线向外拉，使其准备好下一次通过。

– 再次使用相同的皮肤切口，将带有缝线的穿引器推入身体同侧的整个筋膜边缘，沿中线前进约 1cm。在将缝线传递到抓钳后，更换为对侧筋膜中的缝线穿引器，抓住缝线并从外部取出。用预先放置的止血钳夹住缝合线的两端，从而完成一个"8"字缝合线的放置。缝合线将在所有穿刺缝线完成后打结。

提示：不要一次性推进缝线穿引器/缝线穿过

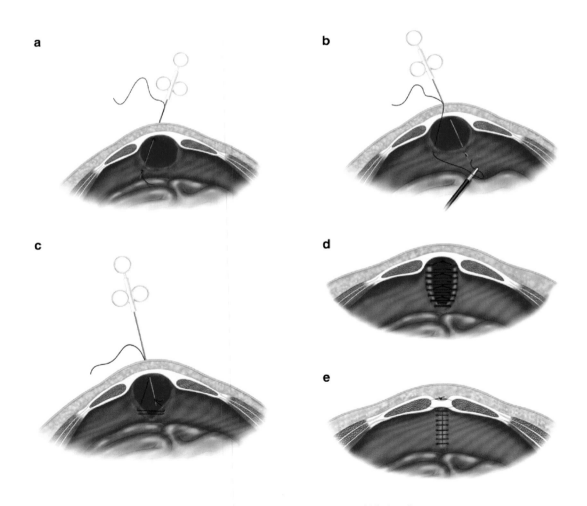

图22.2 "鞋带法"关闭技术(相关步骤请详见正文)。

皮肤和筋膜,而要分两步完成。最初,将缝线穿引器/缝合线通过皮肤中心垂直穿过疝囊,向下进入腹腔中而不包括任何筋膜。然后,在进入筋膜边缘之前,使缝线穿引器尖端向上回到疝囊腔中。这有助于避免缝线倾斜地穿过疝囊而使皮肤出现褶皱。

– 以相同的方式沿着预标记线的长度每隔 3cm 继续放置其他的"8"字缝线。注意避免这些缝线相互打结。将先前放置的缝合线轻柔向外牵引可以减少疝腔内的过量缝合。

– 在放置所有 "8" 字缝线之后进行疝缺损闭合。为了便于缺损闭合,确保患者在结扎缝线之前已经得到足够的肌松。为了减少中心部位的张力,打结从上端和下端开始并向中心递进。线结被埋在皮下组织中。在剪断缝合线尾部之后,用血管钳尖端将切口挑起以防止皮肤凹陷和皱褶(图 22.3)。

提示:应该适当降低气腹压,以减少腹壁上的张力,便于闭合。然而,肠管或网膜可能会自动陷入闭合部位,造成内脏伤害。维持较低气腹压(例如,3~5mmHg)可避免这种伤害,并可以在腹腔镜可视下将每个缝线结扎。

补片放置

缺损闭合允许放置较小的网片,但仍然建议至少 5cm 的重叠。对于补片插入,12mm 或 15mm 套管针应放置在中线附近,不会妨碍已闭合缺损的位置。中心位置应为大套管针位置留出足够的网片覆盖,从而预防套管疝突出。使用缝线穿引器,以一个简单的或"8"字方式用 1 号可再吸收的单纤维缝合线(PDS 或 Maxon)闭合。补片使用标准腹腔镜下腹壁疝修补术固定到腹壁, 如第 21 章所述的疝钉和经腹壁缝合。

支撑缝合

为了缓解新近重合的中线上的张力,在"鞋带"关闭旁边放置额外的支撑缝合线。使用不可吸收单股缝合线(1 号缝合线),腹壁全层(包括补片)进行简单的"U"形固定。每 4~5cm 缝合一针,距离中线约 1~2cm(图 22.4)。注意手法应轻柔,不要缝合太紧,以免弄弯补片。图 22.5 示出了完成的闭合和补片上的所有缝合部位。

提示:如果缝线穿引器带着缝线进入,会比没有带缝线进入在补片上造成更大的孔,因此,缝线最初通过具有腹腔镜抓握器的附件套管针在体内进行放置,然后传递到网片下方的穿引器并从内向外拉出。然后使空缝线穿引器穿过相同的皮肤切口并向前穿过 1~2cm 远的网片,抓住缝线的第二针拉出。

手术完成和镇痛

– 不使用引流管。

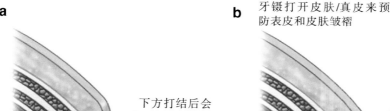

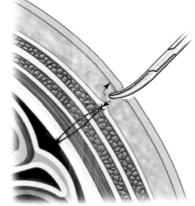

b 剪断线尾之前,用钳尖或牙镊打开皮肤/真皮来预防表皮和皮肤皱褶

a 下方打结后会出现皮肤皱褶

补片

图22.3 皮肤皱褶,打开皮肤凹痕。

图22.4　减张缝合(相关步骤请详见正文)。

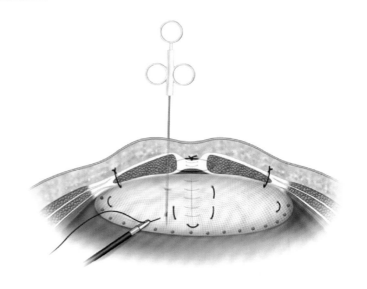

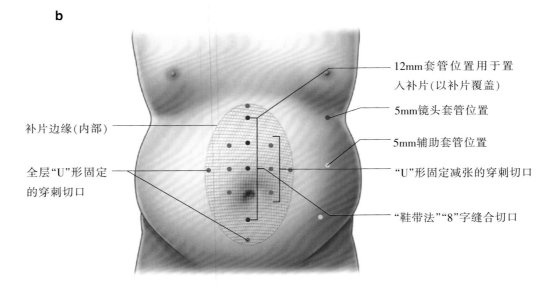

a

传统LVHR:

全层"U"形固定

补片边缘固定一圈钉

缺损关闭:

"鞋带法""8"字缝合关闭缺损

全层"U"形固定减张(双侧)

b

补片边缘(内部)

全层"U"形固定的穿刺切口

12mm套管位置用于置入补片(以补片覆盖)

5mm镜头套管位置

5mm辅助套管位置

"U"形固定减张的穿刺切口

"鞋带法""8"字缝合切口

图22.5　完成缺损的关闭。(a)腹内面观,展示传统LVHR和"鞋带法"修补。(b)腹外面观,套管位置和用于缝合、固定补片的多个穿刺切口的外面观。

- 用局部黏合剂封闭所有的针刺切口部位。

- 套管位置用可吸收的皮下或深层皮肤缝线关闭。

- 我们在所有经腹壁缝合部位注射局部麻醉剂，包括线结埋入处。长效脂溶性布比卡因(EXPAREL,Pacira Pharmaceuticals,Parsippany,NJ,USA)是用于疼痛控制的有用辅助剂。镇痛效果可持续72小时。一只小瓶规格的这种长效局部镇痛药可以被稀释，允许在所有经腹壁缝合部位进行注射。

其他关闭缺损技巧

目前，此类文献在描述疝缺损的关闭时，多倾向于使用永久缝线，以及复杂间断缝合。大多数研究还表明，体外缝合的缝线放置可以使用经皮缝线穿引器。但其他的技术也被描述为有相似的成功率。除经皮间断缝合关闭之外，Palanivelu 等还描述了一种单丝尼龙线体内缝合的方法[25]。Zeichen 等使用聚酯纤维编织缝线来封闭缺陷，描述了一种三路径方法如下：用经皮缝线穿引器，在体内用标准腹腔镜持针器，以及在体内配合使用专用内镜下缝合器装置(Covidien, Dublin, Ireland)[23]。在 Agarwal 等的两篇论文里，他们提到他们"双排扣"的对称封闭缺损的方法，即用两个硬膜外穿刺针引导缝线，结合外力作用将筋膜内侧边缘与腹直肌重叠关闭缺损。术后随访平均 34~58 个月，没有复发的病例[13,26]。

缺点

任何新的或没有进行过随机试验的技术，都会有潜在的缺点，而且并不是每一位患者都适合在腹腔镜下关闭缺损。首先，关闭缺损可能会造成筋膜的巨大张力。虽然经腹壁贯穿的缝线缝合在补片上来缓解张力，但是大的缺损封闭或腹壁缺乏大的松弛度会造成过度的张力。这种拉紧的筋膜可能会造成筋膜裂开，当补片重叠面积不够时还会引起疝的复发。另外，由于多处使用永久性缝线经腹缝合，加大了形成缝线肉芽肿和缝线脓肿的风险。所以，保证所有的缝线都正确地缝紧并且深埋在皮下组织里对于减少脓肿现象是很重要的。外观上，最初的术后伤口可能会呈现出膨起的表现。如前所述，虽然这些膨起组织会慢慢恢复，但是在术后几周到几个月内效果并不会太明显。在术中，由于内脏可能会掉到疝囊和缝线之间，肠道损伤的风险会增加，这就需要敏锐的观察力来预防这一现象。其中一个可行的方法是在低气腹压下进行直视下打结。最后一点，关闭缺损后，由于筋膜拉紧和经多处经腹壁缝合，可能会引起较严重的术后疼痛。因此，充分的多模式镇痛是术后管理的重要部分。除了小的缺损，我们会让患者住院至少一夜，来确保患者有足够的肺功能和给予足够的疼痛控制。

总结

腹腔镜下腹壁疝修补术运用"鞋带法"关闭缺损提供了一个更具功能性和动力学优势的修补方式，与开放式腹壁疝修补术效果相似，但具有微创手术特有的优点。和传统的桥接腹腔镜修补相比，关闭缺损，让我们可以用相对更小的补片进行修补手术。它消除了死腔从而减少了血清肿，并且早期数据显示复发率降低。然而，并不是每例腹壁疝都可以用腹腔镜下缺损关闭方式来进行修补。在腹腔镜下腹壁疝修补术过程中，在剑突正下方的疝可能难以进行闭合。此外，对于大的、多个"瑞士奶酪"型的缺损、伴有较差的组织完整性的复杂腹壁缺损，应该考虑开放手术修补。前瞻性随机试验是真正证明长期耐久性和临床优势所必需的，对腹腔镜腹壁疝修补术中缺损关闭的研究，将为行该手术的患者带来有益的结果。

(闵凯 译)

参考文献

1. Poulose BK, Shelton J, Phillips S, Moore D, Nealon W, Penson D, Beck W, Holzman MD. Epidemiology and cost of ventral hernia repair: making the case for hernia research. Hernia. 2012;16:179–83.
2. Heniford BT, Park A, Ramshaw BJ, Voeller G. Laparoscopic repair of ventral hernias: nine years' experience with 850 consecutive hernias. Ann Surg. 2003;238:391–9. discussion 399–400.

3. Itani KM, Hur K, Kim LT, Anthony T, Berger DH, Reda D, Neumayer L. Comparison of laparoscopic and open repair with mesh for the treatment of ventral incisional hernia: a randomized trial. Arch Surg. 2010;145:322–8. discussion 328.

4. Sauerland S, Walgenbach M, Habermalz B, Seiler CM, Miserez M (2011) Laparoscopic versus open surgical techniques for ventral or incisional hernia repair. Cochrane Database Syst Rev:CD007781

5. Salvilla SA, Thusu S, Panesar SS. Analysing the benefits of laparoscopic hernia repair compared to open repair: a meta-analysis of observational studies. J Minim Access Surg. 2012;8:111–7.

6. Zhang Y, Zhou H, Chai Y, Cao C, Jin K, Hu Z. Laparoscopic versus open incisional and ventral hernia repair: a systematic review and meta-analysis. World J Surg. 2014;38:2233–40.

7. Giancoli DC. Physics : principles with applications. 4th ed. Englewood Cliffs, N.J.: Prentice Hall; 1995.

8. Sabiston DC, Townsend CM. Sabiston textbook of surgery : the biological basis of modern surgical practice. 18th ed. Philadelphia: Saunders/Elsevier; 2008.

9. Brown CN, Finch JG. Which mesh for hernia repair? Ann R Coll Surg Engl. 2010;92:272–8.

10. Srivastava A, Sood A, Joy PS, Mandal S, Panwar R, Ravichandran S, Sarangi S, Woodcock J. Principles of physics in surgery: the laws of mechanics and vectors physics for surgeons-part 2. Indian J Surg. 2010;72:355–61.

11. Breuing K, Butler CE, Ferzoco S, Franz M, Hultman CS, Kilbridge JF, Rosen M, Silverman RP, Vargo D. Incisional ventral hernias: review of the literature and recommendations regarding the grading and technique of repair. Surgery. 2010;148:544–58.

12. Novitsky YW, Elliott HL, Orenstein SB, Rosen MJ. Transversus abdominis muscle release: a novel approach to posterior component separation during complex abdominal wall reconstruction. Am J Surg. 2012;204:709–16.

13. Agarwal BB, Agarwal S, Gupta MK, Mishra A, Mahajan KC. Laparoscopic ventral hernia meshplasty with "double-breasted" fascial closure of hernial defect: a new technique. J Laparoendosc Adv Surg Tech A. 2008;18:222–9.

14. Luijendijk RW, Hop WC, van den Tol MP, de Lange DC, Braaksma MM, JN IJ, Boelhouwer RU, de Vries BC, Salu MK, Wereldsma JC, Bruijninckx CM, Jeekel J. A comparison of suture repair with mesh repair for incisional hernia. N Engl J Med. 2000;343:392–8.

15. Burger JW, Luijendijk RW, Hop WC, Halm JA, Verdaasdonk EG, Jeekel J. Long-term follow-up of a randomized controlled trial of suture versus mesh repair of incisional hernia. Ann Surg. 2004;240:578–83. discussion 583–575.

16. Sauerland S, Schmedt CG, Lein S, Leibl BJ, Bittner R. Primary incisional hernia repair with or without polypropylene mesh: a report on 384 patients with 5-year follow-up. Langenbecks Arch Surg. 2005;390:408–12.

17. Lomanto D, Iyer SG, Shabbir A, Cheah WK. Laparoscopic versus open ventral hernia mesh repair: a prospective study. Surg Endosc. 2006;20:1030–5.

18. Rosen MJ, Jin J, McGee MF, Williams C, Marks J, Ponsky JL. Laparoscopic component separation in the single-stage treatment of infected abdominal wall prosthetic removal. Hernia. 2007;11:435–40.

19. Orenstein SB, Dumeer JL, Monteagudo J, Poi MJ, Novitsky YW. Outcomes of laparoscopic ventral hernia repair with routine defect closure using "shoelacing" technique. Surg Endosc. 2011;25:1452–7.

20. Nguyen DH, Nguyen MT, Askenasy EP, Kao LS, Liang MK. Primary fascial closure with laparoscopic ventral hernia repair: systematic review. World J Surg. 2014;38:3097–104.

21. Banerjee A, Beck C, Narula VK, Linn J, Noria S, Zagol B, Mikami DJ. Laparoscopic ventral hernia repair: does primary repair in addition to placement of mesh decrease recurrence? Surg Endosc. 2012;26:1264–8.

22. Clapp ML, Hicks SC, Awad SS, Liang MK. Transcutaneous Closure of Central Defects (TCCD) in laparoscopic ventral hernia repairs (LVHR). World J Surg. 2013;37:42–51.

23. Zeichen MS, Lujan HJ, Mata WN, Maciel VH, Lee D, Jorge I, Plasencia G, Gomez E, Hernandez AM. Closure versus non-closure of hernia defect during laparoscopic ventral hernia repair with mesh. Hernia. 2013;17:589–96.

24. Turner PL, Park AE. Laparoscopic repair of ventral incisional hernias: pros and cons. Surg Clin North Am. 2008;88:85–100. viii.

25. Palanivelu C, Jani KV, Senthilnathan P, Parthasarathi R, Madhankumar MV, Malladi VK. Laparoscopic sutured closure with mesh reinforcement of incisional hernias. Hernia. 2007;11:223–8.

26. Agarwal BB, Agarwal S, Mahajan KC. Laparoscopic ventral hernia repair: innovative anatomical closure, mesh insertion without 10-mm transmyofascial port, and atraumatic mesh fixation: a preliminary experience of a new technique. Surg Endosc. 2009;23:900–5.

第 23 章

腹腔镜造口旁疝修补术

Erin M. Garvey，Kristi L. Harold

概述

许多择期或急诊的胃肠道和泌尿外科手术经常需要进行造瘘。不幸的是，经常会发生造口旁疝（PH），给普外科、结直肠外科和泌尿外科医师带来了巨大的挑战。

定义和分类

造口旁疝通常定义为邻近造口部位的突出，或者腹腔内脏器从结肠造口、回肠造口或者回肠代膀胱造成的腹壁缺损处的异常突出[1,2]。有基于临床、影像或术中情况的多种分类方式，然而尚无统一的分类标准[3-6]。

危险因素

患者本身因素、疾病因素和外科手术技术与造口旁疝的发生相关。女性是造口旁疝发生的高危因素[7,8]。患者年龄增长（在一些研究中定义为年龄大于 60 岁），也是造口旁疝发生的危险因素[7-12]。体重指数（BMI）是否是危险因素尚有争议，一些研究显示，腰围大于 100cm 的患者造口旁疝发生率高，BMI 大于 30 与 BMI 小于 30 的患者相比，造口旁疝发生率加倍；然而，有些研究则认为腰围或 BMI 不是危险因素[8,13,14]。其他合并症包括慢性阻塞性肺疾病、高血压和腹水，是造口旁疝发生的独立危险因素[7,15]。通常引起手术部位感染或切口裂开的因素，特别是吸烟、糖尿病、心肺合并症、大量失血以及手术方式等因素也应引起充分重视[16]。对于炎性肠病患者行造口手术，克罗恩病发生造口旁疝的概率较溃疡性结肠炎更高[17]。造口的类型也对造口旁疝的发生有影响，结肠造口发生率最高，而回肠襻式造口发生率最低[18,19]。

发生率

基于造口旁疝所采用的定义、诊断技术和造口方法不同，造口旁疝的发生率差异很大（0%~80%）[20-22]。结肠单腔造口和结肠襻式造口患者的造口旁疝发生率可分别高达 48% 和 38%，而回肠单腔造口和回肠襻式造口的发生率仅为 1.8%~28.3% 和 0%~6.2%[18]。

诊断

造口旁疝的诊断主要通过病史和体格检查，各种影像检查方法是临床诊断的辅助措施。一项研究表明，从建立造口到发现造口旁疝的中位时间是 44 个月；而其他研究认为，绝大多数造口旁疝发生于造口建立的最初两年内[5,23]。法国造口患者联盟的一项回顾性研究表明，76% 的造口旁疝患者有疼痛、造口袋贴合困难和渗漏[12]。另一些报道显示，85% 的临床可检查到的造口旁疝患者是有症状的[5]。体检可发现筋膜缺损，或者在做堵鼻鼓气法动作时发现造口膨出[24]。影像学检查可提高造口旁疝的发现率，然而有些造口旁疝 CT 检查可能无法发现[5,8,24,25]。造口腔内超声也可用来评估造口旁疝，而核磁共振检查很少应用[26,27]。

并发症

造口旁疝并发症可以从轻度腹部不适到需要急诊剖腹探查手术的肠穿孔[24]。大约 30% 造口旁疝患者由于出血、造口袋贴合不良、肠梗阻和(或)绞窄，需反复外科处理[28,29]。非严重症状可采用非手术治疗。如果可以的话，向造口护士进行专家咨询常很有帮助。建议造口底盘的孔径裁剪不要超过造口边缘 2~3mm[30]。柔软的造口装置可以契合凹凸不平的皮肤轮廓，此外皮肤密封剂可使造口装置更加贴合[30-32]。造口固定带可提高造口装置的稳固性，腹带可缓解腹部不适[32]。

手术治疗

腹腔镜手术

腹腔镜手术的主要优点是减少了新发疝形成的潜在部位。与开放腹腔内修补术相似，除了 Sandwich 技术之外，改良 Sugarbaker 与 Keyhole 技术是另外两种技术，而 Sandwich 技术就是后两种技术的结合。Sandwich 技术的方法就是一张补片以钥匙孔形式放置，而另一张补片遮盖第一张补片和周边剩余腹壁[33]。2012 年的一篇关于腹腔镜造口旁疝修补术的综述表明，其补片感染率为 2.7%，中转开放手术率为 3.6%，医源性肠管损伤发生率为 4.1%，总并发症发生率为 17.2%[34]。Sugarbaker 技术的复发率明显比 Keyhole 技术低(11.6% vs 34.6%)(OR 2.3,5% CI 1.2~4.6,P=0.016)[34]。虽然 Sandwich 技术的复发率仅为 2.1%，但这仅基于 47 例患者的研究[34]。表 23.1 列出了大于 15 例患者的腹腔镜造口旁疝修补术研究的详细结果。

我们的方案

手术技术

对于初发和复发造口旁疝，我们更倾向于使用改良腹腔镜 Sugarbaker 技术。切皮前 1 小时内给予一代头孢菌素。图 23.1 是腹腔镜监视器和术者的位置。全麻完成后，患者取仰卧位，包裹双臂。如预计手术时间超过 1 小时，需留置导尿。另一根 16F 的 Foley 导尿管直接插入造口，气囊里注入 10mL 无菌水(图 23.2a)。这样做可易于识别造口肠管的末端，对粘连致密的病例有帮助。腹部、造口和附加的 Foley 导尿管准备好后，以 Ioban 贴膜(3M Company,St. Paul,MN)覆盖(图 23.2b)。于左上腹锁骨中线处使用气腹针进入腹腔。当气腹压力足够(15mmHg 二氧化碳压)时，从造口对侧靠外置入的 5mm 套管送入镜头，另外两个 5mm 套管放置在靠近观察孔的外侧(图 23.3)。向外牵拉造瘘肠管里的 Foley 导尿管有助于准确识别造口内的肠管，从而引导粘连松解(图 23.4)。粘连松解完成，除了造口肠管之外的疝内容物全部回纳。整个腹壁和疝缺损，包括伴发的腹壁疝和切口疝，都可以观察和测量。置入腹腔镜下的尺子，测量上下脊髓穿刺针之间的距离为长度，两侧针距为宽度(图 23.5a)。在患者腹壁上标记并测量疝缺损，来定位补片放置时的中心点(图 23.5b)。补片尺寸选择是根据缺损测量的大小，需要在各个方向上均至少超过筋膜边缘 5cm。然后把补片裁剪成合适尺寸。我们首选使用 ePTFE(Gore DUALMESH；W.L. Gore,Flagstaff,AZ)补片。在补片纹理上标记来识别补片的上下缘。除造口侧外，其余三侧均使用单股 Gore-Tex 经筋膜缝合缝线(CV-0)缝合在补片边缘。在剩余一侧的造口肠管两侧缝合两根单股 Gore-Tex 经筋膜缝合缝线(CV-0)，建立一个补片阀瓣。缝合每一针后打两个结，将缝线固定于补片。然后，在造口侧的侧腹壁置入一个 5mm 套管。经过疝缺损部位置入 12mm 套管，该处后期可被补片覆盖，以减少戳孔疝的发生。将 Gore-Tex 缝线缝在补片中央并留线尾，把标记的补片两端(上、下端)紧紧卷在一起。从同侧

表23.1　大于15例患者的腹腔镜造口旁疝修补术研究结果

研究者	技术和补片	修补数量	中转率(%)	复发率(%)	并发症发生率(含复发)(%)	感染率(%)	随访中位数(范围)
Berger 和 Bientzle (2007)[33]	Sugarbaker/Sandwich ePTFE 和聚偏氟乙烯(PVDF)	66	15	12	10.6	4.5	24(3~72)
Mancini 等 (2007)[52]	Sugarbaker ePTFE	25	0	4	12	8	19(2~38)
McLemore 等 (2007)[53]	Sugarbaker/Keyhole ePTFE	19	–	10.5	63	11	20[a]
Craft 等 (2008)[54]	Sugarbaker/Keyhole ePTFE	21(包含 9 IC)	0	4.8	48	14	14(1~36)
Berger 和 Bientzle (2009)[55]	Sandwich PVDF	47(+297 IH)	0	2	–	1.2%(全部 344 例)	20
Hansson 等 (2007,2009)[56,57]	Keyhole ePTFE	54	14.5	37	14.4	3.6	36(12~72)
Liu 等 (2011)[58]	CK 造口旁补片	24	25	4.2	33	0	27[a](6~39)
Wara 和 Andersen (2011)[59]	Keyhole 聚丙烯和 PTFE	72	4	3	22	4.2	36(16~132)
Mizrahi 等 (2012)[60]	Keyhole Bard CK 造口旁疝补片聚丙烯和 ePTFE	29(包含 1 IC)	6.9	46.4	17.2	3.4	30(12~53)

[a] 研究报告者平均随访数

IC，回肠膀胱术；IH，切口疝。

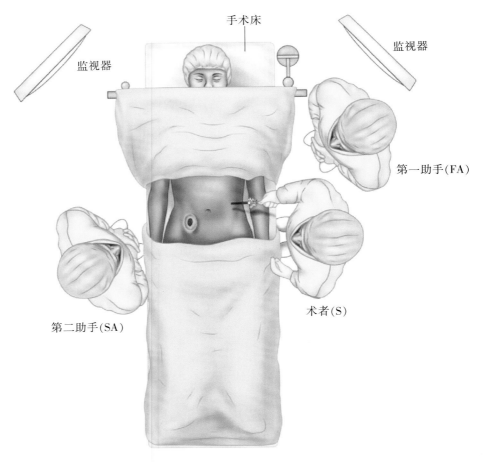

图23.1 腹腔镜监视器放置于患者两侧。术者(S)和第一助手(FA)站在造口对侧,第二助手(SA)站在造口侧。腹腔镜放在最头部外侧的套管,由第一助手操控。

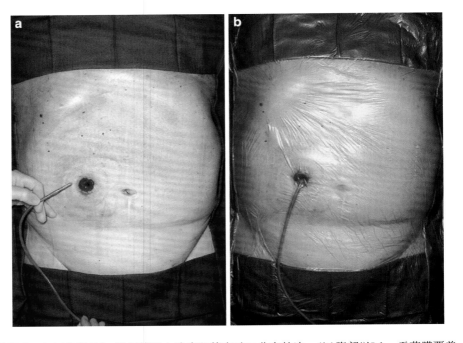

图23.2 (a)16F的Foley导尿管置入造瘘肠管有助于分离粘连。(b)腹部以Ioban无菌膜覆盖。

图23.3　套管设置包括3个位于造口对侧的5mm的套管和1个与造口同侧的5mm套管。

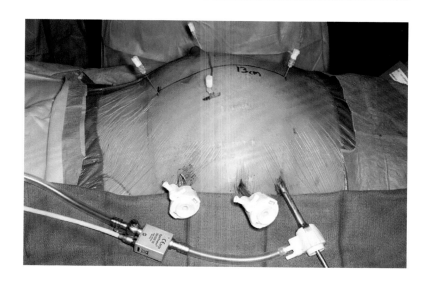

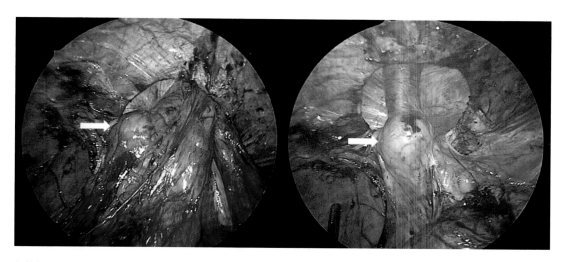

图23.4　向外侧牵引造口内的Foley导尿管，有助于鉴别肠造口的末端肠管，以便于分离粘连（白色箭头标记造口内的Foley导尿管气囊）。

套管置入抓钳，从 12mm 套管中伸出，将卷好的补片拉入腹腔（图 23.6a）。如补片尺寸过大难以从套管进入，可移除 12mm 套管（图 23.6b）。按先前标记调整方向，用两把抓钳将补片打开。用张开口的无损伤肠钳测量从缺损筋膜边缘开始的 5cm 重叠距离，这个区域用新的脊髓穿刺针标记。脊髓穿刺针标记处沿其方向，用钩针把经筋膜缝线拉出腹壁，在造口肠管横行跨过补片边缘处应小心避免损伤（图 23.7）。在造口肠管穿过外侧或下方边缘处应巧妙设计补片阀瓣。在补片覆盖和位置调整至最理想前，经筋膜缝线用血管钳固定而不打结。除造口肠管周围区域外，均采用腹腔镜下钉枪环周固定补片（图 23.8a）。此外，沿补片边缘每隔 4~5cm，使用钩针将 Gore–Tex 经筋膜缝线缝合补片一周（图 23.8b）。经筋膜缝线在皮下组织内打 10 个结，用血管钳游离线结上方皮肤，以防皮肤内陷（图 23.9a）。Trocar 位置以 4-0 薇乔缝线关闭，钩针经过处切口使用皮肤黏合剂闭合（图 23.9b）。

复发性造口旁疝

复发性造口旁疝数据有限，修补方式与初发造

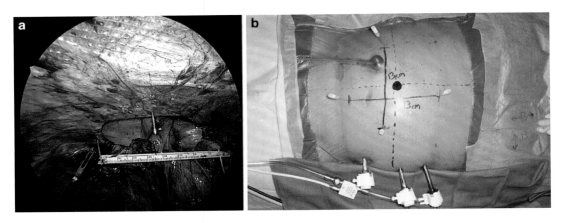

图23.5 (a)用脊髓穿刺针来标记疝缺损的上、下和外侧缘。用腹腔镜下的尺子来测量缺损。补片尺寸的选择基于腹腔内疝缺损大小的测量，以确保各个方向多覆盖5cm。(b)缺损也需要在体外测量，标记中心点(黑色圆圈)，以便通过在造口的上、下和对侧的虚线上放置缝合线，以此来来定位补片的中心。

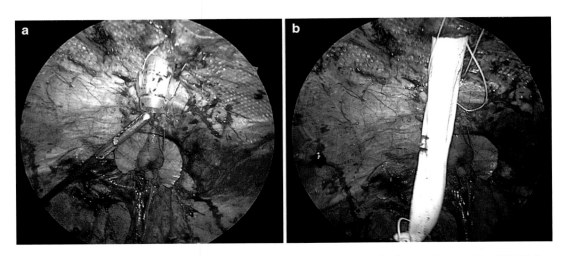

图23.6 (a)带锁抓钳从通过筋膜缺损处置入的12mm套管中伸出，抓住卷起的补片，拉入腹腔。(b)有时需要移去12mm套管，方能将未知尺寸补片置入腹腔。

口旁疝同样具有挑战性。据报道采用传统筋膜缝合修补术失败率高达 100%[3]。造口移位失败率略低，为 71%[3]。采用补片修补术复发率更低，仅为 33%。而 Sugarbaker 最初报告了 7 例造口旁疝患者，其中 6 例为复发疝，修补成功率 100%[3,35]。如前所述，和初发造口旁疝一样，我们首选腹腔镜改良 Sugarbaker 技术修补复发性造口旁疝。

目前趋势

造口旁疝的预防

使用补片预防造口旁疝发生虽然不是一个新观点，但已成为最近研究的焦点。这个想法首先由 Bayer 等提出，他们在 1986 年报道了 43 例结肠造口术的同时使用聚丙烯补片 (Marlex, Phillips Petroleum Company, Bartlesville, OK) 预防造口旁疝

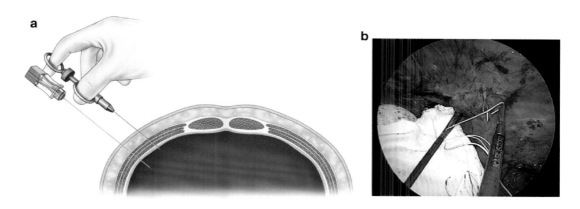

图23.7　(a)把钩针按照脊髓穿刺针的角度穿入腹腔(通过图23.5b的虚线),抓住Gore-Tex缝线的尾巴。(b)用抓钳分辨并夹持正确的线尾给钩针,一次一根。

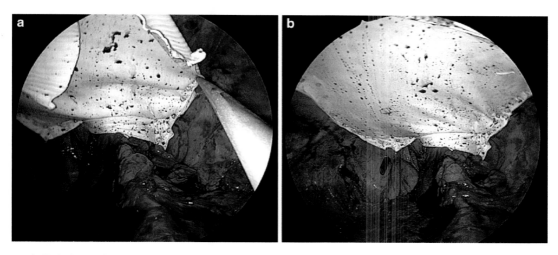

图23.8　(a)当补片放置满意,所有缝线打结后,除造口肠管周围区域,使用腹腔镜钉枪,环周固定补片。(b)补片固定后,形成补片阀瓣,允许造口肠管从补片外侧缘通过。

发生,随访超过 4 年无造口旁疝发生[36]。在 Bayer 成功后,许多观察研究评估预防性补片放置的有效性和安全性。Figel 等报道 16 例使用生物补片患者,中位随访时间 38 个月,无补片并发症和造口疝复发[37]。Gogenur 等报道 25 例使用聚丙烯补片行 Onlay 修补患者,中位随访时间 12 个月,造口旁疝发生率为 8%,轻微并发症发生率 8%[38]。一个平均随访 6 个月的小样本研究,在腹腔镜腹会阴联合切除术(APR)同时使用腹腔内放置聚四氟乙烯补片,无补片相关并发症、感染或复发[39]。Nagy 等报道 14 例 APR 术行乙状结肠造口,同时使用大号聚丙烯疝修补装置, 术后第一年无造口旁疝发生[40]。Marimuthu 等使用为造口肠管中间开孔的单丝聚丙

烯补片 18 例,将其放置于腹膜前间隙而不固定,中位随访时间 16 个月无造口旁疝发生;一例患者术后第一天发生造口坏死,重做造口,随后发生切口感染,但无其他并发症[41]。一项前瞻性研究报道 42 例患者于腹膜前间隙置入聚丙烯补片,随访平均时间 31 个月,造口旁疝发生率为 10%[42]。Lee 等研究了预防性使用补片的成本-效益比;他们发现在 60 岁以上的 Ⅰ-Ⅲ 期直肠癌患者行 APR 和末端结肠造瘘时,相比不使用补片,预防性补片放置成本更低且更加有效[43]。另一项 RCT 研究表明,腹腔镜 APR 时,腹膜前间隙或 Onlay 放置轻量型补片相比不使用补片,明显降低了影像学检查到的造口旁疝发生率(50% vs 94%,P=0.008)[44]。

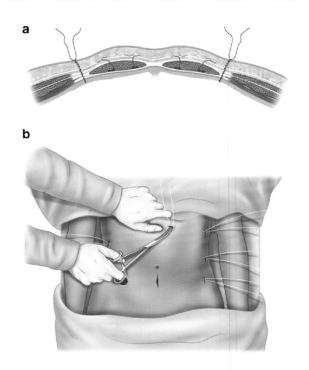

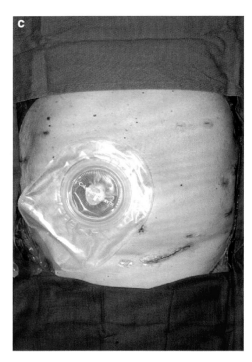

图23.9 (a)在皮下组织内共打10个结。(b)用血管钳松解打结处皮肤,以防切口处皮肤内陷。(c)皮肤采用缝合和黏合关闭。该患者也做了开放左侧腹股沟疝修补术。

Hammond,Janes 和 Serra-Aracil 的三篇 RCT 文章是被引用最多的关于造口旁疝预防研究的文章。2008 年,Hammond 等发表了 20 例做造口患者的RCT 研究,其中 10 例患者使用 Sublay 方法放置猪胶原补片;中位随访时间 6.5 个月,放置补片组无并发症和造口旁疝发生,而未放置补片组造口旁疝发生率为 30%[45]。Janes 等评估了 54 例永久性结肠造口患者(27 例传统造口,27 例使用 Sublay 方法放置大网孔轻量型聚丙烯可吸收补片);随访 12 个月,放置补片组造口旁疝发生率相比未放置补片组更低(4.8% vs 50%),无感染并发症[46]。一项 5 年的随访研究也表明使用补片组的造口旁疝发生率更低(13.3% vs 81%)(P<0.001)[22]。Serra-Aracil 评估了 54 例低位直肠癌末端结肠造瘘患者,其中 27 例患者使用 Sublay 方法放置轻量型补片,中位随访 29 月,放置补片组造口旁疝发生率仅为 14.8%(4/27),而对照组高达 40.7%(11/27)(P=0.03)。重要的是,两组患者的并发症率相似[47]。2012 年,Sajid 和 Shabbir 等对 RCT 文章进行了系统综述。Sajid 等对 Janes,Hammond 和 Serra-Aracil 的三篇 RCT 文章进行分析,共 128 例患者施行结直肠癌切除术加造口术(64 例患者放置补片,64 例患者未放置补片),研究表明,放置补片但造口旁疝发生率明显下降,且并未增加并发症[48]。Shabbir 等也回顾了 27 篇 RCT 文章,但排除了 Sajid 的三篇文章。分析表明,放置补片组造口旁疝发生率仅为 13%,而对照组高达 53%(P<0.0001);两组间补片相关并发症无差异[49]。一篇相似的系统回顾研究,包括同样三篇RCT 文章,也包括三篇前瞻性观察研究和一篇回顾性研究,发现放置补片后造口旁疝发生率更低[50]。这三篇系统回顾研究得出结论,在做造口同时预防性放置补片,可降低造口旁疝的发生率。与之相反,在一篇最近发表的前瞻性多中心随机对照研究中,55 例患者做末端造口时使用猪来源脱细胞真皮补片加强,而另外 58 例则未放置补片;他们发现两组间的造口旁疝发生率相似,放置补片组为 12.2%,而对照组为 13.2%[51]。因而,理想的造口旁疝预防方法,包括补片选择和手术方法,仍有待商榷。

结论

造口旁疝在造口术后很常见，症状可从轻微到严重者需要反复手术干预。使用补片的开放手术或腹腔镜手术比不用补片的修补术更为可取。开放手术中，建议使用 Sublay 技术或腹腔内放置补片；腹腔镜手术中，Sugarbaker 方法复发率更低。我们首选腹腔镜改良 Sugarbaker 技术。预防性放置补片可降低造口旁疝发生率，且并不增加感染并发症。

（李俊生　译）

参考文献

1. Janes A, Cengiz Y, Israelsson LA. Randomized clinical trial of the use of a prosthetic mesh to prevent parastomal hernia. Br J Surg. 2004;91(3):280–2.
2. Smietanski M, Szczepkowski M, Alexandre JA, Berger D, Bury K, Conze J, et al. European Hernia Society classification of parastomal hernias. Hernia. 2013;18(1):1–6.
3. Rubin MS, Schoetz Jr DJ, Matthews JB. Parastomal hernia. Is stoma relocation superior to fascial repair? Arch Surg. 1994;129(4):413–8. discussion 8–9.
4. Devlin HB, Kingsnorth AN. Management of abdominal hernias. London: Hodder Arnold; 1998.
5. Moreno-Matias J, Serra-Aracil X, Darnell-Martin A, Bombardo-Junca J, Mora-Lopez L, Alcantara-Moral M, et al. The prevalence of parastomal hernia after formation of an end colostomy. A new clinico-radiological classification. Colorectal Dis. 2009;11(2):173–7.
6. Gil G, Owski MS. A new classification of parastomal hernias—from the experience at Bielanski Hospital in Warsaw. Pol Przegl Chir. 2011;83(8):430–7.
7. Sohn YJ, Moon SM, Shin US, Jee SH. Incidence and risk factors of parastomal hernia. J Kor Soc Coloproctol. 2012;28(5):241–6.
8. Hong SY, Oh SY, Lee JH, Kim do Y, Suh KW. Risk factors for parastomal hernia: based on radiological definition. J Korean Surg Soc. 2013;84(1):43–7.
9. Leong AP, Londono-Schimmer EE, Phillips RK. Lifetable analysis of stomal complications following ileostomy. Br J Surg. 1994;81(5):727–9.
10. Londono-Schimmer EE, Leong AP, Phillips RK. Life table analysis of stomal complications following colostomy. Dis Colon Rectum. 1994;37(9):916–20.
11. Pilgrim CH, McIntyre R, Bailey M. Prospective audit of parastomal hernia: prevalence and associated comorbidities. Dis Colon Rectum. 2010;53(1):71–6.
12. Ripoche J, Basurko C, Fabbro-Perray P, Prudhomme M. Parastomal hernia. A study of the French federation of ostomy patients. J Visc Surg. 2011;148(6):e435–41.
13. Schreinemacher MH, Vijgen GH, Dagnelie PC, Bloemen JG, Huizinga BF, Bouvy ND. Incisional hernias in temporary stoma wounds: a cohort study. Arch Surg. 2011;146(1):94–9.
14. De Raet J, Delvaux G, Haentjens P, Van Nieuwenhove Y. Waist circumference is an independent risk factor for the development of parastomal hernia after permanent colostomy. Dis Colon Rectum. 2008;51(12):1806–9.
15. Carne PW, Frye JN, Robertson GM, Frizelle FA. Parastomal hernia following minimally invasive stoma formation. ANZ J Surg. 2003;73(10):843–5.
16. Sorensen LT, Hemmingsen U, Kallehave F, Wille-Jorgensen P, Kjaergaard J, Moller LN, et al. Risk factors for tissue and wound complications in gastrointestinal surgery. Ann Surg. 2005;241(4):654–8.
17. Carlstedt A, Fasth S, Hulten L, Nordgren S, Palselius I. Long-term ileostomy complications in patients with ulcerative colitis and Crohn's disease. Int J Colorectal Dis. 1987;2(1):22–5.
18. Carne PW, Robertson GM, Frizelle FA. Parastomal hernia. Br J Surg. 2003;90(7):784–93.
19. Rullier E, Le Toux N, Laurent C, Garrelon JL, Parneix M, Saric J. Loop ileostomy versus loop colostomy for defunctioning low anastomoses during rectal cancer surgery. World J Surg. 2001;25(3):274–7. discussion 7–8.
20. Helgstrand F, Rosenberg J, Kehlet H, Jorgensen LN, Wara P, Bisgaard T. Risk of morbidity, mortality, and recurrence after parastomal hernia repair: a nationwide study. Dis Colon Rectum. 2013;56(11):1265–72.
21. Israelsson LA. Preventing and treating parastomal hernia. World J Surg. 2005;29(8):1086–9.
22. Janes A, Cengiz Y, Israelsson LA. Preventing parastomal hernia with a prosthetic mesh: a 5-year follow-up of a randomized study. World J Surg. 2009;33(1):118–21. discussion 22–3.
23. Rieger N, Moore J, Hewett P, Lee S, Stephens J. Parastomal hernia repair. Colorectal Dis. 2004;6(3):203–5.
24. Cingi A, Cakir T, Sever A, Aktan AO. Enterostomy site hernias: a clinical and computerized tomographic evaluation. Dis Colon Rectum. 2006;49(10):1559–63.
25. Gurmu A, Matthiessen P, Nilsson S, Pahlman L, Rutegard J, Gunnarsson U. The inter-observer reliability is very low at clinical examination of parastomal hernia. Int J Colorectal Dis. 2011;26(1):89–95.
26. Gurmu A, Gunnarsson U, Strigard K. Imaging of parastomal hernia using three-dimensional intrastomal ultrasonography. Br J Surg. 2011;98(7):1026–9.
27. Smietanski M, Bury K, Matyja A, Dziki A, Wallner G, Studniarek M, et al. Polish guidelines for treatment of patients with parastomal hernia. Pol Przegl Chir. 2013;85(3):152–80.
28. Burgess P, Matthew V, Devlin H. A review of terminal colostomy complications following abdominoperineal resection for carcinoma. Br J Surg. 1984;71:1004.
29. Burns F. Complications of colostomy. Dis Colon Rectum. 1970;13:448–50.
30. Rolstad BS, Boarini J. Principles and techniques in the use of convexity. Ostomy Wound Manage. 1996;42(1):24–6. 8–32; quiz 3–4.
31. Armstrong E. Practical aspects of stoma care. Nurs Times. 2001;97(12):40–2.
32. Kane M, McErlean D, McGrogan M, Thompson MJ,

Haughey S. Clinical protocols for stoma care: 6. Management of parastomal hernia. Nurs Stand. 2004;18(19):43–4.

33. Berger D, Bientzle M. Laparoscopic repair of parastomal hernias: a single surgeon's experience in 66 patients. Dis Colon Rectum. 2007;50(10):1668–73.

34. Hansson BM, Slater NJ, van der Velden AS, Groenewoud HM, Buyne OR, de Hingh IH, et al. Surgical techniques for parastomal hernia repair: a systematic review of the literature. Ann Surg. 2012;255(4):685–95.

35. Sugarbaker PH. Peritoneal approach to prosthetic mesh repair of paraostomy hernias. Ann Surg. 1985;201(3):344–6.

36. Bayer I, Kyzer S, Chaimoff C. A new approach to primary strengthening of colostomy with Marlex mesh to prevent paracolostomy hernia. Surg Gynecol Obstet. 1986;163(6):579–80.

37. Figel NA, Rostas JW, Ellis CN. Outcomes using a bioprosthetic mesh at the time of permanent stoma creation in preventing a parastomal hernia: a value analysis. Am J Surg. 2012;203(3):323–6. discussion 6.

38. Gogenur I, Mortensen J, Harvald T, Rosenberg J, Fischer A. Prevention of parastomal hernia by placement of a polypropylene mesh at the primary operation. Dis Colon Rectum. 2006;49(8):1131–5.

39. Martinek L, Dostalik J, Gunkova P, Gunka I, Mazur M. Prevention of parastomal hernia using laparoscopic introduction of a prosthetic mesh--initial experience. Rozhl Chir. 2012;91(4):216–8.

40. Nagy A, Kovacs T, Bognar J, Mohos E, Loderer Z. Parastomal hernia repair and prevention with PHSL type mesh after abdomino-perineal rectum extirpation. Zentralbl Chir. 2004;129(2):149–52.

41. Marimuthu K, Vijayasekar C, Ghosh D, Mathew G. Prevention of parastomal hernia using preperitoneal mesh: a prospective observational study. Colorectal Dis. 2006;8(8):672–5.

42. Vijayasekar C, Marimuthu K, Jadhav V, Mathew G. Parastomal hernia: Is prevention better than cure? Use of preperitoneal polypropylene mesh at the time of stoma formation. Tech Coloproctol. 2008;12(4):309–13.

43. Lee L, Saleem A, Landry T, Latimer E, Chaudhury P, Feldman LS. Cost effectiveness of mesh prophylaxis to prevent parastomal hernia in patients undergoing permanent colostomy for rectal cancer. J Am Coll Surg. 2013;29.

44. Lopez-Cano M, Lozoya-Trujillo R, Quiroga S, Sanchez JL, Vallribera F, Marti M, et al. Use of a prosthetic mesh to prevent parastomal hernia during laparoscopic abdominoperineal resection: a randomized controlled trial. Hernia. 2012;16(6):661–7.

45. Hammond TM, Huang A, Prosser K, Frye JN, Williams NS. Parastomal hernia prevention using a novel collagen implant: a randomised controlled phase 1 study. Hernia. 2008;12(5):475–81.

46. Janes A, Cengiz Y, Israelsson LA. Preventing parastomal hernia with a prosthetic mesh. Arch Surg. 2004;139(12):1356–8.

47. Serra-Aracil X, Bombardo-Junca J, Moreno-Matias J, Darnell A, Mora-Lopez L, Alcantara-Moral M, et al. Randomized, controlled, prospective trial of the use of a mesh to prevent parastomal hernia. Ann Surg. 2009;249(4):583–7.

48. Sajid MS, Kalra L, Hutson K, Sains P. Parastomal hernia as a consequence of colorectal cancer resections can prophylactically be controlled by mesh insertion at the time of primary surgery: a literature based systematic review of published trials. Minerva Chir. 2012;67(4):289–96.

49. Shabbir J, Chaudhary BN, Dawson R. A systematic review on the use of prophylactic mesh during primary stoma formation to prevent parastomal hernia formation. Colorectal Dis. 2012;14(8):931–6.

50. Tam KW, Wei PL, Kuo LJ, Wu CH. Systematic review of the use of a mesh to prevent parastomal hernia. World J Surg. 2010;34(11):2723–9.

51. Fleshman JW, Beck DE, Hyman N, Wexner SD, Bauer J, George V, PRISM Study Group. A prospective, multicenter, randomized, controlled study of non-cross-linked porcine acellular dermal matrix fascial sublay for parastomal reinforcement in patients undergoing surgery for permanent abdominal wall ostomies. Dis Colon Rectum. 2014;57(5):623–31.

52. Mancini GJ, McClusky 3rd DA, Khaitan L, Goldenberg EA, Heniford BT, Novitsky YW, et al. Laparoscopic parastomal hernia repair using a nonslit mesh technique. Surg Endosc. 2007;21(9):1487–91.

53. McLemore EC, Harold KL, Efron JE, Laxa BU, Young-Fadok TM, Heppell JP. Parastomal hernia: short-term outcome after laparoscopic and conventional repairs. Surg Innov. 2007;14(3):199–204.

54. Craft RO, Huguet KL, McLemore EC, Harold KL. Laparoscopic parastomal hernia repair. Hernia. 2008;12(2):137–40.

55. Berger D, Bientzle M. Polyvinylidene fluoride: a suitable mesh material for laparoscopic incisional and parastomal hernia repair! A prospective, observational study with 344 patients. Hernia. 2009;13(2):167–72.

56. Hansson BM, de Hingh IH, Bleichrodt RP. Laparoscopic parastomal hernia repair is feasible and safe: early results of a prospective clinical study including 55 consecutive patients. Surg Endosc. 2007;21(6):989–93.

57. Hansson BM, Bleichrodt RP, de Hingh IH. Laparoscopic parastomal hernia repair using a keyhole technique results in a high recurrence rate. Surg Endosc. 2009;23(7):1456–9.

58. Liu F, Li J, Wang S, Yao S, Zhu Y. Effectiveness analysis of laparoscopic repair of parastomal hernia using CK Parastomal patch. Zhongguo Xiu Fu Chong Jian Wai Ke Za Zhi. 2011;25(6):681–4.

59. Wara P, Andersen LM. Long-term follow-up of laparoscopic repair of parastomal hernia using a bilayer mesh with a slit. Surg Endosc. 2011;25(2):526–30.

60. Mizrahi H, Bhattacharya P, Parker MC. Laparoscopic slit mesh repair of parastomal hernia using a designated mesh: long-term results. Surg Endosc. 2012;26(1):267–70.

第 24 章

腹腔镜剑突下和耻骨上疝修补术

William S. Cobb

背景

剑突下腹壁缺损可以是先天性的或者切口疝,后者通常发生于冠状动脉搭桥术后、肝脏或前消化道手术所采用的肋缘下切口(图 24.1)。先天性上腹部缺损也可到达剑突。通常,上腹部缺损往往是多发的,特别适合腹腔镜手术,可避免遗漏缺损。单发缺损可通过开放手术处理,直接缝合或使用补片加强。剑突下疝的发病率尚不清楚,因为大多数作者并未把这类缺损分开报道。

耻骨上疝本质上是切口疝。距离耻骨联合 5cm 以内的筋膜缺损被认为是耻骨上疝(图 24.2)。这种类型疝更多见于女性,多见于下腹部正中切口或者横切口的妇科手术。此外,通过下腹部正中切口进行的结直肠手术和泌尿科手术也会造成耻骨上疝。由于每个作者对耻骨上疝的定义不尽相同,其准确发生率也无确切报道。在我们 860 例腹腔镜腹壁疝修补术数据中,15%须游离膀胱,归类为耻骨上疝[2]。

多数情况下,剑突下或者耻骨上区域亦可被中线切口造成的常规切口疝所累及。而从上到下的切口疝可造成既是剑突下疝又是耻骨上疝。这种情形下对于缝合固定补片尤其是个挑战。在本章,我将讨论腹腔镜修补剑突下疝和耻骨上疝的细微差别。

术前注意事项

通过定义可知,剑突下疝或耻骨上疝是距离骨性突出 5cm 以内的筋膜缺损。术前腹部和盆腔 CT 检查对于手术方案制定至关重要。通过 CT 检查,测量从剑突向下到缺损上缘的层数,或者从耻骨联合到筋膜缺损最下缘的层数是很重要的。这个测量对于耻骨上疝更为重要,因为术前测量后可提醒术者在铺巾前使用生理盐水充盈膀胱。这项技术的细节会在"技术注意事项"中讲述。除了影像学检查,其他方面的术前注意事项可参照其他腹腔镜切口疝修补术。

患者必须能够耐受全麻。术前最佳调整包括戒烟、控制血糖和合理控制体重。

腹腔镜剑突下和耻骨上疝修补术后,疼痛管理绝对是一个问题。由于须沿着痛觉敏感的肋缘下区域缝合和固定,因此剑突下修补术后尤其不适。术前谈话应提及这些内容。应在术前考虑或给予非麻醉性超前镇痛管理,而非疼痛发生后。术前使用的"疼痛鸡尾酒"方案包括静脉非甾体类镇痛药、硬膜外导管协助术后止痛和小剂量的氯胺酮注射,这些措施可提高患者满意度和便于术后疼痛控制。与麻醉科合作有助于建立快速康复通道,给患者提供更好的体验。

技术注意事项

剑突下疝

对于上腹部和剑突下疝,是否将患者手臂包裹并不重要。术者通常站在患者下方,向头侧操作。然

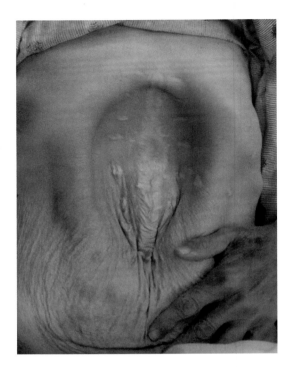

图24.1　上腹部正中切口疝累及剑突下区域。

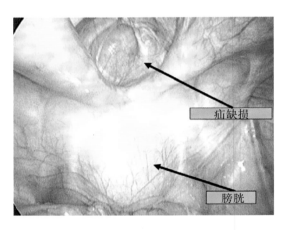

图24.2　耻骨上疝术中所见。

而,我们推荐将患者手臂包裹,以避免无法预料的情况(如从缺损下缘向下延伸的腹腔粘连或未预见的脐疝)。

剑突下疝行粘连松解时,一定要鉴别横结肠。横结肠位置确定且远离缺损时,分离粘连就会很快。肝脏和胃也会被剑突下缺损累及,然而它们通常分离容易,如果损伤处理也更简单。上腹部粘连完全分离后,切断肝镰状韧带。这个步骤需要应用能量器械止血,这也是为何判断横结肠位置很重

要。可用单极电凝或超声刀切开肝镰状韧带和腹壁的连接处。分离范围需延伸到腹壁缺损上缘至少5cm范围,以便有充足的空间放置补片。镰状韧带被疝缺损累及也不少见。须将其抓住并拉入腹腔内,来观察它进入筋膜下方的插入点。

补片定位和固定

对于非典型部位疝,放置补片是整个手术最困难的一步。由于骨性结构,以及毗邻膈肌、心包、髂血管等重要结构,使补片的缝合固定和定位很棘手。在这些步骤中需要多花时间,以避免补片重叠不合适和远期复发可能。

安全分离粘连后,即可准备放置补片。可用脊髓穿刺针在缺损的头尾和外侧标记缺损边缘。有很多方法可测量缺损大小。我们使用腹腔内的尺来测量缺损大小。也可用医用胶带或缝线在两处标记之间拉直。有时在无气腹状态测量缺损。需要在患者体外确定并标记缺损的中心位置。这些标记对于精确放置补片非常重要。

特别值得注意的是从缺损上缘到剑突尖端的距离。补片尺寸和补片上端缝线(如果使用)位置将取决于这些测量结果。如缺损上缘位于剑突,为达到5cm的补片重叠,上端缝合线位置须离开补片边缘5cm。例如,缺损长度是10cm,应选择20cm长的补片。如缺损上缘到剑突距离为3cm,重叠长度除了从剑突开始的距离外,还要计算重叠肋骨的5cm。因此,同样是10cm的缺损,则需选择23cm的补片。测量缺损外侧边缘到肋缘的距离也很重要。对于陡峭倾斜肋弓的患者,外侧缝线不得不远离补片边缘,以免缝线穿过胸壁。

当补片通过套管置入腹腔后,展开补片,首先将上端缝合线在剑突水平穿出,外侧缝线放置在沿着先前画好的位置。助手提起这两根缝线,向下拉伸补片并测量定位下端缝线的位置。用同样的方法放置最后的外侧缝线。当缝线固定后,使用钉枪固定。使用永久还是可吸收钉枪,由术者决定。然而,即使使用可吸收钉枪也不可在肋缘以上位置固定;只能在肋缘下,使用双圈固定法。去除气腹压力时,

原位抓持固定补片,补片上半部分被肝脏托起。常可缝合补片边缘或使用胶水粘连,须确保补片和膈肌间无肠管。为避免造成致命的心肺损伤,钉枪不可在肋缘和剑突以上区域使用(图24.3)。

耻骨上疝

耻骨上疝患者的体位更为重要。患者手臂需仔细垫好并卷塞于患者体侧。鉴于缺损位于下方,术者站于患者头侧,患者手臂应卷塞于体侧,以防术者倚靠臂板时损伤。手臂卷塞于体侧还可防止术者为了避开患者手臂而扭动、旋转身体,导致术者背部压力过大。使用腰带将患者固定于手术台上,如有必要还可在大腿处额外绑带绑扎。在手术中,大角度的头低脚高位有助于肠管回纳。也可考虑使用垫子防止患者滑动。

术中膀胱灌注有助于安全分离。应在铺巾前留置三通导尿管并对膀胱灌注。将输液装置连于导尿管输入端,当需要充盈膀胱时,护士夹闭与导尿管相连接的流出管道。夹子不要夹在导尿管或者入液管上。经验告诉我们,须在准备和铺巾前指导护士在何处放置夹子,以防使用时混乱。在膀胱里灌注250~500cm³生理盐水,以确定膀胱上缘,以便在此上方安全地剥离腹膜瓣。膀胱损伤的征象包括可见导尿管气囊、大量出血或大量液体涌出。当腹膜瓣分离完成,剩余Retzius间隙基本使用钝性分离完成。膀胱有许多小的静脉属支,但很容易电凝止血。

即使在多次手术的患者,分离膀胱时紧靠腹壁可避免损伤。膀胱比腹膜更厚。如钝性分离无法进行、分离组织太厚或大量出血时,术者应重新评估分离平面。当看到耻骨联合后,须再向下分离1~2cm,以便接下来补片覆盖重叠。应确定两侧的耻骨梳韧带(图24.4)。在耻骨梳韧带的外缘,须识别股管入口和髂血管。仔细分离肌耻骨孔的内侧,对于补片充分重叠十分必要,但是在此区域应非常小心,以免发生大血管损伤的灾难性后果。

膀胱损伤也会发生。通常,不耐烦或未膀胱灌注生理盐水可导致其损伤。膀胱损伤的修补方式取决于术者的习惯。使用可吸收缝线双层缝合是较理想的修补方式。由于损伤发生在膀胱穹隆部位,采用大块缝合也不必担心影响膀胱腔和损伤输尿管。是否继续进行疝修补术也取决于术者决定。严格意义上讲,尿液是无菌的,且有许多报道描述了腹腔镜下行膀胱修补并完成疝修补术,而无感染并发症发生。我首选这种方法,但也接受放弃修补手术,3~5天后再次对患者进行修补手术并放置补片。选择这个时间点,是因为粘连尚未形成,且又有足够时间清除细菌污染。

膀胱游离好,使用我们以前描述过的方法评估缺损大小。需测量从耻骨联合到缺损下缘的距离。与剑突下疝不同,耻骨上疝下缘缝合点须距补片边缘有一定距离,以便补片与耻骨重叠恰当。补片超过耻骨联合重叠5cm,即可固定在两侧耻骨梳韧带。耻骨上疝修补术的潜在薄弱点是下方。根据我

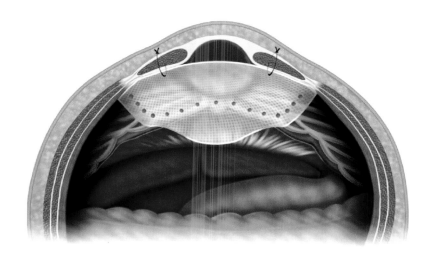

图24.3　剑突下疝补片放置。注意,不可在肋缘和剑突以上区域使用钉枪固定。

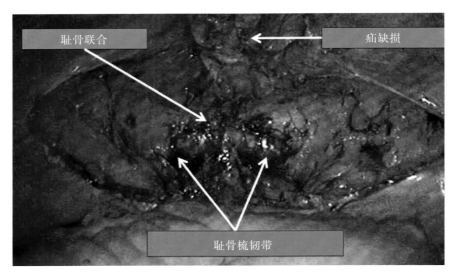

图24.4　腹腔镜耻骨上疝修补术。游离膀胱,显露耻骨梳韧带和耻骨联合,以便后来的补片足够重叠。

们的经验,复发常由于膀胱瓣分离失败造成,导致术者不能完成足够的补片重叠,或由于担心损伤膀胱而固定不满意。通过预先判断膀胱位置,就可避免缝合及固定时损伤膀胱。

补片的定位和固定

置入补片后,首先将预置的下方缝线从耻骨联合上方拉出(图 24.5),然后将缺损上方缝线拉出体外。缝线位置应在补片拉紧后确定。一个可选的补片固定方法是使用补片定位系统。对于耻骨上疝,加做几针下缘固定是至关重要的。当缝线固定后,周边钉枪固定。优先建议使用永久性的金属钉枪,因其能更可靠地沿着耻骨上支穿透韧带。如仅需在耻骨上支上方固定,而不需直接钉进骨头,亦可考虑可吸收钉枪。钉枪固定可使用双圈固定法,内圈沿着缺损边缘。在下缘两侧再加缝线固定,补片下缘应用更多缝线固定。重要的是切忌在耻骨梳韧带下方用钉枪固定(图 24.6)。同样,补片外下方可能是"疼痛三角"和"危险三角",此处亦不可使用钉枪固定。可通过辨别髂耻束,并在此区域通过外部触诊协助每个钉子的钉合。纤维蛋白胶在固定下方补片时很有用。补片固定后,将膀胱去充盈,膀胱瓣留在原位。既然使用防粘连补片,就没有必要将膀胱

瓣再对合。如膀胱瓣关闭不全,可造成潜在开口,而导致小肠内疝。

对于巨大的或复发的耻骨上疝,可用骨锚以提供更可靠的固定[3]在耻骨联合表面穿刺小切口。将骨锚导向管通过皮肤切口进入,到达耻骨联合表面。使用钻头先做导孔,再将骨锚伸入耻骨联合。骨锚含有两条编制缝线(图 24.7)。剪针后线尾穿过先

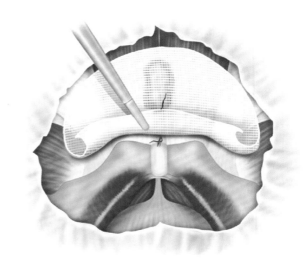

图24.5　耻骨上疝补片的覆盖和固定。最下一针应首先在紧靠耻骨联合上方固定。注意,缝线应位于补片下缘边界上方 2~5cm 处。

图24.6　钉枪固定补片。切忌在耻骨梳韧带下方钉合，此区域在肌耻骨孔范围内有血管神经结构。

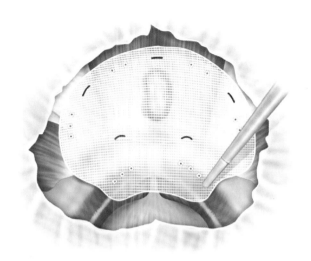

图24.7　骨锚。

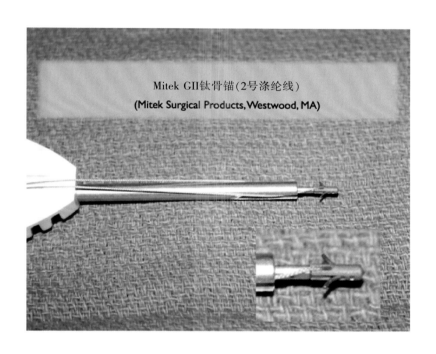

前的小穿刺孔进入补片。也可沿着耻骨上支使用骨锚做更多固定。

术后注意事项

大多数情况下，腹腔镜剑突下疝或者耻骨上疝修补术后处理与标准的腹腔镜腹壁疝修补术相似。所有患者首先给予镇痛治疗。与所有腹壁疝一样，

术后应关注肠麻痹、小肠梗阻、血清肿和感染。鼓励早期下床活动和足量使用镇痛药。除非膀胱损伤修补，否则术后第一天早上即拔除导尿管。

血清肿常并发于耻骨上疝。在腹腔镜疝修补术时尝试关闭缺损可能会减少一定程度的血清肿发生。缺损可通过一系列的穿刺切口使用鞋带样"8"字缝合关闭（第 22 章）。腹腔内缝合关闭缺损也有报道，包括近期的机器人手术。也有尝试关闭剑突下疝缺损，然而益处不大，且可能导致增加疼痛。

结论

　　腹腔镜修补剑突下疝和耻骨上疝仍极具挑战。对腹腔镜常规正中腹壁疝修补术的熟练掌握,是修补非典型部位切口疝的前提。熟悉理解上下腹部解剖的细微差别,对于避免内脏、血管损伤并提供长期持久的修补效果至关重要。对于耻骨上疝修补术,理解并完成安全的膀胱辨别和游离策略至关重要。对于这两种疝,放置补片都应超过骨性结构边缘,而距补片边缘一定距离进行固定。重要的是,保持剑突下和肋缘作为钉枪和缝合固定的安全边缘是绝对必要的,可避免心肺损伤。对于耻骨上疝,关闭缺损可减少术后血清肿和膨出。总体来说,只要始终坚持遵循本章节所描述的安全分离和补片放置的重要原则,可有效地使用腹腔镜修补剑突下疝和耻骨上疝。

(李俊生　译)

参考文献

1. Cobb WS, Kercher KW, Heniford BT. Laparoscopic repair of incisional hernias. Surg Clin North Am. 2005;85(1):91–103.
2. Carbonell AM, Kercher KW, Matthews BD, Sing RF, Cobb WS, Heniford BT. The laparoscopic repair of suprapubic ventral hernias. Surg Endosc. 2005;19(2):174–7.
3. Yee JA, Harold KL, Cobb WS, Carbonell AM. Bone anchor fixation for complex laparoscopic ventral hernia repair. Surg Innov. 2008;15(4):292–6.

第 25 章

侧腹壁疝的腹腔镜修补

Ciara R. Huntington, Vedra A. Augenstein

引言与背景

侧腹壁疝的定义和解剖

侧腹壁疝,包括腰疝和髂骨旁疝,是发生在第12肋和髂嵴之间的腹侧壁疝。侧腹壁由背部和腹壁的数个大肌群构成,包括:背阔肌、后锯肌、腹外斜肌和腹内斜肌,以及腹横肌等。侧腹壁疝发生在解剖上称为"上腰三角"和"下腰三角"的区域。大部分原发性疝和切口疝发生于上腰三角,而先天性疝常发生于下腰三角[1]。

上腰三角(图 25.1)以第 12 肋为底,后界为竖脊肌,前界为腹外斜肌,底部为腹横肌,尖端至髂嵴。最近的尸体解剖研究中,82%的个体存在此三角解剖,而 18%未发现上述结构,正常情况下仅含有腹横肌腱膜的三角区此时被腹外斜肌和竖脊肌覆盖[2]。

下腰三角(图 25.2)以髂嵴为底,内界为腹外斜肌,后界/外界为竖脊肌,底部为腹内斜肌。

95%的侧腹壁疝发生于上述两个三角的位置。另外 5%称为"弥散性(diffuse)"疝,发生部位与此两三角无特别关系[3,4]。

后外侧腹壁相关解剖

尽管腹腔镜技术和血管腔内手术有了一定的进步,而肾切除、肾上腺切除、背部手术、髂骨移植、腹膜后主动脉手术、腹壁重建和组织分离技术、后腹膜外伤修补等侧腹壁开放手术仍然很常见。预防和修补侧腹壁疝需要对解剖有深入理解。避免周围结构损伤和仔细固定补片是取得良好预后的关键。

侧腹壁是背部与腹部肌肉的交叉点,在这里几种肌肉融合成腱膜。背部深筋膜(也称为腰背筋膜、胸腰筋膜)由背阔肌、腹内斜肌、腹横肌腱膜融合构成[5]。腹内斜肌、腹横肌在竖脊肌外侧缘融合,此腱膜延展覆盖一部分脊椎骨[5]。手术者可通过腹内斜肌纤维在竖脊肌边缘的起始处,即腹横肌纤维形成腱膜的位置来判断切口深度[5]。

腰方肌位于深筋膜的前方,肋下、髂腹下、髂腹股沟神经在此肌肉的前外侧通过, 然后进入腹横肌、腹内斜肌之间的平面转向前正中线方向[5]。被Gerota 髂腹筋膜包围的腰方肌前方,是肾脏、肾上腺及其伴随的血管结构。输尿管在近肾血管处起始, 然后在腹膜后弧形到达大约在 L2 水平的输尿管肾盂交汇处,再沿着腰大肌前方下行[6]。输尿管在性腺血管后方穿过,然后在前方越过髂总血管的髂内外血管分叉处[7]。输尿管在进入骨盆侧壁前,走行在骶髂关节内侧[6]。

在进行疝修补时,应对局部解剖及邻近的盆腔神经、血管和输尿管保持警惕;此外,侧卧位可能因解剖扭曲而导致损伤。

侧腹壁疝的简史

1672 年荷兰解剖学家和外科医生 Paul Barbette 在文献中首次描述了侧腹壁疝[8]。1703 年Dolée

图25.1　上腰三角。上腰三角
（Grynfeltt三角）由竖脊肌、腹
内斜肌和12肋构成。底部为腹
横肌。

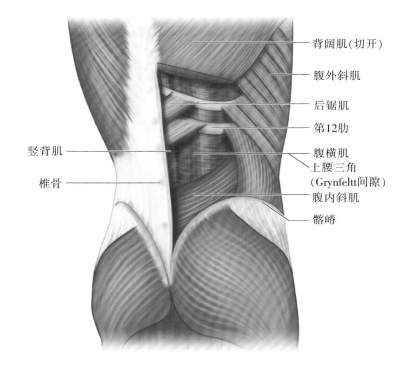

背阔肌(切开)

腹外斜肌

后锯肌

第12肋

腹横肌
上腰三角
（Grynfeltt间隙）

腹内斜肌

髂嵴

竖背肌

椎骨

图25.2　下腰三角。下腰三角
（Petit三角）由背阔肌、腹外斜
肌和髂嵴构成。底部为腹内斜
肌。

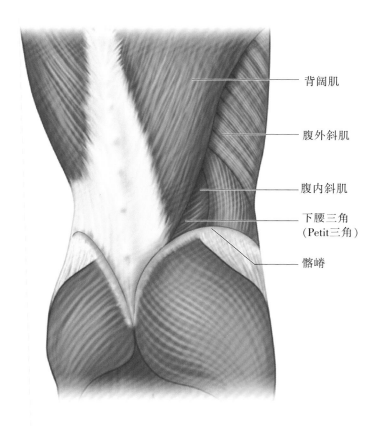

背阔肌

腹外斜肌

腹内斜肌

下腰三角
（Petit三角）

髂嵴

医生,1728 年 Budgeon 医生也分别做出了早期描述,1731 年 Garangeot 第一次报道了绞窄性侧腹壁疝的病例,患者死亡后疝随之还纳[9]。1750 年,Ravanton 第一次报道了侧腹壁疝的外科手术还纳和修补[9]。法国医生 Petit 在 1783 年再次描述了下腰三角的解剖界限,该位置的疝现在以他的名字命名[10]。上腰三角的疝冠以外科医生 Grynfeltt 之名,他在 1866 年描述了该间隙[11]。1870 年独立定义上腰三角疝的德国医生 Lesshaft 和 Grynfeltt 处于同一时期,因此上腰三角疝有时也被称为 Grynfeltt-Lesshaft 疝[9]。

侧腹壁疝较少见,有文献报道的仅 300 例[12]。行腹腔镜修补的例数同样稀少。Burick 等在 1996 年报道了首例创伤性侧腹壁疝的腹腔镜修补[13]。Heniford 等在 1997 年完成了首例原发性侧腹壁疝的腹腔镜修补[14]。

流行病学

侧腹壁疝占腹壁缺损的 1.5%~2%[4]。大多数(2/3)侧腹壁疝发生在男性[14]。嵌顿风险约为 25%,绞窄发生率为 8%[3,4]。总体而言,20%~25% 的侧腹壁疝为先天性,55% 为原发性。原发或自发性侧腹壁疝好发于 50~70 岁,并与促使腹内容物通过薄弱的上腰三角而形成疝的因素相关,如肥胖、慢性病、高龄、脊髓灰质炎、局部肌肉薄弱等[3,12]。有报道称带状疱疹可导致内脏膨出而形成疝[15]。

切口疝或创伤性疝较数十年前变得更为常见,目前已占侧腹壁疝的 25%~30%[3,12]。Faro 等报道接受 CT 检查的 850 例急性腹部外伤患者中有 7 例确诊为创伤性腰疝[16]。CT 扫描对创伤性侧腹壁疝诊断的敏感性为 98%,侧腹壁疝在创伤的体格检查中容易被忽视,通常合并有腹内损伤(61%)[17]。创伤性侧腹壁疝常常弥散或位于下腰三角[17]。急刹车引起的安全带损伤和髂嵴相关肌肉的剪切伤可能与创伤性侧腹壁疝形成有关[17]。

与腹壁疝相似,侧腹壁的切口疝发生率为 20%~30%[12]。可由医源性损伤第 12 肋下神经引起,该神经行经腰方肌前方,进入并穿过腹横筋膜,在汇入髂腹下神经前走行在腹内斜肌深面[18]。当该神经受

损伤时,外侧腹壁肌肉会变薄弱并膨出。在一项针对接受根治性肾切除患者的研究中,70 例中有 34 例(49%)术后 1 年发生侧腹壁持续性膨出;该研究中作者没有区分腹壁膨出和疝[18]。

手术方法

术前准备

侧腹壁疝患者常表现为腹后外侧包块 (图 25.3),Valsalva 呼吸时明显,平卧后消失。病史中需要注意一些诱发因素,如:疾病史、外伤史、手术史。可表现为小肠、结肠或尿路梗阻症状。体格检查应在站立位和侧卧位进行,注意该区域以前的手术瘢痕、侧腹壁疝缺损大小、疝内容物可复性和距髂嵴距离等。听诊和触诊可发现嵌顿的结肠、小肠、甚至肾脏。虽然超声检查有助于识别疝及其内容物,但仍常规推荐 CT 扫描[3,12,14]。CT 扫描可鉴别肌肉松

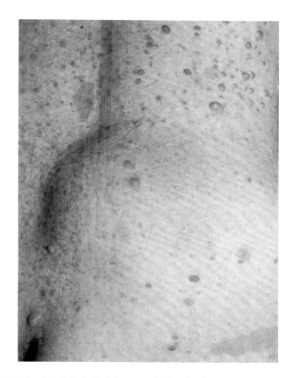

图25.3　侧腹壁疝的查体。患有神经性皮炎的患者,因其有原发性侧腹壁疝,在Valsalva呼吸时出现后方膨出性包块。

弛和真性侧腹壁疝,并在术前明确疝内容物、缺损位置,以及哪些层次的肌肉可能萎缩或挛缩(图25.4 和图 25.5)。缺损的大小和既往疝手术史会影响开放或是腔镜手术方式的选择(表 25.1)。Moreno-Ege 等发表了第一个腹腔镜与开放修补 16 例腰部切口疝的前瞻性研究。他们的报告指出腔镜手术在缩短平均手术时间、术后并发症、平均住院日、快速恢复日常活动、低相关性花费方面具有优势,但腔镜组的疝平均缺损较小[19]。Moreno-Egea 等在 2013 年的这项研究的随访中,证实了这些结果,并推荐腹腔镜方法修补疝缺损小于 15cm 的患者,尤其是局限在一个腰疝三角内的疝[20]。当然,术前评估

表25.1　影响侧腹壁疝手术方式的因素

侧腹壁疝修补的手术方式
考虑开放手术
特别大的缺损,需要拉拢肌肉
既往多次使用或不使用补片的手术史
不能耐受气腹
广泛的腹腔内粘连
巨大而不美观的萎缩性瘢痕
考虑腹腔镜手术
较小的缺损,不要求肌肉拉拢
病态肥胖症患者
糖尿病患者
必须修补的烟草嗜好者
免疫功能不全的患者
切口并发症风险高的患者

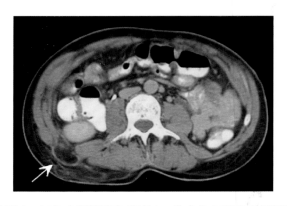

图25.4　CT检查侧腹壁疝(轴位)。此术前CT证实右侧侧腹壁疝。

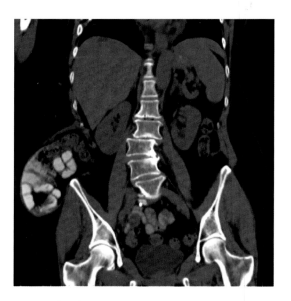

图25.5　CT检查侧腹壁疝(冠状位)。另一位具有较大的右侧腹壁疝,内容物为结肠。

和向患者交代修补技术是选择最佳手术方式的关键。患者长期和短期的目标是重要的考虑因素;大宗腹壁疝系列研究数据显示,腹腔镜修补较开放手术,可能早期疼痛较多,但伤口并发症较少[21]。

无论何种手术方式,患者的伤口并发症和复发风险都可以通过一些措施来降低,如术前 4~6 周戒烟、根据 BMI 减重、控制糖尿病患者的血糖等[22-24]。老年患者或有严重合并症的患者应进行心脏和医疗检查[25]。对涉及肾移植的患者,与移植团队协同参与疝手术对识别和预防移植的输尿管损伤或肾损伤有重要意义。在缺少骨筋膜的情况下,建议骨科医生会诊讨论骨部固定钉的放置。

对于肌肉萎缩和缺损较大的患者,术前可考虑在 CT 或超声引导下向腹横肌、腹内斜肌和(或)腹外斜肌注射肉毒杆菌毒素 A(Botox)。注射大约在手术前 1 个月进行。在腹壁疝的小型非随机研究中,术前注射肉毒杆菌已被证明可麻痹外侧肌群,缩小横向疝缺损,减少腹内压和肌张力,使缺损更容易关闭[26]。此方法已被我们团队使用在一例开放修补部分肾切除术后的复发侧腹壁疝患者中,其效果满意(未发表数据,Heniford 2014)。术后肌肉将保持松弛约 3 个月,这可能导致持续性的疝外观。

体位和套管放置

患者体位是手术成功的关键。在从仰卧位摆体位之前，应将中线、疝缺损和预计套管位置进行标记，因为腹部会因体位不同而变形。然后将患者改为半侧卧位，疝侧抬高 45°，髋关节屈曲(图 25.6)[27]。此体位允许患者转为平卧位或完全侧卧位使显露最优化。半侧卧位时，疝内容物因重力下落而脱离疝囊。增加一个肾脏支撑垫可进一步扩展髂嵴和肋缘之间的空间。患者应妥善支撑并固定于手术台，使体位可以根据需要安全地改变。

套管的位置根据缺损的位置、大小、其原手术瘢痕的情况，以及患者个体体质进行选择[26]。一种选择是脐部置 10mm 套管，另外两个 5mm 套管可以沿前正中线放置，上下距脐孔 5~6cm(图 25.7)。

疝修补

解剖疝缺损区

充气和探查腹腔后，开始进行锐性和钝性分离

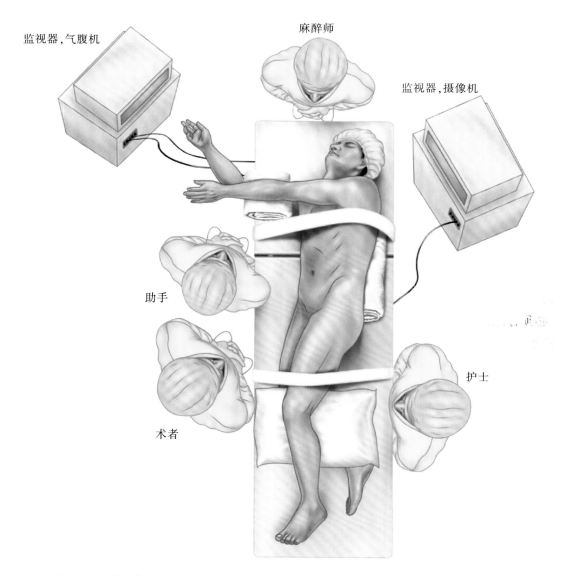

图25.6　患者体位图解。患者为半侧卧位，可允许患者转为平卧位或完全侧卧位使显露最优化。

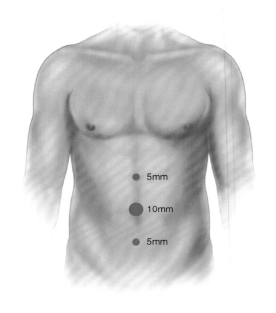

图25.7 套管位置。三个套管置于中线,取决于患者的体质、疝缺损位置和既往手术瘢痕。

松解粘连,由于医源性损伤的风险,能量设备很少使用。通常需要游离结肠[14]。沿 Toldt 筋膜白线处使用电刀或腔镜下剪刀切开腹膜[14]。有时也需要游离肾脏[14]。在腹腔镜下将所有的嵌顿内容物还纳。

随着粘连的分离和结肠的游离,后腹膜的组织,包括腰大肌和竖脊肌等都可直接显露[28]。上方的解剖是为了让补片固定到肋缘,但必须注意避免损伤胸腔、横膈和心包[28]。同样,下方解剖需要显露 Cooper 韧带和髂耻束,以利于较大缺损的修补[28]。如前所述,必须仔细识别并保护输尿管、髂血管、精索和骨盆神经[27,28]。

显露缺损后,对其进行测量并准备合适的补片。可以通过 10mm 套管放入软尺,或用已知尺寸的腹腔镜器械(如开嘴的内镜下抓钳等)进行测量。也可以使用腰穿针,沿缺损边缘在几个主要方位上进行穿刺,使用缝合线来测量针之间的距离(在实际腹腔内的缺损尺寸会减小)来提供疝缺损的尺寸(图 25.8)。补片通常需要在疝边缘重叠 4~6cm。

补片固定

用于腹腔镜下腹腔内放置的补片应有一个防

粘连层,并且需要依照腹腔镜腹壁疝修补的标准来选择。用贯穿筋膜缝合和固定器钉合将补片贴向腹壁,可使用可吸收和不可吸收材料。

足够的补片覆盖是成功修补侧腹壁疝的关键。补片后方的固定应超过竖脊肌筋膜和肌肉后方,前方的固定取决于缺损大小。向上补片可按需固定于肋缘,也可延伸覆盖肝脏或脾脏以增加重叠面积,向下补片固定在髂嵴或者 Cooper 韧带。

如同腹壁疝,补片使用固定钉和缝线固定,其数量取决于补片和缺损的大小。确保补片紧绷并且与腹壁贴覆良好,有助于组织长入。缝线通常在体外缝合固定在补片上,线结向外与腹壁相对。卷起补片置入腹腔。将补片充分与缺损重叠,使用钩针将缝线牵引出体外(图 25.9a,b 和图 25.10)。补片上方与肋缘缝合固定,避免固定到膈肌上,下方通过骨膜缝合固定于髂嵴上。使用骨锚将补片固定于髂嵴[27,29],或将补片钉于 Cooper 韧带和髂耻束[28]。

无论选择哪种方法,钉或缝线均不可低于髂耻束以避免对神经血管造成损伤。

如果腹膜的一部分被分离下来,只要没有遗留肠内疝形成的空间,仍然可以利用[20]。固定补片时,适宜的固定钉间距为 2cm。补片后方的放置位置至关重要。Edwards 等建议仔细进行术前 CT 扫描,以确保患者有足够的椎旁肌可以进行疝修补[28]。一些作者提出在腰大肌上的钉枪固定需谨慎,因其附近存在髂腹下神经、髂腹股沟神经和生殖股神经,推荐体内缝合将补片固定于该区域的筋膜上[30]。腰大肌的外侧缘被认为是这些危险神经的安全边界。无论何种方法,均以补片完整覆盖缺损为目标。缝合不是必须在补片的边缘进行,如需要可以更靠近中心以便于缝合。

完成补片固定后,检查手术视野,在直视下退出套管。大于 5mm 的穿刺孔应在筋膜层进行缝合。强烈推荐术中使用局部麻醉药注射缝合部位。

一期关闭缺损

虽然腹腔镜修补一般不包括一期关闭筋膜缺损,但在手术中还是应该考虑对其进行关闭。外科医生应与患者讨论关闭缺损的利弊和选择[20]。我们

图25.8　腹腔镜下测量缺损。该图展示了一种测量缺损大小的方法。穿过皮肤放置腰穿针来标记缺损边缘。两把腹腔镜下操作钳使用缝线测得腰穿针之间距离，缝线可拿出体外测量长度。

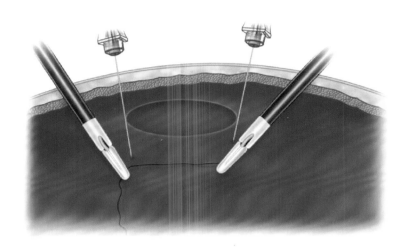

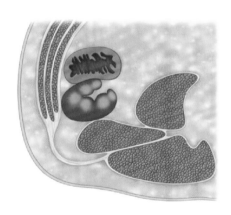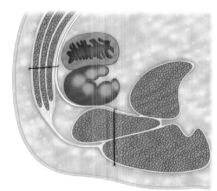

图25.9　补片位置。补片放置于腹膜后，肾脏后方。根据缺损大小，补片可覆盖正中线至腰大肌，从髂嵴至肝脏后方的边缘区域。

倾向于尽可能关闭缺损以实现更好的补片重叠覆盖和腹壁功能的恢复；研究者已证实在接受腹腔镜腹壁疝修补术的患者中，不会出现腹内斜肌或腹外斜肌增厚，除非行中线筋膜关闭[31]。如果为了完成肌肉和缺损的关闭需要建立一个腹壁切口，那将失去一些腹腔镜手术的优势，如较低的伤口并发症发生率。然而，疝囊切除和一期筋膜关闭通过腹腔镜方法可能并不可行。

术后护理和生活质量的评估

在我们的实践中，术前常规行硬膜外麻醉，特别是对缺损比较大的患者；当硬膜外麻醉不可行或患者拒绝，可使用患者控制的镇痛（PCA）泵。术后可耐受情况下即可恢复饮食。在手术后 6~8 小时强烈鼓励患者早期活动。术前建议使用单次剂量抗生素，术前皮下注射肝素预防静脉血栓（VTE）。术后当天开始使用药物和连续压迫装置（SCD），以预防VTE。筋膜下引流可在积液排尽前拔除，而筋膜前引流仍在原位，直到引流量小于 30mL/天，并持续 2 天。

Edwards 等的腹腔镜侧腹壁疝修补术(n=27)研究中，平均住院日为 3.1 天（范围 0~6 天），并且平均随访 3.6 个月（范围 1~10 个月）没有伤口并发症或复发[28]。然而，三名患者在随访中报告在疝位置存在持续性疼痛。

Moreno-Egea 等发表长期研究结果，55 例患者接受腹腔镜(n=35)或开放(n=20)侧腹壁疝修补[20]。

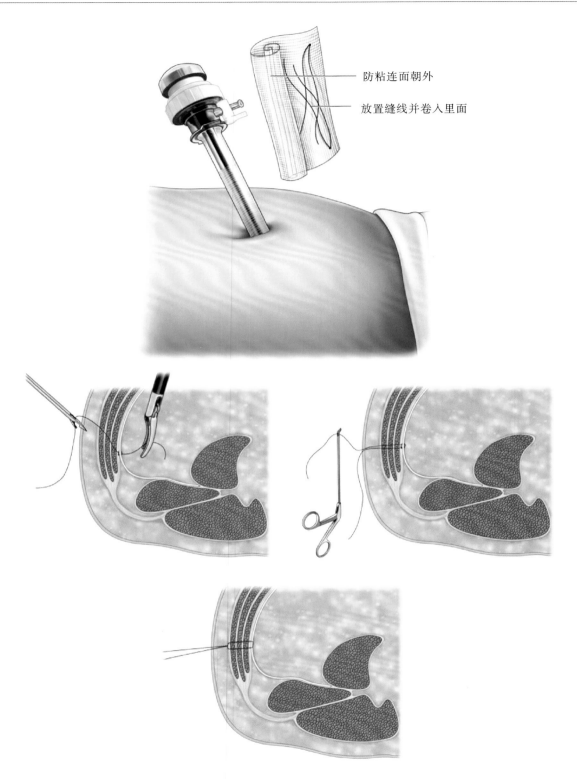

防粘连面朝外

放置缝线并卷入里面

图25.10   贯穿筋膜缝合。使用钩针,手术医生将补片经贯穿筋膜缝合固定。

腹腔镜组较肥胖（平均 BMI 31.2 vs 28.2），但疝较小（平均缺损 11.7cm² vs 14.5cm²）。总体上，腹腔镜修补术后复发率 2.9%（n=1），而开放组复发率 13%（n=3）（NS，P=0.13）。与开放组相比，腹腔镜组有更多的血肿发生（11.4% vs 0%），但血清肿较少（20% vs 40%）。腹腔镜组恢复正常活动更快（平均 14 天 vs 27 天）。在术后 1 个月和 6 个月，通过 VAS 疼痛评分，腹腔镜组疼痛发生率较低（P<0.001）。到术后 1 年，88.2% 的腹腔镜组和 90% 的开放组患者报告无疼痛，结果相同[20]。

使用前瞻性国际疝补片注册系统的数据来评估侧腹壁疝修补术后生活质量。62 例接受了侧腹壁疝修补治疗的患者中（12 例腹腔镜修补和 50 例开放修补），大多数患者报告了术后疼痛、运动和补片感觉方面的问题（未发表数据，Heniford 2014，见表 25.2）。使用 Carolinas 舒适度量表（CCS，一种疝专用的生活质量评估工具）进行评估，手术方式之间没有显著性差异，但是腹腔镜组有更多疼痛发生的趋向（未发表数据，Heniford 2014）。11.2%~33.3% 的患者报告腹腔镜修补术后 1 年持续性疼痛（未发表数据，Heniford 2014）。这是术前交代的一个重要内容，特别是对于那些表现为疼痛而来就诊的患者。

总结

侧腹壁疝是一种少见病，但可以成功地通过腹腔镜治疗。仔细的术前准备与术前交代都很重要。在手术中，补片应更多地覆盖缺损，通常从肋缘延伸到髂嵴，并从前腹部到竖脊肌和腰大肌。一个整体的侧腹区域的解剖概念非常重要，以避免损伤周围结构，如输尿管、骨盆神经、精索和血管结构。

（高国栋　译）

参考文献

表25.2　腹腔镜与开放侧腹壁疝修补术后生活质量比较

	腹腔镜	开放手术	P 值
疼痛			
1 个月	60.0	37.5	0.17
6 个月	50.0	40.0	0.58
12 个月	33.3	29.4	0.81
活动受限			
1 个月	53.3	37.5	0.33
6 个月	33.3	25.0	0.7
12 个月	35.7	23.5	0.46
补片感觉			
1 个月	43.8	23.1	0.25
6 个月	25.0	25.0	1
12 个月	35.7	36.8	0.95

此表以有症状的患者百分比表示。

表中的生活质量评定数据，来源于国际疝补片的登记资料，以 CCS 系统评定，包括62例侧腹壁疝修补术的患者（12例腹腔镜手术，50例开放手术）。

1. Orcutt TW. Hernia of the superior lumbar triangle. Ann Surg. 1971;173(2):294–7. Epub 1971/02/01.
2. Loukas M, El-Zammar D, Shoja MM, Tubbs RS, Zhan L, Protyniak B, et al. The clinical anatomy of the triangle of Grynfeltt. Hernia. 2008;12(3):227–31. Epub 2008/02/20.
3. Suarez S, Hernandez JD. Laparoscopic repair of a lumbar hernia: report of a case and extensive review of the literature. Surg Endosc. 2013;27(9):3421–9. Epub 2013/05/03.
4. Alcoforado C, Lira N, Kreimer F, Martins-Filho ED, Ferraz AA. Grynfelt hernia. Arq Bras Cir Dig. 2013;26(3):241–3. Epub 2013/11/06.
5. Scott-Conner CE, Dawson DL. Operative Anatomy. 3rd ed. Philadelphia: Lippincott Williams & Wilkins; 2009.
6. Anderson JK, Kabalin JN, Cadeddu JA. Surgical anatomy of retroperitoneum, adrenals, kidneys, and ureters. In: Wein AJ, editor. Campbell-Walsh Urology. 9th ed. Philadelphia: Saunders Elsevier; 2007. p. 37.
7. Wu YM. Cadaveric donor nephrectomy and renal transplantation. In: Carol EH, Scott-Conner DLD, editors. Operative anatomy. 3rd ed. Philadelphia: Lippincott Williams & Wilkins; 2009.
8. Barbette P. Opera chirurgico-anatomica. Ad circularem sanguinis motum, aliaque recentiorum inventa, accommodata. Accedit de peste tractatus observationibus illustratus. Leiden: Gelder; 1672.
9. Goodman EH, Speese J. Lumbar hernia. Ann Surg. 1916;63(5):548–60.
10. Petit J. Traite des maladies chirurgicales, et des operations qui leur convenient. TF Dido. 1774;2:256–9.
11. Grynfeltt J. Quelques mots sur la hernie lombaire. Montp Med. 1866;16:323.
12. Moreno-Egea A, Baena EG, Calle MC, Martinez JA, Albasini JL. Controversies in the current management of lumbar hernias. Arch Surg. 2007;142(1):82–8. Epub 2007/01/17.

13. Burick AJPS. Laparoscopic repair of a traumatic lumbar hernia: a case report. J Laparoendosc Surg. 1996;6:259–62.

14. Heniford BT, Iannitti DA, Gagner M. Laparoscopic inferior and superior lumbar hernia repair. Arch Surg. 1997;132(10):1141–4. Epub 1997/10/23.

15. Hindmarsh A, Mehta S, Mariathas DA. An unusual presentation of a lumbar hernia. Emerg Med J. 2002;19(5):460. Epub 2002/09/03.

16. Faro SH, Racette CD, Lally JF, Wills JS, Mansoory A. Traumatic lumbar hernia: CT diagnosis. AJR Am J Roentgenol. 1990;154(4):757–9. Epub 1990/04/01.

17. Burt BM, Afifi HY, Wantz GE, Barie PS. Traumatic lumbar hernia: report of cases and comprehensive review of the literature. J Trauma. 2004;57(6):1361–70. Epub 2004/12/31.

18. Chatterjee S, Nam R, Fleshner N, Klotz L. Permanent flank bulge is a consequence of flank incision for radical nephrectomy in one half of patients. Urol Oncol. 2004;22(1):36–9. Epub 2004/02/19.

19. Moreno-Egea A, Torralba-Martinez JA, Morales G, Fernandez T, Girela E, Aguayo-Albasini JL. Open vs laparoscopic repair of secondary lumbar hernias: a prospective nonrandomized study. Surg Endosc. 2005;19(2):184–7. Epub 2004/12/02.

20. Moreno-Egea A, Alcaraz AC, Cuervo MC. Surgical options in lumbar hernia: laparoscopic versus open repair. A long-term prospective study. Surg Innov. 2013;20(4):331–44. Epub 2012/09/08.

21. Colavita PD, Tsirline VB, Belyansky I, Walters AL, Lincourt AE, Sing RF, et al. Prospective, long-term comparison of quality of life in laparoscopic versus open ventral hernia repair. Ann Surg. 2012;256(5):714–22; discussion 22–3. Epub 2012/10/26.

22. Colavita PD, Zemlyak AY, Burton PV, Dacey KT, Walters AL, Lincourt AE, Tsirline VE, Kercher KW, Heniford BT. The expansive cost of wound complications after ventral hernia repair. Washington DC: American College of Surgeons; 2013.

23. Finan KR, Vick CC, Kiefe CI, Neumayer L, Hawn MT. Predictors of wound infection in ventral hernia repair. Am J Surg. 2005;190(5):676–81. Epub 2005/10/18.

24. Medina M, Sillero M, Martinez-Gallego G, Delgado-Rodriguez M. Risk factors of surgical wound infection in patients undergoing herniorrhaphy. Eur J Surg. 1997;163(3):191–8. Epub 1997/03/01.

25. Feely MA, Collins CS, Daniels PR, Kebede EB, Jatoi A, Mauck KF. Preoperative testing before noncardiac surgery: guidelines and recommendations. Am Fam Physician. 2013;87(6):414–8. Epub 2013/04/04.

26. Ibarra-Hurtado TR, Nuno-Guzman CM, Echeagaray-Herrera JE, Robles-Velez E, de Jesus Gonzalez-Jaime J. Use of botulinum toxin type a before abdominal wall hernia reconstruction. World J Surg. 2009;33(12):2553–6. Epub 2009/09/23.

27. Arca MJ, Heniford BT, Pokorny R, Wilson MA, Mayes J, Gagner M. Laparoscopic repair of lumbar hernias. J Am Coll Surg. 1998;187(2):147–52. Epub 1998/08/15.

28. Edwards C, Geiger T, Bartow K, Ramaswamy A, Fearing N, Thaler K, et al. Laparoscopic transperitoneal repair of flank hernias: a retrospective review of 27 patients. Surg Endosc. 2009;23(12):2692–6. Epub 2009/05/23.

29. Woodward AM, Flint LM, Ferrara JJ. Laparoscopic retroperitoneal repair of recurrent postoperative lumbar hernia. J Laparoendosc Adv Surg Tech A. 1999;9(2):181–6. Epub 1999/05/11.

30. Salameh JR, Salloum EJ. Lumbar incisional hernias: diagnostic and management dilemma. JSLS. 2004;8(4):391–4. Epub 2004/11/24.

31. Silva GD. Comparative radiographic analysis of changes in the abdominal wall musculature morphology after open posterior component separation or bridging laparoscopic ventral hernia repair. J Am Coll Surg. 2014;218(3):353–7.

第 26 章

机器人腹壁疝修补

Conrad Ballecer, Eduardo Parra-Davila

概述

2004 年，美国疝学会在其共识声明中总结，Rives-Stoppa 腹壁疝修补应当作为所有开放式疝修补术的标准[1,2]。虽然 Rives-Stoppa 术被证明是一种持久的修补，但其伤口并发症发生率有时仍难以令人接受。为了减少伤口并发症，出现了腹腔镜腹壁疝修补术(LVHR)。事实上，腹腔镜切口疝修补于 1992 年首次被介绍[3,4]，结果明显改善了伤口并发症，缩短了住院时间，降低了总的并发症发生率。文献发表的复发率降至 0%~9%[5-8]。这些复发主要归因于补片放置不当(补片和筋膜重叠小于 3cm)、只用螺旋钉或平头钉固定而没有用不可吸收缝线固定[8,9]。

虽然与开放性技术相比，腹腔镜修补术可改善治疗结果，但术后疼痛仍有显著的发生率。一些作者[7,10-13]报道术后疼痛的发生率为 2%，持续时间为 2~8 周甚至更长。这种疼痛被患者描述为一个皮下持续性灼痛点，位于腹壁贯穿缝合或钉合点，被归因为组织和神经的卡压。

da Vinci 机器人(Intuitive Surgical, Sunnyvale, CA, USA)与腹腔镜手术相比具有诸多优势，包括更大的运动幅度，三维(3D)成像，优越的人体工程学实现轻松、精准的体内缝合。其他报告显示其容易将补片在体内缝合至腹壁[10]。因此，该设备是一个理想的体内缝合工具，更利于腹壁疝修补术中将补片缝合至前腹壁的后筋膜层。鉴于既往报道已证实腹腔镜下疝修补术缝合补片需要 2~5cm 的针距[7-9]以减少复发率，我们认为连续的环形缝合应用上述原则，可使整个补片张力均匀分布。

机器人辅助技术的局限性是显而易见的。巨大的腹壁疝中，操作孔和镜头孔过近，或当冗余皮肤过多需要切除皮下软组织，使得机器人手臂的放置、按所需的角度工作存在技术上难度。

传统上，LVHR 的步骤涉及三个主要步骤：安全进入腹腔，粘连松解，以及补片的放置和固定。由于粘连松解存在技术上的难度，尤其在复发性疝和既往有腹膜内补片放置的患者中，粘连松解是这种手术的致命弱点。这种困难由于人体工程学的问题以及在前腹壁上应用非关节性器械的高需求而更为严峻。其次，缺损的桥接可能导致缺损区域的补片移位或膨出，以及血清肿的形成。再者，腹腔内补片置入术(IPOM)需要环形的钉合和多点的全层贯穿缝合固定，容易引起急性和慢性疼痛[13,14]。最后，在某些患者中，在腹膜内的补片置入可能使未来的手术干预变得更加复杂[15]。

机器人腹壁疝修补术(RVHR)可以克服这些缺点，允许操作者通过微创切口进行传统的开放修补技术。2002 年，Ballantyne[16]首次描述了腹壁疝的机器人修补手术。机器人技术拥有改进的可视化效果，无震动、精度高，以及卓越的人体工程学优势，促使疝领域应用该技术。在本章中，我们将详细介绍 RVHR 的围术期注意事项和它的技术价值。

术前注意事项

获得详细的病史和体格检查是制订手术计划的关键。具体来说，合并症(如糖尿病、肥胖、吸烟和胶原血管疾病)可能严重影响手术计划。腹部和骨盆的 CT 扫描对于术前规划至关重要，并且依然是影像学检查的金标准。这种成像技术可以描绘疝缺损的大小和位置、疝内容物，以及可能的既往放置补片的位置。完整的病史和影像学检查为外科医生提供了构建风险-收益比的机会。然后可以将这个量表呈现给患者，使得他们可以做出关于修补的知情决定，针对病情，做出最佳决策。

技术

机器人疝修补术的适应证包括：
- IPOM 桥接手术
- 一期缺损关闭后的 IPOM
- 腹膜前放置补片技术
- 肌后放置补片(适用或不适用后组织分离技术)

这些不同的技术是基于疝缺损的位置、缺损的大小，也许最重要的是外科医生的经验来选择的。本章将在适当的情况下从作者的角度提供每种技术的详细说明。

一期缺损关闭后的IPOM

患者体位，套管的放置和对接

对于大多数中线缺损的患者，首选使用束臂仰卧位。除非该体位遮蔽了侧腹部的套管，在这种情况下，手臂放置在与躯干成 90°角的支持板上。对于中腹部疝，套管应该尽可能地放置在最外侧、头侧和尾侧。这种位置置入镜头和两个操作器械可允许全方位的运动，这有利于在前腹壁上的解剖和缝合。

获得安全入腹仍然是微创外科手术中的第一个重要步骤。这对于多次手术的腹部可能有一点难度。既往手术干预的部位肯定会影响初始入路的策略。在左上象限中使用或不使用最初的气腹针充气后置入 5mm 可视套管通常是安全的。12mm 或 8mm 的镜头套管放置在尽可能远离缺损的同侧边

缘。这在大多数情况下，省去了当补片固定到同侧腹壁时需要在对侧置入套管。将 8mm dV 的套管放置在下侧腹部，然后用 8mm dV 套管或镜头套管替换最初 5mm 可视套管(图 26.1)。

另一个考虑事项是副套管孔。副套管孔用于补片的引入和定向、缝合线的引入和移除，以及剪线。我们发现，在直视下使用副套管引入较大的补片和缝线，比通过12mm 镜头孔引入更安全、有效。副套管孔对于修补较小的腹壁疝用处不大，但它对于判断补片的方向及缝合固定补片时牵拉暴露是有利的。

副套管孔的位置还必须根据三个达芬奇臂的关系来确定。最佳位置是位于缺损对侧一个操作臂和镜头臂套管之间，并且位于剑突下或耻骨上区域；如此，在需要时，它可以同时供应于两侧(图 26.2)。将副套管孔尽可能远离缺损放置是至关重要的，以便增加运动范围和有效性(图 26.3)。

通常，对于中腹部疝，中度仰卧位是足够的。然

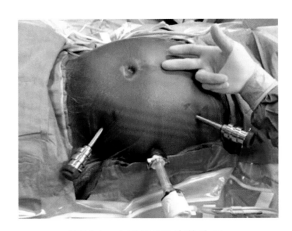

图26.1 中腹部疝的套管放置。

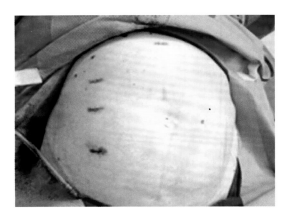

图26.2 剑突下副套管孔。

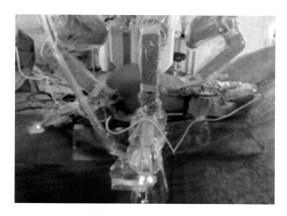

图26.3　机器人对接。

而,任何体位操作都必须在机器人对接之前进行完成。机器人装载车直接推至腹部上方并与套管位置一致。

仪器

对于右利手外科医生,可将 dV Prograsp 抓钳(或开窗式双极抓钳)放置在 2 号臂,在镜头孔中放置 8mm 或 12mm 镜头,向上倾斜 30°,并将 dV 单极剪放置在 1 号臂。

dV SutureCut 针持用于关闭疝缺损以及将补片固定至腹壁。开窗式双极抓钳可替代 Prograsp 抓钳(图 26.4)。

基本步骤

粘连松解

机器人疝修补的基本步骤类似于常规腹腔镜修补的步骤。必须谨小慎微地进行腹壁粘连松解分离疝环缺损的区域,以避免对腹部脏器的医源性损伤。dV 平台通过其 3D 可视化,更大的活动范围,无震动精度和更好的人体工程学在分离粘连时带来便利。

常规腹腔镜和机器人平台之间的一个重要区别在于,后者外科医生可远离患者远程操纵。因此,外科医生必须总是在视野中看到器械。视野外的可疑动作可能导致严重的医源性损伤。

对于直接的肠管操作,dV 开窗式双极抓钳对肠管浆膜创伤较小。在进行机器人手术时,需要重点强调触觉反馈的缺失。这个缺点通过提高个体的拉伸纤维可视化能力来克服。因此需要特别注意通过无创性操作和慎重地使用能量装置来防止医源性的肠损伤和过度出血。充分的粘连松解是确保充分评估腹壁的必要条件。如果需要,可以分离镰状韧带来使补片抵靠腹壁放平。在粘连致密的情况,机器人的谐波超声刀或 dV 血管封闭器可以促进止血。

缺损的一期关闭

通过使用带倒钩的 V-loc 缝合线(Covidien)或 Stratafix(Ethicon Inc)有助于成功地一期关闭缺损。术前准备包括体格检查、腹壁顺应性评估和 CT 评估,一般足以确定一期关闭缺损的可行性。在没有组织分离的情况下, 可否关闭缺损要基于 Ramirez 关于疝缺损的宽度和位置的原则[17]。然而,显然该原则是基于开放的技术,而不是在对抗气腹张力情况下。而一般来说,腹部中部小于 10cm 的缺损适合一期关闭。值得注意的是,剑突下和耻骨上的缺损更难以关闭。将腹腔气腹压力降低至 6~8mmHg 可

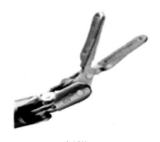
Prograsp抓钳

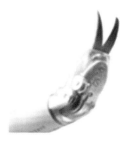
单极剪

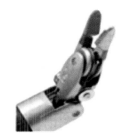
SutureCut针持

图26.4　器械。

能是有必要的。将缝合线通过 8mm dV 套管或副套管孔引入腹腔内。建议将针掰直,以便于在 8mm 套管中进出。

补片的放置和固定

腹腔内放置补片时应使用防粘连补片。补片的大小同传统腹腔镜手术原则,在所有方向上保持超出缺损 5cm 的距离。对于较大的缺陷,缺损的关闭可能存在中等程度的张力,需要更宽的补片。根据补片的尺寸,它可以通过 8mm dV 套管、镜头孔或 10~15mm 副套管孔引入。

将补片固定到腹壁的技术有很多选择,包括可重复标准的 LVHR 技术,联合使用钉枪和贯穿全层筋膜的缝合技术,体内部分筋膜缝合固定技术,或将补片环形缝合至腹壁的固定技术。对于具有卷轴技术或配备有定位装置 (Ventralight ECHO,CR Bard,Cranston,RI) 的补片,将补片定位在腹壁上时,可用全长不可吸收的 2-0 或 1-0 单丝缝线通过与针持相同的套管引入腹腔。位于套管外部的缝线尾端用止血钳固定。这种技术避免了在腹腔内过度缝合,从而便于固定。以连续缝合的方式,将补片缝合一周。对于较大的补片,可能需要不止一根缝线。当补片完全固定后,脱离机器人设备。在腹腔镜直视下,将 10~12mm 的套管孔使用钩针进行缝合关闭。

机器人TAPP腹壁疝修补术

利用 dV 机器人提供的精度分离,可以分离腹壁的层次。虽然常规使用腹腔镜技术是可行的,但前腹壁的操作仍然有较高的技术要求和人体工程学挑战。将补片放置在腹膜前间隙,则可以省却使用更昂贵的防粘连补片,同时允许补片直接进入筋膜,理论上减少对缝线或钉固定的需要。这样又能减少手术后的疼痛,并使补片在腹腔内固有并发症(例如,肠侵蚀、瘘或严重粘连)的可能降到最小。

机器人经腹腹膜前(TAPP)腹壁疝修补术是以腹股沟疝的 TAPP 为基础发展而来,包括腹膜前平面的解剖、疝囊的还纳、缺损的一期关闭、补片的放置和补片的再腹膜化(图 26.5)。

基本步骤

患者体位,套管放置,对接和仪器等同上述。

分离腹膜前间隙

距疝缺损同侧到套管方向至少 5cm 处切开腹膜(图 26.5)。腹膜切开最好近腹膜前脂肪层,并在腹直肌后方进行。然后利用钝性和锐性分离相结合的技术广泛地游离腹膜前间隙。注意避免破坏后筋膜。如果后筋膜被破坏,可见腹直肌,可用缝线将其关闭。疝囊还纳并且解剖至缺损的远端区域,从而允许放置足够大小的补片。广泛的远端解剖,可创建出一个大的腹膜瓣,以实现补片的重新腹膜化。如果无法进入腹膜前间隙,则将术式改为在缺损一期关闭后的 IPOM。

缺损的一期关闭

疝缺损用 0 号或 1 号 V-loc 倒刺的永久或长期可吸收缝线关闭。降低腹腔气腹压力可能有利于疝缺损的关闭(图 26.6)。

补片的放置、固定和再腹膜化

将补片引入腹腔内并平放在腹壁上。确保补片充分重叠关闭后的缺损区域(各方向上超过 5cm)。

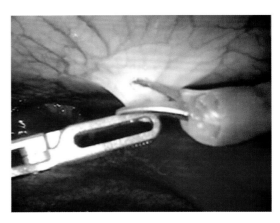

图 26.5 腹膜切开。

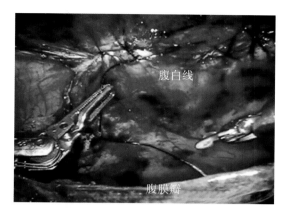

图26.6　关闭缺损。

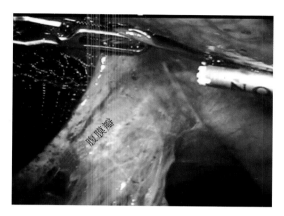

图26.8　补片再腹膜化。

根据术者喜好,使用可吸固定钉或缝线,将补片固定到腹壁。充分固定和止血后,使用 2-0 可吸收缝线或固定钉来关闭腹膜瓣(图 26.8)。

剑突下疝

传统上,由于难以将补片可靠地固定到下胸廓出口处,从而剑突下疝很难用腹腔镜进行修补。腹膜前技术可避免全层的贯穿筋膜缝合,因为补片被有效地夹在腹壁和腹膜之间,这允许补片在两面上的内生长。该技术本身类似于中腹部缺损的 TAPP 腹壁疝修补术,其包括解剖大的腹膜前间隙,还纳疝囊,一期缺损关闭,补片的放置和再腹膜化。分离镰状韧带和相关腹膜有助于游离出大的腹膜瓣,以用于随后的补片再腹膜化。如果无法建立腹膜前间

隙,可以轻松进行 IPOM。补片通过缝合到腹壁和膈膜进行固定,小心地避开心脏裸露的区域。

患者的体位、套管的放置和对接

患者取仰卧位并束臂。相同的策略是将镜头套管放置在至少距缺损尾端 15~20cm 处。根据体型和躯干长度,通常经脐下切口作为最初入路较合适。两个或三个 dV 8mm 套管与 12mm 套管对齐放置,套管的间距至少为 6~10cm。患者体位必须在机器人对接之前完成。机器人然后对接在患者的右肩或左肩。

耻骨上疝

腹腔镜耻骨上疝修补术的挑战包括膀胱的必要分离,在 Retzius 间隙游离出空间,以及沿着骨盆边缘固定补片。机器人腹膜前修补有利于膀胱分离,骨盆边缘的可视化,并创建一个大的腹膜前间隙,以适应补片的重叠放置,这在复发性疝的患者或以前做过开放的前列腺癌手术的患者中是特别困难的(图 26.9)。

患者的体位、套管的放置和对接

患者取仰卧位。留置三向 Foley 尿管,用于扩张膀胱以正确识别。将患者置于轻度 Trendelenburg

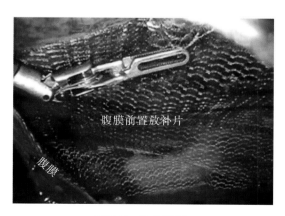

图26.7　补片放置。

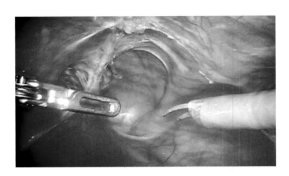

图26.9　耻骨上疝。

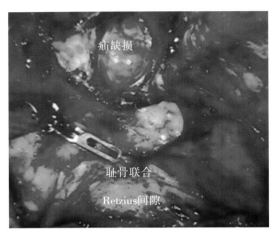

图26.10　耻骨上区域的分离。

体位。12mm 镜头套管置于脐上以用于最初的入路。镜头孔须距疝缺损的上方至少 15~20cm。两个或三个 dV 8mm 套管与镜头套管直线排列,机器人在患者两腿之间进行对接。

基本步骤

在疝缺损的上方头侧至少 5cm 的位置切开腹膜。需要游离一个宽大的空间以放置大的补片覆盖。缩小疝缺损。膀胱的圆顶部可能占据了疝囊,因此,需要进行非常谨慎和细致地解剖,以避免膀胱损伤。可以将 300mL 无菌盐水灌注到膀胱中以便于识别。向两侧建立腹股沟后间隙(Bogros 间隙),以暴露 Cooper 韧带。膀胱背侧游离可显示 Retzius 间隙(图 26.10)。向下分离该空间可以确保补片充分覆盖疝缺损的尾端区域。

如上所述,疝缺损可用 0 号或 1 号 V-loc 倒刺线缝合关闭。可能需要减少部分气腹压力,以充分关闭缺损。缺损的顶部也可被缝合关闭以便消除死腔,从而降低血清肿形成的风险。将足够大小的轻或中等重量的聚丙烯补片引入腹腔(图 26.11)。使用可吸收的固定钉或缝合线将补片固定到腹壁。然后,使用 2-0 或 1-0 Prolene 线将补片固定到双侧 Cooper 韧带及耻骨联合。在完成补片固定后,用 2-0 可吸收缝线连续缝合或用固定钉对补片进行再腹膜化。

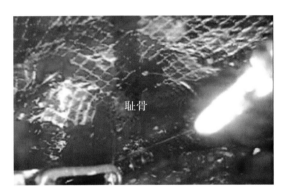

图26.11　补片缝合固定至骨盆缘。

造口旁疝

套管的放置与上述的原则相似。将套管尽可能远地放置在造口的对侧,以确保在 Sugarbaker 修补期间有足够的空间用于补片覆盖(图 26.12 和图 26.13)。分离粘连后,显露缺损,并识别造口肠襻,缺损可用0 号或 1 号倒刺的永久或长期可吸收 V-loc 缝合线关闭。然后可用 2-0 可吸收单丝缝线将肠段向侧壁固定。根据补片的尺寸,通过 12~15mm 套管引入补片。使用有定位装置的补片(ECHO,CR Bard)能方便这一步的操作。腹腔镜 Sugarbaker 技术的具体细节在第 23 章描述。

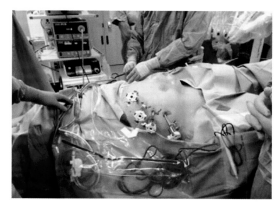

图26.12　造口旁疝的套管放置。

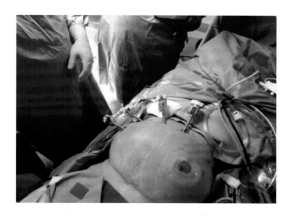

图26.13　造口旁疝的套管放置。

双侧腹横肌松解的机器人Rives–Stoppa修补术

许多人认为 Rives 所描述的肌后疝修补术应作为所有疝修补术的评价标准[1,2,18]。使用后组织分离(PCS)技术,可用于大补片置入、充分覆盖缺损、闭合巨大疝缺损。这两种技术的结合在传统上可专门用于开放疝修补术。

Rives 所描述的肌后修补术,可利用腹壁天然的肌筋膜间隙,同时保持皮下组织的完整性[18]。在这种技术中,补片固定在腹直肌后方,被上部的前筋膜和下面的后筋膜夹持。据报道,其复发率为0%~4%,许多人认为这种开放性腹壁疝修补术是所有疝修补的金标准[1,2]。Rives–Stoppa 修补的缺点是补片的最大横径被腹直肌外缘(半月线)所限制。

如 Novitsky 所述,腹横肌松解(TAR)包括腹直肌后鞘的游离、后鞘外侧的切开、腹横肌的识别和离断,以及腹膜前间隙的解剖[2]。这种技术在第 13 章中有详细描述。TAR 可以实现腹直肌后鞘以及弓状线下方的广泛松解和进一步游离,可保留腹直肌的神经血管束,广泛的后方分离可达腰大肌后界。在巨大切口疝中,该技术可重建腹白线,尽可能将腹直肌靠近中线,并且可放置超过半月线限制的巨大补片。

虽然开放疝修补术是一种有效持久的疝修补技术,具有较低的复发率,但对腹壁的创伤可能带来较高的伤口并发症发生率,包括补片感染,这可能导致难以接受的患病风险[13,14]。与传统开放修补技术相比,利用 da Vinci 机器人可以实现了微创修补。

一般注意事项

通过 PCS 技术的腹壁重建,要求腹壁的逐层分离,旨在一期关闭大的疝缺损,为放置加强植入补片创造大的空间,并且最终恢复腹壁的解剖结构和生理功能。因此,全面了解腹壁的解剖结构对于优化患者的结局至关重要。腹壁重建和组织分离技术应被高度评价为是巨大疝修补的最终手段。因此,要求外科医生在进行机器人 TAR 时,不仅要有大量的开放手术经验,而且是机器人手术方面的专家。

同样重要的是,要考虑到机器人 TAR 是一种持续发展的技术。虽然在我们早期的经验中已经可以关闭较大的缺损,但仍建议疝宽度为 10~16cm。最适合于机器人腹壁重建的候选者是具有大的中腹壁缺损的患者。排除机器人腹壁重建的因素包括腹壁功能不全、一侧腹延伸至另一侧腹的缺损或者从剑突下到耻骨的缺损,以及严重的腹壁皮肤问题。这些患者通常会受益于传统的开放性修补术。没有足够的腹腔镜入路空间是机器人修补的另一个禁忌证。

患者的体位、套管的放置和对接

对于大多数在中线具有大缺损的患者,优先使用束臂仰卧位。除非影响了外侧腹壁的套管置入,在这种情况下,手臂相对躯干以 90°角固定。套管放置在外侧腹,同常规腹腔镜修补术。用可视的套管技术进入腹腔,首选于远离先前手术干预的位置。将一个 8~12mm 套管放置在外侧腹,然后在该套管的两侧随后置入两个 8mm 套管(图 26.14)。如果使用的是 da Vinci SI 系统,该手术方式需要用到双重对接技术。应尽力与麻醉师和手术人员沟通,因患者将可能需要 180°旋转以进入对侧腹部。

基本步骤

后鞘切开

松解前腹壁的所有粘连,以便充分确定疝缺损情况及其大小。通过切开、游离腹直肌后鞘,进入肌后间隙。在弓状线下方,用相同的方式分离腹横筋膜和腹膜。从缺损头端到尾端的游离程度取决于缺损的大小,确保 5cm 的重叠覆盖(图 26.15)。

TAR 技术

由气腹的均匀牵拉力,可分离出一个无血管平面至半月线水平。暴露并保留供应腹直肌的神经血管束。在腹部的上 1/3 处,腹直肌后鞘外侧进行切开,此处腹横肌的内侧纤维最为明显。沿着后鞘和腹膜进行解剖,暴露并切断腹横肌(图 26.16 至图 26.19)。这个步骤后,可进入和分离腹膜前间隙,并在前筋膜层和后筋膜层之间获得广泛松解。

一旦获得充分的后鞘松解,机器人可脱离对接,"镜像"套管放置在腹部对侧,并且使患者旋转 180°与机器人重新对接。使用 daVinci Xi 的旋转能力,可以跳过此步。然后解剖分离对侧腹直肌后鞘,并重复上述步骤。

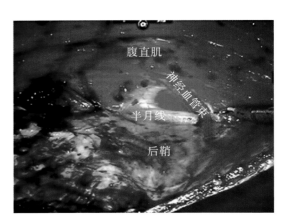

图26.16　后鞘游离。

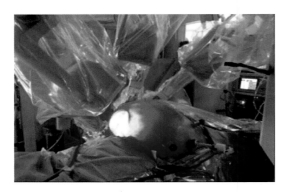

图26.14　双重对接技术和切口位置。

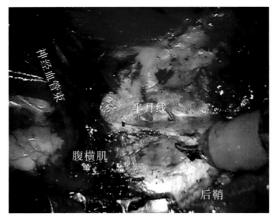

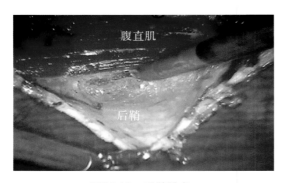

图26.15　后鞘游离。

图26.17　腹横肌离断和腹膜前间隙分离。

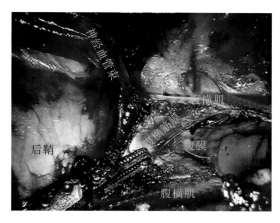

图26.18 腹横肌离断和腹膜前间隙分离。

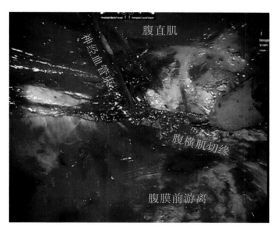

图26.19 腹膜前分离。

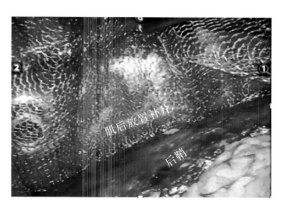

图26.20 肌后补片放置。

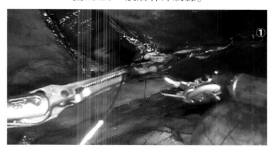

图26.21 后鞘关闭。

前鞘的关闭，补片的放置和后鞘的关闭

使用 0 号 V-loc 缝线以连续缝合的方式完成前鞘的闭合。皮下组织和疝囊被一起关闭以消除死腔。这一步骤恢复了腹白线并促使腹直肌恢复其正常的解剖和生理位置。

然后根据纵向及横向的分离程度，选择适当大小的补片。确保补片能够完全覆盖解剖区域。使用单个中央点的穿筋膜缝合将轻或中等重量的聚丙烯补片定位在肌后位置(图 26.20)。

用可吸收钉枪或缝线完成环形固定。然后使用 0 号 V-loc 缝线重新关闭后鞘(图 26.21)。缝合时可带入补片，抬高后鞘的两叶，有利于后鞘远离腹内脏器。腹膜在弓状线下方缝合关闭。

引流管放置

由于气腹的作用,肌后间隙为血清肿的形成提供了一个大的潜在空间。套管从腹腔内退出,在腹腔镜的直视下置入腹直肌后间隙。在这个位置,可以充分止血,并放置两个 19F 引流管。或者,可以采用更接近于开放技术的筋膜关闭方法。可在双侧 TAR 完成后关闭后鞘。然后根据分离的程度放置补片覆盖后鞘。然后关闭前筋膜,从而恢复腹白线。

总结

机器人辅助腹腔镜切口疝修补术可实现筋膜缺损的体内关闭和连续缝合的环形补片固定,并且可以通过消除穿筋膜缝合减少术后疼痛。机器人下的组织分离技术可以降低复杂患者组手术部位感染的发生率。目前还缺乏真实评估患者长期获益的数据,因此需要进一步的评估和研究。

（杨春　译）

参考文献

1. Jin J, Rosen MJ. Laparoscopic versus open ventral hernia repair. Surg Clin North Am. 2008;88:1083–100.
2. Novitsky YW, Elliott HL, Orenstein SB, et al. Transversus abdominis muscle release: a novel approach to posterior component separation during complex abdominal wall reconstruction. Am J Surg. 2012;204:709–16.
3. Heniford BT, Park A, Ramshaw BJ, Voeller G. Laparoscopic repair of ventral hernias: nine years' experience with 850 consecutive hernias. Ann Surg. 2003;238:391–9.
4. Perrone JM, Soper NJ, Eagon JC, et al. Perioperative outcomes and complications of laparoscopic ventral hernia repair. Surgery. 2005;138:708–15.
5. Carbajo MA, Martin de Olmo JC, Blanco JI, et al. Laparoscopic treatment vs open surgery in the solution of major incisional and abdominal wall hernias with mesh. Surg Endosc. 1999;13:250–2.
6. Franklin ME, Dorman JP, Glass JL, et al. Laparoscopic ventral and incisional hernia repair. Surg Laparosc Endosc. 1998;8:294–9.
7. Heniford BT, Ramshaw BJ. Laparoscopic ventral hernia repair: a report of 100 consecutive cases. Surg Endosc. 2000;14:419–23.
8. Heniford BT, Park A, Ramshaw BJ, et al. Laparoscopic ventral and incisional hernia repair in 407 patients. J Am Coll Surg. 2000;190:645–50.
9. Sanders LM, Flint LM, Ferrara JJ. Initial experience with laparoscopic repair of incisional hernias. Am J Surg. 1999;177:227–31.
10. Ballantyne GH, Hourmont K, Wasielewski A. Telerobotic laparoscopic repair of incisional ventral hernias using intraperitoneal prosthetic mesh. JSLS. 2003;7:7–14.
11. Earle D, Seymour N, Fellinger E, et al. Laparoscopic versus open incisional hernia repair: a single-institution analysis of hospital resource utilization for 884 consecutive cases. Surg Endosc. 2006;20:71–5.
12. Harrell AG, Novitsky YW, Peindl RD, et al. Prospective evaluation of adhesion formation and shrinkage of intraabdominal prosthetics in a rabbit model. Am Surg. 2006;72:808–13.
13. McKinlay RD, Park A. Laparoscopic ventral incisional hernia repair: a more effective alternative to conventional repair of recurrent incisional hernia. J Gastrointest Surg. 2004;8:670–4.
14. Heniford BT, Carbonell AM, Harold K, et al. Local Injection for the Treatment of Suture Site Pain after Laparoscopic Ventral Hernia Repair. Am Surg. 2003;69:688–91.
15. Lange JF, Halm JA, de Wall LL, et al. Intraperitoneal polypropylene mesh hernia repair complicates subsequent abdominal surgery. World J Surg. 2003;31(2):423–9.
16. Ballantyne GH. Robotic surgery, telerobotic surgery, telepresence, and telementoring: review of early clinical results. Surg Endosc. 2002;16:1389–402.
17. Ramirez OM, Ruas E, Dellon AL. "Components separation" method for closure of abdominal-wall defects: an anatomic and clinical study. Plast Reconstr Surg. 1990;86:519–26.
18. Rives J, Pire JC, Flament JB, et al. Treatment of large eventrations. New therapeutic Indications apropos of 322 cases. Chirurgie. 1985;111:215–25.

延伸阅读

Mudge M, Hughes LE. Incisional hernia: a 10-year prospective study of incidence and attitudes. Br J Surg. 1985;72:70–1.
LeBlanc KA, Heniford BT, Voeller GR. Innovations in ventral hernia repair. Contemp Surg 2006:1–8
Van der Linden FT, Van Vroonhoven TJ. Long-term results after surgical correction of incisional hernia. Neth J Surg. 1988;40:127–9.
Stoppa RE. The treatment of complicated groin and incisional hernia. World J Surg. 1989;13:545–54.
Laber GE, Garb JL, Alexander AI, et al. Long-term complications associated with prosthetic repair of ventral hernias. Arch Surg. 1998;133:378–82.
White TJ, Santos MC, Thompson JS. Factors affecting wound complications in repair of ventral hernias. Am Surg. 1998;64:276–80.
Berger D, Bientzle M, Muller A. Postoperative complications after laparoscopic incisional hernia repair. Surg Endosc. 2002;16:1720–3.
Bansal VK, Misra MC, Kumar S, et al. A prospective randomized study comparing suture mesh fixation versus tacker mesh fixation for laparoscopic repair of incisional and ventral hernias. Surg Endosc. 2011;25:1431–8.
Dubay DA, Wang X, Kirk S, et al. Fascial fibroblast kinetic activity is increased during abdominal wall repair compared to dermal fibroblasts. Wound Repair Regen. 2004;12:539–45.
Giulianotti PC, Coratti A, Angelini M, et al. Robotics in general surgery: personal experience in a large community hospital. Arch Surg. 2003;138:777–84.
LeBlanc KA, Booth WV. Laparoscopic repair of incisional abdominal hernias using expanded polytetrafluoroethylene: preliminary findings. Surg Laparosc Endosc. 1993;3:39–41.
Schluender S, Conrad J, Divino CM, et al. Robot-assisted laparoscopic repair of ventral hernia with intracorporeal suturing. Surg Endosc. 2003;17:1391–5.
Tayar C, Karoui M, Cherqui D, et al. Robot-assisted laparoscopic mesh repair of incisional hernias with exclusive intracorporeal suturing: a pilot study. Surg Endosc. 2007;21:1786–9.
LeBlanc KA. The critical technical aspects of laparoscopic repair of ventral and incisional hernias. Am Surg. 2001;67:809–12.
Sorensen LT, Hemmingsen UB, Kirkeby LT, et al. Smoking is a risk factor for incisional hernia. Arch Surg. 2005;140:119–23.

Sauerland S, Walgenbach M, Habermalz B et al. Laparoscopic versus open surgical techniques for ventral or incisional hernia repair. Cochrane Database Syst Rev. 2011; (3):CD007781.

Forbes SS, Eskicioglu C, McLeod RS, et al. Meta-analysis of randomized controlled trials comparing open and laparoscopic ventral and incisional hernia repair with mesh. Br J Surg. 2009;96:851–8.

Sajid MS, Bokhari SA, Mallick AS, et al. Laparoscopic versus open repair of incisional/ventral hernia: a meta-analysis. Am J Surg. 2009;197:64–72.

Beldi G, Wagner M, Bruegger LE, et al. Mesh shrinkage and pain in laparoscopic ventral hernia repair: a randomized clinical trial comparing suture versus tack mesh fixation. Surg Endosc. 2011;25:749–55.

Allison N, Tieu K, Snyder B, Pigazzi A, Wilson E. Technical feasibility of a robotic assisted ventral hernia repair. World J Surg. 2012;36(2):447–52.

Bower CE, Reade CC, Kirby LW, Roth JS. Complications of laparoscopic incisional-ventral hernia repair: the experience of a single institution. Surg Endosc. 2004;18:672–5.

Cadiere GB, Himpens J, Germay O, Izizaw R, Degueldre M, Vandromme J, Capelluto E, Bruyns J. Feasibility of robotic laparoscopic surgery: 146 cases. World J Surg. 2001;25:1467–77.

Corcione F, Esposito C, Cuccurullo D, Settembre A, Miranda N, Amato F, Pirozzi F, Caiazzo P. Advantages and limits of robot-assisted laparoscopic surgery: preliminary experience. Surg Endosc. 2005;19:117–9.

Earle D, Seymour N, Fellinger E, Perez A. Laparoscopic versus open incisional hernia repair: a single-institution analysis of hospital resource utilization for 884 consecutive cases. Surg Endosc. 2006;20:71–5.

Heniford BT, Park A, Ramshaw BJ, Voeller G. Laparoscopic ventral and incisional hernia repair in 407 patients. J Am Coll Surg. 2000;190:645–50.

LeBlanc KA. Current considerations in laparoscopic incisional and ventral herniorrhaphy. JSLS. 2000;4:131–9.

LeBlanc KA. The critical technical aspects of laparoscopic repair of ventral and incisional hernias. Am Surg. 2001;67:809–12.

McKinlay RD, Park A. Laparoscopic ventral incisional hernia repair: a more effective alternative to conventional repair of recurrent incisional hernia. J Gastrointest Surg. 2004;8:670–4.

Park A, Birch DW, Lovrics P. Laparoscopic and open incisional hernia repair: a comparison study. Surgery. 1998;124:816–22.

Perrone JM, Soper NJ, Eagon JC, Klingensmith ME, Aft RL, Frisella MM, et al. Perioperative outcomes and complications of laparoscopic ventral hernia repair. Surgery. 2005;138:708–15.

Robbins SB, Pofahl WE, Gonzalez RP. Laparoscopic ventral hernia repair reduces wound complications. Am Surg. 2001;67:896–900.

Rudmik LR, Schieman C, Dixon E, Debru E. Laparoscopic incisional hernia repair: a review of the literature. Hernia. 2006;10:110–9.

Talamini MA, Chapman S, Horgan S, Melvin WS. A prospective analysis of 211 robotic-assisted surgical procedures. Surg Endosc. 2003;17:1521–4.

Tani KM, Neumayer L, Reda D, Kim L, Anthony T. Repair of ventral incisional hernia: the design of a randomized trial to compare open and laparoscopic surgical techniques. Am J Surg. 2004;188:22S–9.

Van't RM, Vrijland WW, Lange JF, Hop WC, Jeekel J, Bonjer HJ. Mesh repair of incisional hernia: comparison of laparoscopic and open repair. Eur J Surg. 2002;168:684–9.

Bageacu S, Blanc P, Breton C, Gonzales M, Porcheron J, Chamber M, Balique JG. Laparoscopic repair of incisional hernia: a retrospective review of 159 patients. Surg Endosc. 2002;16:345–8.

Bucknall TE, Cox PJ, Ellis H. Burst abdominal and incisional hernia: a prospective study of 1129 major laparotomies. Br Med J. 1982;284:931–3.

Carbajo MA, de Olmo JC M, Blanco JI, de la Cuesta C, Toledano M, Martin F, et al. Laparoscopic treatment vs open surgery in the solution of major incisional and abdominal wall hernias with mesh. Surg Endosc. 1999;13:250–2.

Franklin ME, Dorman JP, Glass JL, Balli JE, Gonzalez JJ. Laparoscopic ventral and incisional hernia repair. Surg Laparosc Endosc. 1998;8:294–9.

Heniford BT, Ramshaw BJ. Laparoscopic ventral hernia repair: a report of 100 consecutive cases. Surg Endosc. 2000;14:419–23.

Hesselink VJ, Luijendijk RW, Heide R, Jeekel J. An evaluation of risk factors in incisional hernia recurrence. Surg Gynecol Obstet. 1993;176:228–34.

Holzman MD, Purut CM, Reintgen K, Eubanks S, Pappas TN. Laparoscopic ventral and incisional hernia repair. Surg Endosc. 1997;11:32–5.

Kyzer S, Alis M, Aloni Y, Charuzi I. Laparoscopic repair of postoperation ventral hernia. Surg Endosc. 1999;13:928–31.

LeBlanc KA, Booth WV, Whitaker JM, Bellanger DE. Laparoscopic incisional and ventral herniorrhaphy: our initial 100 patients. Hernia. 2001;5:41–5.

Luxembourger O, Regairaz C. La cure des hernies et eventrations ombilicales et sous-ombilicales sous celioscopie: a propos de 22 cas. Lyon Chir. 1997;2:130–1.

Ramshaw BJ, Esartic P, Schwab J, Mason EM, Wilson RA, Duncan TD, Miller J, Lucas GW, Promes J. Comparison of laparoscopic and open ventral herniorrhaphy. Am Surg. 1999;65:827–31.

Renier JF, Bokobza B, Leturgie C, Merveille M, Selamm M, Sfihi A. Cure des eventrations soud laparoscopie par plaque intraperitoneal d'ePTFE: technique et resultants, apropos de 135 cases. J Coeliochir. 1999;32:63–7.

Sanders LM, Flint LM, Ferrara JJ. Initial experience with laparoscopic repair of incisional hernias. Am J Surg. 1999;177:227–31.

Thoman DS, Phillips EH. Current status of laparoscopic ventral hernia repair. Surg Endosc. 2002;16(932–942):1395.

第 27 章

腹腔镜疝修补术基于证据的最佳固定方式:缝合,钉合和医用胶

H. Reza Zahiri, Igor Belyansky

引言

在腹壁疝和腹股沟疝修补术中的补片固定是一个关键步骤,应该旨在将补片固定在适当位置,并防止疝复发,同时促进补片快速向内生长和减少相关的疼痛,并减少粘连和补片的皱缩[1]。在这一重要步骤中,应该额外考虑血清肿、感染和瘘的预防。正确选择合适的补片和固定装置有助于实现这些目标。例如,大孔网的补片如果使用较小的固定装置,将不可避免地导致补片与固定装置接触面不足,影响补片固定的牢固性。

目前,17 种不同的装置可用于补片的固定,其可分为四类:不可吸收的钉、可吸收的钉、缝合线和医用胶[1]。市场上还有各种补片产品可用,包括两种具有自黏性的补片产品。本章的重点是补片固定方式的选择,补片类型不在本章的讨论范围。

固定产品

不可吸收钉枪

在这一类中有三种产品,因其固定补片时的牢固性和简易性,而在疝修补术中最为常见[1]。Pro-Tack™(Covidien Corp., Mansfield, MA)最受欢迎,为直径 5mm、长度 3.8mm 的螺旋形钛钉。EndoAnchor™(Ethicon Endosurgery, Inc., Cincinnati, OH)使用长度 5.9mm 的双臂镍钛钉。最后,PermaFix™(Bard Davol, Warwick, RI)为聚合物共混物制成的中空芯钉,具有 6.8mm 的穿透深度。

从目前的证据来看,不论是不可吸收的,还是可吸收的钉枪,如果只是用作固定,建议以双排或"双冠"方式应用(外排距离补片边缘 0.5cm,内排围绕筋膜缺损)[2]。钉枪之间的间距不应超过 1~2cm。图 27.1 说明了具有两排固定的"双冠"技术。

可吸收钉枪

该类别下有六种产品[1]。Securestrap™(Ethicon EndoSurgery, Inc., Cincinnati, OH)设计为长 6.7mm 的双头固定夹带。其吸收时间为 12 个月。AbsorbaTack™(Covidien Corp., Mansfield, MA)设计为 4mm 穿透深度、6~12 个月吸收的螺钉。Sorbafix™(Bard Davol, Warwick, RI)的设计为中空芯和钝边钉,以期加强组织整合,其使用后深度可达 6.8mm,1 年后吸收。I-Clip™(Covidien Corp, Mansfield, MA)长度为 7.5mm,并且在 1 年内完成吸收。PermaSorb™(Bard Davol, Warwick, RI)利用针型引导,以便于补片和组织长入,可达深度为 5mm,吸收时间为 16 个月。最后,iMesh Tacker™(Easy-Lap, Wrentham, MA)使用分节的尖端来递送深达 6.3mm 的螺旋钉,吸收时间未知。

医用胶

组织密封胶可用作补片产品的无损伤固定剂[1]。该类别可以进一步分为合成胶、生物胶和基因工程

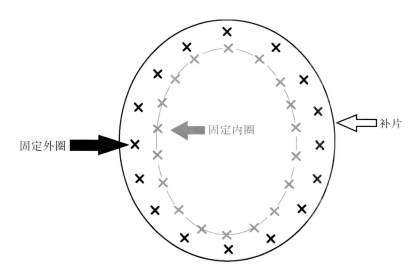

图27.1　以双排钉固定补片的"双冠技术"，图示外层和内层。

的聚合蛋白胶。在合成胶的子类别下，氰基丙烯酸酯，商品名为 Histoacryl™（B.Braun Melsungen AG，Melsungen，Germany）和 Glubran Ⅱ™（GEM，Viareggio，Italy），遇水后在 60 秒内与邻近表面发生聚合反应。最后，硬化的胶水将经历水解和降解，并允许组织向内生长。因此，当能满足充分固定补片的情况下，建议在目标区域有限地使用，以防止延迟组织整合。在生物胶的子类别下，纤维蛋白胶的商品名是 EVICEL ®（Ethicon EndoSurgery，Inc.，Cincinnati，OH），Tisseel™，Tissucol™ 和 Artiss™（Baxter，Deerfield，IL），它包含封闭蛋白溶液和凝血酶溶液。它们在固定时混合模拟终末凝血反应并产生聚合的纤维蛋白。应用于补片时，它可以作为固定剂，整个反应完成需要 3 分钟。另一种产品 Bioglue™（CryoLife Inc.，Kennesaw，GA）将牛血清白蛋白和戊二醛结合，在其分解前 12 个月可提供稳定的黏附。最后，基因工程的聚合蛋白胶，因为成本的原因，主要在实验室中应用，仍不断努力以期在不久的将来中应用于临床。

表 27.1 是各种固定装置及其性质的总结。

缝合

可吸收线和不可吸收线均可用于补片的固定[1]。

一般来说，在降低腹腔内压力（从 12mmHg 降至 8mmHg）后，可应用穿筋膜缝合技术，连同腹壁的肌腱膜层一起缝合。缝合钩针器通常用于引导缝线穿过腹壁。不同的外科医生，在缝线的选择、数量和位置上千差万别，没有一种存在有利证据支持的技术。

当前证据

腹腔镜腹壁疝/切口疝修补术

目前，大多数外科医生使用缝线和钉枪的组合将补片固定到腹壁[3]。腹腔镜手术后疝复发的发生率在文献中报道为 0%~17.6%[4-9]。固定后术后短期疼痛（<4 周）的发生率可能为 2.5%~35%[10-13]。不同的固定方式后，术后慢性疼痛（>4 周）的发生率为 0.7%~20%[10,12,14-24]。

多项随机前瞻性研究已经进行，以确定在腹腔镜腹壁疝或切口疝修补术中补片固定的理想方法。2013 年进行了 WoW 试验（使用或不使用缝线），在该随机前瞻性临床试验中，共入组 76 例患者，对"双冠"钉枪固定技术和联合缝线与钉枪固定技术进行了研究[25]。在该试验中，随访 24 个月后的疝复发率为 7.9%，两组之间没有统计学显著性差异。此

表 27.1 固定产品对照表

产品名称	产品图示	生产厂家	产品类型	产品材料	穿透深度(mm)
ProTack™	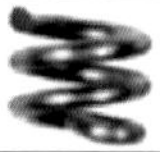	Covidien(Mansfield, MA)	不可吸收	钛	3.8
EndoAnchor™	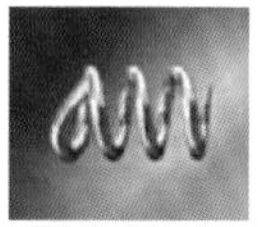	Ethicon(Cincinnati, OH)	不可吸收	镍	5.9
PermaFix™	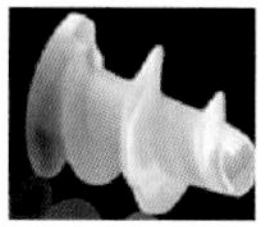	Bard Davol(Warwick, RI)	不可吸收	聚合物共混物	6.8
Securestrap™	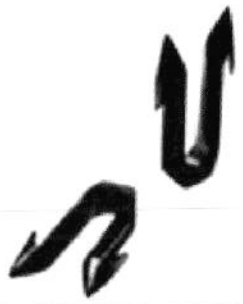	Ethicon(Cincinnati, OH)	可吸收	聚二氧环己酮/L-丙交酯乙交酯	6.7
AbsorbaTack™	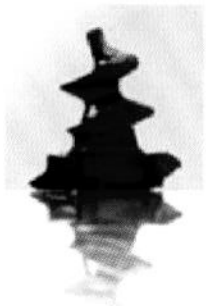	Covidien(Mansfield, MA)	可吸收	聚乳酸乙醇酸共聚物	4
SorbaFix™	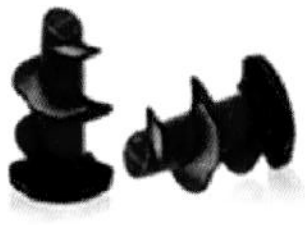	Bard Davol(Warwick, RI)	可吸收	聚D,L-丙交酯	6.8
I-Clip™	无	Covidien(Mansfield, MA)	可吸收	聚D,L-丙交酯	7.5
iMesh™	无	Easy-Lap(Wrentham, MA)	可吸收	聚乳酸乙醇酸共聚物	6.3

表27.1（续表）

产品名称	产品图示	生产厂家	产品类型	产品材料	穿透深度（mm）
Hisoacryl™	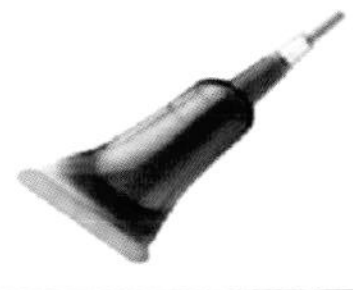	B. Braun Melsungen AG（Melsungen，Germany）	胶黏剂	氰基丙烯酸盐	N/A
Glubran Ⅱ™	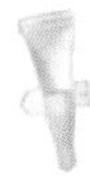	GEM（Viareggio，Italy）	胶黏剂	氰基丙烯酸盐	5.9
Evicel™	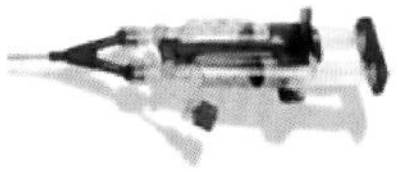	Ethicon（Cincinnati，OH）	胶黏剂	纤维蛋白黏合剂:封闭蛋白和凝血酶	N/A
Tissel™/Tissucol™/Artiss™	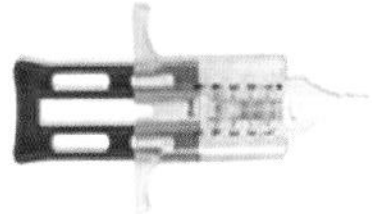	Baxter（Deerfield，IL）	胶黏剂	纤维蛋白黏合剂:封闭蛋白和凝血酶	N/A
Bioglue™	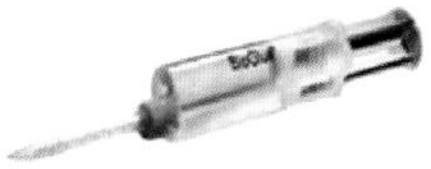	CryoLife（Kennesaw，GA）	胶黏剂	牛血清蛋白与戊二醛	N/A

来源：Harslof SS, Wara P and Friis-Andersin H. Fixation Devices in Laparoscopic Ventral Hernia Repair: A Review. Surg Technol Int. 2014, Mar;24:203-13

外,使用经验证的视觉模拟量表(VAS)[26,27]对于疝修补术后的疼痛进行分析,比较术后4小时,1个月和3个月静息状态和咳嗽状态下的疼痛。与单独的钉枪固定相比,使用缝合的患者在术后4小时和3个月疼痛更明显。在另一项随机前瞻性研究中,Eriksen和其同事随访了34例患者(术后12个月),将腹腔镜腹壁疝/脐疝修补术中用纤维蛋白胶与钛钉枪固定进行比较[12]。虽然研究并非那么充分有力,但作者观察到总的疝复发率高达17%,纤维蛋白胶组的复发趋势更高。Bansal等在两个随机前瞻性研究中将缝合与钉合固定相比较[29,30]。他们发现,在32.2个月的随访中,两组间的复发率没有差异。疼痛在术后3个月内钉合组更明显,但在32个月随访时组间没有差异。Beldi等在2011年的一项随机临床试验中,分析了使用不可吸收线的缝合与钉合的情况,随访6个月,36例患者疝缺损达8cm[31]。他们发现两组之间的复发率没有差异。6周时缝线组的疼痛较高,但在6个月时没有显著的差异。最后,Wassenaar等以随机方式前瞻性比较了三组患者(可吸收缝线加钉合,单独钉合和不可吸收缝线加钉合)[32]。他们发现三组之间的术后疼痛和并发症没有差别。

在分析各种补片固定方法的研究中,最新的一项荟萃分析纳入了25项回顾性和前瞻性试验,比较了三种固定方法:钉合和缝合,单独钉合,不可吸收缝线单独缝合。疝总复发率为2.7%[95% CI(1.9%~3.4%)],并且比较组之间复发率无统计学差异[33]。此外,虽然早期(<4周)术后疼痛和长期(>1个月)疼痛均随任何类型的侵入性补片固定的使用而增加,缝合比钉合带来更多的疼痛。在2013年的一项回顾性研究中,38例患者使用不可吸收钛钉和可吸收钉枪进行补片固定[34]。在30天时没有发现复发率或疼痛的差异,平均随访10.7~14.6个月后,每组中均有一例疝复发。在文献回顾中,Turner和Brill确定,单独的缝合固定在复发或远期疼痛方面,较钉合固定没有优势,而穿过腹壁使用缝线,使感染率升高[35]。

虽然一些研究发现穿筋膜的缝合增加了感染[2,35],减少了补片的皱缩[31],但在血清肿形成[30,36]、固定强度[37-49]和粘连形成方面没有一致性的差异[37,38,42,50-54]。

腹腔镜腹股沟疝修补术

从20世纪90年代开始,经腹腹膜前(TAPP)或完全腹膜外(TEP)腹腔镜技术已被用于腹股沟疝修补[55]。尽管与开放方法相比,患者从减少的疼痛和更快的恢复中获益,但是在腹腔镜腹股沟疝修补术后,22.5%的患者仍出现慢性疼痛[56]。疼痛可以是继发于神经损伤的神经源性疼痛,或者来自骨膜损伤的非神经源性疼痛,二者均由固定装置引起。因此,在腹股沟疝修补术中应努力减少补片的侵袭性固定。

已有几项随机前瞻性研究分析了腹腔镜腹股沟疝修补补片的固定方法。Melissa等在TEP修补术中将纤维蛋白胶与钉合固定相比较[57]。他们研究了术后急性和慢性疼痛、复发率。血清肿形成、镇痛药物需求、生活质量和成本。他们发现,纤维蛋白胶在术后第1天疼痛较轻,住院费用较低,但其他结果在6个月的随访中与钉合固定相仿。2012年的另一项研究在1年的随访中观察比较了TAPP修补中的纤维蛋白胶与钉合补片固定的关系[58]。这项研究发现,研究组之间疼痛、生活质量和复发没有差异。在2007年的一项研究中,Lovisetto等在197例患者中比较了纤维蛋白胶与固定钉钉合在TAPP修补术中的情况,发现纤维蛋白胶组在1个月后的疼痛显著减轻,恢复更快、生活质量更好,在12个月的随访后复发率没有差异[59]。在2005年的一项研究中,93例患者补片固定被随机分配到纤维蛋白胶组或钉合固定组[60]。主要研究终点是疼痛、镇痛药物需求和血清肿形成。次要终点包括住院时间、恢复时间、复发和慢性疼痛。这项研究发现,与钉合组相比,纤维蛋白胶组在术后使用更少的镇痛药,但血清肿的形成显著较高(17.4% vs 5.3%,$P=0.009$)。两组间其他研究指标无统计学差异。

2011年,Belyansky等报道了2086例接受腹股沟疝修补术的患者的生活质量结果。这项研究表明,固定钉使用超过10个、复发疝修补和双侧疝修补是术后疼痛的重要预测因素。使用钉的数量显著不同,其中18.1%的TAPP和2.3%的TEP病例中,外科医生使用超过 10 个钉（P=0.005）。疝的复发率相当，所使用的钉的数量或类型并不影响复发率[61]。

在 2012 年的荟萃分析研究中，包 662 个 TEP 修补术，比较使用纤维蛋白胶与平头钉/螺旋钉的情况[55]。这项研究发现，与纤维蛋白胶相比，平头钉/螺旋钉组术后 3 个月疼痛明显更高，而手术时间、血清肿发生、住院时间和恢复时间两组无差异。

作者实践和建议

在腹腔镜腹壁疝/切口疝修补术后，患者的术后疼痛与所使用的侵入性固定材料（钉或缝合线）的数量成正比，这对其恢复有影响。目前在我们的实践中，较小的缺损（最大直径<4cm）通过使用穿筋膜缝合技术来一期关闭缺损，然后通过腹腔镜方法用补片加强。在这种情况下，补片只用钉合固定即可。

对于大的腹部缺损（最大直径 5~10cm），我们的目标是使用修补材料至少覆盖缺损超出 4~5cm。注意尽可能地使用穿筋膜缝合技术来关闭缺损。在补片放置期间，笔者会在补片的 12 点、3 点、6 点和 9 点位置上使用悬吊穿筋膜缝合固定。在定位之后，以双冠固定的方式使用钉枪将补片的周边固定到前腹壁。钉合的钉距为 1cm。应当注意，随着近来各种腹腔镜下辅助补片放置的装置出现，悬吊缝合定位补片的方式可能很快将不再需要了。

对于直径大于 10cm 的缺损的情况，笔者使用穿筋膜缝合来预防潜在补片移位的可能。较老的重量型补片材料，补片有皱缩的风险，额外的缝合固定可以在预防补片移位中起重要的作用。对于较新的轻质材料，我们观察到在修补较大缺损之后存在更高的补片膨出率。因此，在我们的实践中，我们尝试腹腔镜与开放方法用于所有较大缺损的一期闭合。此外，虽然目前没有一级证据支持这一概念，大缺损的一期关闭可以改善腹壁功能。当处理切口疝/腹壁疝缺损时，笔者未使用黏合胶来固定补片，因为在这种情况下观察到存在较高的疝复发趋势。

当进行腹腔镜腹股沟疝修补时，笔者通常用钉合固定补片，确保至少两个固定点，以防止在术后早期补片的旋转或移位。注意不要在危险三角和（或）疼痛三角钉合固定，以避免损伤髂血管和感觉神经结构。在这种情况下可使用黏合胶作为替代，而不会无意中增加腹股沟疝的复发率。

结论

总的来说，目前的文献在腹腔镜疝修补术中并不一致支持任何特定的固定技术。即使是良好的随机前瞻性研究，也存在长期随访数据不足的问题。因此，关于最佳固定技术的任何确定的结论是不可能的。虽然有一些迹象表明缝合能额外增加补片固定的稳定性，但它们也可能与更多的急性和慢性疼痛相关。与缝线相比，螺旋钉和平头钉可以减少疼痛，但是可能不能防止补片的皱缩和移位，并且比胶固定更具有侵袭性。胶固定与其他固定方法相比，尚未明确显示出劣势，只是在数据显示复发率有增高的趋势。

致谢：感谢 Ivan George 先生和 Paxton Paganelli 先生所做的图表准备工作。

（杨春　译）

参考文献

1. Harslof SS, Wara P, Friis-Andersen H. Fixation devices in laparoscopic ventral hernia repair: a review. Surg Technol Int. 2014;24:203–13.
2. Morales-Conde S, Cadet H, Cano A, et al. Laparoscopic ventral hernia repair without sutures-double crown technique: our experience after 140 cases with a mean follow-up of 40 months. Int Surg. 2005;90:S56–62.
3. Heniford BT, Park A, Ramshaw BJ, et al. Laparoscopic repair of ventral hernias: nine Years' experience with 850 consecutive hernias. Ann Surg. 2003;238:391–400.
4. Garcea G, Ngu W, Neal CP, et al. Results from a consecutive series of laparoscopic incisional and ventral hernia repair. Surg Laparosc Endosc Percutan Tech. 2012;21:173–80.
5. Itani KM, Hur K, Kim LT, et al. Veterans affairs ventral incisional hernia investigators. Comparison of laparoscopic and open repair with mesh for the treatment of ventral incisional hernia: a randomized trial. Arch Surg. 2010;145:322–8.

6. Lahon M, Simoens C, Thill V, et al. A retrospective study of 74 laparoscopic repair of incisional hernias. Acta Chir Belg. 2009;109:595–601.

7. Carbajo MA, del Olmo JCM, Blanco JI, et al. Laparoscopic treatment versus open surgery in the solution of major incisional and abdominal wall hernias with mesh. Surg Endosc. 1999;13:250–2.

8. Barbaros U, Asoglu O, Seven R, et al. The comparison of laparoscopic and open ventral hernia repairs: a prospective randomized study. Hernia. 2007;11:51–6.

9. Bencini L, Sanchez LJ, Boffi B, et al. Incisional hernia repair: retrospective comparison of laparoscopic and open techniques. Surg Endosc. 2003;17:1546–51.

10. Stickel M, Rentsch M, Clevert DA, et al. Laparoscopic mesh repair of incisional hernia: an alternative to the conventional open repair? Hernia. 2007;11:217–22.

11. Gananadha S, Samra JS, Smith GS, et al. Laparoscopic ePTFE mesh repair of incisional and ventral hernias. ANZ J Surg. 2008;78:907–13.

12. Chelala E, Thoma M, Tatete B, et al. The suturing concept for laparoscopic mesh fixation in ventral and incisional hernia repair: mid-term analysis of 400 cases. Surg Endosc. 2007;21:391–5.

13. Palanivelu C, Jani KV, Senthilnathan P, et al. Laparoscopic sutured closure with mesh reinforcement of incisional hernias. Hernia. 2007;11:223–8.

14. Carbajo MA, del Olmo JCM, Blanco JI, et al. Laparoscopic approach to incisional hernia. Surg Endosc. 2003;17:118–22.

15. Reitter DR, Paulsen JK, Debord JR, et al. Five-year experience with the "four-before" laparoscopic ventral hernia repair. Am Surg. 2000;66:465–9.

16. Parker 3rd HH, Nottingham JM, Bynoe RP, et al. Laparoscopic repair of large incisional hernias. Am Surg. 2002;68:530–4.

17. Cobb WS, Kercher KW, Matthews BD, et al. Laparoscopic ventral hernia repair: a single center experience. Hernia. 2006;10:236–42.

18. Saber AA, Elgamal MH, Rao AJ, et al. A simplified laparoscopic ventral hernia repair: the scroll technique. Surg Endosc. 2008;22:2527–31.

19. Olmi S, Brba L, Magnone S, Bertolini A, et al. Prospective clinical study of laparoscopic treatment of incisional and ventral hernia using a composite mesh: indications, complications and results. Hernia. 2006;10:243–7.

20. Baccari P, Nifosi J, Ghirardelli L, et al. Laparoscopic incisional and ventral hernia repair without sutures: a single-center experience with 200 cases. J Laparoendosc Adv Surg Tech A. 2009;19:175–9.

21. Bencini L, Sanchez LJ, Bernini M, et al. Predictors of recurrence after laparoscopic ventral hernia repair. Surg Laparosc Endosc Percutan Tech. 2009;19:128–32.

22. Moreno-Egea A, Bustos JA, Girela E, et al. Long-term results of laparoscopic repair of incisional hernias using an intraperitoneal composite mesh. Surg Endosc. 2010;24:359–65.

23. Theodoropoulou K, Lethaby D, Hill J, et al. Laparoscopic hernia repair: a two-port technique. JSLS. 2010;14:103–5.

24. Alkhoury FHS, Ippolito R. Cost and clinical outcomes of laparoscopic ventral hernia repair using intraperitoneal nonheavyweight polyprolene mesh. Surg Laparosc Endosc Percutan Tech. 2011;21:82–5.

25. Muysoms F, Vander-Mijnsbrugge G, Pletinckx P, et al. Randomized clinical trial of mesh fixation with

26. DeLoach LJ, Higgins MS, Caplan AB, et al. The visual analog scale in the immediate postoperative period: intrasubject variability and correlation with a numeric scale. Anesth Analg. 1998;86:102–6.

27. Gallagher EJ, Bijur PE, Latimer C, et al. Reliability and validity of a visual analog scale for acute abdominal pain in the ED. Am J Emerg Med. 2002;20:287–90.

28. Eriksen JR, Bisgaard T, Assaadzadeh S, et al. Fibrin sealant for mesh fixation in laparoscopic umbilical hernia repair: 1-year results of a randomized controlled double-blinded study. Hernia. 2013; 17(4):511–4.

29. Bansal VK, Misra MC, Babu D, et al. Comparison of long-term outcome and quality of life after laparoscopic repair of incisional and ventral hernias with suture fixation with and without tacks: a prospective, randomized, controlled study. Surg Endosc. 2012;26(12):3476–85.

30. Bansal VK, Misra MC, Kumar S, et al. A prospective randomized study comparing suture mesh fixation versus tacker mesh fixation for laparoscopic repair of incisional and ventral hernias. Surg Endosc. 2011;25(5):1431–8.

31. Beldi G, Wagner M, Bruegger LE, et al. Mesh shrinkage and pain in laparoscopic ventral hernia repair: a randomized clinical trial comparing suture versus tack mesh fixation. Surg Endosc. 2011;25:749–55.

32. Wassenaar E, Schoenmaeckers E, Raymakers J, et al. Mesh-fixation method and pain and quality of life after laparoscopic ventral or incisional hernia repair: a randomized trial of three fixation techniques. Surg Endosc. 2010;24:1296–302.

33. Reynvoet E, Deschepper E, Rogiers X, et al. Laparoscopic ventral hernia repair: is there Ann optimal mesh fixation technique? a systematic review. Langenbecks Arch Surg. 2014;399:55–63.

34. Cavallaro G, Campanile FC, Rizzello M, et al. Lightweight polypropylene mesh fixation in laparoscopic incisional hernia repair. Min Inv Ther. 2013;22:283–7.

35. Brill JB, Tuner PL. Long-term outcomes with transfascial sutures versus tacks in laparoscopic ventral hernia repair: a review. Am Surg. 2011;4:458–65.

36. Olmi S, Cesana G, Sagutti L, et al. Laparoscopic incisional hernia repair with fibrin glue in select patients. JSLS. 2010;14:240–5.

37. Hollinsky C, Kolbe T, Walter I, et al. Tensile strength and adhesion formation of mesh fixation systems used in laparoscopic incisional hernia repair. Surg Endosc. 2010;24:1318–24.

38. LeBlanc KA, Stout RW, Kearney MT, et al. Comparison of adhesions formation associated with pro-tack (US surgical) versus a new mesh fixation device, salute (ONUX medical). Surg Endosc. 2003;17:1409–17.

39. Melman L, Jenkins ED, Deeken CR, et al. Evaluation of acute fixation strength for mechanical tacking devices and fibrin sealant versus polypropylene suture for laparoscopic ventral hernia repair. Surg Innov. 2010;17:285–90.

40. Dilege E, Deveci U, Erbil Y, et al. N-butyl cyanoacrylate versus conventional suturing for fixation of meshes in an incisional hernia model. J Invest Surg.

"double crown" versus "sutures and tackers" in laparoscopic ventral hernia repair. Hernia. 2013; 17:603–12.

2010;23:262–6.

41. Hollinsky C, Kolbe T, Walter I, et al. Comaprison of a new self-gripping mesh with other fixation methods for laparoscopic hernia repair in a rat model. J Am Coll. 2009;208:1107–14.

42. Clarke T, Katkhouda N, Mason RJ, et al. Fibrin glue for Intraperitoneal laparoscopic mesh fixation: a comparative study in a swine model. Surg Endosc. 2011;25:737–48.

43. van't Riet M, de vos van Steenwijk PJ, Kleinrensink GJ, et al. Tensile strength of mesh fixation methods in laparoscopic incisional hernia repair. Surg Endosc. 2002;16:1713–6.

44. Petter-Puchner AH, Fortelny R, Mitter-mayr R, et al. Fibrin sealing versus stapling of hernia meshes in an onlay model in the rat. Hernia. 2005;9:322–9.

45. Jenkins ED, Melman L, Desai S, et al. Evaluation of intraperitoneal placement of absorbable and nonabsorbable barrier coated mesh secured with fibrin sealant in a New Zealand white rabbit model. Surg Endosc. 2011;25:604–12.

46. Gruber-Blum S, Petter-Puchner AH, Mika K, et al. A comparison of a bovine albumin/glutaraldehyde glue versus fibrin sealant for hernia mesh fixation in experimental onlay and IPOM repair in rats. Surg Endosc. 2010;24:3086–94.

47. Fortelny RH, Petter-Puchner AH, Walder N, et al. Cyanoacrylate tissue sealant impairs tissue integration of macroporous mesh in experimental hernia repair. Surg Endosc. 2007;21:1781–5.

48. Ladurner R, Drosse I, Burklein D, et al. Cyanoacrylate glue for intra-abdominal mesh fixation of polypropylene-polyvinylidene fluoride meshes in a rabbit model. J Surg Res. 2011;167:e157–62.

49. Losi P, Burchielli S, Spiller D, et al. Cyanoacrylate surgical glue as an alternative to suture threads for mesh fixation in hernia repair. J Surg Res. 2010;163:e53–8.

50. Reynvoet E, Berrevoet F, De Somer F, et al. Tensile strength testing for resorbable mesh fixation systems in laparoscopic ventral hernia repair. Surg Endosc. 2012;26(9):1–8.

51. Eriksen JR, Bech JI, Linnemann D, et al. Laparoscopic intraperitoneal mesh fixation with fibrin sealant (Tisseel) vs. titanium tacks: a randomised controlled experimental study in pigs. Hernia. 2008;12:483–91.

52. Zinther NB, Wara P, Friis-Andersen H. Intraperitoneal onlay mesh: an experimental study of adhesion formations in a sheep model. Hernia. 2010;14:283–9.

53. Byrd JF, Agee N, Swan RZ, et al. Evaluation of absorbable and permanent mesh fixation devices: adhesion formation and mechanical strength. Hernia. 2011;15:553–8.

54. Petter-Puchner AH, Walder N, Redl H, et al. Fibrin sealant (Tissucol) enhances tissue integration of condensed polytetrafluoroethylene meshes and reduces early adhesion formation in experimental intraabdominal peritoneal onlay mesh repair. J Surg Res. 2008;150:190–5.

55. Kaul A, Hutfless S, Le H, et al. Staple versus fibrin glue fixation in laparoscopic total extraperitoneal repair of inguinal hernia: a systematic review and meta-analysis. Surg Endosc. 2012;26:1269–78.

56. Hindmarsh AC, Cheong E, Lewis MPN, et al. Attendance at a pain clinic with severe chronic pain after open and laparoscopic inguinal hernia repairs. Br J Surg. 2003;90:1152–4.

57. Melissa CS, Yuen Bun TA, Wing CK, et al. Randomized double-blinded prospective trial of fibrin sealant spray versus mechanical stapling in laparoscopic total extraperitoneal hernioplasty. Ann Surg. 2014;259(3):432–7.

58. Fortelny RH, Petter-Puchner AH, May C, et al. The impact of atraumatic fibrin sealant vs. staple mesh fixation in TAPP hernia repair on chronic pain and quality of life: results of a randomized controlled study. Surg Endosc. 2012;26(1):249–54.

59. Lovisetto F, Zonta S, Rota E, et al. Use of human fibrin glue (Tissucol) versus staples for mesh fixation in laparoscopic transabdominal preperitoneal hernioplasty: a prospective randomized study. Ann Surg. 2007;245(2):222–31.

60. Lau H. Fibrin sealant versus mechanical stapling for mesh fixation during endoscopic extraperitoneal inguinal hernioplasty. Ann Surg. 2005;242(5):670–4.

61. Belyansky I, Tsirline VB, Klima DA, et al. Prospective, comparative study of postoperative quality of life in TEP, TAPP, and modified Lichtenstein repairs. Ann Surg. 2011;254(5):709–15.

第 28 章

脂膜切除术：优化术后效果的窍门

Karan Chopra，Devinder Singh

引言

1890 年 Demars 和 Marx 在实施巨大脐疝修补手术时协作完成首例"脂膜切除术"[3]。美国的 Kelly 医生后来在 1892 年描述了这个术式，它不仅可以用在疝修补手术中，而且可以应用于妇科手术中[4]。实施脂膜切除术(腹部皮肤脂肪切除术)可使患者从美容和功能上明显获益，改善患者术后活动，也可减少皮疹的发生。另一个重要的好处是，还可能增加腹部皮肤的血液灌注。与皮肤和肌肉组织相比，脂肪组织血供相对不丰富，所以皮下大量脂肪组织堆积就会出现微循环"窃血"现象，导致正中切口血液灌注不足影响其愈合。术中增加了腰部横切口起初看来增加了愈合难度，但其实增加了整体组织灌注，减轻了过多的重量和张力，可能减少了死腔和因而发生的血清肿。目前整形外科文献中有证据表明，患者行疝修补术同时做"脂膜切除术"很少出现严重伤口和全身并发症[5-8]。行腹壁疝修补术重建腹壁时，同时行脂膜切除术，具有明显的辅助效果，可减少术后并发症发生率。

脂膜切除术和腹壁整形术在概念上有重叠，但二者仍有重要区别。传统意义上脂膜切除术(腹部皮肤脂肪切除术）是指简单的腹部皮肤和脂肪的"梭形切除"，在关闭切口前并不进行肚脐重建和筋膜折叠术。另一方面，腹壁整形术不仅需要去除腹部的皮肤和脂肪，而且在关闭伤口前必须进行上腹部皮肤皮瓣游离、肚脐移位和筋膜折叠术。腹壁疝修补同时行脂膜切除术，为了拉拢筋膜缺损也经常需要游离皮瓣，特别是补片 Onlay 方式放置时。关于筋膜关闭，可能会引起更进一步概念混乱，在行疝修补同期脂膜切除术时需要关闭筋膜缺损，而无须实施筋膜折叠。是否保留肚脐常取决于外科医生的意愿和术中肚脐的血运。

适应证

外科医生选择为患者同时行腹壁疝修补和脂膜切除术的初衷在于减少由于腹正中切口手术区域过多的脂肪代谢异常造成的术后并发症。巨大的腹部血管翳导致的腹部功能受限是脂膜切除术的另一个适应证(表 28.1)。适应证还包括对药粉或药膏等保守治疗无效的频繁发作的皮疹和皮肤擦烂。更严重的病例甚至影响日常生活活动，如沐浴、日常活动及个人卫生。然而，脂膜切除术无法解决患者因内科病或代谢紊乱造成的伤口愈合问题；因此，必须合理选择患者并在术前将其调整至最佳状态。

禁忌证

上腹部巨大横向瘢痕（如开放胆囊切除术切口）是脂膜切除术的禁忌。经常吸烟和过度腹腔躯干性肥胖，也是施行脂膜切除术的相对禁忌证。

前次手术切口

腹部脏器手术有几种切口选择。上腹部横切口可能切断腹壁皮肤的重要血供，因此是施行脂膜切除术的相对禁忌证。腹壁切口及血管分布将在下面

表28.1 适应证/禁忌证

脂膜切除术的适应证
• 多余皮肤和皮下组织
• 存在皮疹和溃疡
• 慢性感染和擦烂
• 功能受限(瘫痪,卫生不良,大块局部淋巴水肿)
相对禁忌证
• 吸烟
• 腹腔躯干肥胖
• 影响血运的前次腹部手术瘢痕

讨论。

尼古丁

吸烟对术后各方面的影响已有大量记载。特别对于腹壁疝修补术,Finan 回顾分析了 1505 例腹壁疝修补手术后发现,吸烟是导致术后切口感染统计学上显著的预测因子[9,10]。此外,吸烟患者术后咳嗽造成的腹压急剧增加,可削弱手术修补效果,而导致疝复发和伤口裂开。虽然戒烟技术已超越本章范畴,但作者仍强调戒烟的重要性,术前和术后都必须戒烟至少四周。

腹腔内容物过多

腹腔内容物过多可使疝修补术更复杂,同时也给脂膜切除术时腹壁折叠带来问题。中线折叠造成的腹内压增高不仅可引起腹腔间室综合征,而且可使患者膈肌抬高导致肺功能恶化,特别是对那些慢性阻塞性肺疾病(COPD)患者。此外,腹腔压力增加还会减少髂总静脉的回流,增加了深静脉血栓(DVT)和肺栓塞的风险。应仔细评估有血栓病史患者,判定施行手术的安全性和是否需要放置腔静脉滤器。

术前评估

术前仔细询问病史和查体非常重要。包括患者减肥史、脂膜相关症状、前次脂膜切除术或腹壁切口以及充分了解既往疝修补手术史。体格检查时,应仔细观察腹壁并详细询问患者有关腹壁瘢痕的问题,以协助辨别会影响伤口愈合或大范围游离后会导致皮瓣坏死的切口。这些切口包括人字形切口或 Kocher 切口。患者存在脂膜下皮疹、溃疡、恶臭和擦烂,应在术前充分治疗并记录在案,因为脂膜切除术的低位切口通常经过擦烂的好发部位。腹部触诊可识别腹壁松弛的区域或术中需要修补疝缺损的部位。最后,术者应在术前阅读任何可获得的 CT 影像以评估腹壁缺损的大小。

手术方法

软组织和肌肉解剖

了解腹壁组织的层次对理解局部复杂解剖是必要的。从浅至深包括皮肤、皮下组织、Scarpa 筋膜、深筋膜、腹壁肌肉和腹膜[11]。虽然本书的相关章节已详细论述了腹壁肌肉的解剖,但此处仍做总结,其由成对的中线处腹直肌和外侧三层肌肉复合体组成,后者包括腹外斜肌、腹内斜肌和腹横肌(图28.1)。

血管解剖

1979 年,Huger 详细说明了腹部皮肤的血管分布。其后,浅表皮肤血供的理论被 Taylor 的解剖学研究所证实。在 Huger 分型中,Ⅰ区位于内侧,其血供来源于腹壁上、下动脉深支的小穿支血管。Ⅱ区包括下腹部皮肤,其血供来源于经由股总动脉系统发出的腹壁下动脉浅支、阴部外浅动脉和旋髂浅动脉。Ⅲ区指侧腹壁,血供来源于肋间动脉和肋下动脉[12](图 28.2)。这三个区域通过血管间的弓状吻合和穿支血管吻合互相联系。清楚地了解腹壁浅表皮肤血管的解剖,对于优化术后伤口愈合至关重要。

通常,切除血管翳后有助于关闭切口或增加疝修补时的暴露,游离上腹部皮肤,从而形成类似"腹壁整形术"的皮瓣。游离上腹部皮瓣时Ⅰ区血供被切断。做低位腰部横行切口时会切断股动脉系统血供(Ⅱ区)。切断Ⅰ区血管穿支和Ⅱ区血供的结局就

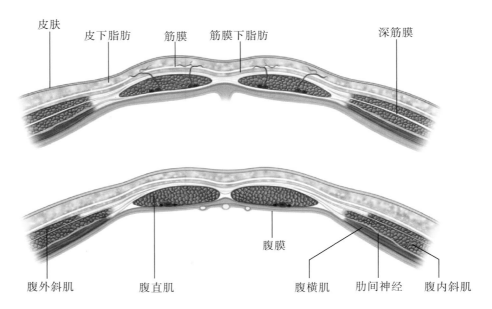

皮肤　　皮下脂肪　　筋膜　　筋膜下脂肪　　　　　深筋膜

腹膜

腹外斜肌　　　　腹直肌　　　　腹横肌　　肋间神经　　腹内斜肌

图28.1　腹壁。成对的中线处腹直肌和外侧肌肉复合体，后者包括腹外斜肌、腹内斜肌和腹横肌。

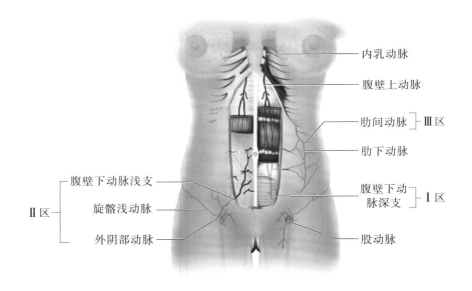

内乳动脉

腹壁上动脉

肋间动脉　┐Ⅲ区

肋下动脉

腹壁下动脉深支　┐Ⅰ区

股动脉

Ⅱ区　腹壁下动脉浅支

旋髂浅动脉

外阴部动脉

图28.2　Huger腹壁皮肤血供分类图。Ⅰ区为内侧，其血供来源于腹壁上、下动脉深支的小穿支血管。Ⅱ区包括下腹部皮肤，其血供来源于腹壁下动脉浅支、阴部外浅动脉和旋髂浅动脉的股总动脉系统。Ⅲ区为侧腹壁，血供来源于肋间动脉和肋下动脉。

是上方皮瓣血供只能依靠侧方血管供应（Ⅲ区）。因此，如Ⅲ区血管已被前次手术（如开放胆囊切除手术）瘢痕打断，那么瘢痕下内侧的腹壁皮肤就有坏死风险。暴露疝缺损时尽量减少侧方的分离，对保护剩余的侧方血供至关重要。

患者标识

标识以剑突至耻骨联合的中线为对称轴。做下方切口标识时，先将多余皮肤向上牵拉，从一侧髂前上棘连至到另一侧，在中间部位形成一个底边

10cm，高 3cm 的三角形皮褶（图 28.3）。当患者处于立位前屈体位时，评估多余的腹部软组织，然后再次从一侧髂前上棘到另一侧标记上方切口边界，并且在术中手术台上重新评估该标记。

我们曾报道过，严重肥胖患者行乳房缩小术通过使用类似的一个扩大的皮肤三角，来降低切口并发症[14]。我们也认为在脂膜切除术关闭切口时，使用皮肤三角降低张力也可同样获益。在脂膜切除术患者下方皮瓣处做一个扩大的三角形切口，这样有助于在关闭切口时减少不可避免的张力，否则会导致皮肤局部明显缺血，造成皮肤和脂肪坏死或伤口裂开。

脂膜切除术

手术开始后首先要识别术前标识。然后，沿预设计的椭圆形切口的上缘切开，小心避免损伤上方皮瓣。然后切开椭圆形切口的下方切口至腹直肌筋膜层。我们偏好将腹股沟区 Scarpal 筋膜的脂肪保留，以避免腹股沟淋巴管损伤，减少可能出现的血清肿[15,16]。脐周的分离应直达腹直肌筋膜层，以确保脐部有足够脂肪保留来保护其血供。肚脐的处理细节将在下面部分讨论。

尽管经典的脂膜切除术描述包括楔形切除皮肤脂肪组织而不做皮瓣分离，但同时行脂膜切除和腹壁重建时，游离皮瓣就具备优势。因此，我们支持恰当的游离皮瓣能更好地暴露疝缺损并有助于补片放置。例如，将补片置于肌肉后方，游离皮瓣后就无须经皮穿刺固定补片。反之，如补片置于肌肉前方，为了放置补片或者行前组织分离就必须做皮瓣游离。如脂膜切除术时做上腹部皮瓣游离，我们强调两侧游离不要过度。向外侧皮下过度游离皮瓣增加了切断 Huger Ⅲ 区血供的风险，这是整个脂膜切除术皮瓣的唯一血供，这反过来可以明显增加皮瓣坏死和伤口不愈合的风险。这个简单的改进有助于降低皮瓣血流灌注不足的可能性。其效果可在术中通过灌注分析技术看到，如用吲哚菁绿（ICG）激光成像技术（LA）定量评估腹部皮瓣的缺血区域。

将脂膜切除术标本移除后，根据缺损的大小和类型选择合适的技术关闭筋膜缺损。如果选择组织分离技术，那么脂膜切除术常有优势来获得更完美的暴露来松解腹外斜肌。

使用进行性张力 PTS 缝线关闭上方皮瓣有两个功能：①像连续褥式缝合一样去除死腔；②推进筋膜皮瓣可降低腰部伤口关闭时的张力。PTS 缝合在皮瓣的 Scarpa 筋膜和腹壁筋膜之间（图 28.4 和视频 28.1）。这个技术有助于切口关闭、消除死腔和减少血清肿形成[17]。这时，通过是否有皮肤出血或辅助使用 ICG 激光成像技术来临床评估脐部活力。根据我们的经验，我们更倾向于切除肚脐。但保留肚脐时我们首选"倒 Pac-man 技术"来行脐成形术（图 28.5）。

我们首选的脐成形术

脐成形术的技术依赖于术者，但我们认为"倒

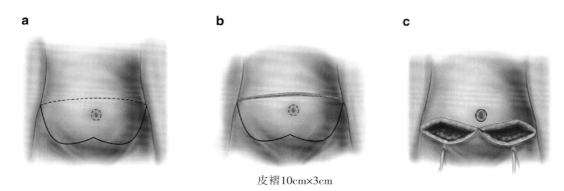

皮褶10cm×3cm

图28.3 在脂膜切除术患者下方皮瓣处做一个夸张的三角形切口，这样有助于在关闭切口时减少不可避免的张力，否则会导致皮肤局部明显缺血，造成皮肤和脂肪坏死或伤口裂开。

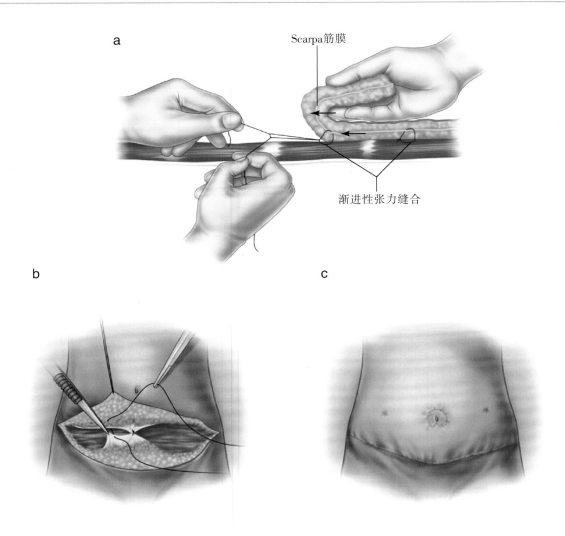

图28.4 使用PTS缝线关闭上方皮瓣有两个功能：①像绗缝一样去除死腔；②推进筋膜皮瓣可降低腰部伤口关闭时的张力。PTS缝合在皮瓣的Scarpa筋膜和腹壁筋膜之间。

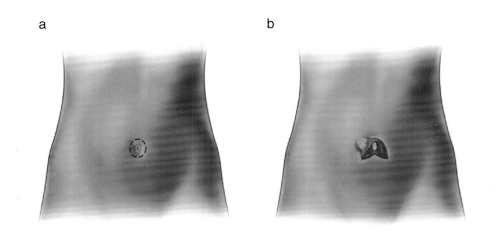

图28.5 脐成形术依赖医生技术，但我们认为"倒Pac-man"技术简单易学，且术后外观完美。下方的小三角形皮肤切口可减少瘢痕挛缩，类似于Z形成形术。

Pac-man"技术简单易学,且术后外观完美。下方的小三角皮褶可减少瘢痕挛缩,类似于 Z 形成形术。具体操作见相关视频。

关闭腹部切口

在关闭切口前,在切口外侧放置闭式引流。常规放置闭式引流,因为在不同解剖层面分离有血清肿风险。我们的经验是保留引流至少一周,根据引流量拔除引流（连续三天均少于 30mL/天）。从 Scarpa 筋膜开始多层关闭腹壁切口,Scarpa 筋膜可提供关闭的强度,降低张力,减少术后急性切口裂开并改善瘢痕形成。

优化术后效果的方法

尽管在腹部另做一个巨大的横切口以促进切口愈合似乎匪夷所思,然而切除了缺乏血供的脂肪组织可增加皮瓣处灌注,从而促进愈合。肥胖患者术后并发症发生率常常很高,例如血清肿、手术部位感染、皮肤脂肪坏死、切口裂开以及疝复发[18]。即使是经验丰富的外科医生,处理这些并发症也非常棘手。要达到最佳治疗效果有赖于技术,例如适当选择 PTS 线缝合、闭式引流和 DART 技术。下文中,我们将讨论能优化术后效果的另两种辅助方法。

吲哚菁绿:激光成像

关闭切口前,需要切除低灌注的组织,最大限度地使关闭切口所用的组织血供良好。然而,临床标准(颜色、温度、皮肤出血、毛细血管苍白和再灌注)可能会误导或低估真实的缺血程度。对于高危患者,作者给患者静脉注射吲哚菁绿染料后选择使用激光辅助的近红外成像 (SPY Intraoperative Imaging Systems; Novadaq Technologies, Inc., Mississauga, Ontario, Canada)。ICG 血管造影通过低能量的激光来探测血浆蛋白结合的 ICG 分子后发出的荧光为术者提供实时的软组织灌注情况[19]。已经有几个动物实验和临床研究论证了软组织灌注与组织坏死的关系[20,21]。具体到疝修补术而言,我

们之前已经发表了关于利用 ICG 血管造影可降低组织分离技术治疗复杂腹壁疝术后伤口并发症发生率的文章[19]。

负压伤口治疗

另一种能优化术后效果的重要辅助技术是使用闭合切口负压疗法 (ci-NPT)。负压伤口治疗 (NPWT)用于闭合切口促进一期愈合是相对较新的方法,而 NPWT 传统使用于帮助开放伤口的二期愈合。高危切口使用闭合切口负压疗法获益已在跨多学科中有据可查,包括用于心脏外科、结直肠外科、疝外科、骨外科以及血管外科[20]。其优点为从整体上降低手术部位感染和切口裂开可能性。提出的机制可能是增加血流量[22,23]、减轻水肿[24]和对切口的夹板效应[25,26]。其中夹板效应可能最重要,因为负压可降低高危切口的张力。使用 ci-NPT 的临床经验证实,可明显降低腹壁重建后切口并发症和皮肤裂开的总发生率[18]。我们的经验是,对于巨大且复杂的腹壁疝,我们常规使用 ci-NPT 技术。

术后护理

因为关闭游离皮瓣有缺血和张力增大的风险,所以我们通常在术后第七天才开始使用腹带。术后第七天去除 ci-NPT 敷料且切口完整时,我们开始使用比较松弛的腹带。两个星期后,由于拔除负压引流,尤其是拔除最后一个引流后,我们建议逐渐系紧腹带。此时使用腹带可提供外部压力将皮瓣压向筋膜来预防血清肿形成。我们认为腹带一般可帮助患者咯痰,虽然患者术后早期未使用腹带,但根据我们的经验,患者均恢复极好。

术后早期护理包括 DVT 预防,可使用弹力袜、早期少量活动或化学药物预防。术前 30~60 分钟,我们常规使用预防性抗生素,然后根据药理学半衰期来追加使用。不应单纯因为引流管还没有拔除就继续常规使用抗生素。相反,我们使用洗必泰浸润的敷料置于引流管周围,相信这样足以预防引流管相关感染。

并发症处理

尽管小心慎重且有计划地使用上面提及的各种技术来预防伤口并发症，比如保护侧方（Ⅲ区）血供、放置闭式引流消除死腔、术中利用 ICG-LA 评估皮瓣血运，以及使用 NPWT 技术保护切口，但并发症依旧发生。

伤口裂开和皮瓣坏死

内侧部分的切口最容易缺血，因为在关闭切口时此处张力最高，且离保留的外侧Ⅲ区血供最远。尽管关闭切口时仔细地重新分配张力、使用三角皮褶技术、PTS 线、切口 NPWT 技术均可降低皮瓣坏死可能性，但其依旧发生且需要足够的措施处理。皮肤伤口裂开最初可用湿/干纱布换药或 NPWT 进行处理。如伤口底部存在暴露的生物基质，那么早期使用湿敷料干预就非常重要，以避免伤口干燥。其他一些伤口裂开可能需要手术彻底清除伤口边缘的坏死组织，并且重新缝合。如出现蜂窝织炎或明显化脓感染，那么就须入院治疗并选择合理的抗生素静脉注射。全层皮瓣坏死威胁到生物补片时，建议尽早手术彻底清创以达到临床上认为的健康切缘，或可同时使用吲哚菁绿激光血管造影技术。此时也可能需要取出补片并放置开放 NPWT。

血清肿

可连续无菌抽吸或经皮放置引流来治疗血清肿，如这些方法无效，就需要再次手术切除已形成的假囊肿。如二次手术，可使用连续褥式缝合或生物蛋白胶。

结论

疝修补术同时行脂膜切除术是安全的，可优化疝修补时的手术暴露，并促进术后切口愈合。成功的修补和良好的预后是高度技术敏感性的，要求合理选择患者并改善医疗状况和营养情况。本章节所介绍的辅助技术可帮助术者优化患者预后。

（邱轶伟　译）

参考文献

1. Flegal KM, Carroll MD, Kit BK, Ogden CL. Prevalence of obesity and trends in the distribution of body mass index among US adults, 1999–2010. JAMA. 2012;307(5):491–7.
2. Petty P, Manson PN, Black R, Romano JJ, Sitzman J, Vogel J. Panniculus morbidus. Ann Plast Surg. 1992;28(5):442–52.
3. Demars M, Marx M. Surgical treatment of obesity. Prog Med. 1890;11:283.
4. Kelly H. Excision of the fat of the abdominal wall lipectomy. Surg Gynecol Obstet. 1910;10(229):18.
5. Shermak MA. Hernia repair and abdominoplasty in gastric bypass patients. Plast Reconstr Surg. 2006;117(4):1145–50; discussion 1151–2.
6. Iljin A, Szymanski D, Kruk-Jeromin J, Strzelczyk J. The repair of incisional hernia following roux-en-Y gastric bypass-with or without concomitant abdominoplasty? Obes Surg. 2008;18(11):1387–91.
7. Koolen PG, Ibrahim AM, Kim K, et al. Patient selection optimization following combined abdominal procedures: analysis of 4925 patients undergoing panniculectomy/abdominoplasty with or without concurrent hernia repair. Plast Reconstr Surg. 2014;134(4):539e–50e.
8. Saxe A, Schwartz S, Gallardo L, Yassa E, Alghanem A. Simultaneous panniculectomy and ventral hernia repair following weight reduction after gastric bypass surgery: is it safe? Obes Surg. 2008;18(2):192–5; discussion 196.
9. Finan KR, Vick CC, Kiefe CI, Neumayer L, Hawn MT. Predictors of wound infection in ventral hernia repair. Am J Surg. 2005;190(5):676–81.
10. Krupski WC. The peripheral vascular consequences of smoking. Ann Vasc Surg. 1991;5(3):291–304.
11. Moore KL, Dalley AF, Agur AM. Clinically oriented anatomy. Philadelphia: Lippincott Williams & Wilkins; 2013.
12. Huger Jr WE. The anatomic rationale for abdominal lipectomy. Am Surg. 1979;45(9):612–7.
13. Taylor GI, Palmer JH. The vascular territories (angiosomes) of the body: experimental study and clinical applications. Br J Plast Surg. 1987;40(2):113–41.
14. Chopra K, Tadisina KK, Conde-Green A, Singh DP. The expanded inframammary fold triangle: improved results in large volume breast reductions. Indian J Plast Surg. 2014;47(1):65–9.
15. Le Louarn C, Pascal JF. High superior tension abdominoplasty. Aesthetic Plast Surg. 2000;24(5):375–81.
16. Le Louarn C, Pascal J. High superior tension abdominoplasty—a safer technique. Aesthet Surg J. 2007;27(1):80–9.
17. Pollock H, Pollock T. Progressive tension sutures: a technique to reduce local complications in abdomino-

plasty. Plast Reconstr Surg. 2000;105(7):2583–6.

18. Conde-Green A, Chung TL, Holton 3rd LH, et al. Incisional negative-pressure wound therapy versus conventional dressings following abdominal wall reconstruction: a comparative study. Ann Plast Surg. 2013;71(4):394–7.

19. Wang H, Singh D. The use of indocyanine green angiography to prevent wound complications in ventral hernia repair with open components separation technique. Hernia. 2013;17(3):397–402.

20. Gurtner GC, Jones GE, Neligan PC, et al. Intraoperative laser angiography using the SPY system: Review of the literature and recommendations for use. Ann Surg Innov Res. 2013;7(1):1.

21. Holm C, Mayr M, Höfter E, Becker A, Pfeiffer U, Mühlbauer W. Intraoperative evaluation of skin-flap viability using laser-induced fluorescence of indocyanine green. Br J Plast Surg. 2002;55(8):635–44.

22. Erba P, Ogawa R, Ackermann M, et al. Angiogenesis in wounds treated by microdeformational wound ther-

apy. Ann Surg. 2011;253(2):402–9.

23. Atkins BZ, Tetterton JK, Petersen RP, Hurley K, Wolfe WG. Laser doppler flowmetry assessment of peristernal perfusion after cardiac surgery: beneficial effect of negative pressure therapy. Int Wound J. 2011;8(1):56–62.

24. Karlakki S, Brem M, Giannini S, Khanduja V, Stannard J, Martin R. Negative pressure wound therapy for management of the surgical incision in orthopaedic surgery: a review of evidence and mechanisms for an emerging indication. Bone Joint Res. 2013;2(12):276–84.

25. Wilkes RP, Kilpad DV, Zhao Y, Kazala R, McNulty A. Closed incision management with negative pressure wound therapy (CIM): biomechanics. Surg Innov. 2012;19(1):67–75.

26. Kairinos N, Solomons M, Hudson DA. Negative-pressure wound therapy I: the paradox of negative-pressure wound therapy. Plast Reconstr Surg. 2009;123(2):589–98; discussion 599–600.

第 29 章

腹壁重建中的组织扩张技术

Lauren Chmielewski, Michelle Lee,
Hooman Soltanian

背景

腹壁缺损是腹壁重建过程中最常遇到的挑战。腹壁重建的目标包括:提供稳定的软组织覆盖、恢复筋膜的完整性、预防疝、保护腹部脏器和恢复功能[1]。腹壁的筋膜和软组织包膜应当被认为是两个独立的个体。每个个体应使用"同类比较"的原则施行手术。一般来说,应消除死腔,减少皮肤分离,重建的方案应降低肠粘连、肠瘘和穿孔的可能性[1]。重要的是辨别腹壁缺损是由于皮肤、皮下组织还是肌筋膜不足所致的。肌筋膜缺损通常可通过重建技术修复,如组织结构分离技术和补片修补[2]。在腹部皮肤/皮下组织缺损的情况下,有张力皮瓣的一期缝合将导致组织缺血、伤口裂开,以及可能暴露/污染用于重建肌筋膜缺损的生物材料。可通过多种方法修复皮肤/皮下组织缺损:①如果伤口边缘之间的张力小,可一期缝合;②重排现有组织如移植的皮片、局部皮瓣、带蒂皮瓣和游离皮瓣;②用组织扩张技术扩展现有组织。

1989 年,Byrd 等为先天性下腹壁缺损进行腹壁组织扩张技术,是最早描述该技术的人之一[3]。对于皮肤和皮下组织缺损,组织扩张仍然是增加腹部皮肤/皮下组织数量的有力工具,同时可在无张力条件下关闭皮下皮瓣。它涉及将硅胶球囊插入皮下和皮下组织。球囊通过远程或集成口逐渐注射无菌盐水,使扩张器上方的皮肤和皮下组织膨胀。这可以提供良好血供的自体皮肤、皮下组织和腹部筋膜来修复大的缺损[1]。

组织扩张的生理学

组织扩张的生理学基于组织对作用在其上的机械应力的动态反应[4]。组织扩张的原理是基于皮肤固有的黏弹性能,其本质是皮肤应力松弛和蠕变。应力松弛,是随着时间推移维持固定数量皮肤伸展所需力量的降低。蠕变,是在皮肤表面施加恒定负荷导致的表面积增加[5]。这些性质的生理学基础在于,当力施加到目标皮肤边缘时,由于组织液和黏多糖挤出、真皮胶原纤维束重新排列、弹性纤维发生微断裂、皮肤机械伸展,从而使组织厚度降低[5]。

组织扩张可通过放置内部或外部扩张器来完成。内部扩张器是放置于皮下平面中的假体装置,其通过容积膨胀来扩张。这种技术通常进行 3~6 个月,每周扩张一次[6]。扩张应持续进行,直至扩张的皮瓣大约比缺损尺寸大 20%,以应对扩张器移除后的组织回弹[5]。外部组织扩张主要在切口边缘处连续施加张力。皮肤和皮下平面扩张,直到伤口边缘足够靠近,以进行一期缝合。外部扩张也应经历一段时间的巩固期,以防组织回弹。

扩张组织表现出可预测的变化。在扩张期间注意到表皮厚度增加,其往往在 4~6 周恢复到初始水平,然而某些增厚可持续存在数月。黑素细胞活性在扩张期间也有所增加,但在重建完成后几个月内恢复正常。真皮的变薄发生于扩张的最初几周内,并持续整个扩张过程。这种真皮的变薄在扩张完成后至少持续 9 个月[4]。无论扩张器放置于特定肌肉上方还是下方,在扩张期间都会发生明显的肌肉萎缩。扩张组织显示血供增加,在扩张器球囊周边形成大量新血管。一般认为,观察到的血管生成继发于扩张过程中产生的缺血[4](表 29.1)。

组织扩张技术有助于各种治疗方法的选择:全厚皮片移植、邻近病变的局部皮瓣移植或游离皮瓣的扩张。组织扩张的优势为,创造和补充具有相似美观度的颜色、质地、厚度和毛发产生能力的组织[6]。扩张可能并发感染、皮瓣缺血、挤压、移植失败、患者不耐受/疼痛和瘢痕加宽的风险。上述任何一种并发症都可能需要去除假体[6]。最适合通过插入扩张器使组织扩张的典型缺损是边界清楚、愈合良好和稳定的缺损。经历放射、烧伤、既往切除、皮肤移植、瘢痕挛缩、开放或长期引流的伤口区域不适合组织扩张。

成功扩张的关键技术点包括:

1.充分的术前计划,设计理想的切口,以便于充分安全的组织扩张。

2.正确选择扩张器的尺寸和形状。

3.正确放置扩张器。

切口与组织整合,成为皮瓣的一个边缘。应合理设计切口以最大程度地减少缝线张力,从而降低挤压风险。当切口垂直于缝线而非平行时,扩张产生的张力较小[7]。扩张器有各种形状和尺寸(矩形、圆形或椭圆形),甚至可定制任何尺寸(图 29.1)。它们包括远程或集成端口。集成端口由不锈钢支撑的自动密封硅胶组成,并可通过磁敏装置透过皮肤进行定位。理想的是,扩张器的长度应与切口长度匹配,其高度应与切口宽度匹配。具体的填充体积并非至关重要,因为扩张器被设计成可耐受过度填充。

扩张器的放置通常位于缺损的长轴附近。它们通常放置于皮肤和皮下组织之下、筋膜上方(图 29.2)。然而,当皮下组织较薄或挤压风险高时,扩张器可放置于肌肉下(图 29.3)。它们应远离敏感区域、骨性突起处和受压区域,以最大程度减少患者不适。在某些情况下,使用多个小型扩张器比单用一个大型扩张器更好。多个扩张器膨胀和扩张组织速度更快且并发症更少[7]。

腹壁重建中使用组织扩张器(TE)的适应证

当腹部皮肤、皮下组织不足时,应考虑在腹壁重建中进行组织扩张。无法一期关闭腹壁皮肤和皮下组织可有许多病因,例如大块皮肤切除、感染的连续清创(例如,坏死性筋膜炎)、腹壁先天性缺失(例如,脐膨出)、继发于复苏的明显肠管和(或)腹膜后结构大规模扩张,或可能由于脓毒血症或活动性感染的结果[8]。为了替换缺失的腹壁皮肤和皮下组织,外科医生既要通过局部、邻近带蒂皮瓣和游离皮瓣来重排周围皮肤和皮下组织,还要利用组织扩张技术增加剩余腹壁皮肤和皮下组织的面积。

组织扩张器最常放置于腹壁筋膜上方,连续填充以增加可用于一期闭合的腹部皮肤量。组织扩张器也可放置于腹内斜肌和腹外斜肌间用于扩张腹壁筋膜。1989 年,Byrd 等首次通过将扩张器放置于腹内斜肌和腹横肌间来进行筋膜间扩张。然而,这种技术也已基本被弃,因为扩张器不是放置在刚性平台上,扩张将同时向外和向内发生[9]。双向扩张在扩张所需组织(腹壁筋膜/腹外斜肌)效果欠佳,并且可能增加不必要的腹腔内压力。因此,腹壁筋膜的缺损将使用各种腹壁疝修补技术如组织结构分离技术来治疗。这些技术将在其他章节中讨论。

除了增加皮肤的体积之外,组织扩张器可引起纤维反应,使其在前腹壁上形成额外的纤维结缔组织层。这种血管化的被膜,与任何现有的腹直肌前鞘相结合,可以用来重建腹壁缺损[3]。使用补片与扩张皮肤相结合,可提供持久的腹部闭合,并且在技术上比皮瓣闭合更简单[10]。相对于肌筋膜技术,供皮区并发症率将减到最小。组织扩张甚至可切除难看的瘢痕和皮肤移植物,同时提供优质的颜色和纹理匹配。它还提供血供良好的皮肤和软组织覆盖

表29.1　组织扩张的作用

	组织扩张	
表皮增厚	黑素细胞活性升高	真皮变薄
血运增加		肌肉萎缩

图29.1 带有内外填充口的不同形状和尺寸的扩张器。Accuspan®和Integra®组织扩张器。(PMT Corporation:http://www.pmtcorp.com/tissue_expanders.html，accessed 12/2014)

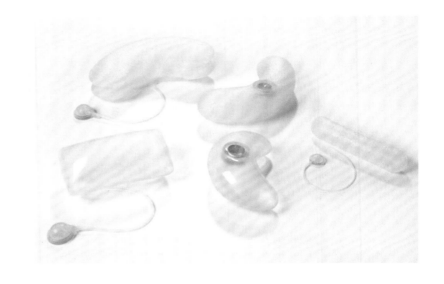

图29.2 上图：将组织扩张器放置于皮下层，筋膜和肌肉层之间；下图：膨胀的皮下扩张器。浅表皮肤和脂肪以及深部的肌肉层都受到影响。

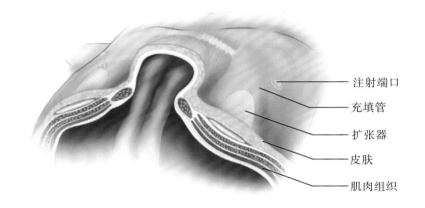

注射端口
充填管
扩张器
皮肤
肌肉组织

置于皮下层未充气的扩张器

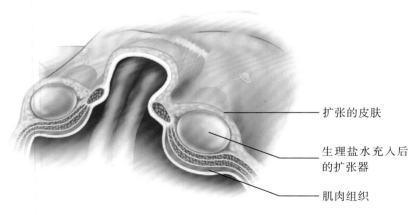

扩张的皮肤
生理盐水充入后的扩张器
肌肉组织

膨胀的扩张器使得皮肤扩张

图29.3　肌肉层下放置扩张器,深至腹外斜肌层,浅于腹内斜肌层。

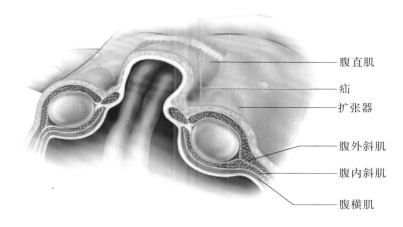

腹直肌

疝

扩张器

腹外斜肌

腹内斜肌

腹横肌

补片[10]。

腹壁重建中的组织扩张技术

现有的扩张器种类繁多,其形状、材质和膨胀机制各有不同。扩张器的选择和放置方案应根据个体缺损而制定。术前外科医生必须考虑既往瘢痕、术后瘢痕、相对于缺损的皮瓣移动度以及周围结构的潜在变形等因素。大多数腹壁扩张器用于扩张腹部皮肤,并放置在皮肤和皮下组织下方,筋膜上方。

术前注意事项应包括体检评估患者的全身医疗状况、腹壁完整性、异常腹壁的范围和位置,以及存在瘢痕等。使用这些原则,Livingston 等描述了其使用软组织覆盖外伤性腹壁缺损的技术。开放的腹部伤口首先暂时用中厚皮瓣移植覆盖形成皮桥。一旦皮肤移植物显示相对下层内脏组织的移动性,患者即被认为是组织扩张器放置的候选者,通常至少需要 6 个月[8]。将组织扩张器插入到腹直肌筋膜前的皮下层面中,保留中厚皮瓣所形成的皮肤。然后每周或每两周进行一次扩张,共约 6 周。充分扩张后去除组织扩张器,并将中厚皮瓣去上皮化,以形成"结缔组织桥"(深层),扩张的皮下组织和皮肤在其上闭合[8]。扩张的组织可能需要施行扩张囊袋的包膜切开术或包膜切除术以获取更大的组织活动性[10]。重要的是要注意这并不解决疝本身问题,而是仅为缺损和(或)假体提供足够的皮肤和皮下组

织覆盖。使用补片和组织扩张技术重建腹壁的潜在缺点包括可能发生皮肤破裂和由此引发的补片暴露和感染[10]。然而,扩张组织中血管分布的增加,可能会减少潜在的皮瓣缺血、坏死以及继发的伤口裂开和补片感染风险[10]。

TE 的另一个缺点是典型的扩张技术涉及在几周或几个月内的分期手术和多次术后访视。组织扩张器有在扩张期间被感染或暴露的可能性。事实上,与使用组织扩张器相关的并发症报道约为 15%[10]。并发症的发生率与植入部位有关。在骨性突起、烧伤瘢痕或既往切口位置的扩张往往具有最高的发病率[10]。

与内部扩张器不同,外部扩张器通过在伤口边缘提供持续的皮肤张力来拉伸皮肤和皮下组织。这可通过在伤口边缘放置弹性血管环并可在手术后调节血管环的张力得以实现。市售的外部组织扩张器, 例如 Dermaclose™ 公司 (Wound Care Technologies Inc. Chanhassen, MN.) 的产品能在伤口边缘提供恒定的持续的张力。在使用外部扩张器之前,伤口边缘应充分游离,以允许皮瓣保持适当活动性。

结论

组织扩张技术是重建手术中一个非常有价值的方法。其在腹壁重建中的应用已在本章中进行了

深入的回顾。当腹部皮肤、皮下组织或清洁伤口组织缺失时是行腹壁扩张的恰当指征。组织扩张的优点包括具有产生和创造类似的颜色、质地、厚度和毛发组织的能力。然而，这些优势必须与扩张需要在几周或几个月内进行分期手术和多次术后访视的缺点相平衡。此外，扩张可能引起感染、皮瓣缺血、挤压、植入失败、患者不耐受、疼痛和瘢痕扩大的风险。这些并发症中的任何一种可能都需要取出假体。由于这些原因，建议医生在诸多方法中明智地选择使用组织扩张器进行腹壁重建。

（徐雪东　译）

参考文献

1. Althubaiti G, Butler CE. Abdominal wall and chest wall reconstruction. Plast Reconstr Surg. 2014;133: 688e–701.
2. Ramirez OM, Ruas E, Dellon AL. "Components sep-aration" method for closure of abdominal-wall defects: an anatomic and clinical study. Plast Reconstr Surg. 1990;86:519–26.
3. Byrd HS, Hobar PC. Abdominal wall expansion in congenital defects. Plast Reconstr Surg. 1989;84: 347–52.
4. Weinzweig J, Weinzweig N. Plastic surgery techniques (Chapter 5). In: Guyuron B, editor. Plastic surgery indications and practice. Saunders/Elsevier: Edinburgh; 2009. p. 90–108.
5. Leedy JE, Janis JE, Rohrich RJ. Reconstruction of acquired scalp defects: an algorithmic approach. Plast Reconstr Surg. 2005;116:54e–72.
6. Arneja JS, Gosain AK. Giant congenital melanocytic nevi. Plast Reconstr Surg. 2007;120:26e–40.
7. Marks MW, Argenta LC. Principles and applications of tissue expansion (Chapter 27). In: Neligan PC, editor. Plastic surgery. London: Saunders/Elsevier; 2012. p. 621–31.
8. Livingston DH, Sharma PK, Glantz AI. Tissue expanders for abdominal wall reconstruction following severe trauma: technical note and case reports. J Trauma. 1992;32:82–6.
9. Tran NV, Petty PM, Bite U, et al. Tissue expansion assisted closure of massive ventral hernias. J Am Coll Surg. 2003;196:484–8.
10. Paletta CE, Huang DB, Dehghan K, Kelly C. The use of tissue expanders in staged abdominal wall reconstruction. Ann Plast Surg. 1999;42:259–65.

第 30 章

腹壁的皮瓣重建

Donald P. Baumann, Charles E. Butler

引言

施行腹壁软组织瓣重建意味着无法采用局部组织重新覆盖腹壁缺损。由于多数腹壁缺损可以通过躯干的富余组织完成重建,因此需要软组织瓣重建的缺损是指一类更为复杂的腹壁重建。皮瓣覆盖的适应证根据病因、缺损特点和关闭缺损的时间而有所不同。引起腹壁软组织缺损的多种情况,包括巨大切口疝伴腹壁功能不全、创伤、软组织感染、肿瘤切除和开放腹腔等,都需要进行皮瓣重建。

在腹壁重建方案中必须考虑到软组织缺损的表面积和局部皮肤推进能否覆盖伤口这些因素。需要软组织瓣覆盖的腹壁缺损分为仅有皮肤、皮下组织缺失的部分腹壁缺损,以及除了皮肤、皮下组织缺失外还伴有腹壁肌筋膜层缺失的全层复合缺损。

采用软组织瓣覆盖重建腹壁的适应证还取决于伤口缺损的形成时间。有些缺损早期皮瓣覆盖比较好,有些缺损则最好延迟覆盖,还有些缺损更适合通过伤口长期换药直至二期愈合。

以前,处理腹壁伤口是通过换药达到二期愈合,或是在局部伤口环境改善后植皮。结果是延长了换药周期,且有较高的并发症发生率。随后,延迟一期关闭的概念得到普及,部分伤口条件良好的患者短期换药后就能早期关闭缺损,不再需要像从前那样开放性换药数周乃至数月之久。患者的伤口得以确切关闭,因此也不会有植皮区和供皮区相关并发症发生[1]。

早期软组织瓣重建相比于延迟一期或者二期

愈合的伤口闭合存在明显优势。皮瓣重建可以作为单阶段手术,避免了伤口的长期管理。皮瓣重建也经常可以与肌筋膜层重建同步进行。皮瓣重建可提供即时且确切的伤口闭合,有效地终止慢性开放性伤口的局部组织损伤和炎症反应。这两点对于生物补片强化腹壁重建至关重要。当生物补片插入两层血管化良好的组织之间(后腹壁/腹腔和表面的软组织瓣)时,双向的血管长入有助于加速补片的再血管化和组织融合。另外,密闭的伤口环境减轻了开放伤口的炎症反应,从而减缓了生物补片在融合阶段的酶解速度[2]。

在过去的 20 年里,负压伤口治疗(negative-pressure wound therapy, NPWT)的作用已经彻底变革了伤口的护理方法,尤其是在腹壁缺损的管理方面。NPWT 通过控制体液和蛋白流失,减少细菌污染和加速肉芽组织形成,从而保护伤口环境。在腹壁缺损重建中,它为延迟一期关闭或延迟皮瓣重建提供了机会[3]。

腹壁肌筋膜及上层软组织缺失的复合全层缺损,需要进行最为复杂的腹壁重建,有时候甚至需要多阶段的重建手术。重建肌筋膜的连续性是进行持久腹壁重建的首要条件。采用 Inlay 补片放置重构缺失的肌筋膜,可将开放腹壁转变为更易于管理的腹壁伤口。对于中线缺损来说,一期关闭腹直肌筋膜缺损后放置生物补片的效果,明显优于生物补片桥接筋膜缺损。采用补片桥接筋膜修补后发生疝的风险是补片加强修补的 7 倍[4]。由于桥接修补更易发生疝,因此应竭尽全力实现筋膜的关闭。由于需要对肌筋膜进行清创或者再次剖腹探查而无法早期关闭筋膜时，可以采用临时腹腔关闭技术，如负压伤口治疗（NPWT）系统。稳定桥接伤口敷料可以保护和隔绝内脏，控制创面的液体流失。NPWT还能保障患者术后早期阶段进行机械通气和后期活动以及物理治疗时的腹腔稳定性。

当软组织和肌筋膜都需要重建的时候，最好分别重建这两种结构，而非单用皮瓣筋膜重建肌筋膜。以往在补片材料尚未引入用于污染区域之前，尤其在伤口污染的情况下，会采用诸如阔筋膜张肌这样的肌皮瓣来重建全层腹壁缺损[5]。选取单独皮瓣修复肌筋膜的完整性和覆盖皮肤缺损会降低疝修补的长期效果，也会导致皮肤层面血供相关的并发症（伤口开裂，皮瓣坏死）。现今修补这类缺损的策略包括补片修补以及常用的组织结构分离技术，重建闭合可以负荷生理张力的肌筋膜层，再用软组织瓣修复皮肤缺损。采用皮瓣的筋膜成分重建肌筋膜层会导致膨出或疝形成的概率增加。此外，插入筋膜成分可能会影响皮瓣软组织结构的血管化。因此，对于复合的中线缺损，一般采用合成补片或生物补片来重建肌筋膜。选用合成补片还是生物补片，取决于医生的偏好和具体的临床情况。不管采用何种补片，都需要补片能够维持腹部肌筋膜的结构、完整性和外观，而不形成疝或者膨出。放置补片应避免形成腹腔内脏器的大面积粘连，从而防止肠梗阻或者肠瘘。生物补片以及合成补片都能满足这些条件，采用何种补片取决于患者的合并症、伤口的污染程度、既往放疗情况、大网膜能否置于肠管和补片之间，以及覆盖面软组织的质量。

腹壁全层缺损的皮肤覆盖重建策略，包括局部推进皮瓣、局部穿支皮瓣、区域带蒂皮瓣和游离皮瓣重建。在腹壁皮肤血供的重叠区域允许广泛的分离和皮肤推进。此外，在躯干部位施行组织扩张技术（见第 29 章）可以增加局部皮肤筋膜瓣的表面积和可行性，可以替代供区带蒂皮瓣或游离皮瓣。术前放疗、广泛瘢痕或者大面积皮肤切除的患者，则需要带蒂区域皮瓣或游离皮瓣提供充分的软组织覆盖。复合腹壁缺损可涉及明显失神经支配的肌筋膜，上层皮肤的大面积缺损，周边组织自身或游离后均无法关闭的缺损。在这些病例中，必须使用区域皮瓣或远处组织瓣来关闭缺损，此类修补的肌筋膜层就不再是有活力的、可收缩的，也不能与周边腹壁肌肉协调配合。

区域重建的概述

前腹壁可分为三个解剖分区：上腹部、脐周和下腹部（表 30.1 至表 30.3）。当计划使用区域带蒂皮瓣重建时，缺损和解剖分区之间的关系将指导决策。上腹部可选择的带蒂皮瓣包括背阔肌皮瓣和网膜瓣。股部皮瓣，例如股前外侧皮瓣、股外侧肌皮瓣和阔筋膜张肌皮瓣，可作为带蒂皮瓣修复下腹部和侧腹壁。当无法获得或不能使用带蒂皮瓣时，且患者不适合游离组织移植时，可采用胸、上腹壁双蒂皮肤筋膜瓣提供局部替代组织。

当组织的缺损量和需要的旋转弧制约带蒂皮瓣移植时，就需要采用游离瓣去实现软组织覆盖了。大腿可以作为筋膜皮肤瓣和肌皮瓣的来源，可提供大面积皮岛和一定的肌肉量。腹壁受区血管包括深部的腹壁下动脉、腹壁上动脉、乳内动脉、肋间动脉和胸腰动脉穿支。无法获得局部受区血管时，可根据缺损位置使用乳内血管或者股血管的静脉移植。

局部皮瓣的选择

局部皮瓣是使用紧邻伤口缺损的组织覆盖创面。合理设计的切口对于保护局部皮瓣的血供以及避免覆盖缺损的供区并发症都至关重要。皮瓣转位的设计包括：推进，旋转/推进，插入，V-Y 推进和双蒂皮瓣。这些皮瓣可以是垂直、倾斜或水平等各种方向转位。考虑到这些皮瓣是由任意或者轴向血供灌注，因此熟知腹壁血管的解剖和穿支位置对于设计健康的局部皮瓣非常重要。

设计皮瓣时，考虑原腹壁切口对局部皮瓣的影响是同样重要的。正中切口的开腹手术制约了对侧腹壁局部皮瓣的获取。然而，被开腹术瘢痕分隔为两半的中线缺损，可由分别来自两侧的两块局部皮瓣重建。局部皮瓣重建的另一关键因素，是要限制

表30.1　上腹部缺损的腹壁皮瓣重建方法

	局部皮瓣	带蒂皮瓣	游离皮瓣
上腹部	转位皮瓣 IM，IC，SE	腹直肌瓣	股部皮瓣（ALT，AMT，VL，TFL，RF，STF）
	拱顶石皮瓣	网膜瓣	背部皮瓣 LD，TAP，Scap/Para
	双蒂筋膜皮瓣		

IM，乳内动脉穿支皮瓣；IC，肋间动脉穿支皮瓣；SE，腹壁浅动脉穿支皮瓣。股部皮瓣：ALT，股前外侧皮瓣；AMT，股前内侧皮瓣；VL，股外侧肌皮瓣；TFL，阔筋膜张肌皮瓣；RF，股直肌皮瓣；STF，次全股皮瓣。背部皮瓣：LD，背阔肌皮瓣；TAP，胸背动脉穿支皮瓣；Scap/Para，肩胛/肩胛旁皮瓣。

表30.2　脐周缺损的腹壁皮瓣重建方法

	局部皮瓣	带蒂皮瓣	游离皮瓣
脐周	转位皮瓣 DIEP，SIEP，TLP	腹直肌瓣	股部皮瓣 ALT，AMT，VL，TFL，RF，STF
	拱顶石皮瓣	网膜瓣	背部皮瓣 LD，TAP，Scap/Para
	双蒂筋膜皮瓣	股部皮瓣	

DIEP，腹壁下深动脉穿支皮瓣；SIEP，腹壁下浅动脉穿支皮瓣；TLP–胸腰穿支皮瓣。股部皮瓣：ALT，股前外侧皮瓣；AMT，股前内侧皮瓣；VL，股外侧肌皮瓣；TFL，阔筋膜张肌皮瓣；RF，股直肌皮瓣；STF，次全股皮瓣。背部皮瓣：LD，背阔肌皮瓣；TAP，胸背动脉穿支皮瓣；Scap/Para，肩胛/肩胛旁皮瓣。

表30.3　下腹部缺损的腹壁皮瓣重建方法

	局部皮瓣	带蒂皮瓣	游离皮瓣
下腹部	转位皮瓣 DIEP，SIEP，TLP	腹直肌瓣	股部皮瓣 ALT，AMT，VL，TFL，RF，STF
	拱顶石皮瓣	网膜皮瓣	背部皮瓣 LD，TAP，Scap/Para
	双蒂筋膜皮瓣	股部皮瓣	

DIEP，腹壁下深动脉穿支皮瓣；SIEP，腹壁下浅动脉穿支皮瓣；TLP，胸腰穿支皮瓣。股部皮瓣：ALT，股前外侧皮瓣；AMT，股前内侧皮瓣；VL，股外侧肌皮瓣；TFL，阔筋膜张肌皮瓣；RF，股直肌皮瓣；STF，次全股皮瓣。背部皮瓣：LD，背阔肌皮瓣；TAP，胸背动脉穿支皮瓣；Scap/Para，肩胛/肩胛旁皮瓣。

缺损区和供区关闭伤口的张力。尤其是皮瓣的最远端，会因为过度拉伸皮瓣或者关闭供区所产生过强的双向张力而影响灌注。

　　一个可行的皮瓣减张方法是采用转位皮瓣覆盖缺损区，然后在供区植皮。这是躯干重建中采用双蒂皮瓣的主流观念。通常采用一侧或两侧的双蒂筋膜皮瓣修复中线缺损。皮瓣取垂直方向，最大长宽比为 3:1，以保证皮瓣上下的血供。皮瓣可以直接转位用于覆盖缺损，设计的供区如需要过大张力才能闭合时，可以植皮重新覆盖供区减张，保障皮瓣远端的血供、加速创面愈合。

　　主干血管是穿支皮瓣的基础，它通过有序的血管网灌注皮瓣整体。穿支皮瓣为全腹壁的皮瓣设计和旋转提供了多种方案。基于乳内、腹壁上、腹壁下深和腹壁下浅以及旋髂浅的穿支皮瓣可为整个腹壁区域提供局部皮瓣。拱顶石皮瓣是采用穿支皮瓣重建巨大躯干缺损的一种方法[6]。采用拱顶石皮瓣可以一期同时覆盖缺损区和供区。将皮瓣设计成一个平行于缺损，长短轴为 3:1 的大椭圆形。皮瓣的血供以皮肤穿支为基础，当推进皮瓣时，这些穿支血管可移向至缺损区。一旦将拱顶石皮瓣的前缘插入到缺损边缘，供区本身可从皮瓣长轴一侧与远离缺损的一侧缝合，完全自身关闭。拱顶石皮瓣的成活，是将推进和关闭时带来的张力转位分散到了岛状皮瓣周边的结果。

区域皮瓣的选择

当缺损面积超过局部软组织瓣的覆盖范围时,下一步的选择就是考虑区域带蒂皮瓣。当缺损邻近皮瓣供区,尤其是全层或者复合缺损时,区域皮瓣的应用通常会受到限制。区域带蒂皮瓣取自邻近的部位,例如胸部、腹股沟、股部或者背部。带蒂皮瓣可以设计成筋膜皮瓣、肌皮瓣或其上方再行植皮的肌肉瓣。选择带蒂皮瓣时要考虑到供区并发症。例如,对侧垂直腹直肌肌皮瓣可以用来重建下腹壁缺损,然而供区关闭问题可能会影响皮瓣植入,因为这增加了术后并发症的风险。此外,要考虑的不仅是带蒂皮瓣能否覆盖缺损,还要考虑移植皮瓣是否能承受躯干旋转、拉伸/牵张所带来的张力。比如,股外侧皮瓣可以用于覆盖下腹壁缺损,然而,由于皮瓣的血管蒂维持在大腿的原位,皮瓣以血管蒂为轴转至腹股沟区,其血供在术后会受压力或旋转的影响。

游离皮瓣的选择

对于无法采用局部皮瓣或者区域皮瓣覆盖的腹壁缺损,显微外科的游离组织移植技术让进行重建的外科医生可以为之提供软组织覆盖。基本上任何大小、体积、尺寸和结构的皮瓣都可以从供区移植到远离的腹壁位置。同时这需要更高超的技术,显微外科技术的进步使游离皮瓣移植的成功率超过 98%[7]。

有众多可供选择的游离皮瓣供区可以用于腹壁重建。对于从上腹壁、脐周到下腹壁的缺损,躯干和股部是取瓣的主要供区。后胸壁供区提供了背阔肌肌皮瓣、肩胛/肩胛旁筋膜皮瓣、胸背动脉穿支瓣和前锯肌瓣(图 30.1a~e)。此外,可以一同获取这些皮瓣形成联合皮瓣以增加皮瓣转移的组织量。这些皮瓣也可以作为带蒂皮瓣转移到上腹部和侧方的肋下缘区域。胸背皮瓣无法作为带蒂皮瓣覆盖腹壁缺损时,可将之转为游离皮瓣转移到腹壁的任何区域。

在需要较大皮岛的腹壁缺损中,可根据肩胛下动脉的旋肩胛支设计游离的肩胛皮瓣或者肩胛旁皮瓣。如果要取背阔肌或者前锯肌皮瓣,由于会减弱腹壁强度,必须要考虑对供区功能的影响。腹壁中央核心肌群强度减弱的患者,要依赖上肢肌力和大范围身体运动来完成日常活动,因此必须考虑肩部和上肢活动受损对患者的影响。此外,根据流程设计,患者要在术中变换体位,以便切取后胸壁的皮瓣。这增加了手术的复杂性和耗时,延长了皮瓣的缺血时间。

对于腹壁来说大腿是主要的皮瓣供区,覆盖下腹壁的带蒂皮瓣和游离皮瓣均可设计成各种结构:筋膜皮瓣、肌皮瓣、肌瓣和组合皮瓣。旋股外侧降支可以提供股外侧肌、股直肌和股前外侧皮肤的血供。旋股外侧横支则供应阔筋膜张肌皮瓣。这些组织瓣可以仅作为肌瓣,或者是上层覆盖皮岛的肌瓣。股前外侧皮瓣的设计是通过在股外侧肌上覆盖皮岛,它能作为肌皮瓣或者筋膜皮瓣。如有需要,可以将阔肌膜张肌皮瓣设计成髂胫束远端筋膜和较小的近端皮岛。股前内侧皮瓣可根据旋股外侧降支的内侧穿支来设计。股直肌则更多地被用作肌瓣,但存在有合适的皮肤穿支时,中央肌肉上也可以有皮岛。

这些股部皮瓣可以任意结合成组合皮瓣。股前外侧皮瓣(ALT)结合股前内侧皮瓣(AMT),股前外侧皮瓣(ALT)结合阔筋膜张肌皮瓣(TFL),股外侧肌结合阔筋膜张肌(TFL)皮瓣。对于大面积的腹壁缺损,取覆盖皮肤的股外侧肌、阔肌膜张肌或股直肌作为股部次全皮瓣,用来增加组织体量和皮肤覆盖[8]。

受区血管

任何游离组织移植的成功与否,取决于是否能获得合适的受区血管,以供应游离皮瓣的动脉流入和静脉流出。可用于游离皮瓣腹壁重建的受区血管较多。中央腹壁主要的血管轴是乳内-腹壁上-腹壁

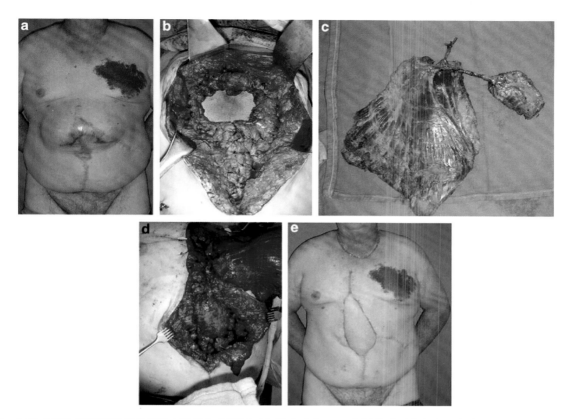

图30.1　包含前锯肌肌瓣的游离背阔肌皮瓣组合皮瓣用于上腹壁重建。(a)包括前肋膈角在内的复合全层腹壁切除的术前观。(b)Inlay植入生物补片桥接修补胸腹缺损。(c)带有前锯肌肌瓣的游离背阔肌组合肌皮瓣。(d)前锯肌覆盖生物补片结合背阔肌肌皮瓣覆盖皮肤缺损,右乳内血管作为受区血管。(e)术后6个月随访时的外观。

下系统。乳内和腹壁下深血管作为管径 2~3mm 的受区血管可用于微血管吻合。然而,它们位于腹壁头尾两侧,在脐周区域辨识乳内或腹壁下作为受区血管存在难度,因为在脐周区域它们的管径变细,微血管吻合也更具挑战性。在无法获取乳内-腹壁下血管轴的情况下,通过静脉移植可获得腋下胸背蒂。

可选择的受区血管范围也可以超过腹壁本身。以股浅血管系统为基础,在腹股沟区有很多选择。腹壁下浅动脉、旋髂浅动脉和旋髂深动脉可提供合适管径的血管,通过它们可以将游离皮瓣移植到下腹壁中央和侧区。如果无法吻合血管,则需要静脉移植或静脉环。移植静脉通常取自腿部(大隐或小隐静脉)或者手臂(头静脉)。此外,在同时行开腹术的腹壁重建中,如果没有局部可选血管,腹腔内血管也可以作为受区血管。大网膜和胃网膜血管可以

游离并到达腹壁深面。在植入和支撑皮瓣蒂时要小心,以便患者从仰卧位转为坐/站立位发生内脏移动时,保证血管吻合处没有张力。此外,如果发生血管栓塞需要做皮瓣探查,则必须考虑再次进腹的可能性。同时,在肌筋膜重建中使用补片加强筋膜瓣时,带蒂皮瓣需要在腹壁补片中横穿一个网孔,这增加了血管蒂扭转和血管受损的风险。另外,腹壁完整性的缺损也增加了疝形成的风险。基于上述原因,我们应首先寻找局部血管作为受区血管,在无法找到时才选择腹腔内血管作为受体血管。

静脉移植和静脉环动脉化可为中央区域腹壁提供充足的受区血管。移植静脉可取自上肢或下肢,如头静脉或隐静脉。对于中央或者下腹壁缺损,可以设计一个动脉化的隐静脉环(图 30.2a-e)。先分离出隐静脉后远端横断,然后吻合至股浅动脉或其侧支。这使得血液从静脉环输送至受区皮瓣,静

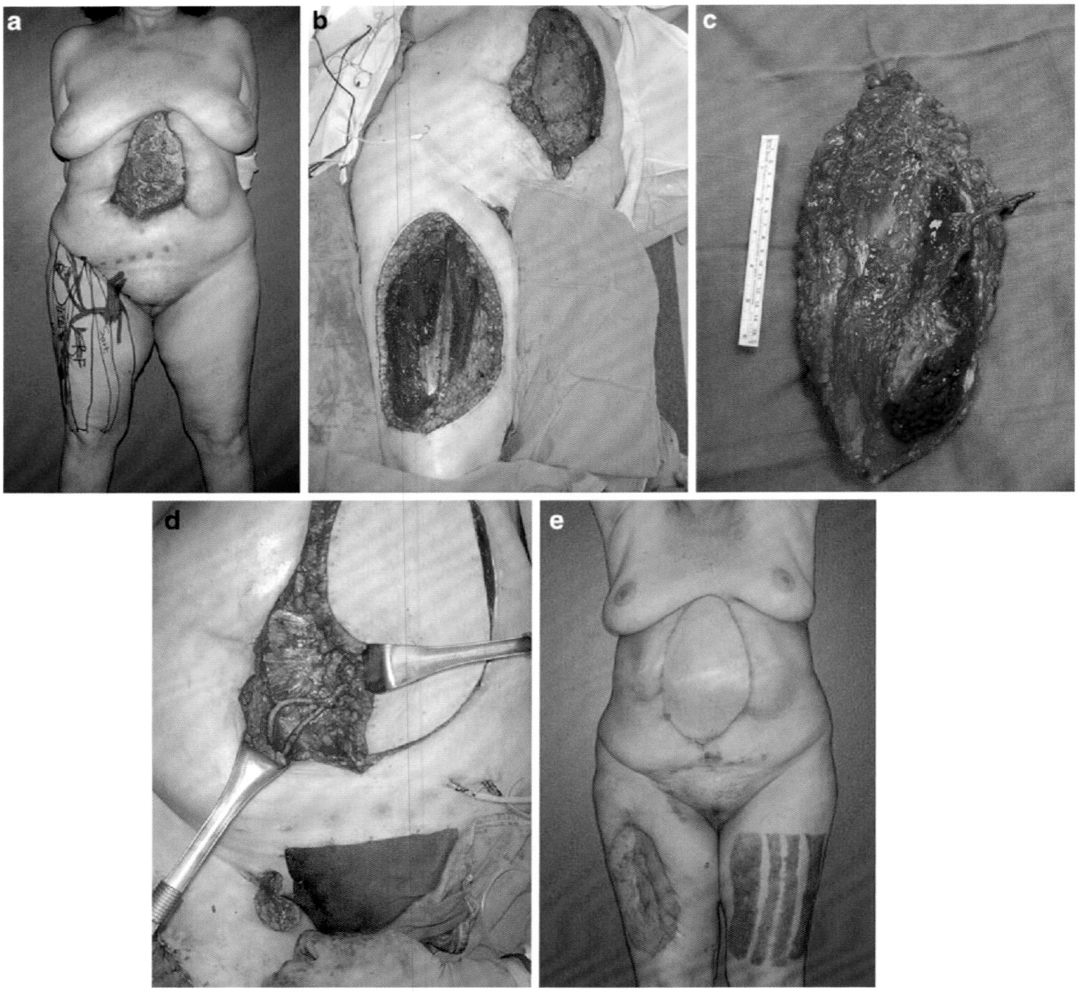

图30.2　游离的股前外侧（ALT）皮瓣用于腹壁重建。(a)使用NPWT治疗开放腹腔后的术前观。(b,c)在旋股外侧血管降支上切取带有股外侧肌的右侧股前外侧皮瓣。(d)股动–静脉环被转置到下腹部缺损处充当受区血管。(e)术后12周随访。根据解剖区域的皮瓣重建方案。

脉环分为动脉化流入支和静脉流出支。该技术的一个优势是其只需三处血管吻合，代替了直接、单独的动脉和移植静脉的四处吻合。移植静脉或静脉环动脉化的主要受区血管位置在腋下的胸背血管、腹股沟区股浅血管的分支和侧腹壁的腹壁下深血管，这些血管可用于延展移植静脉到中央腹壁区域。

腹壁移植

　　腹壁移植是腹壁皮瓣重建的巅峰手术。它通常用于接受单个或多个脏器移植术后无法用自体皮瓣关闭腹壁的患者，或者出现了明显的供区并发症的患者。器官移植术后，若供体/受体器官大小不一致，和（或）既往的受体腹部手术史，会为关闭腹壁带来挑战。血管化复合腹壁的同种异体移植能帮助移植患者扩展腹腔容积，适用于供体/受体脏器大小不匹配，或因严重肠道水肿无法关闭腹腔的情况。对于健康的非移植患者来说，潜在的终身免疫抑制的风险超过了施行腹壁移植可能带来的益处。对于已接受免疫抑制治疗的移植患者来说，在器官移植同时移植同种异体腹壁肌筋膜组织有助于减少腹壁伤口并发症。

在移植免疫抑制的情况下，开放腹壁伤口、筋膜层裂开，感染性脏器切除或者肠瘘风险，显著增加了并发症和潜在死亡率。当常规技术不足以关闭腹壁时，则可以采用异体移植。对腹壁血供的充分研究，让我们可以设计基于腹壁下深血管（DIEP）的肌筋膜皮瓣。这些皮瓣的移植可以采用显微外科技术吻合腹壁下深血管（DIEP 血管），也可与髂外血管进行大血管吻合。Cipriani 等报道的 15 例腹壁移植的病例中有 3 例出现排异反应，调整免疫抑制治疗后得以解除，2 例因血管栓塞发生皮瓣坏死[9]。

腹壁移植还处初期阶段。它几乎消除了供区并发症的问题，腹壁重建的未来进展也将聚焦于改善受区功能。总之，随着皮瓣设计的不断改进，甚至在未来进行有运动能力的、受神经支配的组织瓣移植，将能够提供稳定的腹壁轮廓并保持躯干核心肌群的稳定性，这将标志着腹壁重建进入一个新纪元。

总结

因为腹壁大多有富余的肌筋膜和皮肤，大多数腹壁缺损不需要正规的皮瓣重建。当需要皮瓣的时候，首先考虑邻近的局部皮瓣，然后是区域皮瓣，最后是远处皮瓣。局部带蒂皮瓣受限于各自的旋转弧度，可能无法覆盖缺损，在下腹部缺损中尤其如此。当需要游离皮瓣的时候，通常大腿和背部是最好的供区。对于这些复杂的重建，要着重考虑受区血管的位置和皮瓣蒂的长度。为了缺损处的重建，通常使用移植静脉来"延展"游离皮瓣蒂的长度，尤其是对于上腹部缺损。包含肌筋膜和上层皮肤缺损的复合缺损重建需要给予特别关注。总而言之，我们发现肌筋膜最好用补片修补及腹壁组织结构分离的

方法进行重建，而不是用组织瓣的筋膜重建。腹壁缺损的皮瓣重建通常很复杂，最好由包含整形和重建外科医生在内的多学科合作的模式实施。

（汤睿　译）

参考文献

1. Fortelny RH, Hofmann A, Gruber-Blum S, Petter-Puchner AH, Glaser KS. Delayed closure of open abdomen in septic patients is facilitated by combined negative pressure wound therapy and dynamic fascial suture. Surg Endosc. 2014;28(3):735–40.
2. Deeken CR, Eliason BJ, Pichert MD, Grant SA, Frisella MM, Matthews BD. Differentiation of biologic scaffold materials through physicomechanical, thermal, and enzymatic degradation techniques. Ann Surg. 2012;255(3):595–604.
3. Glass GE, Murphy GF, Esmaeili A, Lai LM, Nanchahal J. Systematic review of molecular mechanism of action of negative-pressure wound therapy. Br J Surg. 2014;101(13):1627–36.
4. Booth JH, Garvey PB, Baumann DP, Selber JC, Nguyen AT, Clemens MW, Liu J, Butler CE. Primary fascial closure with mesh reinforcement is superior to bridged mesh repair for abdominal wall reconstruction. J Am Coll Surg. 2013;217(6):999–1009.
5. Disa JJ, Goldberg NH, Carlton JM, Robertson BC, Slezak S. Restoring abdominal wall integrity in contaminated tissue-deficient wounds using autologous fascia grafts. Plast Reconstr Surg. 1998;101(4):979–86.
6. Khouri JS, Egeland BM, Daily SD, Harake MS, Kwon S, Neligan PC, Kuzon Jr WM. The keystone island flap: use in large defects of the trunk and extremities in soft-tissue reconstruction. Plast Reconstr Surg. 2011;127(3):1212–21.
7. Selber JC, Angel Soto-Miranda M, Liu J, Robb G. The survival curve: factors impacting the outcome of free flap take-backs. Plast Reconstr Surg. 2012;130(1):105–13.
8. Lin SJ, Butler CE. Subtotal thigh flap and bioprosthetic mesh reconstruction for large, composite abdominal wall defects. Plast Reconstr Surg. 2010;125(4):1146–56.
9. Selvaggi G, Levi DM, Cipriani R, Sgarzani R, Pinna AD, Tzakis AG. Abdominal wall transplantation: surgical and immunologic aspects. Transplant Proc. 2009;41(2):521–2.

第31章　腹直肌分离的诊断与处理

Mauric Y. Nahabedian

引言

各种腹壁解剖结构的变形和异常,都会导致前腹壁轮廓发生异常改变。最常见的是腹壁疝,是肌筋膜层缺损导致腹腔内脏和大网膜脱出的结果。然而,前腹壁轮廓异常也可以不伴有肌筋膜层的缺损,而是由于前腹壁支撑层的变薄或松弛所导致,我们将其定义为膨出。膨出部位可以在前腹壁,沿腹直肌前鞘或白线分布。位于侧腹壁和前鞘外侧的膨出,可能是由于腹壁肌肉结构的失神经支配或前鞘的破坏。没有筋膜缺损的腹壁中线位置膨出,通常是由于白线薄弱伴腹直肌的分离所造成,称为腹直肌分离。本章节将详细阐述腹直肌分离的病因、诊断和处理。

解剖

前腹壁的腱膜层包括白线、前鞘、后鞘和腹外斜肌腱膜(图 31.1)。前鞘和白线由呈网格状互相交织排列的胶原纤维组成。这些结构的宽度和厚度在前腹壁的不同区域位置而不同[1]。白线的宽度从剑突到脐孔范围是 11~21mm,从脐孔向下到耻骨联合从 11mm 降到 2mm。白线厚度在剑突与脐孔之间是 900~1200μm,从脐孔向下到耻骨联合由 1700μm 增至 2400μm。前鞘厚度从剑突到脐孔在 370~500μm 之间,从脐孔向下到耻骨联合增加到 500~700μm。腹直肌后鞘在脐孔以上比前鞘略厚,约

450~600μm。但从脐孔到弓状线后鞘薄于前鞘,厚度在 250~100μm(图 31.2)。前鞘和白线的血供来源于腹壁上血管和深部腹壁下血管的穿支以及腹壁浅血管。前鞘和白线表面的疏松网状筋膜高度血管化,术中注意保留(图 31.3)。

前腹壁肌层同样重要,由成对的腹直肌、腹外斜肌、腹内斜肌和腹横肌组成(图 31.4)。这些肌肉施加的外力和腹内压可以造成增加中央白线的张力,进而导致白线薄弱和腹直肌分离。

病因学

腹直肌分离的典型病因是腹内压增高,通常发生在妊娠后;但病因也可以是肥胖和既往的腹部手术(图 31.5)。已经证实妊娠相关的腹内压会加大腹直肌间的距离[2](图 31.6)。已经观察到肌筋膜层松弛相关的腹直肌分离在垂直和水平方向都存在,可牵涉到整个前腹壁而不只局限于白线[3]。Bauman 曾测量了 92 名女性的腹直肌间距,证实在 82% 的患者白线拉伸局限于 5cm 之内,2% 的患者可达 6cm[3]。超过这个程度的腹壁松弛通常是由腹直肌前鞘变薄所致。

Liaw 曾比较未生育妇女和经产妇的腹直肌间距,超声检测提示两者分别为 0.5~1.0cm 和 1.2~2.3cm[2]。在经产妇组,间距随产后时间延长而逐步减小,但在 6 个月评估时仍无法回到基线值。妊娠对产妇腹壁肌肉组织的强度有显著影响,若未生育妇女躯干屈肌和旋肌的强度为 5/5,经产妇在产后6

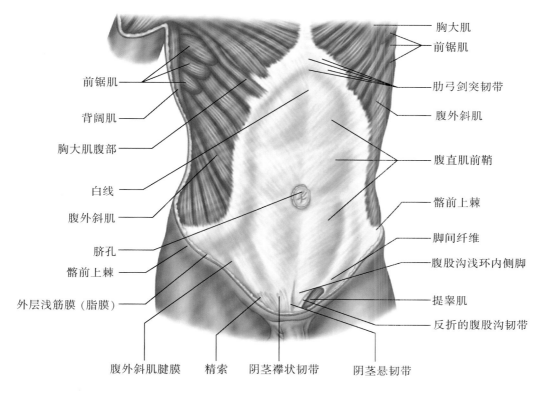

前锯肌

背阔肌

胸大肌腹部

白线

腹外斜肌

脐孔

髂前上棘

外层浅筋膜（脂膜）

胸大肌

前锯肌

肋弓剑突韧带

腹外斜肌

腹直肌前鞘

髂前上棘

脚间纤维

腹股沟浅环内侧脚

提睾肌

反折的腹股沟韧带

腹外斜肌腱膜　精索　阴茎襻状韧带　阴茎悬韧带

图31.1　前腹壁显示腹直肌前鞘和白线的图示。

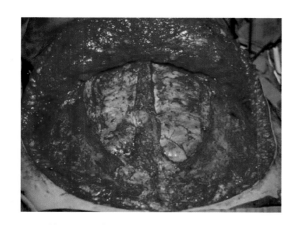

图31.2　前腹壁游离双侧腹直肌后显示后鞘和白线的照片。

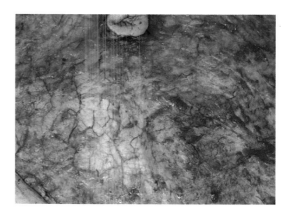

图31.3　腹直肌前鞘表面血管化的疏松浅筋膜。

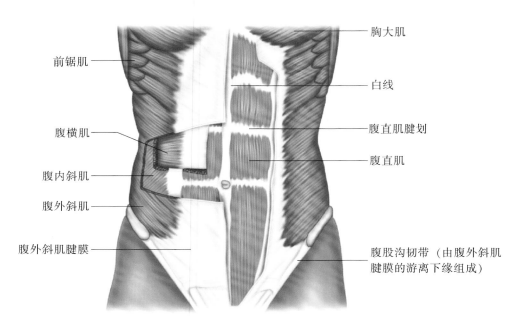

图31.4 前腹壁的肌层与筋膜层。

图31.5 妊娠相关的成对腹直肌分离图示。

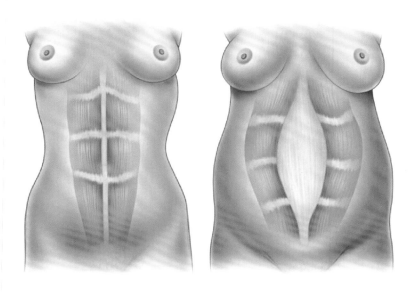

个月时可恢复到 4/5 强度。

所有的影像学检查都可以测量腹直肌间距,但更常用于评估修补成功与否。

诊断

腹直肌分离可以通过体检诊断,可表现为脐上或脐下的中线膨出(图 31.7)。患者平卧位做直腿高抬动作时腹直肌分离会扩大。CT、MRI 和超声可确证腹直肌分离,但这些检查通常并不是必须的[4-6]。

分类

腹直肌分离目前有三种分型体系。Nahas 分型是基于肌筋膜缺陷和病因学[7](图 31.1)。Rath 分型是基于相对于脐部位置的薄弱水平和患者年龄[8]

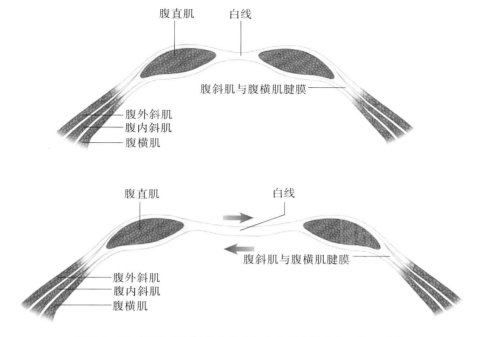

图31.6　示正常腹直肌间距和腹直肌分离导致的腹直肌间距增宽。

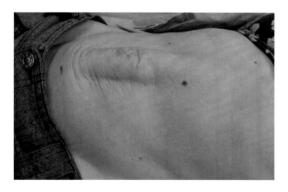

图31.7　一例腹直肌分离女性表现为中线膨出。

（表 31.2）。Beer 分型是基于 150 名经产妇的正常白线宽度[9]（表 31.3）。

初次就诊

初次就诊时，详细询问病史和全面体格检查十分重要。掌握既往腹部手术史、前次妊娠情况和体重增加等相关信息。体格检查时，腹壁瘢痕、伴随的疝、腹壁血管翳和腹直肌分离程度均应予以记录。

患者仰卧位做直腿抬高时容易看到中线分离。腹直肌修补的理想对象是孤立分离、低 BMI 和既往无腹部手术史的患者。肥胖、有严重合并症、期望再生育者和多次腹部手术史的患者则非理想的手术治疗对象。

手术指征

腹直肌分离的手术指征基于症状和体检结果[10]。许多腹直肌分离的患者会有缺损平面的不适，通常会在运动后加剧。女性腹直肌分离时腹壁外观通常会有显著变形。肌肉收缩时中线膨出加剧，尤其是在多胎生产女性中常见。腹直肌分离的病理生理改变常会导致脐疝的发生。因为脐周组织十分薄弱，只治疗脐疝而没有治疗腹直肌分离容易导致脐疝复发。

并非所有患者都需要手术治疗。随着时间的推移，加强腹壁核心力量的锻炼通常有效。手术适用于保守治疗失败，以及腹直肌分离程度影响到日常生活和引起困扰的患者。

表31.1　基于肌筋膜缺陷的Nahas分型

类型	病因	治疗
Type A	妊娠	前鞘折叠
Type B	肌腱膜层薄弱	腹外斜肌折叠
Type C	先天性	腹直肌推进
Type D	肥胖	前鞘折叠和腹直肌推进

表31.2　基于相对于脐部位置的薄弱程度和患者年龄的Rath分型

水平	年龄<45(mm)	年龄>45(mm)
脐部以上	10	15
脐部水平	27	27
脐部以下	9	14

表31.3　基于正常白线宽度的Beer分型

白线正常宽度(mm)	
水平	宽度
在剑突	15
脐上3cm	22
脐下2cm	16

治疗

腹直肌分离的治疗有多种选择，包括运动锻炼、白线与腹直肌前鞘单纯折叠术、进一步使用或不使用补片的切除修复等等。对于合并小的中线疝患者，也可择期选用腔镜和内镜技术。在许多病例，还需要进行腹壁整形。

锻炼

锻炼是否能预防或矫正腹直肌分离尚有争议，结果也不一致[11]。预防性锻炼方案包括步行和加强腹壁核心力量。治疗性锻炼方案包括腹壁核心力量训练、有氧运动和神经肌肉再训练。尽管一些研究发现锻炼对于改善腹直肌间距有一定的帮助，但尚无充分证据推荐锻炼作为腹直肌分离的预防或治疗措施。

腹壁整形术

在大多数轻度到重度腹直肌分离的女性中，前腹壁上覆盖的脂肪皮肤成分也已被拉伸而变得松弛。对于这些女性，需要施行腹壁整形术来进一步改善腹壁外形[12-14]。考虑到腹壁的美观因素，通常采用低位横切口(图31.8)。触诊并标记双侧髂前上棘，画出连接此两点的横向曲线，中点恰好位于耻骨上毛发线。切开深度到腹直肌前鞘，将脂肪皮肤组织从腹直肌前鞘游离，注意保护血管化的疏松浅筋膜层。脐孔保留在脐蒂，周边皮肤切开。通常潜行游离延伸至中上腹部，具体高低取决于腹直肌分离的长度。分离的修复开始于此结合点，可利用后面章节描述的一系列手术技术完成修补。修复完成后患者轻度屈曲髋部，重新覆盖并切除多余的皮肤。放置一或两个闭式引流管并分三层缝合关闭皮肤。

切除或不切除组织的折叠术

对轻度至中度的腹直肌分离，可以采用白线的中线折叠(图31.9)。通过该技术，薄弱的白线得以重建恢复。可使用低功率电刀产生的热收缩使薄弱的筋膜紧缩。再用可吸收或不可吸收线缝合完成筋膜的两层折叠。常应用将两侧筋膜侧缘和腹直肌后鞘中线缝合在一起的三角缝合技术[15]。当筋膜薄弱严重时也可考虑中线筋膜切除(图31.10)。

多项研究比较了可吸收与不可吸收线缝合的疗效差别,结果表明：术后6个月时CT测量的腹直肌间距无显著性差异[16]。第一层缝合通常使用间断"8"字缝合,第二层缝合是连续缝合来加强修补并包埋第一层缝合线结。对于腹直肌前鞘明显松弛的患者,也可加做双侧的侧边折叠术以进一步改善并紧缩腹壁轮廓。通常应用可吸收线间断缝合后再连续缝合的两层修补技术来进一步加固。这种修补可从肋缘下约2cm至耻骨上约2cm的范围内进行。

折叠并置入补片

在广泛松弛需做较长长度修补的病例中可考

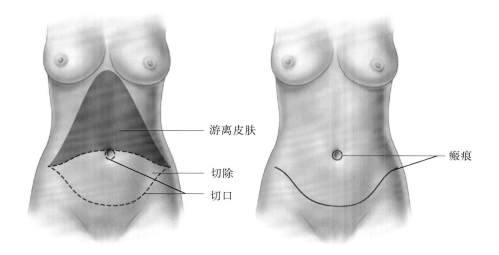

游离皮肤

切除

切口

瘢痕

图31.8　腹壁整形术的瘢痕位置和潜行游离范围的简图。

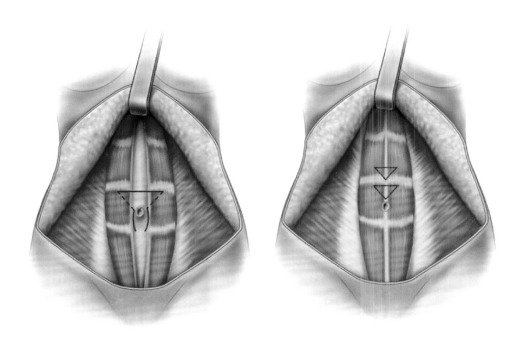

图31.9　腹直肌中线折叠。

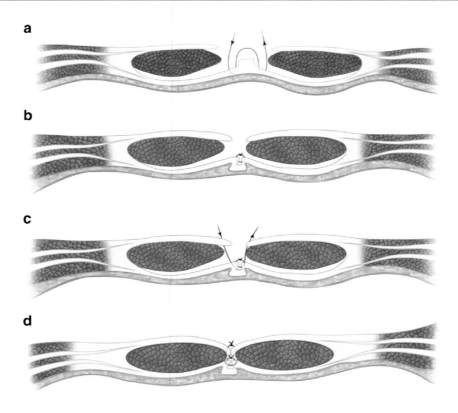

图31.10　切除多余筋膜并三角缝合重新对合腹直肌。

虑使用补片[12]。通常选用可吸收或不可吸收补片置于腹直肌前鞘上。适当裁剪补片以适合前腹壁的范围,上自肋缘、下至耻骨区、双侧至腋前线。在健康、几乎不伴有并发症、感染或不良后果风险较低的患者,通常使用不可吸收补片。补片边缘通常用可吸收线间断缝合固定。补片中央部分也可使用可吸收缝线间断褥式缝合固定。可留置一个闭式引流。

　　图31.11 至图31.19 展示了一例重度腹直肌分离和皮肤松弛的多胎经产女性。图 31.11 和图31.12 是术前照片。手术计划是折叠和使用不可吸收补片加强,并切除多余的皮肤和脂肪。标记下腹部皮肤,切口自一侧髂前上棘至另一侧,切至腹直肌前鞘层面,向头侧方向游离皮瓣至剑突,注意保护松弛的蜂窝层(图 31.13a)。先勾画出薄弱的白线,然后使用两层技术折叠。重度病例也可考虑采用双侧从侧边折叠至中线的方法(图 31.13b)。图 31.14 展示了腹壁收紧程度。修剪合成补片来适应前腹壁表面大小,然后在四周和中央间断缝合固定补片(图 31.15)。腹壁整形时首先评估皮肤冗余量,然后

沿中线切开皮肤(图 31.16)。切除多余皮肤,剩余的皮肤分三层缝合关闭(图 31.17)。术后 6 个月随访时,腹壁轮廓显著改善,且无复发(图 31.18 和图31.19)。

腹直肌后补片修补

　　对于中重度腹直肌分离病例,可考虑腹直肌后修补[17]。该技术做一靠近白线侧方的旁正中切口,上自剑突下至耻骨。要重视腹直肌的内侧部分,防止肌肉破坏以保护血供和侧方进入的支配神经。将腹直肌从后鞘上完全松解。将腹直肌后鞘的冗余部分重新对合,然后采用可吸收线间断缝合,沿后鞘中线折叠(图 31.20)。然后用可吸收或不可吸收补片加强。补片置于腹直肌后鞘表面的腹直肌后间隙,并用可吸收线间断缝合固定。放置补片的目的是分担作用于中线筋膜修补处的压力。脐蒂穿过补片处开口。修补之后,游离的腹直肌排列至其生理位置,双侧肌肉内缘位于中线位置。腹直肌前鞘用可吸收线间断缝合修补。

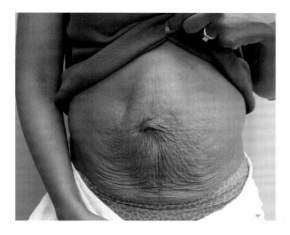

图31.11　腹直肌分离的多胎经产妇术前图片。

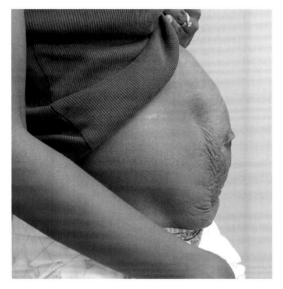

图31.12　侧视图显示显著腹壁松弛和膨隆。

内镜/腹腔镜

Luque 描述其为伴发中线疝的患者使用全内镜技术进行的腹直肌分离修补[10]。与腹直肌分离相关最常见的中线疝是脐疝(85%)[10]。全内镜修补的指征包括大于 2cm 中线疝/脐疝，既往无疝修补或剖腹手术史，且无需行腹壁整形术。手术技术包括腱膜上间隙放置套管，在直视下建立一个解剖平面，暴露白线和腹直肌前鞘。修补过程包括腱鞘折叠与合成补片加强。通常用不可吸收的倒刺线缝合。放置引流并予以腹带轻度加压。

一些患者可考虑使用腔镜加固前腹壁。已经折叠薄弱白线和腹直肌前鞘的患者，可考虑腔镜放置腹膜内补片代替前置 Onlay 补片。Huguier 已对 15 名女性使用此技术，疗效优良率为 13/15(87%)[18]。

并发症

腹直肌分离修补术后并发症少见，包括感染、补片被挤出、复发、神经损伤、血清肿、复杂瘢痕、皮肤坏死、腹壁外观异常和内脏损伤(膀胱、肠管)。与大多数手术一样，如果患者是大量吸烟的女性，需要格外谨慎，因为延迟愈合和组织坏死在这类患者中更常见[17]。

Emanuelsson 完成了一项随机对照试验，比较了经腹直肌前鞘分层关闭与腹直肌后放置合成补片治疗腹直肌分离女性的手术疗效和并发症[19]。研究显示，浅表切口感染发生率为 14/57(24.5%)，其中缝合修补组为 5/57(8.8%)，而腹直肌后补片组为 9/57(15.8%)。术后疼痛通过视觉模拟评分(VAS)评估，腹直肌后补片组(6.9)在改善疼痛方面，优于腱鞘折叠组(4.8)。

结果

腹直肌鞘折叠

治疗腹直肌分离的肌鞘折叠术后结果混杂不一，主要与折叠缝线类型有关。Al-Quattan 观察了 20 位仅使用可吸收缝线进行垂直鞘膜折叠术的女性患者，发现其 1 年复发率为 100%[20]。复发原因包括修补仅局限于缺损部位、仅处理分离的水平部分、因腹直肌前鞘的脆弱特性而导致的缝合相关磨损。Nahas 使用不可吸收缝线进行两层折叠修补得到了良好结果[5]。12 例女性患者在修补术后 3 周、6 个月以及平均 81 个月时行 CT 扫描评估疗效，分别在脐上及脐下 3cm 测量腹直肌间距，在研究中的全部测量平面上，无一患者出现腹直肌分离复发。Mestak 进行了一项病例对照研究，比较了用可吸收

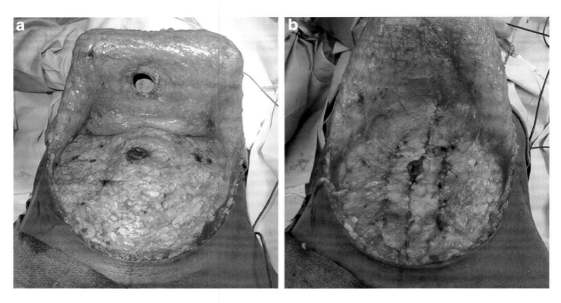

图31.13 (a)术中照片显示白线的中线膨隆。(b)折叠中线和侧方筋膜后的术中照片。

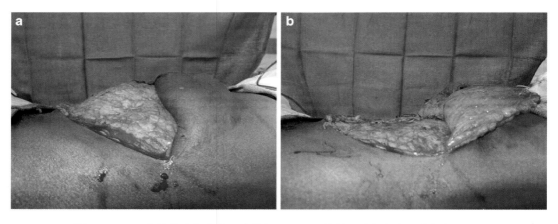

图31.14 (a)修补前腹部突出程度的侧面观。(b)修补后腹部突出程度的侧面观。

线(0-PDS)连续交锁缝合折叠法修补腹直肌分离的51位女性患者与10位无腹直肌分离的未生育女性[4]。修补术后12~41个月时,对所有患者行体格检查和超声检查评估。超声在剑脐中点、脐部、脐耻中点进行测量。两组的平均腹直肌间距离基本相等。因缝线触感并非一项长期问题,因此笔者建议使用可吸收缝线。

研究者对腹直肌分离的修补缝合材料类型和缝合方向也进行过比较研究。Nahas比较了使用可吸收缝线(0-PDS)和不可吸收缝线(2–0尼龙缝线)的腹直肌分离修补技术。术后3周和6个月的CT

扫描证实了两种缝合技术无显著性差异[16]。Ishida通过尸体研究,比较了水平和垂直缝合修补。使用测力计测定破坏缝合修补所需的力度[21]。由于破坏垂直缝合所需的力度显著高于水平缝合,因此推荐垂直缝合法。

腹直肌后修补

术后结果已证明腹直肌后修补是有效的。Batchvarova等对应用此技术修补的52位女性患者进行了长达11年的随访[17]。他们认为对所有患者

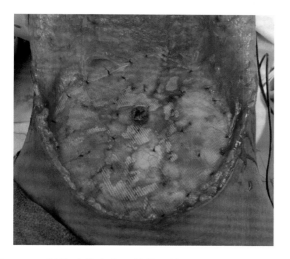

图31.15　折叠后的腹直肌前鞘上放置不可吸收补片的术中照片。

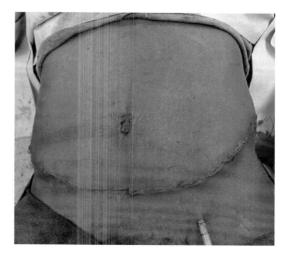

图31.17　完成腹壁整形术后的术中照片。

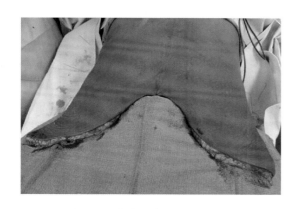

图31.16　腹壁整形术中冗余皮肤和脂肪的术中照片。

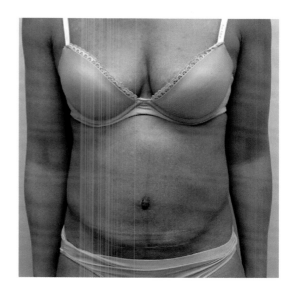

图31.18　成功完成腹直肌分离修补和腹壁整形术后6个月的前面观。

仅行后鞘折叠可能是不够的,因此主张在腹直肌后间隙放置薇乔(可吸收)补片。在此位置放置补片的优势是可以重新分布作用于后鞘修补处的压力,降低复发风险。根据 Batchvarova 的资料,更为推荐诸如薇乔补片等可吸收补片,因其可以有效降低筋膜的张力,6 周后即可吸收,且因置于腹膜外,不增加并发症发生率。

在 Emanuelsson 的研究中, 比较了前鞘折叠修补与腹直肌后补片修补术后的 SF-36 问卷结果[19]。

数据显示两组修补术后改善情况并无高下之分。腹直肌后补片修补组较缝合组的肌力主观改善更好(6.9 vs.4.5,Likert 量表,0-10,P=0.01)。

内镜/腔镜

内镜手术的最常见不良事件是血清肿(23%)[10]。Luque 研究的 21 位患者中,20 个月随访中无疝或

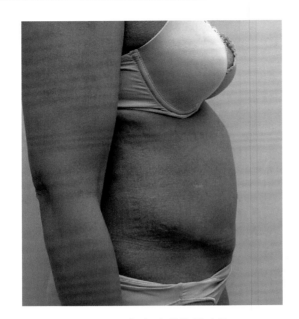

图31.19 术后6个月的侧面观。

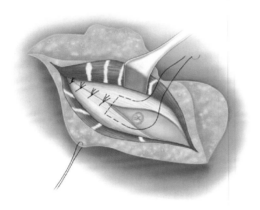

图31.20 缝合折叠腹直肌后鞘。

腹直肌分离复发[10]。术后1个月的平均腹直肌间距显著改善，从术前测量的24~39mm降低为术后测量的2.1~2.8mm。术后1年和2年随访的测量值与术后1个月测量值（2.5~3.7mm）相比并无改变。患者满意度使用视觉模拟量表评级，均值为8.7。

总结

我们目前已充分了解了腹直肌分离的病因、诊断和治疗方法，且治疗效果较理想。多产女性发生腹直肌分离的风险最高。通过临床检查和症状确立很容易得出诊断。处理上的选择较多，主要取决于腹直肌的分离程度。轻中度分离者单纯折叠即有效。对于中重度分离者，在腹直肌前或肌后间隙放置可吸收或不可吸收补片的效果更好。

（汤睿 译）

参考文献

1. Azer H, et al. Collagen fibers in linea alba and rectus sheath. J Surg Res. 2001;96:127–34.
2. Liaw LJ, Hsu MJ, Liao CF, Liu MF, Hsu AT. The relationships between inter-recti distance measured by ultrasound imaging and abdominal muscle function in postpartum women: a 6-month follow-up study. J Orthop Sports Phys Ther. 2011;41(6): 435–43.
3. Brauman D. Diastasis recti: clinical anatomy. Plast Reconstr Surg. 2008;122:1564.
4. Mestak O, Kullac R, Mestak J, et al. Evaluation of the long-term stability of sheath plication using absorbable sutures in 51 patients with diastasis of the recti muscles: an ultrasonographic study. Plast Reconstr Surg. 2012;130:714e.
5. Nahas FX, Ferreira LM, Augusto SM, Ghelfond C. Long-term follow-Up of correction of rectus diastasis. Plast Reconstr Surg. 2005;115:1736.
6. Elkhatib H, Buddhavarapu RS, Henna H, Kassen W. Abdominal musculoaponeuretic system: magnetic resonance imaging evaluation before and after vertical plication of rectus muscle diastasis in conjunction with lipoabdominoplasty. Plast Reconstr Surg. 2011;128:733e.
7. Nahas FX. An aesthetic classification of the abdomen based on the myoaponeurotic layer. Plast Reconstr Surg. 2001;108:1787–95.
8. Rath AM, Attali P, Dumas JL, et al. The abdominal linea alba: an anatomo-radiologic and biomechanical study. Surg Radiol Anat. 1996;18:281–8.
9. Beer GM, Schuster A, Seifert B, et al. The normal width of the linea alba in nulliparous women. Clin Anat. 2009;22:706–11.
10. Luque JB, Luque AB, Valdivia J, et al. Totally endoscopic surgery on diastasis recti associated with midline hernias. The advantages of a minimally invasive approach. Prospective cohort study. Hernia. 2015;19(3):493–501.
11. Benjamin DR, van de Water ATM, Peiris CL. Effects of exercise on diastasis of the rectus abdominis muscle in the antenatal and postnatal periods: a systematic review. Physiotherapy. 2014;100:1–8.
12. Akram J, Matzen SH. Rectus abdominis diastasis. J Plast Surg Hand Surg. 2014;48(3):163–9.
13. Restrepo JCC, Ahmed JAM. New technique of plication for abdominoplasty. Plast Reconstr Surg. 2002;109:1170.
14. Tadiparthi S, Shokrollahi K, Doyle GS, et al. Rectus sheath plication in abdominoplasty: assessment of its longevity and a review of the literature. J Plast

Reconstr Aesthet Surg. 2012;65:328–32.
15. Ferreira LM, Castilho HT, Hochberg J, et al. Triangular mattress suture in abdominal diastasis to prevent epigastric bulging. Ann Plast Surg. 2001;46:130.
16. Nahas FX, Augusto SM, Ghelfond C. Nylon versus polydioxanone in the correction of rectus diastasis. Plast Reconstr Surg. 2001;107:700.
17. Batchvarova Z, Leymarie N, Lepage C, Leyder P. Use of a Submuscular resorbable mesh for correction of severe postpregnancy musculoaponeurotic laxity: an 11-year retrospective study. Plast Reconstr Surg. 2008;121:1240.
18. Huguier V, Faure JL, Doucet C, Giot JP, Dagregorio G. Laparoscopic coupled with classical abdomino-

plasty in 10 cases of large rectus diastasis. Ann Chir Plast Esthet. 2012;57:350–5.
19. Emanuelsson P, Gunnarsson U, Strigard K, Stark B. Early complications, pain, and quality of life after reconstructive surgery for abdominal rectus muscle diastasis: a 3-month follow-up. J Plast Reconstr Aesthet Surg. 2014;67:1082–8.
20. Al-Qattan MM. Abdominoplasty in multiparous women with severe musculoaponeurotic laxity. Br J Plast Surg. 1997;50:450.
21. Ishida LH, Gemperli R, Longo MVL, et al. Analysis of the strength of the abdominal fascia in different sutures used in abdominoplasty. Aesthetic Plast Surg. 2011;35:435–8.

第 32 章

负压伤口治疗

Terri A. Zomerlei, Jeffrey E. Janis

引言

无论是自发性、外伤性还是医源性的腹壁缺损都非常复杂且问题各异，对于所有外科医生来说都是巨大挑战。负压伤口治疗对于现代外科医生进行复杂腹壁疝修补是一种有用的辅助医疗工具。负压伤口治疗装置(NPWT)是一种在伤口表面提供抽吸的简单机械装置[1-4]，最初设计是用于慢性伤口诸如糖尿病足溃疡的加速愈合。吸引是用于伤口引流历史悠久的外科技术。正式的 NPWT 与简单吸引相比有许多优点，包括可根据创面大小随意剪裁表面敷料、可更换引流容器以去除大量渗出和选择性控制吸力水平(mmHg)和抽吸频率(持续性或非持续性/间歇性)。所有 NPWT 设备还有一个重要的安全特性，其报警系统能警示使用时漏气或者引流过多[1]。一些特殊设计的 NPWT 还可滴注含有抗生素或杀菌剂的等渗溶液。NPWT 尺寸大小不一，有些是便携式的，甚至是一次性的，但其工作原理基本相同。主要包含一个可以产生负压的真空泵(电池或者电源)、管路、引流液容器、密封装置以及创面接触的材料。

工作原理

关于 NPWT 的作用机制和加速伤口愈合的能力有许多猜测。但确切的作用机制很大程度上是未知的，目前普遍认为，NPWT 有助于促进急性或慢性伤口愈合是多种因素共同作用的结果。

NPWT 作用机制的理论可分为三大概念:液体环境、细菌负荷的降低或改变，以及机械应力的应用。

伤口愈合不是一个简单的线性过程，而是一系列复杂的介质与细胞间的交互作用[2]。环境中这些交互作用的发生可对伤口愈合过程产生积极或消极的影响[3]。伤口中积聚的间质水肿可能损害脆弱的微环境，对末梢组织的氧含量造成有害影响。NPWT 可利用负压将伤口中多余水分有效吸出，如此可改善伤口愈合的环境。伤口细胞外基质的成分是由全身基质的合成、沉积和降解之间的动态平衡来决定的。伤口细胞外基质其本身就是组织修复过程中细胞黏附、迁移、增殖和分化的重要调节物[1]。NPWT 可通过去除伤口愈合微环境中的有害因素，以改善伤口细胞外基质。这些作为局部组织毒素的因素包括急性期蛋白、蛋白水解酶、特异性细胞因子和金属蛋白酶。近期的一篇关于 NPWT 作用机制分子基础的系统性综述表明，相比之下，促进伤口愈合取决于细胞因子对抗炎作用的调制，以及机械性刺激感受器和化学受体介导的细胞信号传导。这些相互作用促使新血管生成、细胞外基质重建和肉芽组织沉积[4]。

另一个假设的 NPWT 作用机制是其减少了总的细菌负荷。动物对照性研究显示使用 NPWT 可呈现出对数的细菌负荷下降趋势，但是这一结论尚未在临床研究中得到验证[5,6]。据认为，NPWT 可能通过三种方式减少伤口中总的细菌负荷。首先，封闭的环境对周围皮肤细菌菌落的侵犯就像一个物理屏障;其次，装置产生的负压可把伤口内任何存在的细菌连同组织渗出液完全吸出；最后，Morykwas 的动物实验表明，体内组织在 125mmHg 的负压作用下，可提高四倍的血液量[6]。局部组织含氧量增加不仅抑制了厌氧菌的生长，而且可提供中性粒细胞额外的底物来氧化杀灭细菌。

另一个关于 NPWT 作用机制的假说，关注于多孔泡沫表面与负压的生物力学特性。越来越多的证据表明，正在愈合的组织会回应并适应置于伤口表面上的功能需求。这些功能需求可细分为施加于伤口的宏观应变和微观应变。宏观应变理论推测，负压与创面相互作用的机械应力可传递至伤口边缘将其拉近[7]。2004 年，Saxena 首先介绍了 NPWT 利用微观力学或微观应变改善肉芽组织生成的观点[7]。他们的组织研究显示，组织与泡沫敷料接触可产生特别的物理反应，对应泡沫的孔隙几何形状，组织起伏轮廓会增加。伤口表面与泡沫孔隙不规则接触增加了所负压的表面积，而不扩大总的伤口面积。具体来讲，微观应变理论显示当更多的单个细胞受到负压、机械应变以及变形力作用，可导致细胞伸展、细胞增殖以及新血管再生，以促进组织愈合[8]。

泡沫与纱布对比

NPWT 可根据伤口任意剪裁伤口接触面的材料。大体上，文献研究中介绍的是两种不同的敷料类型：一种是泡沫，一种是纱布。有研究显示，两种敷料在创面压力传导方面没有什么差异，但在特殊临床情况下，可能其中一种要比另一种表现优异[9,10]。纱布敷料使用更方便，因为它们不必剪成适合创面的形状。而且一些研究也报道了患者在更换纱布时疼痛体验更轻，这可能与组织的敷料向内生长较少有关[11]。此外，节约成本对我们的医保系统来说越来越紧迫，纱布敷料在材料价格和人工费用上兼具经济优势。近期一个随机对照实验表明，NPWT 使用泡沫敷料的每日费用是 96.51 美元，而纱布敷料仅为 4.22 美元。同样，NPWT 使用泡沫敷料的换药时间也更长，平均需要 31 分钟，而纱布组仅需 19 分钟[12]。

自从 NPWT 使用以来，泡沫敷料一直是传统的伤口接触材料。泡沫敷料有多种形状和尺寸，在敷料使用时可剪裁以适应伤口大小。目前使用的几种不同的泡沫敷料通常根据颜色分类[13]。

"黑色"或者开孔聚氨酯泡沫是最传统的 NPWT 敷料，网状大孔结构(400~600μm)使其更适合于大量渗出的伤口。黑色泡沫具有疏水性，其大网孔结构可使 NPMT 和伤口间产生最大负压，有利于肉芽组织生成[14]。

相反，聚乙烯醇，或称"白色"泡沫，具有亲水性，小网孔致密结构(60~270μm)使其与创口更少黏连。这种结构也会导致体液引流及产生肉芽组织能力下降。所以其更适用于浅部伤口或覆盖于植入假体，亦可用于干燥或压力敏感创面。

绿色泡沫由聚氨酯构成，具有开孔结构以便于伤口观察。绿色泡沫孔径与黑色泡沫相似，但其抗张强度更高，使其在移除时伤口泡沫残留更少[15]。

银色泡沫是在聚氨酯或聚乙烯泡沫上覆盖了镀银涂层。镀银涂层泡沫可通过降低伤口细菌负荷来减轻感染伤口臭味，因此特别适用于持续污染的伤口（图 32.1）。银敷料的抗菌能力归功于纳米银（AgNP）表面强大的氧化能力以及向生物环境释放银离子[16]。这种氧化活性和银离子本身的影响被认为可引起对细胞结构和功能的一系列负面影响，包括细胞毒性、免疫反应甚至细胞死亡。

负压

新式的 NPWT 装置另一个特点就是可调节施加在伤口上的负压。1996 年 Morykwas 完成了血流量动物模型的研究，使用多普勒探头来检测不同负压下软组织和肌肉血流改变，显示两种组织的血流改变均呈钟形反应；125mmHg 负压所产生的组织血流峰值是基线值的四倍；而大于 400mmHg 的负压反而对肉芽组织生成有不利影响，可能是当毛细血管床试图克服灌注压时血流停止从而使血流量减少。基于体内研究，范围在 75~125mmHg 是理想的微变形和应变的压力水平，可促进肉芽组织形成[17]。临床上，压力作用于患者伤口会引起不适，而 NPWT 默认压力设置是 125mmHg，所以应根据患者耐受程度调整压力。

除了论证诱导峰值血流的最佳压力外，Moryk-

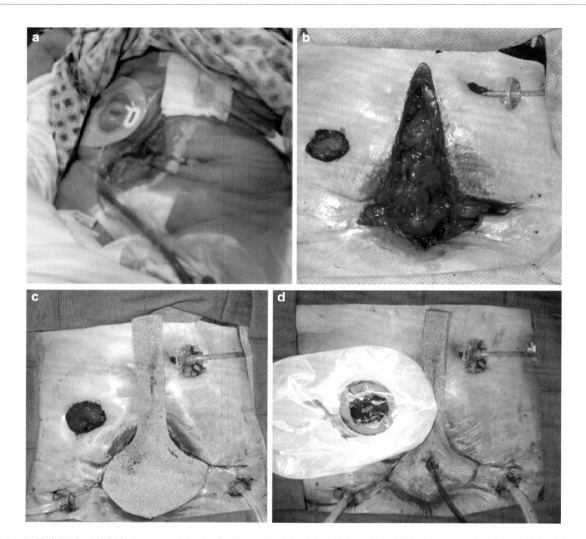

图32.1 肠外瘘切除后的复杂腹壁（a,b），肠瘘切除后使用大网孔生物补片修补筋膜缺损。使用具有抗菌特性的银色泡沫 NPWT来治疗污染的皮肤软组织缺损(c,d)。

was 和其同事还比较了持续负压和间歇负压对于血流峰值的结果。在间歇负压组，如"关闭"时间少于2分钟，局部血流的峰值增加量下降。基于这些结论，NPWT 的 5 分钟开启/2 分钟关闭循环的间歇负压模式被认为是最大化血流和肉芽组织形成的最佳选择。随后这些设置被用于和持续负压 NPWT组头对头比较（两种已经确认有效的治疗方法的比较——译者注），间歇负压组平均增加的肉芽组织形成显著高于持续负压组，具体来说，间歇负压组增加将近 100%，而持续负压组仅增加 60%[17]。

应用间歇负压可提高肉芽组织形成，但在使用中可能会遇到两个问题。首先，负压会造成不适，较敏感的患者随着装置的循环每隔几分钟就会感到疼痛；其次，对于大量渗出的患者，"关闭"期间丧失吸力会造成创面渗出液积聚以及黏连屏障破坏。

滴注法治疗

最新的 NPWT 装置又增加了滴注功能。可将含有抗生素或杀菌剂的等渗液体输送系统加载到NPWT 装置，然后滴注到急性或者慢性感染伤口[18]。负压的时间间隔和持续时间以及滴注液体种类及其停留时间均可控制。文献中常用的溶液有硝酸银溶液、次氯酸钠消毒液(达金氏液)以及混有抗生素的溶液[13]。NPWT 明确使用和研究的一种滴注溶液是 Prontosan（B. Brain, Inc.；Bethlehem, Pa.）。Prontosan 的成分是聚六亚甲基双胍和甜菜碱；聚六亚甲基双胍又称聚己双胍，是一种抑制微生物生长的杀菌剂；甜菜碱是一种表面活性物质，可做清洁剂用于紧急清创[1,19]。含有聚己双胍的冲洗溶液对降低细菌负荷和生物膜形成有肯定效果。与普通NPWT 装置相比，使用同时带有滴注功能的 NPWT 装置可进一步降低微生物量。此外，在严重感染伤口使用带滴注功能的 NPWT 具有明显减少去手术室冲洗伤口次数的优势[20]。

NPWT与腹壁缺损重建

全层腹壁缺损

腹壁缺损主要分两种，一种是部分腹壁缺损，另一种是全层腹壁缺损，临床上应用 NPWT 治疗这两种缺损有所不同。

全层腹壁缺损常发生于外科手术造成的对腹壁严重损伤，如腹部创伤、腹膜炎、腹腔间室综合征减压术、血管瘤破裂修复术等，这些情况往往需要损伤控制剖腹探查。这些情况下关腹不仅困难，而且通常不安全。这种情况下应用 NPWT 作为桥梁以待未来更准确地关闭腹腔。NPWT 在"开放腹腔"下使用具有多种目的，包括去除渗出液，减轻肠管水肿，清除伤口污染，为腹腔内脏器提供密闭、潮湿的

环境以及最大程度地维持腹壁功能。早期应用NPWT 治疗腹壁缺损和控制感染，包括利用惰性多孔的塑料膜来覆盖肠管，塑料膜表面覆盖覆料，上方放置负压吸引管，然后用封闭敷料覆盖整个创面。现在已有使用更方便、功能更强、专门用于腹壁缺损的 NPWT 装置。负压可减轻内脏水肿和减少渗出液，缺损筋膜间可更加接近，以便行单纯缝合筋膜或使用补片修补(图 32.2)。通常情况下，患者每隔 3~5 天就要去手术室进一步清洗腹腔，一旦污染得到控制，就可尝试一期关闭筋膜或使用补片关闭。

开放腹腔的治疗目的主要有两个，减少死亡率和提高筋膜关闭率。来自专家咨询小组有关开放腹腔最佳治疗的共识文件发表于 2009 年[21]。无论专家咨询委员会还是同年发表的系统回顾文章均认为 NPWT 是临时关闭腹腔(TAC)的优越治疗方法。应用 NPWT 后腹腔关闭率最高，可达 78%~93%。此外，和其他技术相比，NPWT 的肠瘘发生率仅为2.9%，而其他几种方式，拉链技术、筒仓技术和疏松填充技术，则高达 5.7%~28%[22]。

部分腹壁缺损

部分腹壁缺损是指尚存部分肌筋膜腹壁组织或补片来阻挡腹腔内容物的情况。此时，可根据缺损大小以及附近情况，NPWT 可为主要治疗手段，作为后续治疗的桥梁或减轻术后并发症。在开放软

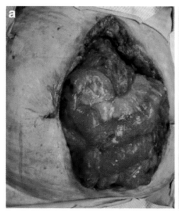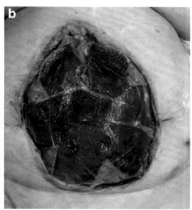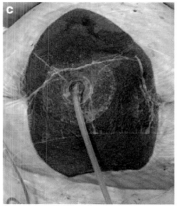

图32.2 67岁女性患者行剖腹探查、广泛肠黏连松解、胃空肠Roux-en-Y吻合、十二指肠空肠吻合后数小时后再次急诊探查。探查发现患者肝脏边缘出血，出血控制后发现患者肠管严重水肿无法关闭腹腔(a)。应用ABthera device (KCI,San Antonio,TX)来减少水肿并防止其继续丧失腹壁功能(b,c)。患者每隔3~5天返回手术室尝试关闭伤口。

组织伤口,应用 NPWT 作为首选治疗可促进肉芽组织生长。一旦肉芽生长完成,伤口尺寸会缩小,此时可移除 NPWT 以便上皮组织生长。对于特别巨大的缺损,NPWT 可暂时封闭缺损并提供最佳的伤口愈合环境,以便肉芽组织增生和收缩创面,直至可进行皮肤移植为止。NPWT 对于皮肤移植也有帮助。如果巨大缺损相对清洁,可使用黑色泡沫,如渗出明显可将压力调至 125~150mmHg。最初使用持续负压模式可去除水肿并提高血流灌注。对于污染伤口,可先以同样的方式使用银色泡沫来减少微生物量,直至第一次或第二次更换敷料时换用黑色泡沫。根据伤口的污染程度,可能需要更频繁的敷料更换。当伤口的渗出开始稳定或减少时,如患者可耐受,可使用 NPWT 的间歇模式(5 分钟开启/2 分钟关闭),以刺激肉芽组织形成。

NPWT与特殊临床情况

关闭切口

最近有报道,为了预防术后并发症将 NPWT 短期应用于关闭手术伤口[23-25]。这项技术最早在创伤和整形外科文献中被评价,旨在减少血清肿形成、感染和伤口裂开。血清肿是腹壁疝修补术后长期困扰的并发症,常规超声检查血清肿的发病率高达 100%,临床评估亦可达到 35%[26]。血清肿除了是一

个麻烦的术后问题,还可能是出现更严重并发症的预兆。血清肿可导致伤口并发症,因其能阻碍补片长入,也可导致细菌从切口渗液侵入或者医源性反复穿刺侵入。

许多外科领域的研究均表明,肥胖患者伤口感染等手术并发症发生率增加[24,27,28]。肥胖患者伤口感染的原因可能是伤口关闭缝合时的牵引和剪切力,从而使得细菌渗透至更深层组织。此外,在过去的心胸外科文献中描述,从力学角度讲肥胖可对皮肤切口产生特殊的问题。仰卧位时,两侧肥胖组织的重量将切口的皮缘拉开,这在大量细菌定植的皮肤皱褶处尤为严重[23]。同样,当肥胖患者采取坐姿时,任何部位的皮肤皱褶都会受到增加的牵引力,而将皮缘拉开。如果在术中应用了补片来关闭腹腔,那么就更需要减少切口周围定殖菌数量。最近的一个回顾性研究表明,和传统敷料相比,腹壁重建后应用 NPWT 可以明显减少伤口感染 (22%比 63%)和伤口裂开(9%比 39%)。无论采取什么手术技术与方法,复杂腹壁疝的修复都有可能出现这样或那样的伤口愈合问题,对于闭合的切口预防性采用 125mmHg 持续负压吸引模式 NPWT 治疗 1 周,具有更好的疗效[29](图 32.3)。

挽救补片

腹壁切口疝手术的一个严重并发症就是感染。研究指出,人工补片的感染率可达 8%[30,31]。以前,

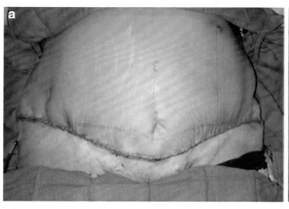
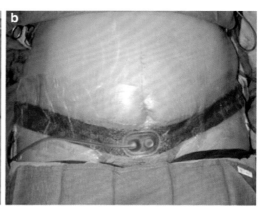

图32.3 这个复发切口疝的患者因为需要同时行脂膜切除,所以做了一个横切口(a),应用一个长条状的NPWT装置(Prevena,KCI,San Antonio,TX)来覆盖缝合的切口以避免血清肿的形成(b)。

外科医生应对补片感染除了将补片完整去除，几乎没有其他的治疗手段，而取出补片后患者往往又重新回到了存在腹壁疝或者腹壁缺损的初始状态。如前所述，使用负压吸引创面可以增加血液灌注，同时还能降低细菌数量。NPWT 装置还可以移除大量渗出液，同时还能保持创面的环境湿润。这种生物学特性使得 NPWT 成为治疗和挽救大网孔单丝补片感染的一种方法。2013 年，Berrevoet 等的一项前瞻性实验显示，在不取出补片的条件下，使用 NPWT 装置成功治疗由等量聚丙烯和可吸收单乔混合编制的大网孔补片感染。这个单中心的研究持续了 6 年，共有 724 例开放切口疝和腹壁疝的手术，其中有 63 例患者出现伤口感染并使用了

NPWT 装置。除了 4 例患者需要手术清创以外，其余患者所使用的大网孔单丝补片均得以保留[31]。

用封闭切口外用型 NPWT 联合亚甲蓝示踪剂可用于治疗点灶状的补片感染。有的切口疝/腹壁疝患者在术后数月或数年后，会在切口附近出现慢性窦道。术中可以用钝针头探查窦道并注入稀释的亚甲蓝溶液，切开窦道并沿亚甲蓝染色的区域进一步切开就可以找到感染灶。通常这些感染灶就是不可吸收线的结线处。切除线结及窦道，清除局灶性脓肿或肉芽组织。彻底探查所有潜在的窦道后，从皮肤做梭型切开，将包括所有窦道在内的病灶全部切除，冲洗伤口，然后逐层关闭伤口。最后在关闭切口的表面放置封闭切口外用型 NPWT 并保留 1 周(图32.4)。

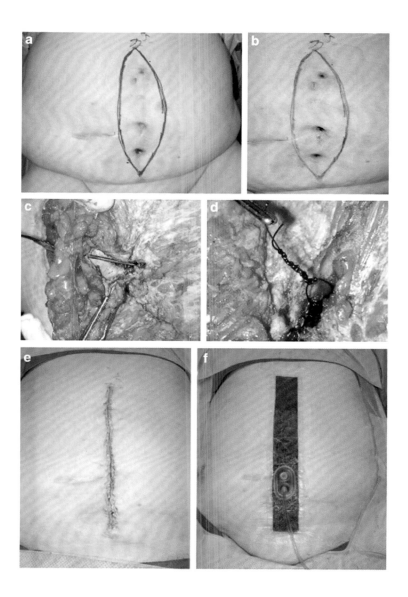

图32.4 此患者行腹壁疝修补后近1年，术后腹壁多处窦道。(a)每个窦道开口都注入了亚甲蓝溶液。(b)切开后用探针找到窦道底部，窦道底部找到和脓肿相关的普理灵线结，我们在拆除线结、清除病灶、切除窦道后，一期为患者缝合切口，将外用型NPWT装置置于切口上。

腹壁重建时的皮肤移植

在部分腹壁缺损的患者创面应用 NPWT 有两种适应证。首先将 NPWT 置于创面以利于创面底部生成适于植皮的肉芽组织；然后，将刃厚皮片置于肉芽组织表面，此时再将 NPWT 装置置于移植皮肤表面使用五天，可以促进移植存活[32]。皮肤移植成功的一个重要前提就是保持移植皮肤与创面的完整贴合，然而，在腹壁的创面常常会不平整，要么凹进，要么凸出。此时，NPWT 装置和传统的支撑型敷料相比，具有众多优势，包括创面的均匀受压、预防和消除死腔。即使在非常凹陷的区域仍有这些优势。NPWT 还可以将积存的渗出和积血清除，避免了剪切现象[33]。血清肿、血肿和剪切力影响皮肤移植存活。如果存在上述这些并发症，血浆吸渗、血管接合以及血管再生都受影响，并导致移植物脱落。已经有多项研究结果表明，应用 NPWT 装置后，刃厚皮片的移植存活率几乎可以达到 100%，而传统的支撑型敷料只能达到 87%~89%[34,35]。

复杂腹壁缺损的重建

外科医生应用多种处理手段来治疗腹壁缺损才有可能达到一次手术就能恢复腹壁完整的目的，因此选择合适的患者就显得至关重要。如果患者的潜在危险因素没得到解决或控制，那么即便手术设计得再好，最终结果也是手术失败。这些风险因素包括抽烟、慢性阻塞性肺病、血糖控制、伤口感染史以及 BMI 过高[36]。2010 年，腹壁疝工作组（Ventral Hernia Working Group）在伤口分类以及患者术后手术部位感染高危因素的基础上提出了腹壁疝分级系统，此分级系统将患者从低危状态到感染状态分为四级[37]。Kanters 等最近又将这个分级系统进行了修改，将有统计学显著差异的手术部位并发症列入了分级标准[38]，共包含三级。

在新的分级系统中，NPWT 的使用指证是依靠临床推算公式计算出来的。按照改良的疝分级系统，对于高危腹壁疝患者（2 级或 3 级清洁-污染伤口），存在肥胖再加上任何一个合并症，我们在疝修补术后采取一种新型 NPWT 应用方法（如下所述）来预防伤口裂开以及血清肿的形成，旨在让这些患者能够获得最佳愈合机会。

修补疝之前应该松解腹腔黏连，可切除瘢痕和失活组织，如有必要，则移除原来的补片。然后采用 Butler 提出、后被 Janis 改良的微创组织分离技术[39,40]。腹壁疝修补的金标准是重建患者本身的肌筋膜层，外科医生应该想尽一切办法来达到这一目标。通常补片需要放置在腹直肌后修补的方式来加强修补效果。补片放置在肌后可以明显减少腹壁疝复发率[41]。微创组织分离技术采用隧道切口松解腹外斜肌腱膜，如此可以保护皮下组织和腹直肌前鞘相互连接，同时保护发自腹直肌的肌皮血管穿支血管不受损伤。这样做有两个目的：

1. 减少皮下死腔从而防止血清肿的形成。
2. 改善皮瓣的血流灌注。

微创组织分离完成后，NPWT 可以放置在缝合关闭的皮肤切口处，以预防此类患者的伤口裂开（图 32.5）。

1. 使用 2-0 可吸收缝线间断缝合关闭 Scarpa 筋膜，缝合间距均保持 3 指宽。

2. 沿切口间断缝合或钉合深层真皮，间距仍保持 3 指宽。

3. 深层真皮缝合后，中线可呈"串珠样"外观，其中，缝合点为"线"，开放点为"珠"。

4. 将一个预先穿孔的"特大号"黑色聚氨酯泡沫或者银色泡沫切成条状，并从间断缝合的开口处向伤口内部塞入（"炸薯条"）。

5. 泡沫条插入切口的开口处，确保每个泡沫条横向填满全层皮瓣，并支撑肌筋膜缝合。这些泡沫条应高出伤口部位数厘米。

6. 两个泡沫之间的切口缝合部位应贴上非黏性敷料，如 Xeroform（Covidien,Mansfield,MA）或 Adaptic（Johnson & Johnson,New Brunswick,NJ），以防止干燥。

7. 然后将一个剪成长方形的黑色泡沫完整覆盖在所有泡沫条上方。

8. 贴膜封闭泡沫敷料，覆盖皮肤。应用皮肤应用黏合剂。敷料接负压管，并将负压设置为

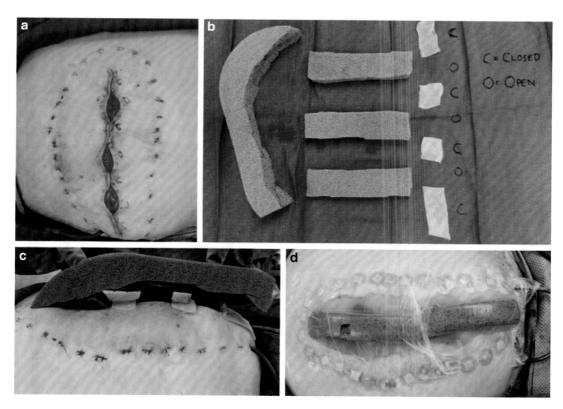

图32.5　(a)这是一个高危复发疝的患者,术中取出旧补片,于腹直肌后放置一个新的大补片。(b)泡沫条如图按顺序摆放好,C代表伤口关闭区域,O代表伤口开放区域。(c)NPWT按顺序置于伤口内和伤口外。(d)贴膜封闭整个创面。

125mmHg,持续吸引模式。

　　整个封闭负压环境可以吸走厚层皮瓣内的渗出液。那些塞入创面的泡沫条可消灭所有潜在死腔,防止血清肿的形成。另外,负压在创面所产生的均衡的压力将两侧皮瓣对拢,可显著减低皮瓣之间的机械牵引力和剪切力。在一期缝合的清洁切口表面放置负压吸引装置还可以提供阻止皮肤菌落侵袭的密封环境,因为切口处施加的抽吸力只允许细菌单向通行。这项技术的特点是,它将开放 NPWT 和切口 NPWT 的优势结合在一起,可减少渗出液,增加血液灌注,增加宏观和微观的应力。

　　最后一组腹壁疝是开放腹腔或者有肠瘘的患者(3级),此类患者的处理应分为两步。首先需要处理的是受影响的肠管,如果腹腔不能关闭,则需要利用NPWT作为桥接,以处理污染和感染问题,减轻肠道水肿。对于腹腔开放的伤口,在第一次手术后就应该每隔 3~5 天重新手术冲洗并尝试腹壁

修复关闭。在此期间,可应用腹腔内的 NPWT。

结论

　　NPWT 是一种容易使用的多用途治疗方式,具有广泛的适应证。在使用前需要了解伤口接触面材料、负压的压力、压力应用模式以及如何应用滴注疗法,才能按照患者病情的特殊需求来进行个体化治疗。

　　虽然 NPWT 不是腹壁缺损修复的万能药,但是它在加速伤口愈合,促进移植皮肤存活,挽救感染补片和减少手术并发症方面,如伤口感染和伤口裂开,确实是现代外科医生不可或缺的手段。

(邱轶伟　译)

参考文献

1. Argenta LC, Morykwas MJ, Marks MW, DeFranzo AJ, Molnar JA, David LR. Vacuum-assisted closure: state of clinic art. Plast Reconstr Surg. 2006;117(7 Suppl):127S–42.

2. Broughton 2nd G, Janis JE, Attinger CE. The basic science of wound healing. Plast Reconstr Surg. 2006;117(7 Suppl):12S–34.

3. Moues CM, van den Bemd GJCM, Heule F, Hovius SER. Comparing conventional gauze therapy to vacuum-assisted closure wound therapy: a prospective randomised trial. J Plast Reconstr Aesthet Surg. 2007;60(6):672–81.

4. Glass GE, Murphy GF, Esmaeili A, Lai LM, Nanchahal J. Systematic review of molecular mechanism of action of negative-pressure wound therapy. Br J Surg. 2014;101(13):1627–36.

5. Assadian O, Assadian A, Stadler M, Diab-Elschahawi M, Kramer A. Bacterial growth kinetic without the influence of the immune system using vacuum-assisted closure dressing with and without negative pressure in an in vitro wound model. Int Wound J. 2010;7(4):283–9.

6. Morykwas MJ, Argenta LC, Shelton-Brown EI, McGuirt W. Vacuum-assisted closure: a new method for wound control and treatment: animal studies and basic foundation. Ann Plast Surg. 1997;38(6):553–62.

7. Urschel JD, Scott PG, Williams HT. The effect of mechanical stress on soft and hard tissue repair; a review. Br J Plast Surg. 1988;41(2):182–6.

8. Saxena V, Hwang CW, Huang S, Eichbaum Q, Ingber D, Orgill DP. Vacuum-assisted closure: microdeformations of wounds and cell proliferation. Plast Reconstr Surg. 2004;114(5):1086–96; discussion 97–8.

9. Campbell PE, Smith GS, Smith JM. Retrospective clinical evaluation of gauze-based negative pressure wound therapy. Int Wound J. 2008;5(2):280–6.

10. Malmsjo M, Ingemansson R, Martin R, Huddleston E. Negative-pressure wound therapy using gauze or open-cell polyurethane foam: similar early effects on pressure transduction and tissue contraction in an experimental porcine wound model. Wound Repair Regen. 2009;17(2):200–5.

11. Borgquist O, Gustafson L, Ingemansson R, Malmsjo M. Tissue ingrowth into foam but not into gauze during negative pressure wound therapy. Wounds. 2009;21(11):302–9.

12. Dorafshar AH, Franczyk M, Gottlieb LJ, Wroblewski KE, Lohman RF. A prospective randomized trial comparing subatmospheric wound therapy with a sealed gauze dressing and the standard vacuum-assisted closure device. Ann Plast Surg. 2012;69(1):79–84.

13. Kim PJ, Attinger CE, Steinberg JS, Evans KK, Lehner B, Willy C, et al. Negative-pressure wound therapy with instillation: international consensus guidelines. Plast Reconstr Surg. 2013;132(6):1569–79.

14. Malmsjo M, Ingemansson R. Green foam, black foam or gauze for NWPT: effects on granulation tissue formation. J Wound Care. 2011;20(6):294–9.

15. Malmsjo M, Ingemansson R. Effects of green foam, black foam and gauze on contraction, blood flow and pressure delivery to the wound bed in negative pressure wound therapy. J Plast Reconstr Aesthet Surg. 2011;64(12):e289–96.

16. Jones S, Bowler PG, Walker M. Antimicrobial activity of silver-containing dressings is influenced by dressing conformability with a wound surface. Wounds. 2005;17(9):263–70.

17. Morykwas MJ, Faler BJ, Pearce DJ, Argenta LC. Effects of varying levels of subatmospheric pressure on the rate of granulation tissue formation in experimental wounds in swine. Ann Plast Surg. 2001;47(5):547–51.

18. Gabriel A. Integrated negative pressure wound therapy system with volumetric automated fluid instillation in wounds at risk for compromised healing. Int Wound J. 2012;9 Suppl 1:25–31.

19. Kim PJ, Attinger CE, Steinberg JS, Evans KK, Powers KA, Hung RW, et al. The impact of negative-pressure wound therapy with instillation compared with standard negative-pressure wound therapy: a retrospective, historical, cohort, controlled study. Plast Reconstr Surg. 2014;133(3):709–16.

20. Gabriel A, Kahn K, Karmy-Jones R. Use of negative pressure wound therapy with automated, volumetric instillation for the treatment of extremity and trunk wounds: clinical outcomes and potential cost-effectiveness. Eplasty. 2014;14, e41.

21. Kaplan M, Banwell P, Orgill DP, Ivatury RR, Demetriades D, Moore FA, et al. Guidelines for the management of the open abdomen. Wounds-a Compendium of Clinical Research and Practice. 2005;1–24.

22. Boele van Hensbroek P, Wind J, Dijkgraaf MG, Busch OR, Goslings JC. Temporary closure of the open abdomen: a systematic review on delayed primary fascial closure in patients with an open abdomen. World J Surg. 2009;33(2):199–207.

23. Grauhan O, Navasardyan A, Hofmann M, Muller P, Stein J, Hetzer R. Prevention of poststernotomy wound infections in obese patients by negative pressure wound therapy. J Thorac Cardiovasc Surg. 2013;145(5):1387–92.

24. Matatov T, Reddy KN, Doucet LD, Zhao CX, Zhang WW. Experience with a new negative pressure incision management system in prevention of groin wound infection in vascular surgery patients. J Vasc Surg. 2013;57(3):791–5.

25. Lopez-Cano M, Armengol-Carrasco M. Use of vacuum-assisted closure in open incisional hernia repair: a novel approach to prevent seroma formation. Hernia. 2013;17(1):129–31.

26. Susmallian S, Gewurtz G, Ezri T, Charuzi I. Seroma after laparoscopic repair of hernia with PTFE patch: is it really a complication? Hernia. 2001;5(3):139–41.

27. Fleck TM, Fleck M, Moidl R, Czerny M, Koller R, Giovanoli P, et al. The vacuum-assisted closure system for the treatment of deep sternal wound infections after cardiac surgery. Ann Thorac Surg. 2002;74(5):1596–600.

28. Stannard JP, Volgas DA, McGwin 3rd G, Stewart RL, Obremskey W, Moore T, et al. Incisional negative pressure wound therapy after high-risk lower extremity fractures. J Orthop Trauma. 2012;26(1):37–42.

29. Conde-Green A, Chung TL, Holton 3rd LH, Hui-Chou HG, Zhu Y, Wang H, et al. Incisional negative-pressure wound therapy versus conventional dressings following abdominal wall reconstruction: a comparative study. Ann Plast Surg. 2013;71(4):394–7.

30. Meagher H, Clarke Moloney M, Grace PA. Conservative management of mesh-site infection in hernia repair surgery: a case series. Hernia. 2013;20(3):249–52.

31. Berrevoet F, Vanlander A, Sainz-Barriga M, Rogiers X, Troisi R. Infected large pore meshes may be salvaged by topical negative pressure therapy. Hernia. 2013;17(1):67–73.

32. Birke-Sorensen H, Malmsjo M, Rome P, Hudson D, Krug E, Berg L, et al. Evidence-based recommendations for negative pressure wound therapy: treatment variables (pressure levels, wound filler and contact layer)—steps towards an international consensus. J Plast Reconstr Aesthet Surg. 2011;64(Suppl):S1–16.

33. Blackburn JH, Boemi L, Hall WW, Jeffords K, Hauck RM, Banducci DR, et al. Negative-pressure dressings as a bolster for skin grafts. Ann Plast Surg. 1998;40(5):453–7.

34. Petkar KS, Dhanraj P, Kingsly PM, Sreekar H, Lakshmanarao A, Lamba S, et al. A prospective randomized controlled trial comparing negative pressure dressing and conventional dressing methods on split-thickness skin grafts in burned patients. Burns. 2011;37(6):925–9.

35. Llanos S, Danilla S, Barraza C, Armijo E, Pineros JL, Quintas M, et al. Effectiveness of negative pressure closure in the integration of split thickness skin grafts: a randomized, double-masked, controlled trial. Ann Surg. 2006;244(5):700–5.

36. Attinger CE, Janis JE, Steinberg J, Schwartz J, Al-Attar A, Couch KA. Clinical approach to wounds: debridement and wound bed preparation including the use of dressings and wound-healing adjuvants. Plast Reconstr Surg. 2006;117(7):72S–109.

37. Ventral Hernia Working G, Breuing K, Butler CE, Ferzoco S, Franz M, Hultman CS, et al. Incisional ventral hernias: review of the literature and recommendations regarding the grading and technique of repair. Surgery. 2010;148(3):544–58.

38. Kanters AE, Krpata DM, Blatnik JA, Novitsky YM, Rosen MJ. Modified hernia grading scale to stratify surgical site occurrence after open ventral hernia repairs. J Am Coll Surg. 2012;215(6):787–93.

39. Butler CE, Campbell KT. Minimally invasive component separation with inlay bioprosthetic mesh (MICSIB) for complex abdominal wall reconstruction. Plast Reconstr Surg. 2011;128(3):698–709.

40. Janis JE, Khansa I. Evidence-based abdominal wall reconstruction: The maxi-mini approach. Plast Reconstr Surg. 2015;136(6):1312–23.

41. Albino FP, Patel KM, Nahabedian MY, Sosin M, Attinger CE, Bhanot P. Does mesh location matter in abdominal wall reconstruction? A systematic review of the literature and a summary of recommendations. Plast Reconstr Surg. 2013;132(5):1295–304.

第 33 章

腹壁伤口问题的辅助治疗手段

Sarah Sher, Karen Evans

引言

本章节中,我们将介绍腹壁急性或者慢性伤口感染的处理方法。首先对伤口愈合做一个概述,然后介绍各种伤口护理方法,最后介绍我们处理这些伤口的技巧。目的是让医生们了解伤口愈合不同时期的特点并予以正确处理。

处理感染伤口前,医生必须首先了解阻碍伤口愈合的病因,同时还要找到导致感染的源头,比如窦道、腹壁造口处的污染和营养不良。促进腹壁伤口愈合固然重要,但是要重建有功能的腹壁是一个更加复杂的工程。我们通常的做法是早期伤口清创,这样可以缩短愈合时间并且可以保留更多组织。此外,剖腹探查后伤口裂开采用早期积极的外科手术干预办法可以预防后期切口疝的发生。

伤口愈合概述

闭合伤口分为一期、二期和三期。其中二、三期闭合常用于伤口不愈合的患者。一期闭合指在术后使用缝合材料将伤口分层次缝合关闭;二期闭合指让伤口部分或全部敞开, 在一段时间内自然关闭;三期闭合指一开始伤口处于开放状态,几天后再予以闭合[1]。这项技术常用于外伤情况。

伤口愈合过程是细胞相互作用的结果。在这一过程中有来自创面和局部环境产生反应的炎性因子的反馈循环。完全愈合的伤口只能达到原有组织

80%的强度。伤口愈合分为三个阶段:炎症期、纤维增生期和重塑期。从皮肤破损那一刻起直到 7 天后属于炎症期[2],这一阶段主要是通过创面环境和上皮细胞破坏所产生的细胞信号所诱导创面的血管收缩,随后细胞移动至创面。首先移动到创面的细胞是中性粒细胞,而从第 3 天开始创面的主要炎性细胞就变成了巨噬细胞。纤维增生期和炎症期有部分重叠, 纤维增生期从第 4 天开始一直持续到第 21 天。在这个时期,成纤维细胞聚集并产生黏多糖形成细胞基质。这个时期可以出现早期的新血管和新的上皮生成, 在健康的伤口内有肉芽组织产生。伤口收缩即重塑期可以从第 21 天持续至 1 年。在这个期间,Ⅰ 型胶原替代Ⅲ型胶原,正常情况下到第 60 天,愈合的伤口强度达到了峰值,可以恢复至原组织强度的 60%[2,3]。

急性与慢性伤口感染

出现急性伤口感染的患者往往是刚做完手术或者受到外伤,病因通常是伤口尚未一期愈合。感染程度均有所不同,但通常感染并不严重。表浅伤口不愈合不需要再次手术, 通过换药就可以愈合。然而,如果伤口裂开已达到筋膜层,我们就需要再次手术清创,延期缝合伤口来促进其愈合并防止筋膜分离。闭合伤口有引流液溢出时,说明深部组织未愈合。此时,须仔细检查伤口以明确有无深层组织感染或积液[4]。这些问题对于肥胖患者尤为重要,因为其深部组织往往缺血、感染或未对合良好。

脂肪组织愈合不良通常表现为脂肪坏死和液化[5]。

对于外伤患者,污染程度也根据外伤原因而不尽相同,外伤常导致软组织缺失、筋膜缺失,或者两者并存。外科医生应该首先处理腹腔内问题,减轻内脏器官水肿,待患者情况稳定后,工作重点则是控制患者伤口感染[6]。这样有序的按步骤处理患者的腹壁伤口是为下一步腹壁重建做准备,而患者的整体状况决定了下一步伤口处理以及腹壁重建方式的选择。

慢性伤口感染往往都是污染伤口,这些患者往往都不能一期或者二期关闭伤口。由于伤口受到污染,炎症反应延长,伤口周边细胞陈旧,伤口愈合过程停滞在炎症期。这个时候必须控制污染,彻底清创并去除坏死组织和纤维素性渗出[4-6]。慢性腹壁感染的患者每周都需要评估伤口愈合程度以确保其伤口确实是在向好的方向发展。每位患者都应该按照合并症做一伤口愈合曲线图,包括创面表面积、深度以及窦道长度均应为递减趋势。应根据患者营养状况和全身状况来决定是否需要再次缝合伤口,还是继续传统的换药方法。换药时所使用的敷料也应根据患者伤口情况进行个体化选择。

患者伤口能否正常愈合受到很多因素影响。肥胖患者(BMI>30kg/m²)无论是择期手术还是急诊手术,伤口感染率都要明显高于普通患者。肥胖患者多余的皮肤和脂肪不但影响其功能,清洁卫生也受影响。伴有巨大脂膜的严重肥胖患者行脂膜切除术有助于伤口愈合。我们建议对所有伤口都应使用2-0可吸收缝线(2-0 PDS)缝合Scarpa筋膜,皮肤的闭合可以选择负压创面治疗技术、钉皮器、间断或者逐层缝合的方式。外科手术后的伤口裂开很常见,这也是导致腹壁切口疝的一个重要原因。腹壁伤口感染的其他危险因素还包括男性、慢性阻塞性肺病、贫血、咳嗽、感染和吸烟,所以在择期手术前应该评估这些风险并尽可能控制,才能减少腹壁伤口感染的发生。

当处理慢性腹壁伤口感染时,应尽可能多地保留组织以保证患者可以维持一个有功能的腹壁。早期清创伤口、去除坏死组织可将慢性伤口感染变成急性伤口。下一节我们将展示用亚甲蓝染色的方法对正常组织染色以区分正常组织和坏死组织来达到彻底清创的目的。

外科清创

清创的目的很简单,就是去除陈旧的组织和感染灶,一旦腹腔内的状况得到控制,我们就可以开始清创了。慢性感染伤口内的大量细菌延长了炎症反应,从而使伤口愈合过程停滞(图33.1)。有研究显示,大部分慢性伤口感染(90%)在创面的表面都有生物膜。这些生物膜的存在阻碍细胞更新和抗生素输送到患处,导致干扰了感染伤口的正常愈合过程[7-9]。所以,利用外科手段清创的目的非常明了,减少创面局部的细菌负荷同时清除生物膜。手术清创前的一个重要步骤就是深部组织的细菌培养,确定感染灶处的细菌、真菌或霉菌(图32.2)。然后在整个创面表面涂一层亚甲蓝溶液,医生沿着亚甲蓝染色的边缘去除陈旧细胞和生物膜。需要注意的是,沿着伤口边缘切除2~4mm的正常组织才能保证足够的清除范围[10](图33.3至图33.5)。包括缝线在内的所有异物都要去除。如果筋膜层已经愈合,那么筋膜层的缝线也要去除,已经感染的补片

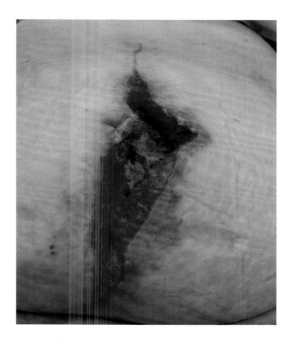

图33.1　慢性伤口感染,请注意伤口底部的生物膜形成、伤口边缘内翻、伤口上方以及两侧的纤维颗粒样组织。

图 33.2 使用 Versajet® (Smith and Nephew.)行外科清创。请注意在整张图上可以清楚地看到正常组织的颜色:红色的肌肉、白色的筋膜以及新鲜的创面边缘。

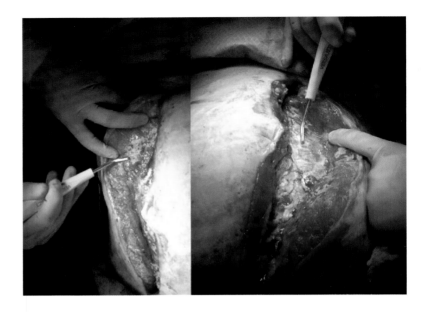

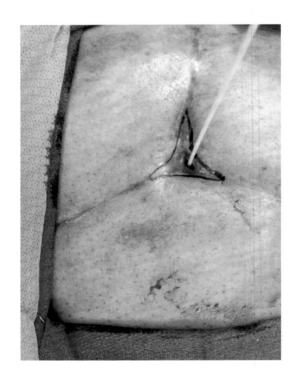

图33.3 腹壁窦道周围是一圈不愈合的瘢痕组织,图示医生用一个无菌棉棒轻触窦道底部以确定窦道深度。

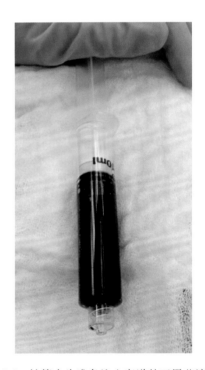

图33.4 针管内为准备注入窦道的亚甲蓝溶液。

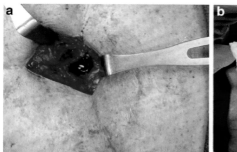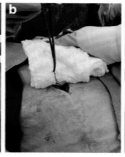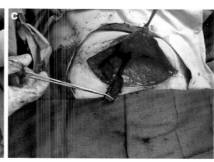

图33.5　(a)腹壁慢性感染伤口切除,窦道内注入亚甲蓝溶液。被亚甲蓝染色的组织都应彻底切除,直至露出正常组织,窦道常常与缝线或者补片这样的异物相通。(b)包括缝线和补片在内的一切异物都要去除。(c)行横行腹直肌肌皮瓣乳腺再造后数月的患者,皮肤表面为一个小窦道,图示为术中取出人工补片。

也不能保留。对于存在的窦道,可以使用18号留置针向窦道内注入亚甲蓝溶液。完成这些工作后,就可以利用手术刀、刮匙、咬骨钳或 Versajet 开始清创。清创前在创面涂抹亚甲蓝的目的是彻底清除生物膜并显露正常组织的颜色:红色肌肉、黄色脂肪和白色筋膜。筋膜清创后应保留干净健康的组织(见图 33.6,病例 1)[10]。行手术清创的外科医生应清楚地知道腹壁感染伤口的底部是哪个层次,然后精细操作,以免损伤腹腔内脏器。我们不推荐使用亚甲蓝染色的方法应用于急性坏死性感染的前几次清创。清创范围应该沿着正常和有血供的组织周围操作。清创完毕后,在创面应用负压创面治疗技术。如果肠管外露,应该在肠管表面敷以硅胶或者静脉三升袋后再应用负压创面治疗技术。另外,清创后伤口的细菌培养可以指导抗生素应用,以及判断是否可以准备关闭伤口。关闭伤口的方式包括一期缝合伤口、皮肤移植、周围局部皮瓣转移或者远处皮瓣转移重建。

目前对于应用负压创面治疗技术是否会造成肠瘘这个问题上仍有争议。出现肠瘘最常见的原因并非因为使用负压创面治疗技术,而是放置了补片(17.2%)。而应用负压创面治疗技术只有 5.7%的肠瘘发生率[16]。可能因为我们早期清创,使用生物补片来支撑筋膜关闭,使用自身周围组织来关闭缺损这些手段,所以我们认为,使用负压创面治疗技术所产生的肠瘘风险并非一个严重问题。

伤口处理相关产品以及敷料

在外科医生选择腹壁伤口感染治疗策略时,有很多可以影响医生决策的因素。而伤口的大小、污染程度、医保情况、舒适程度以及伤口底部暴露的结构往往只是医生在选择使用哪种产品时需要考虑的一小部分因素。如果一个住院医保的患者腹壁伤口有肠管外露,那么对这位患者可采取比较积极的治疗,使用可吸收网片或者在肠管表面敷以惰性材料。大部分医生会选择在惰性材料表面使用负压创面治疗技术,直至患者可以再次手术。暂时性关闭腹壁的方法可以保护腹腔内容物,防止脏器脱出,减少感染,保持腹壁功能并预防发生肠瘘[11]。

Miller 医生的研究显示,在腹壁开放伤口只使用负压创面治疗技术就可以预防肠管与腹壁粘连,而且还可以维持对腹中线筋膜边缘的牵引力[12]。多项研究结果表明,使用负压创面治疗技术不但可减少手术次数,而且治愈时间也明显缩短。在急性腹壁创面无法关闭且没有负压创面治疗技术的情况下也可以暂时应用其他手段,比如静脉三升袋,或者 Wittman 膜。如果选择使用不粘连的贴膜,比如 Mepitel、Adaptic 或者白色 KCI VAC 海绵都可以直接接触肠管表面[13,14]。

应用负压创面治疗技术时,一些医疗中心单独采用负压创面治疗技术或者使用有滴注功能的负压创面治疗技术治疗伤口问题。联合使用有滴注功

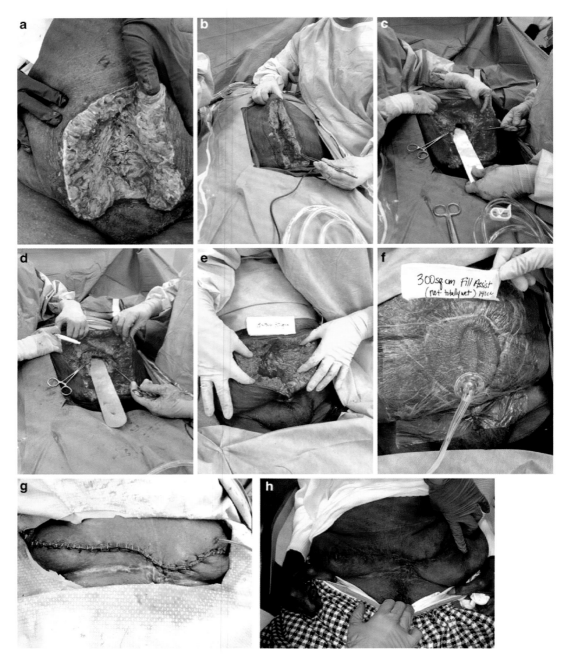

图33.6 (a)74岁女性因子宫癌行经腹部子宫切除术和双侧输卵管、卵巢切除术术后7天伤口处有渗出，请注意脂肪坏死和筋膜裂开。(b)在皮肤标记需要切除和清创的范围，所有坏死组织都需要去除。(c)清除所有缝线和坏死的筋膜。(d)根据筋膜的颜色和活性进行切除。(e)筋膜切除后再次缝合。(f)使用滴注功能的VAC装置，直到根据深部组织细菌培养的药敏结果可以指导抗生素应用的时候才考虑二次缝合皮肤。(g)术后连续行多次清创后直至创面和筋膜干净才考虑缝合创面。(h)术后两个月伤口的外观。

能的负压创面治疗技术可以减少清创次数,同时也缩短住院时间。有证据显示,与单纯使用盐水相比,使用聚盐酸己双胍溶液作为滴注液对减少创面生物膜和细菌数量效果要更好。目前,带有滴注功能的负压创面治疗技术只能用于住院医保患者。所以对于非医保患者,只能使用普通负压创面治疗技术[11]。负压创面治疗技术只适用于已经清创后干净健康的创面[13-16](图 33.7)。在临床实践中,如果认为患处有感染或有生物膜的形成,我们就在两次清创之间使用有滴注功能的负压创面治疗技术。当创面有肉芽组织生长且细菌培养阴性时,我们才转为普通的负压创面治疗技术。目前我们使用 Protosan 作为滴注液来使用,滴注速度以"灌注期"海绵刚好湿润为准[11]。

使用干/湿纱布敷料是一种传统治疗开放伤口的二期愈合方法。近期的一项对于下肢伤口愈合的研究显示,单独使用干/湿敷料的愈合率为 55%,当使用负压创面治疗技术的时候愈合率为 82.7%。但是如果患者不具备使用负压创面治疗技术的条件,或者无法耐受负压创面治疗技术,那么在两次治疗间可以使用干/湿敷料。

伤口敷料

治疗软组织缺损可应用的敷料很多。在选择敷料前,医生必须要确定伤口不愈合的原因并予以解决。比如去除创面的生物膜和陈旧组织,创造一个适于愈合的环境。目前尚无完美的敷料,也无法证明某种敷料对于特定伤口有特异性疗效[17](见表 33.1)。

总体上讲,为了促进上皮化,敷料应具备的特点包括:保持一个湿润的环境,具有促进伤口愈合的功效,能够保护伤口,吸收渗出,具有透气性,抑制微生物的存活和高性价比[4,17]。另外,好的敷料不应与创面粘连,在换药时不应给患者造成痛苦。

生理盐水纱布或者海绵都可以用于创面敷料,相比而言,海绵优于纱布。因为用海绵敷料换药时,患者疼痛感轻,放置容易,易于接受。如果创面有污染或者臭味,可在敷料上应用稀释四倍的 Dakin 溶液或醋酸,每天换药两次。

藻酸盐敷料是可以用于腹壁创面的另一种类型敷料。它是从海藻里提取出来的,吸水性极强可以防止将周围正常的皮肤泡软。现在的藻酸盐产品是藻酸钙盐或者藻酸钠盐。这种敷料可以吸收自己本身重量 40 倍的水分且不粘连创面。使用藻酸盐敷料时,伤口表面还需要放置一层敷料且每天都要更换。有的藻酸盐敷料纤维有银离子,这样就提高了其抗菌性能。藻酸盐敷料适合用于有隧道的创面,我们常常对门诊一些创面小但渗出较多的患者使用藻酸盐敷料[18]。

伤口处理的最初目标是让创面底部有健康生长的肉芽组织,而且在肉芽组织的生长过程中不要产生隧道。一旦肉芽组织形成,就可以使用 Prisma® 之类的胶原蛋白结构的敷料来促进新生上皮生成,直至伤口愈合[19,20]。

所有腹壁感染的患者均应该严格保持水、电解

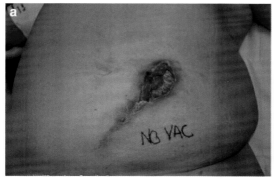
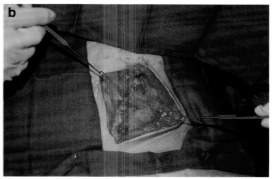

图33.7　(a)伤口裂开的创面,有明显的隧道、渗出和脂肪坏死,这种创面就是典型的不应使用负压装置的伤口的例子,我们推荐先彻底清创后再使用负压装置。(b)整个伤口彻底清创后可以放置负压吸引装置。

表33.1 选择伤口敷料类型

伤口特点	目标	伤口敷料类型
渗出非常多的伤口	控制湿度和渗出量	能够大量吸收渗液的,例如藻酸盐
表浅的污染伤口并有明显臭味	减少细菌量	抑菌作用的敷料,比如 Dakins 或者醋酸干/湿敷料
有肉芽组织的表浅伤口	促进上皮化	胶原蛋白基质的敷料

质平衡，尤其是那些腹腔处于开放状态的患者。患者的营养状态也至关重要，让营养师指导患者饮食使机体达到伤口愈合所需的营养要求。此外，一定要戒烟，以保证足够的氧气摄入，才能保证有足够的氧气输送到患处。如果患者出现腹壁感染问题之前有其他合并症，特别是糖尿病或者高血压，那么这些合并症也需要得到控制以免使疾病更为复杂[6]。

大部分腹壁感染伤口在处理后都可以一期缝合。我们常常在缝合伤口后使用闭合伤口专用 NPWT 装置。闭合伤口专用 NPWT 装置是否可以加速愈合时间目前仍有争议。我们发现，闭合伤口专用 NPWT 装置可以将切口附近的造口或者窦道所产生的污染降低到最低程度[13,14]。

如果存在软组织缺损，我们推荐用周围组织皮瓣做重建手术，但不是每位患者都适合做组织皮瓣修复。此时，我们可以给患处使用帮助愈合的产品。较常用的生物合成敷料是 Integra® 和 Xenograft，这些材料可以直接覆盖在完整的筋膜、肌肉或者部分软组织缺失的创面之上（图 33.8）。这两种敷料对于创面的局部环境有特殊要求，创面不但要有新血管生成，而且细菌数量要低于 10^3 个菌落形成单位/

克。使用 Xenograft 需要敷在无菌创面上，如果 Xenograft 可以和创面粘连就表示日后的皮肤移植可以成活。如果使用的是 Integra®，那么就在 Integra 表面移植中厚皮片（STSG）。使用中厚皮片可以把创面关闭的更加稳定，而且愈合以后不需要特殊的护理。临床实践中，我们只对不吸烟、血糖控制良好、创面适合皮肤移植的患者采用中厚皮片。我们通常使用 Zimmer 取皮刀取 0.012 英寸厚的皮肤，然后使用 5-0 含铬缝线将皮片固定于移植部位。缝合完毕后，在移植部位的皮片上面敷以 Mepitel 美皮贴后外用负压创面治疗技术 5~7 天。这类患者在我们医院做这样的手术不需要住院。

总体来讲，我们对于腹壁伤口缺损的治疗原则是早期手术清创，延期关闭缺损，目的是为了筋膜和皮肤的愈合可以更加坚韧。手术关闭缺损需要仔细游离皮瓣，注意不要损伤供应皮瓣血运的穿支血管以保证皮瓣的血液灌注。如果筋膜层关闭确实困难，可以应用生物补片做桥接或组织分离技术，或使用游离皮瓣。然而，如果缺损确实无法关闭，使用适当的敷料覆盖，术后仔细的处理也能达到加速愈合的目的。

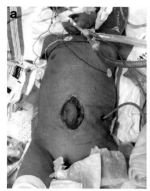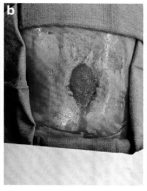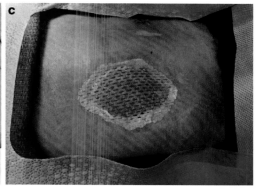

图 33.8　(a) 一个转移性成神经细胞瘤的五岁患儿（切除后形成缺损无法关闭），既往有腹腔间室综合征，使用不粘连的海绵作为敷料的负压创面治疗技术以促进肠管表面肉芽组织生成。(b) 数星期后，患儿肠管表面有明显的肉芽组织增生，理论上讲可以开始做皮肤移植了，然而由于患儿有其他合并症，我们先使用了 Xenograft 来评估患儿皮肤移植后成活的概率。(c) Xenograft 作为暂时性的敷料置于伤口表面来观察未来皮肤移植成活的概率。5~7 天后，如果 Xenograft 与肉芽组织粘连，我们可以为患儿行皮肤移植术。

（邱轶伟　译）

参考文献

1. Broughton G, Janis J, Attinger C. A brief history of wound care. Plast Reconstr Surg. 2006;117:6S–11.
2. Eming S, Krieg T, Davidson J. Inflammation in wound repair: molecular and cellular mechanisms. J Invest Dermatol. 2007;127:514–25.
3. DiPietro L. Wound healing: the role of the macrophage and other immune cells. Shock. 1995;4: 233–40.
4. Field C, Kerstein M. Overview of wound-healing in a moist environment. Am J Surg. 1994;167:S2–6.
5. Singer A, Clark R. Cutaneous wound healing. N Engl J Med. 1999;341:738–46.
6. Diaz J, Cullianane D, Khwaja K. Eastern Association for the Surgery of Trauma: management of the open abdomen, part III—review of abdominal wall reconstruction. J Trauma Acute Care Surg. 2013;75:376–86.
7. Gillespie D, Kistner B, Glass C, et al. Venous ulcer diagnosis, treatment, and prevention of recurrences. J Vasc Surg. 2010;52:8S–14.
8. Koolen PG, et al. Patient selection optimization following combined abdominal procedures; analysis of 4925 Patients undergoing panniculectomy/abdominoplasty with or without concurrent hernia repair. Plast Reconstr Surg. 2014;134:539e–50.
9. James G, Swogger E, Wolcott R, et al. Biofilms in chronic wounds. Wound Repair Regen. 2008;16:37–44.
10. Endara M, Attinger C. Using color to guide debridement. Adv Skin Wound Care. 2012;25:549–55.
11. Atema J, Gans S, Boermeester MA. Systemic review and meta-analysis of the open abdomen and temporary abdominal closure techniques in non trauma patients. World J Surg. 2015;39(4):912–25.
12. Miller M, Whinney R, McDaniel C. Treating a non-healing wound with negative pressure wound therapy. Adv Skin Wound Care. 2008;19:204–5.
13. Roberts D, Zygun D, Grendar M, et al. Negative-pressure wound therapy for critically ill adults with open abdominal wounds; a systemic review. J Trauma Acute Care Surg. 2012;73:629–40.
14. Kim P, Attinger C, Steinberg J, et al. The impact of negative-pressure wound therapy with instillation compared with standard negative-pressure wound therapy; a retrospective, historical, cohort, controlled study. Plast Reconstr Surg. 2014;133:709–16.
15. Davis K, Bills J, Barker J, et al. Simultaneous irrigation and negative pressure wound therapy enhances wound healing and reduces wound bioburden in a porcine model. Wound Repair Regen. 2013;21:869–75.
16. Zannis J, Angobaldo J, Marks M. Comparison of fasciotomy wound closures using traditional dressing changes and the vacuum assisted closure device. Ann Plast Surg. 2009;62:407–9.
17. Vermeulen H, Ubbink D, Goossens A, et al. Dressings and topical agents for surgical wounds healing by secondary intention. Cochrane Database Syst Rev. 2004;2:CD003554.
18. Gove J, Hampton S, Smith G. Using the exudate decision algorithm to evaluate wound dressings. Br J Nurs. 2014;23:S26–9.
19. Ding X, Shi L, Liu C. A randomized comparison study of Aquacel Ag and Alginate Silver as skin graft

第 34 章

腹壁功能不全的概念和治疗策略

Gregory J. Mancini, Hien N. Le

定义

对于腹壁功能不全 (Loss of domain, LOD)的概念目前文献并没有统一认识。通常认为 LOD 是指大量腹腔内容物疝出腹壁并形成第二腹腔,其容量可为正常腹腔容积的 15%~50% 或更多。Chevrel 在 1987 年报道腹壁切口疝内容物因粘连难以还纳而造成 LOD。图 34.1 显示了 LOD 的 CT 横截面。事实上,虽然腹腔内压力不一定很高,但只要腹腔内容物疝出腹腔并于平卧位时难以还纳腹腔,即可诊断为 LOD。CT 是最常用于诊断 LOD 的方法。大多数专家认为 LOD 需要特殊的治疗策略和方法。

LOD的物理学

汽缸效应

腹腔可描述为一个压力均匀的汽缸;其前壁是腹直肌,两侧腹直肌在腹白线汇合;侧壁由腹外斜肌、腹内斜肌、腹横肌及其筋膜组成,以上成份在腹直肌外侧汇合形成半月线;腹后壁相对坚韧,由脊柱和竖脊肌组成。腹直肌的主要作用是屈曲腹壁,行走时稳定骨盆;侧腹壁肌肉可以向各个方向活动,其合力是旋转和屈曲脊柱;竖脊肌可以伸展脊柱。腹部肌肉的共同作用是稳定躯干、协调运动和分散应力[1]。汽缸的最顶部是膈肌,底部是盆底肌,二者作用是增加腹腔压力,协助呼吸、排便、排尿和分娩。

汽缸效应的缺失

当出现腹壁疝特别是 LOD 的时候,汽缸内的腹腔内容物因缺乏限制而疝出,出现腹腔内低压。双侧腹直肌于腹白线处裂开,汽缸效应开始消失。两侧腹侧肌出现功能失联,挛缩的腹侧肌牵拉腹直肌导致其失去增加腹内压的功能,活动时产生的压力反而会传导至低压力的疝囊内。CT 扫描常常会显示挛缩的腹斜肌。汽缸效应的缺失(腹腔压力降低)导致很多病理生理改变,以下将详述。

LOD的病理生理

LOD 常常导致患者生活质量整体下降,主诉包括腹部肌肉体位性功能障碍,慢性胃肠系统、泌尿生殖系统、呼吸系统功能不全以及精神障碍等。如前所述,腹部肌肉的重要作用在于协调运动、分散应力和稳定躯干。正常情况下躯干的稳定性取决于两个"柱",即前部的腹直肌和后方的竖脊肌。腹白线破裂后腹直肌失功,前柱功能失偶联,导致后柱承受压力增加,造成慢性背痛和脊柱侧弯等。腹腔压力持续降低可会导致便秘、排尿困难等。手术后粘连可致慢性肠管嵌顿,出现疼痛和梗阻等现象。呼吸功能不全也是严重的问题。腹壁肌肉协助肋间肌、胸廓和膈肌完成呼吸动作,如运动时侧腹壁肌肉能增加腹内压以提高呼吸幅度,膈肌将压力传递给胸廓以增大呼气量。但 LOD 时呼气量显著下降,不但会影响运动耐量,而且会导致咳嗽、排痰障碍。

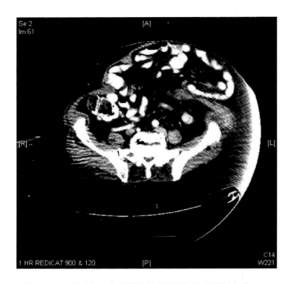

图34.1　腹部CT扫描图像显示疝的腹壁缺损。

LOD 患者还会出现活动受限及肥胖。上述情况与肌骨骼系统、胃肠、泌尿生殖系统、呼吸系统功能障碍形成恶性循环,导致患者生活质量低下及精神障碍等,目前有效的解决方法仅有外科手术。

修补的并发症

LOD 修补的难点在于恢复腹壁的生理、解剖及功能。但恢复汽缸效应以及还纳疝内容物会增加腹腔的压力, 严重时会导致腹壁间隔综合征(ACS)、呼吸功能不全等。组织分离技术可增加腹腔的容积,进而减轻腹内压力。

病因

简介

创伤急救技术的提高是 LOD 发病率增加的原因之一。急救技术在挽救生命的同时也遗留了很多复杂的腹壁创伤;疝复发、补片并发症以及肥胖等因素在 LOD 的病因中亦不容忽视。

急诊手术

现代创伤急救技术最大程度地挽救了患者的生命,但会造成非常棘手的结果。开腹手术是有可能由于腹腔内容物情况和腹壁条件的限制而不能一期闭合腹壁。这往往是由于肠管水肿体积增大或第三间隙渗出、腹壁水肿而顺应性下降所致。由于中线切口的闭合困难,这类患者往往需要转移皮瓣和二期皮肤移植。如果有切口裂开感染或者需要反复清创时,腹直肌肌肉和筋膜、健康组织会进一步损失,疝的孔径增大,重建就变得更为复杂。这样的患者往往在皮肤移植并出院后 8~24 个月后复发,图 34.2 为一位腹部创伤术后皮肤移植闭合切口出现 LOD 的患者。

疝复发

疝复发和补片相关并发症是导致 LOD 的重要原因之一。补片的放置和取出能够造成组织完整性

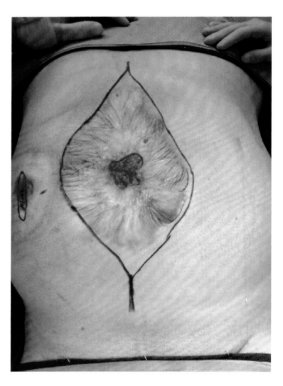

图34.2　应用皮肤移植物闭合的创伤性腹部损伤后疝缺损。

的缺失，这种缺失先于神经损伤所致的肌肉萎缩。对于中线切口而言，前次手术补片所致腹壁顺应性下降会使肌筋膜闭合困难。而疝复发能够导致类似急诊创伤手术时的组织缺损。

肥胖

肥胖症既是疝的原因也是疝的结果。疝病患者常因活动受限而体重增加，后者反过来会促进疝的发生、发展。向心性肥胖患者尤为如此，因为此时腹壁要承受更多的压力。Freeze 等认为 BMI 每增加 $1kg/mm^2$，腹腔内压力相应增加 $0.7mmHg$[2]。由于腹腔内容物体积与腹壁不匹配，疝修补就更加困难。组织分离技术有一定作用，但有时也难以实现一期腹壁闭合。图 34.3 显示了病态肥胖 LOD。

术前准备

简 介

治疗 LOD 的术前准备无论对于医生和患者都是十分重要的。我们将在其他章节里详细讨论医生和患者术前准备，这里我们只介绍一些特殊准备。

医生的准备

医生的准备包括三个方面：病史、体格检查和

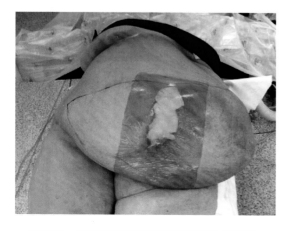

图34.3　严重病态肥胖环境下的腹壁疝缺损。

影像学检查。①病史：许多 LOD 患者都有手术史，充分了解病史有助于医生在择期手术中理解和辨识紊乱的解剖结构。术前了解前次手术的缝合方法、补片类型和补片位置及大小以及是否应用过组织分离技术等非常重要。②详细的体格检查：全面的体格检查可有效评估手术耐受性。结合腹部瘢痕和手术史能够充分地了解这位患者的情况。制订手术计划前应仔细检查开放性创口、较大的瘢痕、移植皮瓣以及窦道等情况。腹部功能试验可评估疝缺损大小和腹壁顺应性。仰卧放松状态时可通过触诊了解腹直肌的边缘，如将两侧腹直肌向中线拉拢时有明显的松弛感，则提示术中有可能闭合腹中线。通过指捏实验则能够明确皮肤移植物与肠管能否分离。③认真阅读 CT 片：仔细复习病史、体格检查和影像学资料能够减少术中意外情况发生，通过 CT 了解前次补片、金属钉和外科缝合方法，以及疝大小、第二腹腔容量、腹壁重建所需要的组织结构等。

综合考虑上述三方面情况并制定合理的外科诊疗方案能减少术中风险，预测康复训练和康复时间，易于取得患者及家属的配合。

患者准备

许多 LOD 患者都非急诊，如急性肠梗阻或网状脓毒症。择期手术必须充分术前准备，有五点应该强调：

1.患者必须术前禁烟一个月，术后禁烟两个月，这样可以减少肺部和切口感染并发症，而这类并发症对于非吸烟患者也是很常见的。

2.患者的血清白蛋白水平必须大于 3.5g/dL。1990年以来，大量文献报道都认为低蛋白血症与手术并发症发生率密切相关，因此对于营养不良的患者必须制订有针对性的治疗方案。

3.控制糖尿病患者血糖水平。如患者 HgA1c 水平达到 7%，则其血糖水平一般在 150mg/dL，而 HgA1c 水平达到 8%,则其血糖水平一般在 200mg/dL。血清 HgA1c 水平大于 7%，往往提示切口感染或延迟愈合的风险，可请社区医生及内分泌医生会诊。身体素质比较差的患者应进行康复训练。尽管 LOD 患者活动能力比较差，但还应鼓励自由活动，因为

重建腹壁功能后患者需要更强的心肺功能储备。患者每天至少步行 30 分钟。

4.术前减重。LOD 患者腹腔内容物的容量决定术中能否闭合筋膜层。术前减重能够减少肝脏、大网膜及腹膜后组织的脂肪含量。一般 BMI>40kg/m² 的患者建议术前减重,任何外科技术都不能替代术前减重的效果。

5.许多情况下患者同时具有两种以上的危险因素,我们再次强调禁烟、减重、血糖控制、健康饮食和每日运动。医生应该向患者说明 LOD 的复杂性以及危险性,知情患者在治疗中具有更好的顺应性。

腹壁功能不全的外科策略

简介

当我们面对一个 LOD 患者,需要回答以下的问题。首先,疝的修补在技术上是否可行。也就是说通过充分的术前准备,我们是否有足够的功能性解剖结构以实现缺损一期闭合,并同时补片加强?如果答案是肯定的,下一个问题是术后患者会获得良好的功能吗?如果答案是肯定的,下一个问题是应该采用什么样的修补技术?最后的问题,谁是主刀医生?

疝修补术技术复杂,LOD 是最具挑战性的困难之一,许多情况下需要综合应用多种技术,重要的是必须贯彻疝修补术基本原则,如一期筋膜闭合、尽量大的补片覆盖、无菌技术、软组织清创等,这些是疝修补术得以成功的重要保证。

组织分离技术

组织分离技术是指综合应用多种外科技术闭合腹壁缺损。其实组织分离技术的基本内容就是切开腹壁的某一层,将有神经血管支配的肌筋膜组织相互靠拢而闭合缺损。本章主要讨论两个最常用的技术:腹外斜肌切开技术(Ramirez)和腹横肌切开技术(TAR)。

Ramirez 技术广泛应用于整形外科和普通外科[3],该技术可使两侧腹肌靠拢 4~10cm,进而闭合宽达 20cm 的缺损。该技术还适合各种补片加强方式,包括腹腔内修补、腹直肌后修补以及肌前修补等方式。在腹外斜肌浅面游离皮脂肪瓣到达侧腹壁,但游离皮瓣能影响皮肤血运,增加皮瓣坏死和术后并发症的危险。一般在两种情况下可以考虑选择 Ramirez 技术:一是游离皮瓣非常方便,比如需要切除过多的皮肤或前期皮肤移植物的病例,因为皮肤切除后需要游离皮脂层以进行缝合。图 34.4 显示了皮肤切除后显露的腹外斜肌。二是对于疝囊巨大超过半月线的病例,此时疝囊前已经自然形成皮瓣,所以游离疝囊时腹外斜肌腱膜就会得以充分显露,方便切开和靠拢。

Novitsky 技术也称为后入路组织分离技术或 TAR[4]。主要方法为于腹直肌后与后鞘之间切开腹横肌进入侧方的腹膜前间隙,其游离范围上可达膈肌,下可达盆腔,两侧可达脊柱旁肌群。因为补片放在腹膜前间隙,所以可以应用经济大网孔、没有隔离层的补片。

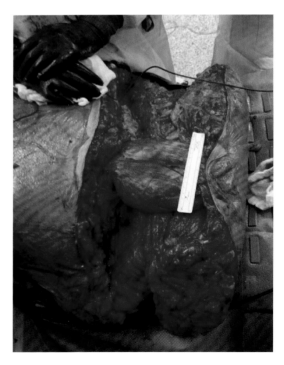

图34.4 下腹部手术如何暴露外侧腹壁从而更利于腹外斜肌筋膜松解。

TAR 技术的主要优势在于不需要游离皮瓣,术后并发症较少,但其技术难度较高。腹膜层在不同部位厚薄不均,术中容易撕裂,可能需要缝合或应用可吸收补片。TAR 技术往往应用于两种情况:一是边缘疝如旁正中切口疝、肋缘下切口疝、剑突下切口疝等。在这些困难情况下,TAR 技术能够提供侧腹部以及膈下广泛的腹膜前间隙来放置补片。二是皮瓣游离困难的病例。这类患者往往肥胖,有吸烟史或糖尿病史,但无须进行皮肤切除,此时 TAR 技术可以减少切口并发症的发生。该技术是治疗 LOD 的重要方法。

补片的放置和选择

对于 LOD,补片的张力和尺寸都要足够大,这与目前提倡轻量型补片的趋势似乎不符。巨大的疝缺损需要足够的补片覆盖,有时需要缝合两个或更多的补片,建议使用与补片材料相似的 1-0 线缝合,比如聚丙烯、聚酯及 GORE-TEX 等。另外,由于腹壁矢量的改变,LOD 患者需要高张力补片,建议使用中等重量单丝聚丙烯或聚酯补片。肥胖的患者要避免使用轻量或超轻量补片。腹腔内手术需要放置带有微孔隔离层的补片,无隔离层的普通补片可以放置在腹膜前间隙或腹直肌后。肌前修补建议使用单丝聚丙烯补片。ePTFE 补片偶尔用于腹腔内修补造口旁疝的 Sugarbaker 手术。生物型和可吸收补片很少应用于 LOD 患者。

引流的放置和处理

引流对于开放腹壁疝手术是很必要的,应该告知患者引流管的护理方法和可能的并发症,后者往往给护理和治疗带来不便。LOD 患者术后引流的放置和数目取决于采用何种重建技术。建议 Ramirez 术中每个皮瓣下放置一枚引流管,无引流液引出时移除。图 34.5 显示皮下引流的放置。腹直肌后修补则引流可放置于腹直肌和补片之间,出院前移除。腹腔内的修补一般不需要引流,肌前修补手术建议放置皮下引流。

术前气腹

LOD 手术主要困难在于能否一期闭合筋膜,有报道术前气腹有助于增加腹壁顺应性和闭合筋膜[5]。气腹能够像组织膨胀器一样在腹壁上施加应力,拉伸肌肉纤维组织。方法是腹腔内置管后每天注入患者可耐受的气体量,持续 5~14 天。但笔者并不提倡该方法,因为:①术前延长 5~14 天住院日会增加切口感染、肺感染、下肢静脉血栓、肺栓塞的风险;②气体注入后更可能进入疝囊而非腹腔;③气腹情况下患者会感到呼吸困难。笔者认为,术前气腹并不利于 LOD 患者的手术治疗。

图34.5　皮下引流管的放置。

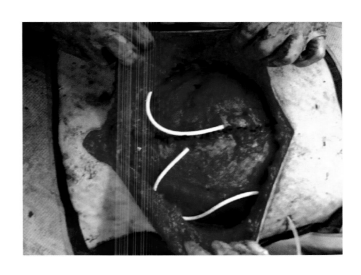

术后并发症和治疗

除了常见并发症,修补术后并发症还有呼吸窘迫、腹腔间隔综合征(ACS)和切口并发症等。

ACS与肺部并发症

如前所述,汽缸效应的恢复会导致呼吸窘迫和ACS。腹腔内容物还纳后加大腹腔内压力,抬高膈肌。组织分离技术有助于增加汽缸容积、降低腹腔压力、避免ACS。典型的ACS症状有高呼吸末正压、腹部膨隆、膀胱压增高、尿量下降等,一旦出现上述情况,应高度警惕[6]。呼吸窘迫可导致气管插管拔除困难,咳嗽及排痰障碍可造成肺炎。腹壁疝修补术后腹腔内压力增加,影响肺功能[7]。围术期必须强调呼吸功能的维持。

切口并发症

围术期切口并发症可达40%,肥胖患者尤为如此,包括切口感染、血清肿、血肿和皮瓣坏死等。术前应用抗生素、术中仔细操作、充分术前准备可减少术区感染。过度游离皮瓣和术中遗漏死腔能诱发血肿和血清肿,但多为无菌性,无须引流可自行吸收。如给予负压引流要减少放置时间以免补片感染。组织分离技术有可能破坏来自于腹直肌前鞘的穿支营养血管,造成皮瓣坏死,故而游离皮瓣要适可而止。图34.6示腹壁重建后皮瓣坏死和切口感染。

肠道并发症

LOD患者术中大多需要松解粘连,游离肠管,有可能出现术后肠梗阻和肠漏/瘘。术中要仔细操作以减少肠管损伤。腹壁各层均应对拢缝合,如后鞘撕裂暴露补片就会导致疝复发和肠管腐蚀。术中肠管游离不充分可造成术后肠梗阻,一旦发生应尽量采用非手术方法治疗,因为此时再手术已几乎不可能。

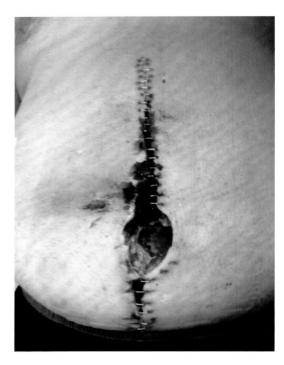

图34.6 腹壁重建后的皮肤坏死及切口感染。

总结

LOD是最为复杂的疝修补,外科治疗是减轻这类患者病痛的重要方法。LOD病情复杂,并发症发生率高,治疗难度大。完整的治疗方案包括合理选择适应证、医生准备、调整患者状态、组织分离技术、严密的术后护理等。有志于此的外科医生应制订完善的治疗系统流程,确保患者良好的预后。

(陆朝阳 译)

参考文献

1. Stokes IA, Gardner-Morse MG, Henry SM. Intra-abdominal pressure and abdominal wall muscular function: spinal unloading mechanism. Clin Biomech. 2010;25(9):859–66.

2. Frezza EE, Shebani KO, Robertson J, Wachtel MS. Morbid obesity causes chronic increase of intraabdominal pressure. Dig Dis Sci. 2007;52(4):1038–41.

3. Ramirez OM, Ko MJ, Dellon AL. "Components separation" method for closure of abdominal wall defects: an anatomic and clinical study. Plast Reconstr Surg. 1990;86:519–26.
4. Novitsky YW, Elliott HL, Orenstein SB, Rosen MJ. Transversus abdominis muscle release: a novel approach to posterior component separation during complex abdominal wall reconstruction. Am J Surg. 2012;204(5):709–16.
5. Mcadory RS, Cobb WS, Carbonell AM. Progressive preoperative pneumoperitoneum for hernias with loss of domain. Am Surg. 2009;75(6):504–8.
6. Agnew SP, Small W, Wang E, Smith LJ, Hadad I, Dumanian GA. Prospective measurements of intra-abdominal volume and pulmonary function after repair of massive ventral hernias with the components separation technique. Ann Surg. 2010;251(5):981–8.
7. Gaidukov KM, Raibuzhis EN, Hussain A, Teterin AY, Smetkin AA, Kuzkov VV, Malbrain ML, Kirov MY. Effect of intra-abdominal pressure on respiratory function in patients undergoing ventral hernia repair. World J Crit Care Med. 2013;2(2):9–16.

第 35 章

疝修补术中肠损伤的预防及处理

Brent D. Matthews

肠粘连松解术的挑战

疝修补术中肠损伤最常见的风险因子是既往曾行剖腹探查术。既往三次或更多次手术史的患者肠损伤风险比既往一次或两次手术史的患者大 10 倍[1](图 35.1)。肠损伤切口分类会由清洁切口(I 类)转变为清洁/污染切口(II 类)或污染切口(III 类),同时手术部位感染率(SSI)上升。切口感染和(或)补片感染是腹股沟疝修补后复发的常见原因[2]。手术时放置防粘连剂效果甚微。在一项回肠造口封闭术的临床研究中,透明质酸钠和羧甲基纤维素膜(Seprafilm®,Genzyme Biosurgery,Framingham,MA,USA)虽然能减轻术区粘连,但对肠损伤发生率没有影响[3]。另一项关于非妇科腹部手术中防粘连药物作用的研究结论也确证这一点[4]。

腹部手术中肠损伤报道率偏低。最近统计表明 7 例肠损伤中只有 1 例记录在案[5]。这种低报告率对风险结果有重大影响,与医疗赔偿密切相关。目前对于腹壁疝患者肠损伤的研究较多。Broek 等报道一项 133 例前瞻性腹壁疝手术研究,其中 17 例患者发生 33 次肠损伤(12.8%)[6],危险因素包括肠粘连松解时间、补片放置及疝环>10cm。更广泛的粘连和较大的疝缺损往往预示病情更加复杂。肠损伤可增加脓毒血症、再次外科干预、肠外营养支持、重症监护和住院时间的延长以及医疗费用增加的概率和风险。另一项在 16 个三级退伍军人医疗中心超过 5 年的研究中,Gray 等报道在切口疝术中肠损伤或意外肠切除的总发生率为 7.3%[7],既往补片修补术(20.3%)相对于缝合修补术(5.7%)有着更高的肠损伤概率(图 35.2)。Halm 等具体研究了疝补片修补后肠损伤的情况,如使用聚丙烯补片行疝修补术,再次手术时小肠损伤率可达 20.5%,手术部位感染率增加 5 倍[8]。最近在第一届国际疝和腹壁外科年会(米兰,意大利)上,有报道 1842 例行开放腹壁疝修补术中,46 例发生肠损伤,危险因素包括既往腹部手术史、既往疝修补术史及补片感染[9]。报道指出发生肠损伤患者相较无损伤者存在更高的切口感染率、补片感染率(12 倍)及疝复发率(6 倍),即便以在清洁/污染和污染切口中应用合成补片的临床结果作为对照,结论亦相似。

可吸收和不可吸收具有抗粘连涂层的补片能减少脏器粘连,可以放置于腹腔内,但临床上有效性评估研究很少。Jenkins 等报道了 69 例在行腹腔内疝修补术后再次腹腔镜探查的患者[10],术中以粘连强度、补片黏附面积比率、以及粘连松解时间与补片面积比率等指标评估粘连性质及肠粘连松解术难度,结果显示所有植入可吸收及不可吸收防粘连补片的患者都没有发生肠损伤。笔者认为粘连性质及松解术难度似乎与补片特性相关(表 35.1)。12 名腹膜内放置单纯聚丙烯补片的患者中有 2 名出现膀胱和小肠损伤。该研究中,空腔脏器损伤率与既往结果相似,其结论仍然存在争议。目前正在进行一项多中心、前瞻性关于防粘连补片效果的临床实验(Comparative Effectiveness Multicenter Trial for Adhesion Characteristics of Ventral Hernia Repair Mesh,ClinicalTrials.gov Identifier:NCT01355939)。

一项征询外科医生关于切口疝肠损伤的风险

图35.1　再次手术伴或不伴肠损伤的百分比与既往手术次数间的关系。［转引于 van der Krabben AA, Dijkstra FR, Nieuwenhuijzen M et al. (2000) Morbidity and mortality of inadvertent enterotomy during adhesiolysis. Br J Surg 87:467-71］

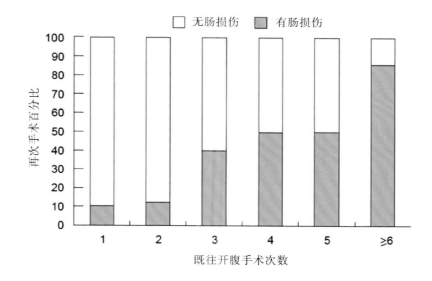

图35.2　不同疝修补术式中肠损伤或肠切除的发生率。［转引于 Gray SH, Vick CC, Graham LA et al. (2008) Risk of Complications From Enterotomy or Unplanned Bowel Resection During Elective Hernia Repair. Arch Surg 143(6):582-586］

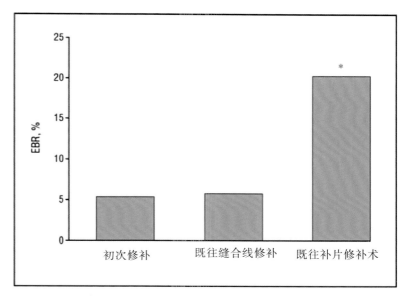

不同疝修补术中肠损伤或肠切除的发生率(EBR)。*P<0.001

与治疗的调查表明[11],81%的未行腹腔镜手术的被调查者表示,未来也不会行此手术,其位居第二的原因是担心腹腔镜术中肠损伤的风险。然而,在一项独立、前瞻性、纵向非比较性的报道中,腹腔镜与开放性疝修补术中肠损伤发生率相当。Heniford 等报道了在 850 例腹腔镜腹壁疝修补术的患者中出现 10 例肠损伤(1.2%)[12],这与 Sharma 等的结果相近,后者报道在 17 年中 2346 例患者的肠损伤发生率为 1.4%[13]。不过,在一项关于腹腔镜与开放性疝

修补术的随机、对照荟萃分析中,Awaiz 等认为腹腔镜组中"肠相关并发症"显著增加[14],但该研究将肠损伤、浆膜撕裂和术后小肠梗阻均计为"肠相关并发症",混淆了肠损伤的实际发生率。

腹腔镜疝修补术的灾难性后果之一是术中没有发现肠损伤或延迟性肠损伤,其死亡率接近 8%[15],虽然这种情况不仅仅发生在腹腔镜手术中。肠损伤最常发生在行肠粘连松解期间,再次手术时腹腔穿刺套管置入时也可能发生。再次手术中穿刺套

表35.1　粘连特性由韧性、表面积和粘连松解时间与补片表面积的比值决定

粘连特性	评分	
无粘连	0	
少量粘连:内脏/网膜未粘连到补片,手动松解	1	
致密粘连:内脏/网膜粘连到补片,须从补片上钝性分离内脏/网膜	2	
致密粘连:内脏/网膜粘连到补片,须从补片上锐性分离内脏/网膜	3	
致密粘连:内脏/网膜包绕补片,须从腹壁上锐性分离补片、补片与内脏/网膜不可分离	4	

腹膜内补片	粘连韧性	粘连面积(0~10)	松解时间/补片面积(分钟/cm²)
DualMesh 补片(n=14)	2.4±0.6	5.9±1.8	0.14±0.1
Composix 补片(n=17)	3.5±0.6	8.6±1.1	0.36±0.1
可吸收涂层补片(n=18)	3.2±0.5	6.9±2.0	0.21±0.1
无涂层大网孔补片(n=12)	3.5±0.9	8.4±1.1	0.38±0.4
生物补片(n=8)	2.9±0.4	6.6±1.8	0.33±0.1

转引自Jenkins ED, Yom V, Melman L et al. (2010) Prospective evaluation of adhesion characteristics to intraperitoneal mesh and adhesiolysis-related complications during laparoscopic re-exploration after prior ventral hernia repair. Surg Endosc 24(12):3002-7

管针的放置非常重要,理想的第一个穿刺套管针的放置应远离先前手术部位。合理选择开放(Hasson)或闭合(Veress)技术,使用自己最为熟练的方法。如果不用Veress气腹针,穿刺点应置于锁骨中线或腋前线的肋缘上,远离疤痕/手术区域。绝大多数医源性肠损伤发生在小肠,腹腔镜视野之外的误伤很常见,术中对此要保持警惕。建议在第一个穿刺套管针置入、肠粘连松解期间及手术结束时检查肠管情况。延迟的肠损伤可能是肠粘连松解时非全层损伤或热损伤所致。所以当紧邻肠管操作时应尽量不用或少用电刀/超声刀。美国胃肠和内窥镜外科医师协会的腹腔镜腹疝修复指南中介绍了规避肠损伤的若干方法[16],包括:牵引/反牵引技术;腹腔镜成角或弯曲;不同穿刺套管间转换腹腔镜及镜头位置;腹壁施压改善腹腔内显露;直视下锐性分离;分离空腔脏器尽量不用电刀或超声刀;重新定位/添加穿刺套管或改变体位以保持理想术野;手术器械长度适当(因为较长的器械偶尔在其中点处需要支点);在松解粘连关键点要避免在进入端口处旋转力过大;保持清晰的图像;保持对胃肠道黏膜的警惕(因为肠损伤可能仅仅一瞬间可被看到);手术最后必须仔细检查肠管情况等。

肠损伤的治疗

目前仍无针对疝修补术肠损伤的权威治疗意见,这说明缺乏循证医学的支持。在一项调查中,Adler等问到"如果你遇到肠损伤,你会怎么做?"时[11],仅有3%的受访者声称仍会放置补片,而不顾胃肠道溢出量的多少;41%的受访者称只有在发生"极少"溢出时才会放置补片;而56%的大多数受访者则表示不会放置补片。问及肠损伤后何时再行疝修补术,跨度达3天至6个月(平均时间为4周)。无论治疗方案如何,作为知情同意书一部分,患者应该在术前了解肠损伤的可能及处理方法。腹腔镜手术中如疝囊保持完整,可以在3个月或更长时间内行二期手术,以避免在清洁/污染或污染情况下进行修补。如果肠损伤无需中转开腹即可修补则最好不过,即使最保守的治疗方法也是如此。腹腔镜腹部切口疝修补术中肠道损伤的处理指南认为这是4级证据[专家委员会和(或)权威医生意见]。腹部及切口腹壁疝的腹腔镜治疗指南中,国际内镜疝学会对肠损伤处理C级(低质量证据)建议[17]:

1.如果术者不擅长腹腔镜手术建议中转开腹。

2.出现大量肠液溢出时建议中转开腹。若术区

能实现无菌,可进行疝修补术。

3.如通过远离疝的小切口能修复肠损伤,其后可继续行腹腔镜疝修补术。

4.腹腔镜肠损伤修补后,可在静脉内抗生素治疗 3~7 天并无感染迹象的情况下再次进行腹腔镜疝修复术。

5.若极少肠液溢出,肠损伤的修复后可立即进行腹腔镜疝修补,但这需要术者具有丰富的经验。

有报道称肠损伤后静脉内给予广谱抗生素 3~7 天,再次进行腹腔镜腹疝修补术可获成功[18]。7 天后再手术的感染相关并发症发生率要高于间隔 3 个月或更长时间。最近 Sharma[13,19] 等报道的一项研究结果更为保守:33 例腹腔镜腹壁疝术中出现意外肠损伤的患者中,2 名患者因脓毒症和多系统器官衰竭而死亡,死亡率为 6%。其余 31 例随访 6 个月,总的并发症发生率为 49%,最常见的并发症是伤口感染(27%)、肠梗阻(24%)、疝复发(24%)、补片感染(18%)、再入院(18%)和瘘形成(6%)。随访期间 55% 的患者需要外科干预。如前所述,术后发现肠损伤的患者预后更差。

如果肠损伤发生在开放手术、中转开腹手术或疝囊已被破坏时,有以下几种选择:条件具备者可以一期修复,虽然疝复发率很高。可根据疝的复杂性和污染程度选用生物 (同种异体移植或异种移植)或可吸收合成补片[20]。肌后修补(Rives-Stoppa)、腹横肌切开(TAR)及腹外斜肌切开有助于腹白线关闭。在清洁/污染、污染和感染术区,应用生物或可吸收补片一期疝修补的研究不多。RICH(感染和污染疝的修复)试验是唯一一个长期的多中心、前瞻性研究,评估生物补片在 CDC Ⅱ~Ⅳ级切口中的应用[21]。随访应用非交联猪皮进行疝修补的患者 2 年后,手术部位感染发生率 66%,疝复发率 37%。"桥接"修补术的复发率为 45%。此外,修补方法会影响复发率,相比于肌后修补,腹膜内修补复发率较高。COBRA 试验 (Complex Open Bioabsorbable Reconstruction of the Abdominal Wall,复杂开放生物可吸收补片腹壁重建试验)则评估了某可吸收合成补片在 Ⅱ~Ⅲ级切口、一期疝修补术中的应用[22],其研究基于 Kaplan-Meier 分析,研究的主要目标是疝复发情况。结果是 24 个月疝复发率为

17%,低于 RICH 试验中近于 20% 复发率。COBRA 试验也认为腹膜内修补复发率较高 (增加 3.41 倍)。不过这两项试验中所描述的在清洁/污染和污染切口不完全等同于择期疝修补术 (清洁切口)中意外肠损伤的情况,因此不能将这些研究结论一概应用于后者的处理和治疗。

合成补片在清洁/污染和污染切口中应用研究越来越多,主要集中于大网孔、轻量型补片。Carbonell 等报告了 100 例 Ⅱ~Ⅲ级切口行肌后疝补术,因手术部位感染而需要补片切除和疝复发的情况[23]。手术部位感染总发生率为 31%,在污染切口转变成清洁/污染切口的病例中则更高,30 天 SSI 率为 14%。随访期间(10.8±9.9 个月,1~63 个月)疝复发率为 7%,4 例患者因吻合口漏需要切除补片。应用合成补片是为了降低生物型或可吸收补片的复发率及其成本。Carbonell 等报道 100 片 30cm× 30cm 大网孔、轻量合成补片(15 美分/cm²)总成本等于一张可吸收补片或生物补片 (10 000 美元)的成本。然而,合成补片在清洁/污染、污染或感染手术中是禁忌的。同样地,这些研究结论也不能一概应用于疝修补术中意外肠损伤的治疗和处理中。

结论

腹腔镜或开放性腹壁疝修补术中意外肠损伤有时是不可避免的,其与切口感染、补片感染、肠瘘及疝复发密切相关。当发生肠损伤时,疝的处理方法很多,但应优先处理肠损伤。术后显现的肠损伤会增加死亡率,因此在整个手术过程中要始终保持警惕。既往腹部手术史、疝修补术史及腹膜内存在补片都是术中肠损伤的危险因素,应在术前告知这类患者,并取得知情同意。

(陆朝阳　译)

参考文献

1. van der Krabben AA, Dijkstra FR, Nieuwenhuijzen M, et al. Morbidity and mortality of inadvertent enterotomy during adhesiolysis. Br J Surg. 2000;87:467-71.

2. Igbal CW, Phar TH, Jospeh A, et al. Long-term outcome of 254 complex incisional hernia repairs using the modified Rives-Stoppa technique. World J Surg. 2007;31(12):2398–404.

3. Salum M, Wexner SD, Nogueras JJ, et al. Does sodium hyaluronate- and carboxymethylcellulose-based bioresorbable membrane (Seprafilm) decrease operative time for loop ileostomy closure? Tech Coloproctol. 2006;10(3):187–91.

4. Kumar S, Wong PF, Leaper DJ. Intra-peritoneal prophylactic agents for preventing adhesions and adhesive intestinal obstruction after non-gynaecological abdominal surgery. Cochrane Database Syst Rev. 2009;21(1):1–34.

5. ten Broek RPG, van den Beukel BAW, vn Goor H. Comparison of operative notes with real-time observation of adhesiolysis-related complications during surgery. Br J Surg. 2013;100:426–32.

6. ten Broek R, Schreinemacher M, Jilesen A, et al. Enterotomy risk in abdominal wall repair: a prospective study. Ann Surg. 2012;256:280–7.

7. Gray SH, Vick CC, Graham LA, et al. Risk of complications from enterotomy or unplanned bowel resection during elective hernia repair. Arch Surg. 2008;143(6):582–6.

8. Halm JA, de Wall LL, Steyerberg EW, et al. Intraperitoneal polypropylene mesh hernia repair complicates subsequent abdominal surgery. World J Surg. 2007;31:423–9.

9. Huntington CR, Augenstein VA, Blair LJ et al. (2015) Inadvertent enterotomy: significant consequences for the open ventral hernia patient. Paper presented at the 1st world conference on abdominal wall hernia surgery, Milan, Italy, April 25–29, 2015.

10. Jenkins ED, Yom V, Melman L, et al. Prospective evaluation of adhesion characteristics to intraperitoneal mesh and adhesiolysis-related complications during laparoscopic re-exploration after prior ventral hernia repair. Surg Endosc. 2010;24(12):3002–7.

11. Adler AC, Adler SC, Livingston EH, et al. Current opinions about laparoscopic incisional hernia repair: a survey of practicing surgeons. Am J Surg. 2007; 194(5):659–62.

12. Heniford BT, Park A, Ramshaw BJ, et al. Laparoscopic repair of ventral hernias nine years' experience with 850 consecutive hernias. Ann Surg. 2003;238: 391–400.

13. Sharma A, Khullar R, Soni V, et al. Iatrogenic enterotomy in laparoscopic ventral/incisional hernia repair: a single center experience of 2,346 patients over 17 years. Hernia. 2013;17:581–7.

14. Awaiz A, Rahman F, Hossain MB, et al. Meta-analysis and systematic review of laparoscopic versus open mesh repair for elective incisional hernia. Hernia. 2015.

15. LeBlanc KA, Elieson MJ, Corder JM. Enterotomy and mortality rates of laparoscopic incisional and ventral hernia repair: a review of the literature. JSLS. 2007;11:408–14.

16. Earle D, Roth S, Saber A et al (2014) Guidelines for laparoscopic ventral hernia repair. http://www.sages.org/publications/guidelines/guidelines-for-laparoscopic-ventral-hernia-repair.

17. Bittner R, Bingener-Casey J, Dietz U, et al. Guidelines for laparoscopic treatment of ventral and incisional abdominal wall hernias (International Endohernia Society [IEHS])—Part 2. Surg Endosc. 2014;28(2): 353–79.

18. Tintinu AJ, Asonganyi W, Turner PL. Staged laparoscopic ventral and incisional hernia repair when faced with enterotomy or suspicion of an enterotomy. J Natl Med Assoc. 2012;104(3–4):202–10.

19. Lederman AB, Ramshaw BJ. A short-term delayed approach to laparoscopic ventral hernia when injury is suspected. Surg Innov. 2005;12(1):31–5.

20. Harth KC, Krpata DM, Chawla A, et al. Biologic mesh use practice patterns in abdominal wall reconstruction: a lack of consensus among surgeons. Hernia. 2013;17:13–20.

21. Itani KM, Rosen M, Vargo D, et al. Prospective study of single-stage repair of contaminated hernias using a biologic porcine tissue matrix: the RICH Study. Surgery. 2012;152(3):498–505.

22. Rosen MJ, Carbonell AM, Cobb WS et al. Multicenter, prospective, longitudinal trial evaluating recurrence, surgical site infection and quality of life after contaminated ventral hernia repair using biosynthetic absorbable mesh. Paper presented at the 1st world conference on abdominal wall hernia surgery, Milan, Italy, April 25–29, 2015.

23. Carbonell AM, Criss CN, Cobb WS, et al. Outcomes of synthetic mesh in contaminated ventral hernia repairs. J Am Coll Surg. 2013;217:991–8.

第 36 章

合并肠外瘘的腹壁外科：同期修复或二期处理

Michael G. Sarr

肠瘘通常是腹部手术的并发症,经常伴有切口疝的发生,这对于患者和医生都很麻烦。医患双方都想尽快修复肠瘘和切口疝,那么问题出现了:"最快什么时候可进行手术修复?""能同时修复肠瘘及切口疝吗?"然而,遵循治疗肠瘘和腹外疝的基本原则十分重要。针对疝的治疗尚缺乏一级证据和二级证据, 更多的意见失于客观并缺乏适当的随访[1]。有些事情能做(同时修复肠瘘和疝)并不意味着应该去做,这种情况下疝修补失败的后果非常严重。本章将简要介绍肠瘘治疗围术期要点以及一期或二期疝修补手术的选择。

肠外瘘患者术前注意事项

小肠/结肠瘘通常是小肠、结肠吻合术或者肠切除术的并发症,常合并腹壁感染、筋膜破坏而形成疝。临床上还常合并脓毒症、营养不良、细菌定植和(或)开放创面(如肠瘘),以上因素都会影响确定性疝手术的选择。

首要基本原则

首先,必须遵循胃肠科专家而不是疝专家的意见来治疗肠外瘘。Visschers 等提出了一个较好的方案——SOWATS 方法[2]。S,感染;O,优化营养;W,伤口护理;A,解剖;T,手术时间;S,手术策略。这一理念贯穿于肠外瘘治疗的三个临床阶段:发生期、发展期和后期[3,4]。

发生期:如果术后很快发现肠瘘,应考虑在第 1 周到第 10 天(疝形成之前)再次手术。前提是前次手术没有广泛的粘连,因为粘连肠管一般会在术后第 2~3 天再次粘连在一起。大多数瘘在术后较长时间才被发现,这时一般不考虑再次手术。

发展期:该阶段治疗重点是控制感染,营养复苏和控制肠瘘,禁忌再次手术。

后期:该阶段治疗重点应该是在充分控制急性炎症期、最大限度地营养复苏、明确所有相关解剖结构后进行手术方案规划。

在早期治疗中,胃肠外科医生的关注点应包括(表 36.1):仔细阅读手术记录(你不想在手术室发现任何"意料之外"的事情);消除所有感染区域;通畅引流(引流不畅会阻碍肠瘘愈合和营养复苏)。最大程度的营养支持可通过瘘口远端的肠道喂饲(包括漏出肠内容物的再回输);肠内营养要比肠外营养更加有效(可维持远端消化道的健康、完整性和功能性)。一个多学科团队包括营养师、理疗师、心理医生(患者经常情绪低落),家庭/社会支持,如果瘘口处理困难则肠造口治疗师也非常重要[1]。对患者来讲,没有什么比瘘口失控更糟糕的了。最后提醒,全胃肠外营养(TPN)可以循环利用,通过背包给予可方便患者自由活动。

肠瘘后期治疗决策需要经验丰富的外科医生。很多人急于手术,包括患者、家属及所有其他非外科医生![4]但此时重要的是尽量控制急性/亚急性炎症。大多数肠瘘需要 3 个月的稳定期,有时需要 6 个月,甚至需 12 个月。常用的判断方法是皮肤移植物(如果存在)能够被"捏起"或手术切口发红。必须

表36.1 肠外瘘评估和修复的手术原则

发展期
阅读手术记录
通畅引流,控制炎症
营养支持
尽量肠内营养,收集胰胆分泌物输入瘘管远端
综合多学科技术(除外科医生)
· 营养师/膳食学家
· 精神病医生——抗精神病药物治疗抑郁症
· 理疗师——纠正机体功能
· 家庭支持
· 社会工作者
控制瘘管——如有任何困难,咨询受过培训的肠造口治疗师
后期
所有相关肠管影像
确认解剖结构——在手术室中没有"意料之外"!
待急性/亚急性炎症消退;不要被迫过早进行手术
规划手术,寻求整形外科医生的帮助

注意,许多瘘的发生或复发源自于过早的再次手术。Visschers 等认为必要条件应包括血清白蛋白>3.0g/dL,相关肠管造影,尤其要排除瘘口远端肠管梗阻[2]。肠瘘修复手术需要技术精细,充分游离自体组织覆盖,这可能需要整形外科医生参与。

应该同时修复疝吗?

　　手术方案首先应该治疗肠瘘,这是患者最关心的问题。肠瘘理应被优先处理,而疝修补应放在其后考虑。腹壁疝手术的决策不应受情绪影响,而应根据如下因素进行完美的、合理的外科评估:患者因素/营养状态,局部条件/组织/感染的风险,肠瘘修复的把握性,缺损大小/是否需要组织分离技术,以及患者是否有先前切口疝——这与是否行组织分离技术密切相关——因为此时禁忌使用永久性假体材料(下面会介绍"永久性假体材料的使用")。

肠瘘切除同时行确定性疝修补术

　　很显然,肠瘘手术的主要问题是吻合口漏和手术部位感染, 这两者都会影响腹壁疝修复成功与否。对于一个健康、营养良好、非肥胖、22 岁男性患者而言,创伤性肠外瘘修补术的难度显然不同于一个肥胖、老年、术后延迟发现肠瘘的女性患者,也不同于由于慢性疾病/营养不良、恶性肿瘤或由于器官移植术后处于免疫抑制状态的患者。肠瘘合并腹壁疝的临床表现非常复杂。

　　哪些患者适合一期确定性疝修补术见表 36.2。注意:能做不等于应该做,必须基于良好的外科基础进行理性判断。有些资深外科医生认为除了简单的自体筋膜修复外,很多(或者大多数)腹壁疝合并肠瘘的患者不应进行任何复杂的确定性修补。理想的情况是不存在切口疝的潜在危险因素如肥胖、营养不良、切口疝手术史、局部腹壁感染征象、蜂窝织炎或大面积开放性伤口(包含细菌定植)等。小的缺损可以利用自体组织筋膜修补,即便切口感染而形成疝,也不会造成腹壁组织成分的缺失。同样重要的是,侧方游离不会影响后期确定性修复。当缺损较大不能通过自体组织修复时, 而须利用组织转移/肌皮膜覆盖(组织分离技术)闭合中线时,手术

表36.2 哪些患者可以考虑一期修补腹壁疝

小缺损可自体组织复位修补
无以下切口疝的潜在风险因素:
· 显著肥胖
· 开放伤口较大
· 营养不良
· 免疫抑制
· 补片感染
· 既往切口疝病史
· 吸烟
缺损较大,但能够可通过组织分离技术修补的理想患者[a]
· 无其他疝病史
· 无营养不良
· 局部组织良好

[a]计算预期风险,因为伤口感染可能导致筋膜破坏,疝形成,非常难修补的继发疝。

应十分慎重。若再出现伤口感染而继发疝则很难修补。对于肠瘘切除联合组织分离技术疝修复的两个大宗研究结果令人失望[5,6]：疝复发率分别为 21% 和 32%，肠瘘复发率分别为 26% 和 20%。因此只有低风险的理想患者才应该考虑肠瘘切除同时行腹壁重建。笔者认为，应重新定义疝修补中所谓的"无张力"组织分离。这种方法是利用自体组织修复疝，仅当患者处于麻醉和麻痹时才会是"无张力"状态，而当患者咳嗽、坐起或排便时则并非如此。使用永久性合成材料（见下文"使用永久性修复材料"）进行加强修补一般来说是禁忌的。手术的复发率将会很高，一旦手术部位发生感染，则再次继发的疝很难修复——因为我们已经使用了最佳手术方式进行修补，无路可退——故这类风险很大的患者最好考虑二期修补。

哪些患者不适合确定性疝修补见表 36.3。"确定性修补"是指利用合成补片或需要肌筋膜分离或转移的真性腹壁重建。禁忌证包括显著肥胖、营养不良、免疫抑制、污染的开放伤口、慢性病且耐受性差、前次手术补片感染、已存在切口疝的患者。不言而喻，确定性修补不适用于酗烟严重者，更不适用于任何移植术后患者！

如何处理疝缺损

切除肠瘘后，接下来应该确保以下两个原则：①血运丰富的组织覆盖所有吻合口；②维持腹壁稳定性，即使仅是暂时的（几周至几个月）。理想情况下，一期闭合筋膜能够稳定腹壁，虽然疝复发的可能性比较大，特别对于高风险患者群（已存在切口

表36.3　哪些患者不应该同时行确定性疝修补

污染的开放伤口（主观判断）
大面积开放创面
营养不良
较大缺损可闭合，但存在风险：
·肥胖
·已存在切口疝
·存在感染补片

疝、营养不良、免疫抑制等），但至少实现了自体组织覆盖和腹壁的暂时稳定。

不能对拢的较大疝缺损治疗具有挑战性。同样，自体组织覆盖吻合口至关重要，整形外科医生会诊也很有帮助[7]，包括利用网膜、邻近肠管系膜/浆膜以及疝囊覆盖。偶尔可利用股部（股直肌或耻骨移植物）或背部（背阔肌移植）的富血管组织，但这类"皮瓣"不能增加腹壁稳定性，并难以覆盖腹壁脐上区域。

腹壁稳定性对于防止内脏脱出非常重要。罕见情况下如冷冻腹腔，肠瘘切除并以富血管组织覆盖暴露肠管后，即使不能覆盖粘连状态的肠管，也没有内脏脱出的风险，此时可以考虑放弃覆盖缺损。对于开放伤可以用负压吸引（不能直接接触肠管）或放置简单的敷料即可。待条件理想后（伤口愈合、营养良好及完善择期腹壁重建计划）行皮瓣移植或疝修补术[8]。

然而，更常见的情况是术中为切除肠瘘而进行大范围的粘连松解、肠管游离，这时就需要维持腹壁稳定。可行组织分离一期闭合，再以生物或可吸收补片加强（肌前或肌后修补）[5,6]。如果组织分离后仍不能闭合筋膜，覆盖缺损时最好不用生物补片，因其效果不确定[9,10]。在这种"污染"手术中也不能应用永久性合成补片，因其会破坏术区，给后期治疗带来困难，违反基本医疗原则。

对于这种情况，较好的解决方案是应用生物或可吸收合成补片分期修补[1,3]。尽管组织分离技术会缩小疝缺损，但是它会妨碍以后择期行确定性手术。因此应明确手术要解决的主要问题——肠瘘，次要问题——疝，最好在感染控制、营养良好时进行。

"临时性"可吸收补片特点各异[3]。生物补片多来自于尸体、猪真皮、猪肠黏膜下层或牛心包，移除这些组织中大多数细胞和免疫表位（植入人体时可引起真性免疫应答），能够促进宿主结缔组织长入和血管新生。尽管相关专利声明这类补片能够构建"功能性新腹壁"，但不足为凭。生物补片一般能够在 6~12 个月内维持腹壁稳定，然后被宿主组织或应力裂解。在这段时间内可积极促使瘘的愈合、闭合皮肤伤口、纠正营养等。

另一种选择是可吸收合成补片，其维持腹壁稳定时间较短。聚乳糖补片一个优势是具有通透性，4~7天内允许腹腔液/渗出物排出，而生物补片是不可渗透的。可吸收合成补片6~8周后降解、稳定性降低，因此更多应用于只需短期腹壁支持，并在1~2个月内择期皮瓣移植的患者。中厚皮瓣移植术虽能"覆盖"伤口，但也会妨碍伤口挛缩，延迟腹壁重建约6个月，故应慎重选用[8]。在"延迟愈合"的6个月中皮肤移植物趋于成熟，当皮瓣能被"捏起"、炎症消退时可以将其切除。

一些新型可吸收补片作用可维持6~18个月。但其制造细节有专利保护，也缺乏足够的临床证据。

最后，一些可提供被动张力的装置有助于筋膜或皮肤对拢，原理类似于"伤口真空"系统和Wittmann补片[11]，在筋膜边缘或切口两侧固定该装置以拉拢伤口，并可随伤口大小变化而调整。初步研究其对开放性伤口的皮肤闭合效果良好[12]，但对拉拢筋膜的作用有待研究。

无论怎样"修补"缺损都应尽量以自体富血供组织覆盖补片。局部皮肤/皮下组织对拢闭合术和皮瓣转移术能防止组织脱水并促进补片内血管生成，最为常用。然而也存在一些问题。例如应用带蒂肌皮瓣会造成下腹部或上腹部较深的高风险缺损；带蒂皮瓣通常不能达到脐周区域；应用跨过中线的腹直肌瓣时最好咨询整形外科医生。皮瓣转移必须慎重，因为腹壁完整性会被破坏，不利于后期的确定性腹壁重建手术。

永久性补片的使用

肠瘘切除同时是否可以用不可吸收合成补片进行疝修补？答案通常是否定的，传统观念认为此为禁忌证。然而，近年来随着轻量大网孔聚丙烯材料补片的出现，这一观点受到挑战。Israelsson等[13,14]研究表明，肠肿瘤手术中在患者腹腔内放置轻量大网孔聚丙烯补片是安全可行的。虽然这种清洁/污染手术与肠瘘切除术不尽相同，但其结论可用于瘘管得以完全控制、营养状态良好、手术耐受性佳的患者，使其能在相对污染环境中接受确定性疝修补术。另外，Carbonell等[15]报道100例在清洁/污染和

污染术区应用轻量大网孔聚丙烯补片行肌后疝修补术的患者，其中8例出现伤口感染（8%），4例于术后一年出现疝复发。当然上述研究对象为特定患者，可靠性需要进一步确认，但疝外科医生对此应乐于接受。此外有报道即使暴露条件下，轻量大网孔补片（非ePTFE材料）也能促进肉芽生成并且实现无窦道愈合，这与小网孔重量重聚丙烯材料或ePTFE情况恰恰相反。据此，一些医生支持应用轻量大网孔补片行肌前疝修补术[16]。

结论

必须强调，第一目标是修复肠瘘，第二目标，如果安全的话，是疝修补。能够修补疝并不意味着应该修补。一期疝修补如果失败，特别是应用Ramirez[17]或Novitsky[18]技术后，复发疝的治疗将非常困难。一期疝修补术的主要问题是感染导致手术失败、并存其他疝，以及自体修复筋膜闭合或生物补片桥接失败等。患者、家属以及医生都应该了解肠瘘合并腹壁疝很可能需要二期修复。

（陆朝阳 译）

参考文献

1. Johnson EK, Tushoski PL. Abdominal wall reconstruction in patients with digestive tract fistulas. Clin Colon Rectal Surg. 2010;23(3):195–208.
2. Visschers RG, Olde Damink SW, Winkens B, Soeters PB, van Gemert WG. Treatment strategies in 135 consecutive patients with enterocutaneous fistulas. World J Surg. 2008;32(3):445–53.
3. Slade DA, Carlson GL. Takedown of enterocutaneous fistula and complex abdominal wall reconstruction. Surg Clin North Am. 2013;93(5):1163–83.
4. Schecter WP, Hirshberg A, Chang DS, Harris HW, Napolitano LM, Wexner SD, et al. Enteric fistulas: principles of management. J Am Coll Surg. 2009;209(4):484–91.
5. Wind J, van Koperen PJ, Slors JF, Bemelman WA. Single-stage closure of enterocutaneous fistula and stomas in the presence of large abdominal wall defects using the components separation technique. Am J Surg. 2009;197(1):24–9.
6. Krpata DM, Stein SL, Eston M, Ermlich B, Blatnik JA, Novitsky YW, et al. Outcomes of simultaneous large complex abdominal wall reconstruction and

enterocutaneous fistula takedown. Am J Surg. 2013;205(3):354–8. Discussion 8–9.

7. de Vries Reilingh TS, Bodegom ME, van Goor H, Hartman EH, van der Wilt GJ, Bleichrodt RP. Autologous tissue repair of large abdominal wall defects. Br J Surg. 2007;94(7):791–803.

8. Cheesborough JE, Park E, Souza JM, Dumanian GA. Staged management of the open abdomen and enteroatmospheric fistulae using split-thickness skin grafts. Am J Surg. 2014;207(4):504–11.

9. Blatnik J, Jin J, Rosen M. Abdominal hernia repair with bridging acellular dermal matrix—an expensive hernia sac. Am J Surg. 2008;196(1):47–50.

10. Abdelfatah MM, Rostambeigi N, Podgaetz E, Sarr MG. Long-term outcomes (>5-year follow-up) with porcine acellular dermal matrix (Permacol) in incisional hernias at risk for infection. Hernia. 2015;19(1):135–40.

11. Wittmann DH, Aprahamian C, Bergstein JM. Etappenlavage: advanced diffuse peritonitis managed by planned multiple laparotomies utilizing zippers, slide fastener, and Velcro analogue for temporary abdominal closure. World J Surg. 1990;14(2):218–26.

12. Quyn AJ, Johnston C, Hall D, Chambers A, Arapova N, Ogston S, et al. The open abdomen and temporary abdominal closure systems—historical evolution and systematic review. Colorectal Dis. 2012;14(8):e429–38.

13. Israelsson LA. Preventing and treating parastomal hernia. World J Surg. 2005;29(8):1086–9.

14. Israelsson LA. Parastomal hernias. Surg Clin North Am. 2008;88(1):113–25. ix.

15. Carbonell AM, Criss CN, Cobb WS, Novitsky YW, Rosen MJ. Outcomes of synthetic mesh in contaminated ventral hernia repairs. J Am Coll Surg. 2013;217(6):991–8.

16. Kingsnorth AN, Shahid MK, Valliattu AJ, Hadden RA, Porter CS. Open onlay mesh repair for major abdominal wall hernias with selective use of components separation and fibrin sealant. World J Surg. 2008;32(1):26–30.

17. Ramirez OM, Ruas E, Dellon AL. "Components separation" method for closure of abdominal-wall defects: an anatomic and clinical study. Plast Reconstr Surg. 1990;86(3):519–26.

18. Novitsky YW, Elliott HL, Orenstein SB, Rosen MJ. Transversus abdominis muscle release: a novel approach to posterior component separation during complex abdominal wall reconstruction. Am J Surg. 2012;204(5):709–16.

第 37 章

腹壁疝中感染网片的处理

Kamal M.F. Itani, C. Jeff Siegert

概述和成本

腹壁疝是普外科医生最常处理的外科问题之一。合成网片的植入降低了疝复发率,但也导致了一些潜在严重并发症的发生,网片感染是其中最可怕之一,处理感染网片需要花费患者和外科医生大量的时间和耐心。据估计,腹壁疝修补术后约 3%~10% 的网片会发生感染,且将有 5% 的网片会被部分或完全移除,网片感染使患者处于再次修补后发生感染和复发的较高风险状态中。

将网片放置在清洁/污染或污染的环境中,可将住院时间分别延长至 7 天和 15 天。据估计,美国非政府医院腹壁疝修补术的平均住院费用为 15 899 美元,2006 年,腹壁疝修补术就花费 32 亿美元,每个运用组织结构分离技术和生物补片加强的开放腹壁疝修补术的费用要超过 20 000 美元。网片感染可导致再次手术、工作能力丧失、需门诊长期护理的慢性引流伤口、偶发的败血症,甚至死亡。网片感染给患者及其家庭的整体生活所带来的非经济损失是很难量算的[1]。

本章的目的在于为了解决这个严重问题,对各种处理策略和技术进行回顾和总结,尽量减少对患者的影响,并改善结果。处理方法从口服抗生素到根治性腹壁重建,没有经检验为可靠的方法。本章其余部分讨论的是腹壁疝网片感染的处理,从最小程度的补片感染到最大程度的补片感染。外科医生必须根据每位患者不同的健康状况、微生物资料、前次手术及置入的网片来进行针对性治疗。治疗的直接目的是控制感染,终极目标是腹壁的持久修复、预防再次感染和疝的复发。最终治疗成功与否是通过判定是否预防了疝复发、随后植入的新补片中是否存在手术部位感染(SSI)和是否存在其他伤口相关并发症来决定的。网片感染的治疗数据大多来自小样本量、单一机构或单一作者的经验。网片感染后处理伤口和复发的大多数数据是从在清洁/污染和污染环境中行腹壁疝修补术的数据中推断而来的。

网片选择和伤口分类

自 20 世纪 60 年代以来,为了给腹壁重建和腹壁疝修补提供最佳的网片,生物材料设计领域发生了许多革新。但细菌也已经演变为会利用假体材料作为其群落定殖平台。网片的属性如网孔大小、亲水性和网丝编织工艺可加以选择以培养或抵抗细菌。最常见的细菌病原体是革兰阳性皮肤菌群,例如葡萄球菌属,包括耐甲氧西林金黄色葡萄球菌(MRSA)和链球菌属。革兰阴性细菌如大肠杆菌也有定殖网片的能力。某些细菌例如葡萄球菌属能在合成材料上产生黏液,降低抗生素和吞噬细胞到达细菌的能力。

合成网片可大致分为单丝聚丙烯(PP)、多丝聚酯、膨体聚四氟乙烯(ePTFE)和复合网片。PP 拉伸强度高,但如果放置在腹腔内,会与肠管形成致密粘连。多丝聚酯网片具有与聚丙烯网片相似的强度,如果是轻量的,可形成更少的炎症和结缔组织,但仍然不推荐放置在腹腔内,其面对感染时的表现与 PP 相似。ePTFE 可以消除肠粘连,但在感染情况下似乎不可挽救。复合网片通常一面为聚丙烯以促进纤维生长,另一面为具有光滑表面的材料(例如 PTFE),以防止肠粘连。已经表明,与单丝聚丙烯网片相比,复合网片的细菌清除能力很差[2]。

生物补片作为合成网片的替代物,已被外科医生用于污染的地方。这些产品虽未经 FDA 批准用于这种特殊指征,但对于外科医生在面临污染情况时,仍然是一个吸引人的选择。胶原支架内成纤维细胞的向内长入和新生血管的形成,使生物假体融合入自身组织并清除微生物。在小型前瞻性研究中,这些网片在污染环境中的结果并不是最佳的(图 37.1)。

伤口分为清洁、清洁–污染、污染和较脏伤口。在腹腔中,进入到胃肠道(GI)内,但没有内容物溢出,就是一个清洁–污染伤口的例子。在污染环境中,通常存在来自胃肠道的溢液或肠缺血/坏死。

大多数网片感染发生在清洁–污染及污染处进行腹壁疝修补术。外科医生在这些情况下,必须判断是否施行一期修补还是更传统的多期修补。在一期修补中,生物补片基质材料是有利的[3]。在多期修补中,第一次手术通过脓肿引流、坏死组织清创、去除肠瘘(如存在)等措施来控制感染,当患者感染完全控制并且伤口愈合时,腹壁疝修补或腹壁重建才可进行。

伤口分类与网片选择相结合,对于防止腹壁疝修补后网片感染是至关重要的。腹壁疝工作组(VHWG)引入了一个分类系统,以帮助外科医生在选择网片修补时做出决策(表 37.1)。在 3 级和 4 级,应避免运用合成网片,可考虑一期生物假体基质材料修补或多期修补。小型前瞻性试验显示,这些复杂患者的一期修补复发率和伤口发生率仍很高。

网片挽救

挽救是指治疗网片感染时,将网片保留在原位的一种保守方法。挽救网片的第一步就是要及时处理任何伤口发生的情况及对患者进行长期评估,因为涉及感染的网片可能直到术后 6~12 个月才会出现表现。手术部位感染、伤口裂开或皮肤边缘坏死通常在术后即刻就出现。首先要考虑的就是网片是否被感染,是否需要移除。如果网片覆盖在健康组织层的伤口深处,就有清除细菌感染并防止其在网片上定殖的可能。浅表性伤口出现问题发生在术后早期,一旦发现,目标是通过积极的局部伤口护理和广谱抗生素应用,来防止其延伸到网片层水平。如为单纯蜂窝织炎,应运用抗生素,直到局部、全身症状(如果存在)消除。如 24~48 小时内局部症状未改善或全身症状未消除,应怀疑是否存在更深部的感染,应进行 CT 扫描以排除深部脓肿存在的可能(图 37.2)。

大多数皮下组织或网片周围的积液是血清肿或血肿。尽量避免抽除这些积液非常重要,除非有症状或正演变成感染。如有和积液相关的全身信号及感染症状存在,是否要将液体抽吸和培养仍有质疑。在网片周围存有感染液体的情况下,最近已有报道可运用全身性抗生素同时以经皮引流和庆大霉素冲洗引流,进行局部可控的治疗来挽救全部网片。通常在射线引导下放置引流管,当每日引流量降至易控时开始庆大霉素冲洗。这可能是个合理的步骤,可避免在已感染的患者中移除网片和腹壁重建,并且也没有全身系统性损害[4]。然而,外科医生必须会确定何时这种方法失败,避免延误更确切的治疗。

术中发现局部空间有积液,应高度怀疑是否有肠管损伤和肠漏存在,要积极寻找。如果通过经皮穿刺或引流脓肿,器官/空间感染与网片是分开的,那仍可实施挽救网片。肠漏可以通过引流转变为可

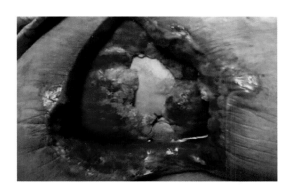

图37.1　多次清创后感染创面内的生物网片。

表37.1 腹壁疝工作组分级系统 (引自Breuing et al. Incisional ventral hernias：Review of the literature and recommendations regarding the grading and technique of repair. Surgery. 2010；148：544–58)

1级	2级	3级	4级
低风险	合并症	潜在污染	感染
低并发症风险	吸烟	之前存有伤口感染	网片感染
无伤口感染史	肥胖	存有造口	化脓性裂开
	糖尿病	胃肠道受侵	
	免疫抑制		
	慢阻肺		

改编自：腹壁疝工作组分级系统(引自Breuing et al. Incisional ventral hernias：Review of the literature and recommendations regarding the grading and technique of repair. Surgery. 2010；148：544–58)

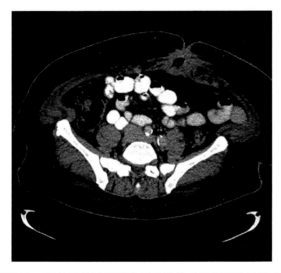

图37.2 CT扫描显示腹壁疝网片修补术后深部脓肿形成。

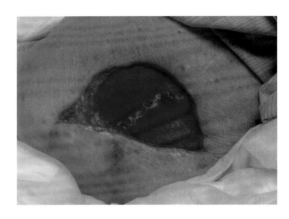

图37.3 多次清创和更换干湿敷料后，大网孔聚丙烯网片上的肉芽组织。

控的瘘。深部手术部位感染经皮下组织清创后，网片完全暴露，可以考虑几种挽救网片的选择。感染控制后，可以使用伤口负压吸引治疗(NPWT)，负压吸引治疗可加速整个网片中肉芽组织的聚合。如果无NPWT，积极地更换干湿敷料也可以。在此情况下，大网孔聚丙烯网片(图 37.3)往往可得到最好的结果，而ePTFE 就不能做到，必须完整移除(图37.4)[5]。

部分挽救

在合适的手术方案选择后，下一步是网片的部分挽救。在许多情况下，腹壁疝网片修补后，患者会出现慢性引流窦道，但没有任何全身性信号或感染症状。有时合成网片可能暴露或被挤出，临床上在伤口基底部可看到或可被轻微探及。为了评估组织和网片的融合程度，可以通过窦道注射入亚甲蓝溶液。在局部麻醉，伴有或不伴有轻度镇静下，一并切除窦道与基底部暴露的网片。任何切除的组织和网片都送检细菌培养/药敏，患者长期应用针对细菌的敏感抗生素。伤口一旦清洁，可以用 NPWT 或干湿敷料进行处理[6]。

所有的挽救技术都会为患者日后较大的移除手术做准备，也可能还需要一些额外手术来控制感染以及移除未融合的和(或)感染的网片。患者还可能最终存在长期渗出的伤口，这将对他们的生活质

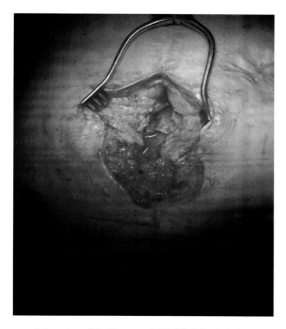

图37.4　感染的ePTFE网片漂浮在脓液中。

量产生不利影响。所有接受网片部分挽救的患者，其疝复发的风险会有所增加。

网片移除

如果运用上述方法还不能挽救网片的话，那就有必要移除它了。因为 ePTFE 网片无法在感染情况下与组织整合在一起，所以通常移除是唯一的解决办法，这在一定程度上也适用于轻量型多丝聚酯网片（图 37.4）。外科医师面临的困境是应该采用多期方案，先移除感染的网片留下一个大的缺损呢，还是采用一期方案，移除网片并进行一期修补或直接在污染创面放置新的网片进行修补。在分期方案中，感染网片移除和放置新网片之间的时间范围为 6 个月至 2 年。显然，在移除网片到腹壁重建期间，患者可能会出现腹壁功能不全。有脓毒症迹象和症状的患者应立即送到手术室，移除网片，清除全部相关坏死组织，并控制肠内容物溢出（如果存在）。利用皮肤、腹部伤口真空系统、Bogotá 袋或其他恰当技术，进行临时性关腹是合理的。移除包括网片本身之外，还要去除任何固定缝线或固定钉，因为它们可能会引起皮下慢性窦道。这些患者应在以后进行腹壁重建。

只有当污染程度极小并且所有坏死组织被满意清除时，才应选择一期手术。在这种情况下，可以选择或不选择组织结构分离技术进行初次筋膜关闭，或者可以利用生物基质补片进行腹壁重建。在确定网片移除后进行一期修补时，应当非常小心，因为腹壁内新解剖出的层次可能处于另外感染的风险中。在这种情况下，运用不放置网片的组织结构分离技术或运用生物补片进行重建，其 2 年疝复发率要高于 20%[7,8]。

风险因素和预防

预防网片感染是最重要的，超过了已存在网片感染的患者在护理中所采用的任何更多的努力。有一些重要的患者因素和手术风险因素会增加腹壁疝网片感染的可能性，其中一些因素比其他更容易解决。吸烟、糖尿病、慢性阻塞性肺病、营养状况、免疫抑制、长期类固醇使用、肥胖、高龄、大的疝缺损、延长的手术时间和术后伤口感染都已被证明是网片移除的危险因素，控制这些危险因素和优化患者的策略应在任何选择性腹壁疝手术前到位。另外，围手术期适当剂量预防性抗生素静脉给药和再次给药、正常体温和正常血糖，是应该有据可观察到的。戒烟和减肥应该是这些患者护理计划的一部分。一个大群组的患者中显示，疝修补时运用 ePTFE 网或伴随其他手术会导致更高的网片移除率。关于预防腹壁疝初次修补期间网片感染，除了预防性静脉推注抗生素外，文献中尚无数据支持局部运用抗生素或网片内嵌入抗生素[9]。

结论

防止腹壁疝修补中网片感染应该是每个外科医生对待患者的主要目标。一旦发生，治疗是一复杂而昂贵的过程。前文已描述了许多治疗选择，应当是基于患者状况和临床表现个体化选择。

首要关键原则是控制感染，挽救网片是次要目标，并且只有在患者情况允许的条件下才可尝试。通常植入网片的类型和技术决定了网片是否可以被挽救。网片部分挽救和移除与疝复发和再次手术相关。

（黄磊　译）

参考文献

1. Poulose BK, Shelton J, Phillips S, Moore D, Nealon W, Penson D, Beck W, Holzman MD. Epidemiology and cost of ventral hernia repair: making the case for hernia research. Hernia. 2012;16(2):179–83.
2. Carbonell AM, Cris CN, Cobb WS, Novitsky YW, Rosen MJ. Outcomes of synthetic mesh in contaminated ventral hernia repairs. J Am Coll Surg. 2013;217(6):991–8.
3. Itani KMF, Rosen M, Vargo D, Awad SS, Denoto III G, Butler CE. Prospective study of single-stage repair of contaminated hernias using a biologic porcine tissue matrix: the RICH study. Surgery. 2012;152(3):498–505.
4. Trunzo JA, Ponsky JL, Jin J, Williams CP, Rosen MJ. A novel approach for salvaging infected prosthetic mesh after ventral hernia repair. Hernia. 2009;13(5):545–9.
5. Stremitzer S, Bachleitner-Hofmann T, Gradl B, Gruenbeck M, Bachleitner-Hoffman B, Mittlboeck M, Bergmann M. Mesh graft infection following abdominal hernia repair: risk factor evaluation and strategies of mesh graft preservation. A retrospective analysis of 476 operations. World J Surg. 2010;34(7):1702–9.
6. Sabbagh C, Verhaeghe P, Brehant O, Browet F, Garriot B, Regimbeau JM. Partial removal of infected parietal meshes is a safe procedure. Hernia. 2012;16(4):445–9.
7. Sanchez V, Abi-Haidar YE, Itani KMF. Mesh infection in ventral incisional hernia repair: incidence, contributing factors, and treatment. Surg Infect. 2011;12(3):205–10.
8. Cevasco M, Itani KMF. Ventral hernia repair with synthetic, composite and biologic mesh: characteristics, indications and infection profile. Surg Infect. 2012;13(4):209–15.
9. Hawn MT, Gray SH, Snyder CW, Graham LA, Finan KR, Vick CC. Predictors of mesh explantation after incisional hernia repair. Am J Surg. 2011;202(1):28–33.

第 38 章

病态肥胖患者的腹壁疝处理

Jeffrey A. Blatnik，Ajita S. Prabhu

简介

在美国，腹壁疝修补术估计每年多达 365 000 例，预计医疗费用为 32 亿美元[1]。腹壁疝本身就是腹部手术后最常见的并发症之一。随着病态肥胖和腹壁疝发病率的持续增加，对于普外科医生来说，这种复杂人群疝修补仍是一个挑战[1,2]。此外，虽然肥胖在疝复发中的具体影响很难确定，但很明显，病态肥胖可能确实是一个促成复发的因素[3]，因此将此类进行疝修补术的患者置于不同的风险类别[4]。事实上，病态肥胖患者在开放和腹腔镜腹壁疝修补术后，发生复发的概率比非肥胖者高了将近四倍[5,6]。这可能与肥胖患者的腹内压更高有关[7]，和(或)与这些患者手术部位感染风险的增加相关[8]。大量此类的担心已经导致外科医生拒绝向病态肥胖人群提供择期疝修补手术，原因包括伤口并发症增加，以及其他更高的全身性并发症发生率，如血栓栓塞或心脏事件、疝复发率升高以及与患者体格大小有关的手术技术的挑战。

虽然已明确更高的并发症和疝复发发生率与病理肥胖相关，但到目前为止，仍然没有一个如何从患者选择角度的探讨共识。此外，缺少可接受的分类或分期系统来帮助个体化描述患者的疾病。因此，当我们不能定义疾病的进程并且在不同的复杂性水平之间进行区分时，则难以标准化的处理这些患者。本章的目的是详细介绍不同肥胖患者以及其如何影响我们的外科决策。此外，我们将为肥胖患者的管理提供一个推荐处理流程(图 38.1)。

体重指数

体重指数(BMI)最初是由 Adolphe Quetelet 在 1832 年描述，但 Keys 于 1972 年的一项研究使其普及，BMI 被认为是基于体重和身高计算体脂百分比的最佳代表[9,10]。它已经应用于从计算预期寿命到确定保险费。对于病态肥胖患者选择手术方式来说，仅 BMI 一个指标是不充分的，应该仅被认为是决策因素之一，而不是唯一因素。尽管 BMI 作为肥胖指数使用有限，因为它没有考虑脂肪量与无脂肪量的比率，然而它经常被用作肥胖程度的替代指标。这种现象在运动员中普遍存在[11]。除 BMI 外，其他应考虑的患者特异性特征已列于表 38.1 中。之前尝试创建的处理流程没有考虑患者群体的多样化，因此未能广泛应用[12]。

缺损大小

与腹壁深度相关的疝缺损大小是帮助确定最终手术方式的因素，决定采用微创手术还是开放手术。对于缺损相对较小的病态肥胖患者，基于皮下组织的厚度，开放手术可能变得不可控或不合理。例如，对于腹壁厚度大于 5cm 和 BMI >70 的患者，开放手术切口相对于 $9cm^2$ 大小的缺损面积被认为是过度的，而相同大小缺损在正常 BMI 患者可毫无保留地选择开放手术，使用一个相对较小的切口，甚至可避免全身麻醉。在前一种情况下，难点在于

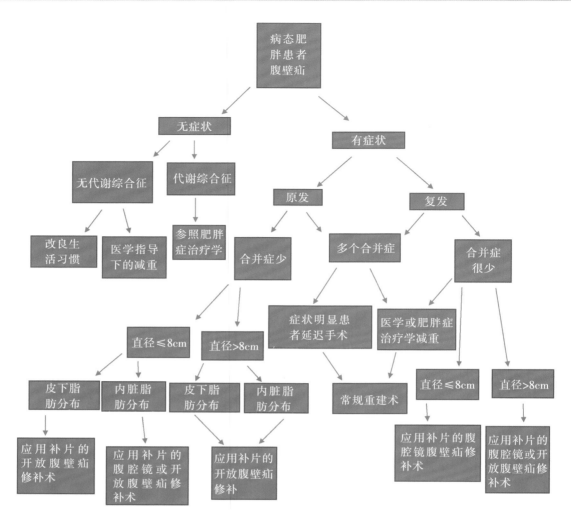

图38.1　病态肥胖腹壁疝患者的处理流程。

获得恰当的显露以放置补片,其次决定恰当的层次放置补片,最后如何固定补片。在笔者自己的实践中,相对较小的疝缺损(宽度<8cm)患者且符合之前描述(皮下脂肪层厚度/腹壁厚度或 BMI>40)可行微创手术修补。通过气腹,可相对较好地观察缺损,

表38.1　决定病态肥胖疝患者手术方式的因素

绝对缺损直径（≤8cm；8cm）
缺损表面积/腹壁表面积
患者身体形态(男性化的/女性化的/卵圆形的)
脂肪分布(内脏/皮下)
先前复发次数/计划使用的技术
补片位置/感染史
补片选择

使外科医生能使用补片充分覆盖缺损,同时避免巨大切口, 因其可导致严重的伤口并发症并延长恢复时间。此外,小到中等大小(作者个人实践中直径<8cm)的缺损仍可使用所谓的腹腔镜"鞋带式技术"关闭(第 23 章), 在放置补片加强前在腹腔镜直视下利用腹壁缝合器间断八字缝合关闭缺损。除了放置补片加强外,这还可直接关闭组织缺损,重建部分腹壁功能,并可通过闭合补片上方的死腔来减少血清肿形成。

随着缺损变大且缺损表面积/腹壁表面积增加,如筋膜层没有关闭,则随着时间推移腹腔镜修补术后可能发生补片膨出。这可能是由于施加于补片的腹内压过高而导致的不良后果。强烈建议这些患者施行开放修补术,通过肌筋膜松解术同时使用

补片广泛加强内脏囊，以恢复腹壁的自然轮廓，并避免"假疝"形成，当腹腔镜下放置补片后形成与原发疝形状轮廓相同的疝而被误认为是复发。

战，因其过剩脂肪围绕腹部分布。这种类型的分布，相较于其他脂肪分布类型其手术方式的选择更多取决于肥胖的严重程度。

患者的人体形态学

脂肪分布是确定手术方式时应该考虑的另一个因素。脂肪可分布为苹果形或男性体型形、梨形或女性体型形或者卵形，卵形是混合态或中间形态，脂肪可更均匀地分布于整个身体。虽然术语"android"暗指"男性"，术语"gynoid"暗指"女性"，但身体形态并不限于性别，任意一种脂肪分布形态都可在男性或女性中看到。男性化肥胖是指脂肪分布于身体的中心部分或腹部周围。此外，男性化脂肪分布可进一步分类为以内脏（也称为腹内脂肪）或皮下脂肪为主的分布类型。女性化肥胖是指绝大部分脂肪分布于髋部和臀部周围，而不是腹部。在疝修补手术候选者来说，可能是病态肥胖人群中最合适的身体类型。男性化肥胖则是疝修补中最不可取的脂肪分布，因其施加最大的压力于腹壁。脂肪主要分布于皮下可导致伤口并发症增加、开放手术时显露困难、微创通道上扭矩过大以及对外科医生的人体工程学造成困难。相反，内脏脂肪更大的问题在于体积和范围，因而使开放修补在技术上具有挑战性。虽然大量的内脏脂肪可能在腹腔镜下更易于处理，但推测其更大的腹内压力可能会向外产生过度压力施加于修补的补片上，会增加远期修补失败的风险。

对于男性化和内脏型脂肪分布的患者来说，开放和腹腔镜手术都可以考虑。一般而言，我们更倾向于对这些患者应用微创手术，特别是缺损宽度≤8cm时。尤其是，内脏肥胖（与其他脂肪分布类型相反）与胰岛素抵抗、血脂异常、高血压和冠状动脉疾病相关，所有这些因素都可能增加围手术期并发症风险。仍须进一步阐明是否内脏脂肪分布应该影响在手术前减肥的决定，如果是，是使用腹腔镜还是开放手术。由于髋部、大腿和臀部相对不涉及腹壁疝修补，因此女性化脂肪分布可选择任意手术方法。男性化脂肪分布对开放或腹腔镜手术都是挑

之前疝修补次数

疝多次复发的病态肥胖患者与出现新发疝相比其复杂程度不同。在这些患者中考虑的因素包括先前使用补片、失败原因和之前补片的放置位置。例如，对于小到中等尺寸行 Onlay 补片修补失败的病态肥胖患者仍可选择腹腔镜手术，因为腹腔内没有补片。相反，先前腹腔镜修补失败的患者如无法通过腹腔镜取出腹腔内补片，则须开放手术。此外，对于多次复发疝，即使腹腔镜手术被认为是可行的，外科医生也应在术前计划时考虑到术中中转为开放手术的可能。这说明复杂患者人群再手术的多变性，并且这些患者最好在专科中心治疗。

对于症状非常严重多次复发且并存多种合并症的患者，应考虑临时或非重建方法。如果肥胖程度可影响该患者首次手术结果时，此法尤为适用。根据疝的大小和脂肪分布，临时方法包括腹膜内生物补片经筋膜缝合固定或腹腔镜下 IPOM 术。之后，患者将通过药物或手术减肥，正式重建时间推迟直至达到患者和外科医生间决定的目标体重。

补片位置

普遍认为，病态肥胖是使用补片加强修复腹壁疝缺损的指征。腹腔镜腹壁疝修补将补片（通常在面向内脏面上具有防粘连屏障）置于腹腔内。尽管存在防粘连屏障，但 IPOM 加强腹壁的补片放置位置仍可以说不甚理想，因其增加了粘连、瘘形成和固定相关并发症的风险，如慢性疼痛或钉枪相关肠损伤。已有研究 IPOM 与这些并发症的关系，但很难界定，且防粘连屏障的有效性仍不清楚。然而，如前所述在病态肥胖患者中，患者的身体体质决定了腹腔镜修补，以减少围手术期并发症。如果假设 IPOM 不如腹膜前、腹直肌后或 Onlay 补片位置理

想,可以认为经腹腔镜修补腹壁疝的病态肥胖患者可能无法获得最佳修补。随着微创技术的持续发展和疝修补术优先级的改变,其模式仍有待观察,如机器人技术是否可通过小切口在腹膜前放置补片,从而在最少伤口并发症的同时避免一些腹腔内补片的潜在并发症。

当考虑开放疝修补时,补片放置位置的选择是基于患者肥胖程度而不同。对于开放修补术,我们通常避免放置腹腔内补片,因为开放方式放置补片于理想位置更简单易行。补片位置的其他选项包括 Onlay 或 Sublay。虽然有一些良好的证据支持在某些患者中使用 Onlay 补片加强,由于过多的脂肪组织、血供差、巨大的潜在皮下空间和胰岛素抵抗而导致的伤口并发症的风险增加,继而发生补片感染。

我们应避免为病态肥胖患者行 Onlay 修补。其他开放修补方法包括腹直肌后放置补片,已成为我们病态肥胖患者开放疝修补的首选方法。这种方法的局限性可能包括对外科医生技术和生理的挑战,特别是内脏肥胖的病例。这种方法的优点包括精确控制补片的张力、中线拉近可能更容易、避免巨大的皮下游离空间以及避免腹腔内或皮下放置补片。重要的是,Sublay 补片加强的患者即便伤口感染也很少会发展到补片感染且须取出补片。

补片选择

选择加强的补片是另一个考虑。补片类型包括合成补片、生物补片、混合补片和可吸收补片。快速可吸收补片(半衰期<6 个月)用于污染术野或分期手术,在病态肥胖患者的择期疝修补术中基本不起作用。慢吸收补片已进入市场,然而它们的作用还没有明确。类似地,混合补片通常由生物成分以及永久合成成分组成,但迄今为止还没有被充分研究。生物补片虽然广泛应用于整形手术中的择期修补,腹部膨隆率和复发率明显更高,并且比合成补片更昂贵,其最佳使用时机可能是在预计需分期修补的污染术野和急诊手术。生物补片放置于腹膜内来使用的另一指征,是体重使得最终确定性手术无

法实施的患者。

对于择期的清洁切口的病例,首选的补片材料还有永久性聚丙烯合成补片。这些补片材质有许多不同的结构形态,选择用于病态肥胖患者的补片应考虑材料的孔隙和重量。虽然更高孔隙度/更轻量补片在耐受感染能力方面可能更有优势,但对于某些特定情况,目前还没有足够大小补片来覆盖必要的表面区域,而须将多张补片缝合。此外,目前尚不清楚轻量补片在哪个位置因不能承受腹内压而导致补片中央破裂和复发。因此,当病态肥胖患者存在巨大疝缺陷而没有感染的情况下,对于大多数行开放疝修补手术时,我们首选中等至较重重量的聚丙烯补片。

术前计划及减重

病态肥胖患者人群择期行疝修补的术前准备和计划一般类似于其他一般外科手术,也可能会有一些额外的注意事项。当在办公室中评估患者时,我们发现做腹部和骨盆的 CT 扫描是有帮助的,特别是对肥胖症患者进行查体是非常有挑战性的。CT 有助于评估缺损大小、腹壁皮下组织的深度、内脏脂肪的程度、特定腹壁肌肉的宽度(如有适应证,可行肌筋膜松解)和缺损区域。所有这些因素都会影响最佳手术方式的选择。

根据疝症状的严重程度,外科医生可选择延迟手术以允许患者有时间去减重。需要和每位患者讨论减重的重要性及其对总体健康的益处和降低可能疝复发风险,并推荐可能的减重方案。对所有患者的初步讨论应从生活方式的改变开始。其他方法包括肥胖手术的转诊评估,或转诊到医疗减重诊所进行减重计划的指导。这里要注意的是,即便在我们自己中心,仍然不清楚我们曾推荐患者经由减重专家评估的百分比是多少。根据我们的经验,能在医生指导下接受医疗减重治疗的患者在减重方面有显著成效。然而,他们中的大多数在未来 18 个月内至少恢复了一部分减掉的体重。此外,我们推荐去的患者只有很少一部分能转诊到我们的减重中心,其原因仍不清楚。术前减重的益处包括降低复

发、伤口并发症和围手术期事件发生的风险以及降低外科医生手术操作的难度。然而,这些在疝相关文献中尚未得到很好的研究或描述。此外,由于肥胖本身并未被确定为疝复发的独立危险因素,围手术期减重的最终影响仍不明确。为了支持 BMI 和术后并发症间的关系,Sanni 等报道减重手术患者其 BMI 每增加一点,其术后并发症的风险就增加 2%[13]。最后,由于患者可能在减重后努力保持体重,疝修补术后体重一旦恢复所导致的最终结果也是未知的。虽然直觉上看术前的减重可取得更好的总体结果,但这仍很难证明。最终决定手术的时机由外科医生掌握,并且这取决于外科医生的手术舒适感和技术水平。

在我们机构接受大的腹部手术的所有病态肥胖患者还会被送到围手术期医学中心,在那里进行心肺问题评估。许多病态肥胖患者还进行术前睡眠研究以排除阻塞性睡眠呼吸暂停综合征,如发现阳性,对其术后护理使将进行持续气道正压通气,以减少围手术期呼吸系统的突发事件。还会在术后连续监测氧饱和度水平。糖尿病患者术前行血红蛋白 A1C 检测,直到其水平≤8 才可施行手术,以尽量减少伤口并发症的可能。

与腹壁疝修补术同期行减重手术

最近联合手术的安全性问题是讨论的热点。其显而易见的益处在于可省去患者再次手术。然而,当同期行袖状胃切除术或胃旁路术时,关于补片感染风险仍有一些担忧。Cozacov 等评估减重手术患者的术中培养,发现袖状胃切除术后的阳性培养率为零;相比之下,行胃旁路术患者的阳性培养率为15%[14]。最近,一些研究者回顾他们的手术,发现联合手术可取得成功且围手术期并发症风险低[15-17]。

结论

总之,病态肥胖患者行疝修补术是对外科医生的一个挑战。对于外科医生来说,术前和术中决策

仍然复杂。此外,由于影响因素的多变性,患者并发症风险分级几乎是不可能的。可以确定的是,美国的病态肥胖发病率在增加,有理由相信,病态肥胖的疝患者百分比也将继续上升。尽管应鼓励患者在术前减重,但笔者也意识到这在很大程度上是不成功的,因为即使达到了减重目标,但保持体重也成为患者的另一个挑战。无论如何,外科医生有义务去关照这些患者,并充分考虑到那些可能影响愈后和术后并发症的发生。因此,尽管缺乏标准指南,对这些患者采用一些策略和一致的治疗方法是至关重要的。

(徐雪东 译)

参考文献

1. Poulose BK, Shelton J, Phillips S, Moore D, Nealon W, Penson D, et al. Epidemiology and cost of ventral hernia repair: making the case for hernia research. Hernia. 2012;16(2):179–83.
2. Ogden CL, Carroll MD, Kit BK, Flegal KM. Prevalence of childhood and adult obesity in the United States, 2011–2012. JAMA. 2014;311(8):806–14.
3. Sugerman HJ, Kellum JM, Reines HD, Demaria EJ, Newsome HH, Lowry JW. Greater risk of incisional hernia with morbidly obese than steroid-dependent patients and low recurrence with prefascial polypropylene mesh. Am J Surg. 1995;171:80–4.
4. Breuing K, Butler CE, Ferzoco S, Franz M, Hultman CS, Kilbridge JF, et al. Incisional ventral hernias: review of the literature and recommendations regarding the grading and technique of repair. Surgery. 2010;148(3):544–58.
5. Heniford BT, Park A, Ramshaw BJ, Voeller G. Laparoscopic repair of ventral hernias: nine years' experience with 850 consecutive hernias. Ann Surg. 2003;238(3):391–9. discussion 399–400.
6. Sauerland S, Korenkov M, Kleinen T, Arndt M, Paul A. Obesity is a risk factor for recurrence after incisional hernia repair. Hernia. 2004;8(1):42–6.
7. Cobb WS, Burns JM, Kercher KW, Matthews BD, James Norton H, Todd Heniford B. Normal intraabdominal pressure in healthy adults. J Surg Res. 2005;129(2):231–5.
8. Pessaux P, Lermite E, Blezel E, Msika S, Hay J-M, Flamant Y, et al. Predictive risk score for infection after inguinal hernia repair. Am J Surg. 2006;192(2):165–71.
9. Eknoyan G. Adolphe Quetelet (1796–1874)—the average man and indices of obesity. Nephrol Dial Transplant. 2008;23(1):47–51.
10. Keys A, Fidanza F, Karvonen MJ, Kimura N, Taylor HL. Indices of relative weight and obesity. J Chronic Dis. 1972;25(6):329–43.

11. Mathews EM, Wagner DR. Prevalence of overweight and obesity in collegiate American football players, by position. J Am Coll Health. 2008;57:33–8.

12. Eid GM, Wikiel KJ, Entabi F, Saleem M. Ventral hernias in morbidly obese patients: a suggested algorithm for operative repair. Obes Surg. 2013;23:703–9.

13. Sanni A, Perez S, Medbery R, Urrego HD, McCready C, Toro JP, et al. Postoperative complications in bariatric surgery using age and BMI stratification: a study using ACS-NSQIP data. Surg Endosc. 2014; 28(12):3302–9.

14. Cozacov Y, Szomstein S, Safdie FM, Lo Menzo E, Rosenthal R. Is the use of prosthetic mesh recommended in severely obese patients undergoing concomitant abdominal wall hernia repair and sleeve gastrectomy? J Am Coll Surg. 2014;218(3):358–62.

15. Praveen Raj P, Senthilnathan P, Kumaravel R, Rajpandian S, Rajan PS, Anand Vijay N, et al. Concomitant laparoscopic ventral hernia mesh repair and bariatric surgery: a retrospective study from a tertiary care center. Obes Surg. 2012;22(5):685–9.

16. Spaniolas K, Kasten KR, Mozer AB, Sippey ME, Chapman WHH, Pories WJ, et al. Synchronous ventral hernia repair in patients undergoing bariatric surgery. Obes Surg. 2015;25(10):1864–8.

17. Raziel A, Sakran N, Szold A, Goitein D. Concomitant bariatric and ventral/incisional hernia surgery in morbidly obese patients. Surg Endosc. 2013;28(4): 1209–12.

第 39 章

腹壁疝的急诊外科治疗

Phillip Chang

引言

嵌顿疝或绞窄疝是普外科医生在急诊治疗中最常见的病因之一。由于医学和社会经济学的原因,很多疝病患者都拖到急诊情况才就诊。在急诊情况下,患者的潜在病理生理状态使得他们围手术期风险升高。在这类患者中,并发症发生率和死亡率明显升高[1-4],同时疝修补的牢固性明显低于择期手术。这些患者的病情复杂,可选择的外科治疗方式各异, 短期和长期的风险收益都必须考虑进去,这样才能取得最佳治疗效果。

最常见急诊中的疝由腹壁疝和腹股沟疝组成,其中腹壁疝包括切口疝、造口旁疝、半月线疝、上腹部疝和脐疝。腹股沟疝除了直疝、斜疝还包括股疝。这些疝的临床特征表现为难复性、嵌顿和绞窄。临床决策的关键在于尽早手术,以防嵌顿疝转变为绞窄疝。这样可以减少肠缺血和穿孔的可能性,避免肠切除。绞窄疝明显提高并发症的发生率和死亡率,同时限制了修补方式的选择[3, 5-15]。

复杂疝病患者的病史收集是很耗时的,通常很多患者都经历了保守治疗。这些患者一般都被转到重症室,然而这时有创影像学检查实际上是不必要的。一份好的外科病史很重要,尤其是发病时间和前一次的手术方式。体格检查时,若发现局部明显压痛或腹膜炎体征,就必须着手术前准备。另外,确凿的影像学特征,诸如游离气体和积气以及生理功能紊乱,都是急诊探查手术的指征。

除了患者的病理生理状态不同,外科方面的考虑选择也是不同的。除了腹壁缺损之外,外科医生首先考虑的是疝囊的内容物并且评估肠管活力是否存在。此外,疝本身就具有复杂的多样性,其包括软组织肿胀、腹壁的潜在缺损,以及前次手术补片的存在以及补片本身是否可能被污染。

在本章中, 我们将描述如何处理常见的急诊疝,从病史采集、影像学检查到最后的外科治疗。

腹股沟疝

腹股沟疝在男性、女性都是最常见的疝。无症状可回纳的腹股沟疝在特定的患者中可以选择观察等待,这些患者不需要急诊手术[16,17]。其余疝的"紧急情况"分为三类。第一类是难复性疝合并疼痛的患者。一旦通过使用镇静药物或外科医生手法回纳后, 这些患者应考虑尽早择期修补或急诊修补。第二类是急性嵌顿的腹股沟疝患者,尽管使用镇静药物,但疝仍不可回纳。手术的时机取决于外科医生认为是否存在绞窄或导致肠梗阻。第三类是绞窄疝的患者。急性绞窄疝的风险是3‰[7]。查体时发现皮肤颜色改变,例如暗红色或蓝黑色,这都是手术的指征。其他的手术指征包括症征不符的疼痛,严重脓毒症或休克,以及与乳酸相关的酸中毒。

显然,与择期手术相比,急诊腹股沟疝修补术具有更高的并发症发生率和死亡率[7,14,18-20]。并发症发生率和死亡率提高的病理学原因通常是肠管坏死或缺血引起的腹腔内严重感染,需要肠切除的情况并不少见。此外,在复杂腹股沟疝修补(例如复发疝)过程中,睾丸的血供可能会受到损害,这些在知情同意告知中要向患者强调。

在没有肠切除、肠管缺血或腹膜炎的情况下,患者行急诊手术下的疝修补术时不会增加与补片相关并发症的风险[6,8,13, 21-24]。

可选的手术方法有开放手术和腹腔镜手术。腹腔镜疝修补术在某些特定患者中有优势。在尝试体外手法回纳和腹腔镜下回纳的病例中可行诊断性腹腔镜检查。除了减少创伤之外,腹腔镜可以很方便地探查肠管活力,并同时可行疝修补。如果手术区域受到污染,则需要特别考虑补片的选择。外科医生还可以选择中转开放,行单纯组织修补。

开放修补的切口选择有两种,经腹股沟和经腹剖腹探查。如果肠管不能安全回纳,或肠切除术和吻合术在操作上有困难,则应行剖腹手术以便肠切除和吻合。疝内容物通常被内环卡住,因此锐性切开内环可使疝内容物回纳,同时评估内容物的活力。术中关键点是在疝囊打开和内容物识别前,防止疝内容物自行回纳到腹腔。如果疝内容物自行回纳,为评估肠管活力,腹腔镜是一个有用的辅助检查。

可以通过腹股沟切口,剖腹探查切口或腹腔镜来解决肠管绞窄的问题。如果肠管不是严重缺血性或梗塞,那么回纳到腹腔是可以的。在确定行疝修补之前谨慎判定回纳肠管的血供是明智的。

疝修补术可以是组织或补片修补。如果外科手术区域发生严重污染或存在补片感染的高危因素,可以考虑以下选择:

- 常用的组织修补是 Bassini 术和 McVay 术。
- 使用生物补片行李金斯坦 (Lichtenstein)修补术,可选用的生物补片包括脱细胞真皮基质、猪真皮基质和其他生物合成补片。
- 使用可吸收网塞如聚乳糖。

股疝

大多数股疝患者不适合观察等待,特别是如果他们有症状。股疝有很高的嵌顿和绞窄风险[25-27],更常见于女性[28]。对于嵌顿或绞窄股疝,急诊手术会增加并发症发生率和死亡率。疼痛通常精确定位于股管区域, 并且也可以出现该区域大腿感觉异常。

通常,体格检查即可明确诊断股疝,但是依靠影像学检查(例如 CT 扫描)明确诊断的情况也并不少见。股疝可在腹股沟韧带附近或上方移动,使其难以触诊鉴别。

手术的方式可以是腹腔镜手术或开放手术。在腹腔镜下,可以确定疝环的大小,肠缺血或梗塞,以及伴发疝。回纳变得容易,尽管必须考虑锐性切开疝环才能回纳。疝修补在回纳后有许多选择:

1.腹腔内缝合修补。
2.腹腔内疝囊结扎。
3.分离足够的腹膜外空间,放置补片或网塞。
开放修补可以通过不同的入路方式:
1.腹股沟韧带上。
2.腹股沟韧带下。
3.剖腹探查。

腹股沟韧带上入路是最常见的股疝入路方式。修补的方式取决于疝内容物及其活力。如果内容物是缺血性/坏死性的或者存在细菌移位的, 大多数外科医生将考虑股管的组织修补 (Bassini 或 Mc-Vay)和(或)Vicryl 网塞填塞股管。在可疑污染的情况下,使用补片的李金斯坦(Lichtenstein)修补术是安全的。然而,在明显污染的情况下,放置补片具有极高的感染风险,因此应该避免使用补片。如果疝不能回纳,可以切开腹股沟韧带和(或)凹陷韧带。

如果在麻醉诱导期间疝内容物自行回纳,应进行诊断性腹腔镜检查来评估回纳的内容物。如果没有看到缺血或坏死,则进行开放或腹腔镜补片修补都是合理的。

脐疝

真正的脐疝是相当常见的,通常在非肥胖患者中可回纳,可能出现问题的脐疝常常在肥胖和(或)肝硬化患者中。肥胖严重影响所有疝的回纳,包括脐疝。厚的腹壁脂肪组织通常阻碍临床医生找到脐疝疝环,因此,回纳是困难的。此外,由于腹壁的厚度,是否完全回纳难以确定。

在肝硬化的情况下,决策变得复杂。按常规,外科医生不会处理这些患者,然而,对肝硬化合并脐疝的患者行内脏切除具有极高的死亡率[29,30]。最终,如果可能的话,合并肝硬化的巨大脐疝患者最好通过肝移植治疗。如果需要急诊手术,合并肝硬化的脐疝患者最好在三级医院接受修补手术。这些患者可以从围手术期的多学科优化治疗中获益,治疗团队包含外科重症监护病房、介入放射科医生(跨肝门静脉系统分流)、肝脏病学专家和急诊普外科医生[31]。文献报道,合并肝硬化的脐疝患者现在倾向于择期修补,前提条件是术前改善其肝功能和腹水状态[32-34]。这主要通过限制水钠摄入和利尿实现。但在急诊嵌顿和(或)绞窄的患者中,这些并不总是合理的选择。也可以在使用镇定剂后尝试回纳。回纳的目的是缓解急诊问题,以允许改善肝功能,为手术修补做准备。通过腹穿大量排出腹水,可以增加腹部容积和减少腹内压力,帮助回纳成功。应当考虑留置引流管,但是需要控制腹水排量,并且应当密切监测和适当管理患者的有效循环血量。否则,无法按择期修补来处理。

腹壁切口疝

切口疝通常择期手术。在急诊情况下,操作上有两个部分需要分别考虑:

1.疝相关的肠管活力和(或)肠梗阻。

2.疝本身。

在检查时,需要急诊手术的患者通常会处于令人痛苦的疼痛中,可伴有恶心、呕吐、疝表面皮肤颜色改变,以及局部和弥漫性腹膜炎。尝试回纳是合理的,然而,复发风险非常高。疝囊通常与前次手术的补片融合,很难完全回纳,这导致了疝的反复突出。此外,合并巨大腹壁缺损的肥胖患者中,完全的回纳通常是不可能的,对这些反复住院的患者应该认真考虑在改善全身情况后行修补术。

这些通常是在急诊情况下处理最困难的疝。复杂因素通常为:

1.前次手术补片的存在。

2.巨大疝囊。

3.瑞士奶酪样缺损。

4.疝组成部分巨大。

5.病态肥胖。

6.腹壁功能减弱。

CT扫描是必须的,因为它提供了关于腹壁缺损的尺寸以及相关肠管的信息。对于腹壁切口疝患者,腹部平片能够提示肠梗阻,但不提供其他解剖信息,例如:

1.疝的位置。

2.疝的大小。

3.可利用腹壁区域。

4.多发缺损。

5.肠管结构,疝的绞窄,疝内容物。

6.既往手术补片(不总是能够在CT上可见)。

最后,对于这些患者,与先前的CT扫描对比可以提供疾病的进展过程。

小肠梗阻(SBO)在腹壁切口疝中表现得并不明显。最初的治疗应该是外科医生根据情况选择禁食(NPO)、液体复苏、纠正电解质紊乱和留置鼻胃管。然后,应该用CT成像和(或)消化道造影来明确梗阻。虽然保守治疗可以成功,然而,频发小肠梗阻的腹壁切口疝患者常常需要急诊手术修补。预测腹壁切口疝合并小肠梗阻保守治疗失败的因素包括:

1.巨大腹壁缺损。

2.疝囊内大量肠管。

3.梗阻部位位于疝的边缘。

造影检查可以筛选出适合保守治疗的患者。提示需要急诊手术的影像学特征通常包括气腹、显著的肠壁增厚、无强化的肠壁、肠壁积气积液。

修补的方法可以是开放或腹腔镜。腹腔镜修补最适合相对较小的缺损。对于急诊疝修补患者,都存在一定程度的肠梗阻,而腹腔镜可能因为肠袢扩张而遇到麻烦。外科医生必须极其小心,以避免放置穿刺套管时损伤肠管,然后回纳肠管和关闭缺损。如果尝试腹腔镜手术,则外科医生必须关闭或覆盖缺损,这主要是利用腹横筋膜缝合或腹腔内缺损缝合来完成。更常见的做法是使用补片覆盖缺损,但补片与缺损边缘组织必须有足够的重叠。残留未关闭的缺损将增加术后早期再嵌顿和(或)绞窄的风险。如果需要肠切除，建议使用生物补片或单纯组织修补。

开放性手术仍然是嵌顿或绞窄腹壁切口疝急诊手术的主要手段。它通常直接在疝囊上方进入。如果患者处于危急情况，通过疝囊将直接找到败血症的来源，并且可以相对快速地切除坏死的肠管。通常，必须切开疝环以便回纳疝内容物。一旦嵌顿松解并且阻塞缓解，疝囊的内容物则可以被回纳到腹腔中。应在手术早期做出"损伤控制"选择的决定，并且肠吻合可以在随后的过程中完成。切除缺血或坏死的脏器，将其回纳到腹腔，并应用临时腹腔关闭装置，例如负压伤口敷料，这样做是完全可接受的。在纠正病理生理紊乱后，患者可以在 24~48 小时内返回手术室进行吻合，以及疝修补。

疝本身的治疗并不简单。对于腹壁切口疝脓毒性休克的患者，首要目标是感染源的控制和复苏。腹壁切口疝的标准修补要求补片与疝环缺损边缘有 5cm 的重叠。补片感染与手术野严重污染关系密切，并且对于患者来说可能是致命的。在危重患者中，关闭缺损是进行初步修补最合理的做法。虽然这种策略的复发率接近 100%，但这些情况下的目标是让患者度过危险期，然后将患者全身情况调整到适合择期手术的状态，这样是最安全和最适当的选择。

如果缺损太大并且存在对补片感染的顾虑，外科医生可以使用生物或可吸收补片和仅缝合皮肤的选择。理想情况下，所有这些修补都必须放置补片。桥接技术具有非常高的失败率（尽管使用补片）。然而，对于一些患者，这可能是唯一能做的。非常大的缺损可以考虑仅缝合皮肤。对危重患者来说，规范腹壁重建是不能耐受的，应该避免，并且可以通过调整后行择期腹壁重建。世界急诊外科学会最近发表文献证明，关于这一问题的文献目前仅限于系列观察报道或病例报道[35]。

了解补片有助于决策。大网孔轻质聚丙烯补片是高度耐受感染的[36]。如果它被感染，可以通过局部伤口换药和短期抗菌药物使用来挽救。聚四氟乙烯（PTFE）或膨化 PTFE（ePTFE）补片是非常坚固的，并且不会与内脏或其他相邻组织粘连。然而，其缺乏组织长入，补片内部无组织血流，故抗菌药物无法进入补片中，一旦发生感染难以挽救[37]。因此，PTFE 或 ePTFE 在急诊疝修补中几乎没有用武之地，特别是在污染的手术野。

结论

急诊疝修补是普外科医生最具挑战性的病情之一。然而，外科医生必须完全了解各种手术技术和可用的补片。此外，在这些困难的情况下，设置好疗效期望和现实的治疗目标，将有助于外科医生完成自己所选择的预期结果。

（黄磊　胡星辰　译）

参考文献

1. Alvarez JA, Baldonedo RF, Bear IG, Solis JA, Alvarez P, Jorge JI. Incarcerated groin hernias in adults: presentation and outcome. Hernia. 2004;8(2):121–6.
2. Derici H, Unalp HR, Bozdag AD, Nazli O, Tansug T, Kamer E. Factors affecting morbidity and mortality in incarcerated abdominal wall hernias. Hernia. 2007;11(4):341–6.
3. Nilsson H, Nilsson E, Angeras U, Nordin P. Mortality after groin hernia surgery: delay of treatment and cause of death. Hernia. 2011;15(3):301–7.
4. Nilsson H, Stylianidis G, Haapamaki M, Nilsson E, Nordin P. Mortality after groin hernia surgery. Ann Surg. 2007;245(4):656–60.
5. Martinez-Serrano MA, Pereira JA, Sancho JJ, Lopez-Cano M, Bombuy E, Hidalgo J. Risk of death after emergency repair of abdominal wall hernias. Still waiting for improvement. Langenbecks Arch Surg. 2010;395(5):551–6.
6. Nieuwenhuizen J, van Ramshorst GH, ten Brinke JG, de Wit T, van der Harst E, Hop WC, et al. The use of mesh in acute hernia: frequency and outcome in 99 cases. Hernia. 2011;15(3):297–300.
7. Hernandez-Irizarry R, Zendejas B, Ramirez T, Moreno M, Ali SM, Lohse CM, et al. Trends in emergent inguinal hernia surgery in Olmsted County, MN: a population-based study. Hernia. 2012;16(4): 397–403.
8. Panagiotopoulou IG, Richardson C, Gurunathan-Mani S, Lagattolla NR. Infection of laparoscopically inserted inguinal hernia repair mesh following subsequent emergency open surgery: a report of two cases. Ann R Coll Surg Engl. 2012;94(1):e3–4.
9. Romain B, Chemaly R, Meyer N, Brigand C, Steinmetz JP, Rohr S. Prognostic factors of postoperative morbidity and mortality in strangulated groin hernia. Hernia. 2012;16(4):405–10.

10. Compagna R, Rossi R, Fappiano F, Bianco T, Accurso A, Danzi M, et al. Emergency groin hernia repair: implications in elderly. BMC Surg. 2013; 13(2):S29.

11. Lohsiriwat D, Lohsiriwat V. Long-term outcomes of emergency Lichtenstein hernioplasty for incarcerated inguinal hernia. Surg Today. 2013;43(9):990–4.

12. Primus FE, Harris HW. A critical review of biologic mesh use in ventral hernia repairs under contaminated conditions. Hernia. 2013;17(1):21–30.

13. Argudo N, Pereira JA, Sancho JJ, Membrilla E, Pons MJ, Grande L. Prophylactic synthetic mesh can be safely used to close emergency laparotomies, even in peritonitis. Surgery. 2014;156(5):1238–44.

14. Huerta S, Pham T, Foster S, Livingston EH, Dineen S. Outcomes of emergent inguinal hernia repair in veteran octogenarians. Am Surg. 2014;80(5):479–83.

15. Koizumi M, Sata N, Kaneda Y, Endo K, Sasanuma H, Sakuma Y, et al. Optimal timeline for emergency surgery in patients with strangulated groin hernias. Hernia. 2014;18(6):845–8.

16. Fitzgibbons Jr RJ, Giobbie-Hurder A, Gibbs JO, Dunlop DD, Reda DJ, McCarthy Jr M, et al. Watchful waiting vs repair of inguinal hernia in minimally symptomatic men: a randomized clinical trial. JAMA. 2006;295(3):285–92.

17. Stroupe KT, Manheim LM, Luo P, Giobbie-Hurder A, Hynes DM, Jonasson O, et al. Tension-free repair versus watchful waiting for men with asymptomatic or minimally symptomatic inguinal hernias: a cost-effectiveness analysis. J Am Coll Surg. 2006;203(4):458–68.

18. Altom LK, Snyder CW, Gray SH, Graham LA, Vick CC, Hawn MT. Outcomes of emergent incisional hernia repair. Am Surg. 2011;77(8):971–6.

19. Beadles CA, Meagher AD, Charles AG. Trends in emergent hernia repair in the United States. JAMA Surg. 2015;150(3):194–200.

20. Samuel JC, Tyson AF, Mabedi C, Mulima G, Cairns BA, Varela C, et al. Development of a ratio of emergent to total hernia repairs as a surgical capacity metric. Int J Surg. 2014;12(9):906–11.

21. Chan G, Chan CK. Long-term results of a prospective study of 225 femoral hernia repairs: indications for tissue and mesh repair. J Am Coll Surg. 2008;207(3):360–7.

22. Sawayama H, Kanemitsu K, Okuma T, Inoue K, Yamamoto K, Baba H. Safety of polypropylene mesh for incarcerated groin and obturator hernias: a retrospective study of 110 patients. Hernia. 2014;18(3):399–406.

23. Venara A, Hubner M, Le Naoures P, Hamel JF, Hamy A, Demartines N. Surgery for incarcerated hernia: short-term outcome with or without mesh. Langenbecks Arch Surg. 2014;399(5):571–7.

24. Carbonell AM, Cobb WS. Safety of prosthetic mesh hernia repair in contaminated fields. Surg Clin North Am. 2013;93(5):1227–39.

25. Gallegos NC, Dawson J, Jarvis M, Hobsley M. Risk of strangulation in groin hernias. Br J Surg. 1991;78(10):1171–3.

26. Oishi SN, Page CP, Schwesinger WH. Complicated presentations of groin hernias. Am J Surg. 1991;162(6):568–70. discussion 71.

27. Hachisuka T. Femoral hernia repair. Surg Clin North Am. 2003;83(5):1189–205.

28. Naude GP, Ocon S, Bongard F. Femoral hernia: the dire consequences of a missed diagnosis. Am J Emerg Med. 1997;15(7):680–2.

29. Kirkpatrick S, Schubert T. Umbilical hernia rupture in cirrhotics with ascites. Dig Dis Sci. 1988;33(6):762–5.

30. McKay A, Dixon E, Bathe O, Sutherland F. Umbilical hernia repair in the presence of cirrhosis and ascites: results of a survey and review of the literature. Hernia. 2009;13(5):461–8.

31. Triantos CK, Kehagias I, Nikolopoulou V, Burroughs AK. Surgical repair of umbilical hernias in cirrhosis with ascites. Am J Med Sci. 2011;341(3):222–6.

32. Eker HH, van Ramshorst GH, de Goede B, Tilanus HW, Metselaar HJ, de Man RA, et al. A prospective study on elective umbilical hernia repair in patients with liver cirrhosis and ascites. Surgery. 2011;150(3):542–6.

33. Ecker BL, Bartlett EK, Hoffman RL, Karakousis GC, Roses RE, Morris JB, et al. Hernia repair in the presence of ascites. J Surg Res. 2014;190(2):471–7.

34. Choi SB, Hong KD, Lee JS, Han HJ, Kim WB, Song TJ, et al. Management of umbilical hernia complicated with liver cirrhosis: an advocate of early and elective herniorrhaphy. Dig Liver Dis. 2011;43(12):991–5.

35. Sartelli M, Coccolini F, van Ramshorst GH, Campanelli G, Mandala V, Ansaloni L, et al. WSES guidelines for emergency repair of complicated abdominal wall hernias. World J Emerg Surg. 2013;8(1):50.

36. Bury K, Smietanski M, Justyna B, Gumiela P, Smietanska AI, Owczuk R, et al. Effects of macroporous monofilament mesh on infection in a contaminated field. Langenbecks Arch Surg. 2014;399(7): 873–7.

37. Grevious MA, Cohen M, Jean-Pierre F, Herrmann GE. The use of prosthetics in abdominal wall reconstruction. Clin Plast Surg. 2006;33(2):181–97.

第40章 暂时性腹腔关闭

William W. Hope, William F. Powers IV

引言

随着对损伤控制手术和腹腔间隔室综合征的深入研究,越来越多的外科医生面临如何关闭开放腹腔的问题。一期关闭当然是最好的选择,但是由于再次手术、生理功能较差或技术条件等限制,往往难以实现腹腔一期关闭。受临床条件所限,治疗方式可从选择容易或十分困难的手术修补到选择期疝修补手术甚至延迟一期关闭腹腔。作为外科医生,掌握暂时腹腔关闭技术是成功治疗开放腹腔和复杂腹壁疾病的必要条件。

腹腔间隔室综合征/损伤控制外科

发展简史

自从损伤控制外科被 Stone 等 [1] 首次报道以来,这种外科理念已经被广泛应用在创伤外科患者和复杂腹壁手术操作中。对腹腔间隔室综合征的生理学认知也改善了急性疾病损伤和复杂普外科患者预后。尽管损伤控制外科和腹腔间隔室综合征的理念提高了治疗效果,但是在急重患者中如何处理开放腹壁仍然是外科医生面临的最麻烦的也是最头疼的问题。这就给那些需要暂时和最终需要关闭腹腔的患者带来巨大的挑战。

开放腹腔的基本原理

一般来说,损伤控制理念适用于各种损伤的患者,包括已经出现致命三联征(酸中毒、凝血功能障碍和低体温)患者。这些理念同样适用于合并严重系统疾病、体质差和致命三联征的普外科手术患者,损伤控制外科的基本原理是用一个有针对性及时的手术来处理即将出现的外科问题 (如出血、感染等)。如果处理得当,患者能够苏醒过来,凝血功能障碍就能缓解,体温可以回升,酸中毒也能在重症监护室中得到改善。在这些病例中,腹腔必须像本章节描述的保持开放状态,当病情好转后实施恰当的外科策略或多次手术关闭腹腔。

腹内高压和腹腔间隔室综合征的生理结局

在过去的几十年里,人们对腹内高压和腹腔间隔室综合征导致多器官功能障碍的生理学认识越来越透彻。早期出现的生理学改变和严重疾病引起了全身炎症反应,炎症和细胞因子的释放导致毛细血管发生渗漏, 接着机体就需要持续补充体液,进而导致严重组织水肿(包括肠壁和肠系膜水肿),加重腹内高压, 如果没有得到有效的干预和治疗,将发生一系列序贯过程引起死亡。

腹腔间隔室综合征通过直接压迫作用可影响

多个器官系统。心脏的影响包括心输出量减少,静脉回流减少(由于对腔静脉的压迫所致),胸内压升高。持续增加的腹内压使得膈肌上抬,肺容积减少,功能余气量降低,气道峰压增加,最终导致肺功能障碍。胃肠道表现与心输出量减少和肠系膜血管受压有关,主要引起小肠血流灌注减少,肠壁水肿加重,小肠随时可能出现缺血。腹腔间隔室综合征对肾脏系统的影响也和心输出量减少有关,同时直接压迫肾静脉及肾实质,导致肾脏血流减少,瘀血水肿,个别患者可能出现肾衰竭。腹内高压可通过增加中心静脉压和颅内压降低脑灌注压,损害中枢神经系统,这些改变与胸内压、上腔静脉压力升高也有一定关系。

对早期腹腔高压和腹腔间隔室综合征的识别至关重要,因为其序贯效应会最终导致器官衰竭和死亡。对不同器官系统影响的认知和快速诊断,通常需要监测膀胱压,这是这些复杂患者获得积极预后的重要因素。

暂时腹腔关闭技术的选择

开放包扎法/择期疝修补手术

最早期也许是最简单的处理开放腹腔的技术之一就是开放包扎法,后期再行皮肤移植和择期腹壁疝修补术。开放包扎已被报道有多种方法,包括很多针对不同腹壁情况的自制装置。大部分技术都要求在腹壁切口部位上覆盖人工敷料以避免组织水肿和窦道形成。在所有商品化的负压封闭引流系统出现前,很多外科医生都设计出包括泡沫材料、多孔引流管和加压敷料的伤口负压引流装置。

尽管技术方法不同,这些早期设计的目的都是促进开放腹壁中肉芽组织长入,利于后期断层皮片移植。皮肤移植完成后,腹腔内脏得以覆盖。但需要一年后才能切除这些皮肤实施腹壁切口疝修补术(图40.1a–f)。如果想及时进行疝手术,可以采用"捏起实验"的方法,即把覆盖在腹腔内脏表面的皮肤移植物捏起,当你用手指触摸的时候皮肤有弹性且柔软,可能无须切除肠管就可以获得一个理想的解剖平面。

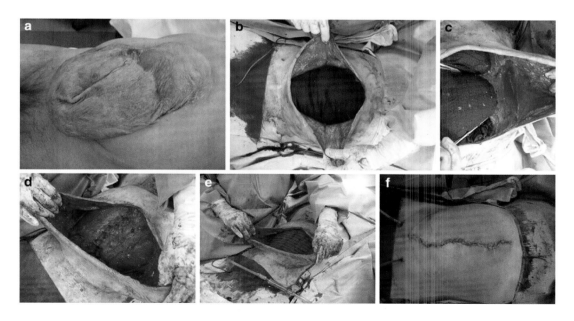

图40.1 (a)开放腹腔患者已完成断层皮片移植物治疗,现准备行腹壁重建手术。(b)分离完腹壁和腹腔内的粘连后可见大的筋膜缺损。(c)应用腹外斜肌组织分离重建腹壁后可在腹中线处缝合关闭。(d)通过双侧腹外斜肌组织分离使创口一期关闭缝合。(e)中线关闭后在表面放置一张大网孔聚丙烯网片完成疝修补手术。(f)缝合皮肤完成腹壁重建,皮下放置2根引流管。

尽管开放包扎法和择期疝修补手术是被很多外科医生认为是一种安全和有效的方法，但还有很多缺点，因此不能被广泛接受，该方法最大的弊端是可能形成缺乏大量皮下组织的巨大腹壁疝，修补非常困难。在损伤控制外科剖腹手术和腹腔间隔室综合征的初期，患者生存率被认为是评价术后效果的核心指标。在一些病例中，大的腹壁疝通常被认为是小问题，可暂时保留不予处理。由于形成的腹壁疝极其复杂，所以在急性期研究人员想尽各种办法治疗开放腹腔，尽量避免后期疝修补手术，或者至少使腹壁的缺损达到最小。

巾钳钳夹关闭法/皮肤缝合关闭法

巾钳钳夹关闭可能是一种暂时腹腔关闭的最简单最快捷的方法之一，这种方法要求巾钳夹住距离皮缘 1cm 的位置，每个巾钳间距 1cm（如图40.2）。关闭切口需要放置多把巾钳，然后粘贴一张塑料敷贴覆盖创面，也可达到无菌目的，这种技术

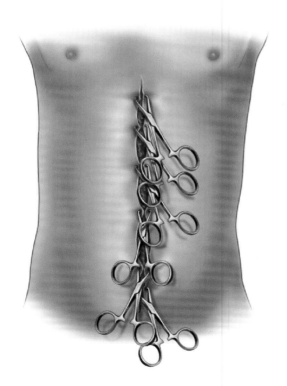

图40.2　巾钳钳夹关闭是用多个巾钳夹闭对合皮肤。

优点是快速且经济实惠，但非长久之计，只有当患者须再次或多次手术来达到一期愈合目的时，或者是根据当地医疗条件选择更好的开放腹腔治疗技术前才会使用。

还有一种快速关闭腹壁的方法是大针直接缝合皮肤，通常在转运患者时采用，只缝合关闭皮肤而非筋膜，这种方法对于护士和助理医师都很容易，比巾钳关闭技术简单，因此是更为熟知的方法。

当然这两种方法都有经济、简单、快速的优点，但是在可能发生腹腔间室综合征的患者中使用时应高度谨慎，因为单纯的皮肤关闭也会对腹腔产生压迫作用，作为外科医师都应知道，在一些即将发展成腹腔间室综合征的患者中，通过取下巾钳、剪断缝线或创面覆盖敷料的方法都可以快速缓解这两种方法带来的腹腔压迫作用。随着其他新技术的出现，大多数外科医生都已经不再使用巾钳夹闭和单纯皮肤缝合法。

硅胶膜关闭法/Bogota袋法

哥伦比亚 Bogota 医院的一位住院医生首次描述使用硅胶膜来关闭开放腹腔，这种方法叫做 Bogota 袋法。这种方法主要是在皮缘或筋膜上缝合一张 3L 静脉输液袋，这种关闭技术的好处是材料容易获得，容易操作，而且通过透明袋子可以直接观察腹腔内容物的情况，保护腹腔内脏器（图40.3a-b）。缺点是难以控制的大量液体丢失，而且只能防止一小部分皮肤和筋膜回缩，不利于液体移动，可能导致感染或加速全身炎症反应发生的概率，因此是一种非标准的腹腔关闭法。

拉链式修补关闭法

拉链式修补关闭法是被 Stone 等[1]普及推广的。这种方法主要是使用传统的或是商品化的带边拉链固定缝合在皮肤或筋膜上。如果需要再次手术进入腹腔会很容易，如果缝在筋膜组织上，可以阻止筋膜的回缩。尽管刚刚出现时是一种新奇的方法，

这种技术目前也已经被其他类似的方法所代替,现在使用的也不多(图 40.4)。

Wittmann修补法

很多暂时腹腔关闭技术都会面临同一个问题,就是筋膜回缩导致的延迟一期愈合,或后期切口疝的修补较难。Wittmann 修补法首次是被 Teichman[2],Wittmann[3,4]和 Aprahamian[5]等同时报道,这种方法主要是在两侧筋膜的中间缝合两个类似魔术贴的材料,它们可以互相重叠黏合在一起(图 40.5a-c)。这种装置中使用的材料包括如 San AntonioInc 公司生产的 ABThera™ 材料,可以单独使用或联合其他

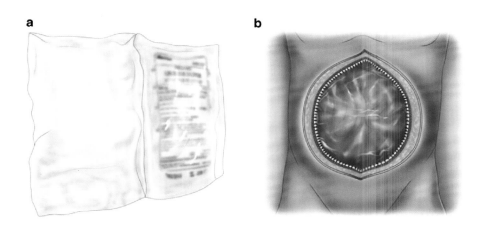

图40.3　(a)Bogota袋法使用的3L输液袋。(b)在筋膜边缘缝合无菌袋可以快速直接地观察腹腔内肠管的情况。

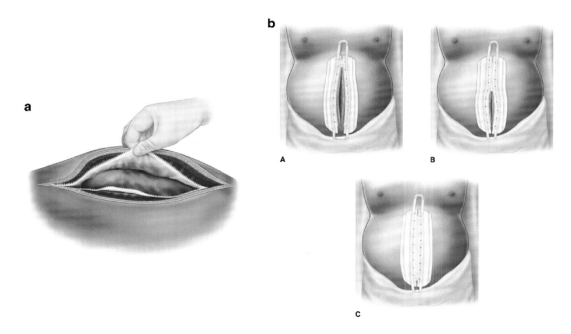

图40.4　(a)在筋膜边缘缝合拉链可以为需要多次手术的患者提供便利的通道。(b)拉链也可以固定在皮肤上以利于再次进入腹腔。

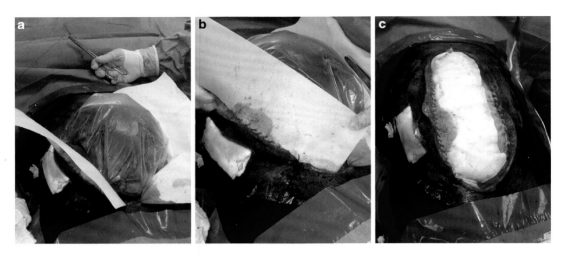

图40.5　（a）Wittmann修补法是在创口的筋膜边缘固定一种ABThera材料。（b）在开放腹壁创口右侧的筋膜边缘缝合固定。（c）Wittmann修补一旦创口两侧边缘固定就可以在中线黏合重叠，这些魔术贴材料可以渐渐被拉紧一直到创口筋膜达到一期愈合。

开放腹腔关闭技术。当肠管和腹腔内组织的水肿消退后，魔术贴材料能够被进一步拉紧使得筋膜边缘向创口中间对合最终达到一期愈合的目的。如果患者需要实施其他的腹部手术，魔术贴搭扣可以打开，很容易再次进入腹腔。

这种技术的潜在优势是再次进入腹腔实施手术很容易，也可以通过对筋膜的牵拉来提供持续张力防止筋膜回缩，但缺点是有发生组织缺血的风险，力度过大导致筋膜破损，也可能出现液体转运障碍导致感染，增加全身炎症反应发生的概率等，特别是在单独使用这个装置的时候。

补片修补技术

补片的使用被认为是一种可能达到暂时腹腔关闭一期愈合的辅助手段。目前已经使用的合成网片包括聚四氟乙烯、聚丙烯和生物可吸收材料（如强生公司的薇乔，柯惠公司的聚乙交酯纤维）。如前所述，补片材料可以固定在筋膜边缘刺激肉芽组织增生，以利于后期实施断层皮片移植。鉴于不可吸收补片有感染风险，生物合成网片已经成为暂时腹腔关闭的主流产品，尽管后来网片被吸收后出现腹壁疝。

近些年来针对补片的研究越来越多，新型材料比如生物的、合成的可吸收补片已经出现。尽管在开放腹腔和疝修补中的实际作用及有效性报道较少，但是这些产品的应用仍然逐步被接受。由于生物补片和可吸收合成补片具有较低感染率和良好组织相容性，使得它们在暂时腹腔关闭中的使用逐渐增加。将生物补片固定在腹壁筋膜中间位置，上面再放置一个负压封闭引流系统已经成为一种简单有效的方法，尽管在暂时腹腔关闭技术中价格比较昂贵。虽然这种技术简单和副作用少，后期还可能会形成腹壁疝，但还是值得推荐，特别是针对那些医生认为切口不可能一期愈合的患者。

外科医师积累更多的暂时腹腔关闭的经验无非是想让腹壁筋膜能够一期愈合。为了达到这个目的，另一个使用补片的方法就是连续切除网片，在这个方法中需要把网片固定在腹壁筋膜缺损的中间位置，当肠壁和腹腔内组织水肿消退的时候，逐步在网片中心进行椭圆形的切除与缝合，利用张力使腹壁筋膜的边缘持续靠拢，最终一期缝合（图40.6a–g）。

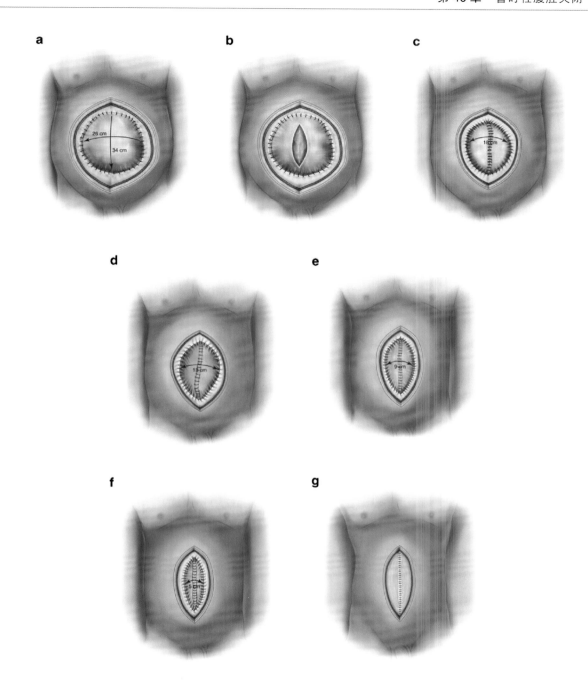

图40.6 (a)伴有巨大缺损的开放腹腔,聚四氟乙烯补片缝合在缺损处筋膜边缘以利于后期连续切除网片。(b)在聚四氟乙烯补片的中心进行椭圆形切除,然后缝合补片将筋膜靠拢拉近。(c)继续切除大部分聚四氟乙烯补片,进一步拉拢筋膜缩小缺损。(d)随着补片的不断切除,两侧腹壁筋膜组织被越拉越近。(e)再次切除补片使得筋膜缺损进一步缩小。(f)筋膜缺损缩小到5cm的时候准备进行一期缝合。(g)最终通过不断的切除补片一期缝合关闭筋膜。

消除张力治疗技术/伤口负压封闭吸引技术

最为人们熟知的暂时腹壁关闭技术也许是使用负压封闭吸引装置，美国圣安东尼奥 KCI 公司生产的 ABThera 开放腹腔负压治疗系统包含一个隔绝腹腔内脏的聚乙烯薄片，一个覆盖在切口上的聚氨酯海绵体及一个带吸引管黏性敷料，吸引管可连接负压吸引(图 40.7)。这是一个相对简单的技术，能够快速实施并且通过在创面实施负压来阻止筋膜回缩，这种负压吸引装置在重症监护室和手术室都很容易更换。

ABThera 开放腹腔负压治疗系统已报道的潜在优势是可为再次腹腔手术的患者提供便利通道，创口保持张力防止筋膜回缩，减轻组织水肿，利于清除腹壁创口处液体和感染物质，从外部环境来保护腹腔内脏。由于它简单有效，这种装置已经成为开放腹腔和暂时腹腔关闭主要治疗手段。

动态筋膜关闭系统

对开放腹腔患者治疗重点是能在需要时提供暂时腹腔关闭。我们的目标是无需二次手术直接达到一期筋膜关闭的效果，将腹腔内组织水肿带来的

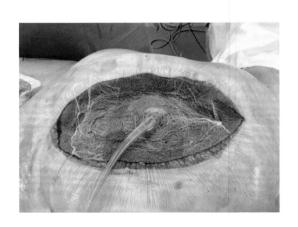

图 40.7　开放创口上放置的 KCI 公司生产的 ABThera 开放性腹腔负压治疗系统，这种技术方便快捷，易于学习，特别适合对于那些对伤口负压吸引装置很熟悉的医生。

危害降到最低。目前大家已经从开放腹腔→择期疝修补术发展到应用各种技术来促使创口直接达到延期一期愈合。

动态筋膜关闭系统的设计理念就是允许腹壁结构在腹腔间隔室综合征水肿后逐步生长，给筋膜组织提供一个平缓的、可调节的张力，因此是临床治疗方案的又一次进步。

加拿大 CDA 公司的 ABRA 腹壁关闭系统正是专门为腹腔间隔室综合征患者和其他复杂开放腹腔患者设计的，这个系统包含一块阻隔腹腔内容物的带孔硅树脂薄片，可填满整个腹壁创口全层提供持续闭合创口张力的硅树脂弹性体，覆盖在创口表面可以分散压力的拉长钮扣，它可以使弹性体拉合的更紧密。这个装置也用于消除创口张力的治疗(图 40.8a~d)。

ABRA 腹壁关闭系统适用于全层的和中线回缩的腹壁缺损，最终可达到一期愈合。这种动态伤口关闭系统的工作原理是通过弹性体在不同时间为腹壁创口不同结构提供渐变的张力。在治疗的过程中，弹性体可以在床边被拉紧，按摩腹部可使腹腔压力重新分布。在水肿消退及患者临床症状改善后，移除 ABRA 腹壁关闭系统后即可达到一期愈合，无须再使用网片、皮肤移植或择期腹壁疝修补手术(图 40.9)。推荐使用 ABRA 腹壁关闭系统的好处是可以达到一期愈合，减少补片使用，保护筋膜边缘，恢复正常生理结构，而且可在床边更换敷料。

肠道空气瘘

发生肠道空气瘘对于开放腹腔患者的治疗来说更是雪上加霜，一开始就要有这方面的考虑，如果没有再次手术和其他处理措施很难达到满意的效果。腹腔内脏暴露在空气中 5~7 天后最大的风险就是发生这种并发症，通常由于造口装置效果差很难控制瘘管内液体流向。污染物加重炎症反应并刺激产生更多的瘘管使创面难以愈合。

瘘管内放置导尿管的方法行不通，因为这样限制污染物流出而使瘘管变大。可以先在瘘管上放置一种白色泡沫材料，周围覆盖多孔油性防粘连的敷

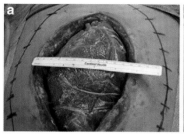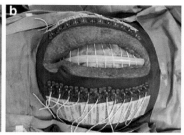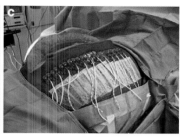

图40.8 (a)开放腹腔伴大的腹壁缺损,如图所示在距离创口边缘5cm的皮肤上做好标记,弹性体固定的位置间距为3cm,使用尖刀或电刀在这些标记点上刺穿皮肤。(b)应用加拿大CDA公司的ABRA腹壁关闭系统处理开放腹腔,带孔的硅树脂薄片已经被置入腹腔以保护腹腔脏器,弹性体被固定在距离切口边缘5cm位置,间距3cm,一个垫片被放置在伤口上用来调整弹性体,放置好钮扣的尾巴和丝带。(c)放置纽扣尾巴和丝带的侧面照片,它们可以帮助固定弹性体。放置一个外科无菌敷料比如Ioban(图片里没有显示)可以减少纽扣丝带和尾巴带来的创伤。(d)ABRA腹壁关闭系统和负压吸引装置被放置在切口的图片。

料。然后将美国 kci 公司的 GranuFoam 材料修剪成创口的大小,覆盖创面(无须覆盖白色泡沫敷料),再粘上一层透明敷料,切除白色泡沫材料,放置负压吸引装置,压力应该调整到能够足够吸引瘘孔周围的渗液即可。还有一种方法是用一个标准奶瓶奶嘴来控制污染物的流出,在奶嘴乳头上剪一个小孔,放置尿管,然后把尿管的水囊注水刚好把它们连接在一起。先在肠管表面覆盖一层之前提到过的防粘连油性敷料,除瘘管口外其他部分放置标准的负压封闭引流装置,将奶嘴可以放置在瘘管里,然后覆盖一层透气的敷贴,或在奶嘴周围放置一个GranuFoam 的 Eakin 环,表面粘一个敷贴,负压封闭吸引装置调制标准压力,尿管用来引流。当污染物以液体为主时,这两个技术在瘘管近端的作用较好。

当污染物变黏稠时,远端瘘管就会出现一个瘘管环,此时需要在瘘管环与负压吸引装置边缘间放置一块圆立方体的 GranuFoam,然后在瘘管环基础上应用 Eakin 环,根据瘘管大小在环的中间设计一个小孔,防粘连油性敷料覆盖在暴露的肠管上,连同瘘管一起覆盖,再放置一个标准的负压封闭吸引装置,吸引管要远离瘘管放置,造瘘装置放在瘘管环位置。当然也可采用外科手术方法使瘘管关闭促进愈合,但是这些不是本章节范围。标准的瘘管治疗还包括全胃肠外营养支持,合理的营养搭配和 6 个月后视情况而定的控制炎症的腹壁外科手术。在肠道空气瘘的患者中,密切关注对于处理和控制瘘管是必要的,通常无需关闭腹腔,这些患者需要打开腹腔,控制和关闭瘘管比腹腔关闭更加重要,早期皮肤移植可以促进瘘管愈合使它们从肠道空气瘘尽快转变成普通肠瘘(图 40.10a~c)。只有当瘘管完全愈合后才可以进行腹壁的重建和关闭。当瘘管没有被治愈时,需要根据医院的条件来决定实施一阶段或二阶段瘘管切除的腹壁重建技术。

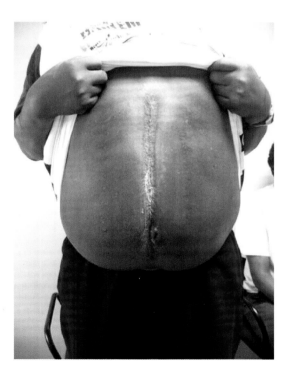

图40.9 一个使用ABRA腹壁关闭系统治疗的开放腹腔患者,创口一期愈合,随访1年无疝发生。

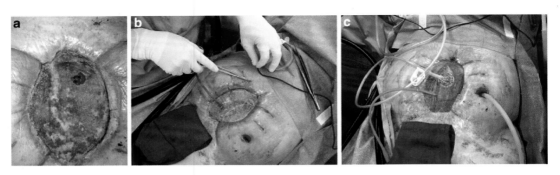

图40.10 (a)发生肠道空气瘘的开放性腹壁损伤,这个粗糙的创面适合进行皮肤移植。(b)皮肤移植的开放创面,在瘘管表面放置尿管进行引流,左下腹实施造瘘手术。(c)在瘘口移植皮肤表面放置负压引流和造瘘手术。

结果

目前还没有暂时性腹壁关闭决策性技术的前瞻性研究或对比研究,因为这样的患者各不相同,每位患者有着不同的治疗策略或技术,结果评价也不同。几个单中心的研究结果显示,使用一种技术或策略来处理开放腹腔获得了较好的成功率和一期愈合的效果,但是没有对比研究报道。荟萃分析和系统综述的结果显示使用 Wittmann 修补,伤口负压封闭引流系统和动态持续关闭[6,7]可以提高筋膜一期愈合率,降低死亡率,但是由于数据有限,还不能得出确切结论。

如何选择

虽然开放腹腔治疗指南的数据有限,但是外科医生还是有一些选择的。治疗方案主要是根据患者既往手术史、舒适程度和患者转归来制定。某些治疗中心可能对开放腹腔患者有自己的治疗方案,通常效果较好。

当判定一个开放腹腔患者是否需要暂时性腹腔关闭时,必须首先评估患者的临床资料,考虑可能出现的后果。在这些患者中,腹壁一期愈合几乎是不可能的,所以要优先考虑患者的生存率。在这些病例中,本章节描述的许多技术是足够的,如果

患者存活,通常需要实施皮肤移植和择期疝修补。在这些患者中,伤口负压引流效果比较好,因为它方便实用,可以更好引流伤口渗液。

在其他的病例中,有时需要尽力改善患者临床状况使患者筋膜一期愈合。选择一种有效的暂时腹腔关闭技术阻止筋膜回缩是非常重要的。这些技术需是医生来选择,包括伤口负压引流,Wittmann 修补和持续筋膜关闭系统。外科医生也需要对患者进行全面的检查来判断腹壁愈合的难度。

如果患者不是很肥胖,组织水肿程度轻,不需要多次手术,常常容易关闭。在这种情况下创口负压封闭引流是一个不错的选择,可在腹腔关闭前充分覆盖伤口,引流创面,限制筋膜回缩。对于重度肥胖的患者、有疝病史患者、大面积水肿且需要多次手术的患者仍然存在巨大挑战,Wittmann 修补或持续筋膜关闭系统是比较好的选择,它们可以使切口保持合适张力阻止筋膜回缩。我们认为筋膜在一期愈合后更健康更结实,所以在这些患者中使用持续筋膜关闭系统,开放腹壁筋膜之间不缝合,放置弹性体,但目前无文献支持。

一般情况下,开放腹腔治疗方法需要相关技术原理的支持,如阻止筋膜回缩技术、断层皮肤移植和择期腹壁疝修补术。由于缺乏技术选择和腹腔关闭时机的客观证据,外科医生必须依靠他们的临床诊断和经验。我们目前正在研究腹壁张力数值的客观证据,以帮助建立指南来确定腹腔关闭的最佳时机和最优技术。

结论

　　暂时腹腔关闭技术的理论和经验越来越受到重视,因为损伤控制手术和开放腹腔的患者越来越多。为达到一期愈合可使用多种不同技术,但技术应用需要根据患者临床状况和预期治疗效果来选择。大多数情况下,对患者使用充足外科技术和细致的临床处理措施可以使筋膜一期愈合。筋膜一期愈合的方法很多,已从简单的开放包扎和择期疝修补发展到了越来越多的动态腹腔关闭技术,因此也需要更多研究来评估新的方法和效果。

(李鹏　译)

参考文献

1. Stone HH, Strom PR, Mullins RJ. Management of the major coagulopathy with onset during laparotomy. Ann Surg. 1983;197(5):532–5.

2. Teichmann W, Eggert A, Wittmann DH, Bocker W. Zipper as a new method of temporary abdominal wall closure in abdominal surgery. Chirurg. 1985; 56(3):173–8.

3. Wittmann DH, Aprahamian C, Bergstein JM. Etappenlavage: advanced diffuse peritonitis managed by planned multiple laparotomies utilizing zippers, slide fastener, and velcro analogue for temporary abdominal closure. World J Surg. 1990;14(2): 218–26.

4. Wittmann DH, Aprahamian C, Bergstein JM, Edmiston CE, Frantzides CT, Quebbeman EJ, et al. A burr-like device to facilitate temporary abdominal closure in planned multiple laparotomies. Eur J Surg. 1993;159(2):75–9.

5. Aprahamian C, Wittmann DH, Bergstein JM, Quebbeman EJ. Temporary abdominal closure (TAC) for planned relaparotomy (etappenlavage) in trauma. J Trauma. 1990;30(6):719–23.

6. Quyn AJ, Johnston C, Hall D, Chambers A, Arapova N, Ogston S, et al. The open abdomen and temporary abdominal closure systems—historical evolution and systematic review. Colorectal Dis. 2012;14(8): e429–38.

7. Boele van Hensbroek P, Wind J, Dijkgraaf MG, Busch OR, Goslings JC. Temporary closure of the open abdomen: a systematic review on delayed primary fascial closure in patients with an open abdomen. World J Surg. 2009;33(2):199–207.

第 41 章

应用肉毒毒素的化学组织结构分离

Manuel López-Cario，Manuel Armengol-Carrasco

引言

现代循证医学已经被广泛应用在多个医学学科中，但并非全部。1996 年，循证医学先驱 David Sackett[1]这样写道："循证医学指认真、明确和明智地应用现有的最好证据来决定具体患者的医疗处理。循证医学实践意味着从系统研究中整合了最佳外部证据。通过个别医学资料我们可以从其经历和实践中获得熟练度和判断力"。Karl Popper[2]也许做了最好的评论："证据是接近真相的信息，而真相是绝对可靠的，毫不含糊不可变的事实。知识的定义……被认为是人理解一个学科的表现。"当评估一个特殊病理过程出现新诊断和或治疗方法是否适合临床就需要循证医学来验证。

在过去的许多年里，我们在腹壁外科领域的手术技术和术前处理方面开展了大量的创新研究[3]。所谓的化学组织结构分离[4]就是这方面最新研究进展之一。化学组织结构分离主要是应用 A 型肉毒毒素（BoNT-A）[5]进行腹壁肌肉松解，进而协助修补腹壁切口疝，使中线腹壁缺损的关闭更加容易[4,6,7]。A 型肉毒毒素是一种强效肌肉麻痹药物，经常用于各种医学美容手术。这一章的目的是从三个方面来介绍化学组织结构分离技术的最新研究进展：①关于肉毒毒素的综述介绍；②在腹壁外科中使用肉毒毒素的有效证据；③从个人观点进行综合评价。

背景：肉毒毒素及其治疗用途

肉毒毒素是由肉毒杆菌产生的，肉毒杆菌是一种革兰阳性杆菌，产气芽孢厌氧菌。肉毒毒素可以和神经末梢的特异性受体结合抑制乙酰胆碱的释放。在不同组织中，肉毒毒素通过阻断神经末梢、神经肌肉连接处、外分泌腺和平滑肌乙酰胆碱的释放来使肌肉松弛或抑制腺体分泌[8]。肉毒毒素已经被用于治疗神经系统病变，比如眼睑痉挛、颈部肌张力障碍和其他类型的肌张力障碍，或者疼痛引起不能忍受的肌痉挛状态。但是这种适应证已经被逐渐扩大，肉毒毒素也被用于治疗腋窝或者手掌多汗症，其他代谢分泌亢进疾病，还有各种胃肠、泌尿道、皮肤、美容和疼痛疾病[9]。

对于肉毒毒素控制疼痛有效作用的确切机制还不清晰，尽管它可能与突触前运动神经末梢直接抑制反应中疼痛相关神经传导物质（疼痛调控分子–降钙素基因相关肽和 P 物质）的释放有关，也可能是由抑制肌肉收缩和痉挛的间接反应引起的[10]。肉毒毒素发挥作用的时间为 24~72 小时，在注射后的第 1 周或第 2 周出现肌肉最大程度的瘫痪，虽然受影响的神经末梢不失活，但抑制神经递质的释放是不可逆的。形成新的突触连接后可能会恢复功能，但在人类通常需要 2~7 个月的时间[11]。

肉毒杆菌可以产生 7 种抗原学和血清学结构相似但可区别的外毒素 [A，B，C（C_1，C_2），D，E，F 和 G][12]。A 型、B 型肉毒毒素已被应用于临床。所有商品化的肉毒毒素都是按照它的生物学活性来计算剂量的。1 单位的肉毒毒素中毒量相当于雌性 SW 小鼠腹腔内评估注射死亡的平均剂量(即半数致死量,LD$_{50}$)[14]。但是,商品化产品是不同的,而且单位剂量间是不可交换的,因为用来制造、合成和提纯的肉毒杆菌菌株不同[15]。为了减少潜在可能的剂量差错,强调肉毒毒素间不可互换特点,美国食品药品监督管理局为每个肉毒毒素产品建立了一个单独的通用名称[16](表 41.1)。在临床实践中,B 型肉毒毒素有特殊的适应证[11],A 型肉毒毒素因其多功能性和作用持久使用最为广泛[17,18]。

管理、免疫注意事项和配方

注射肉毒毒素具有极好的抗衰老作用[19]。根据注射肌肉质量和肌群来调整注射剂量和针尖的位置[19,20]。推荐使用肌电图、神经电刺激、超声、解剖定位(解剖图谱)这些技术来引导肉毒毒素注射[20]。注射位置、技术设备特点和临床医生的经验都是选择引导技术非常重要的因素。

注射 A 型肉毒毒素可能诱导产生中和抗体和后期无应答[11,21]。尽管在一小部分患者产生了中和抗体,特别是在美容手术,患者需要大剂量或持续注射,这可能产生更多的中和抗体[22,23]。因此,有必要使用达到临床效果的最低毒素剂量,尽量避免一个月内重复注射,使得形成的抗体尽可能地少甚至没有[11]。

表 41.1 中列举了三种商品化的可用 A 型肉毒毒素产品:美国 Botox 公司 A 型肉毒毒素 Onabo-tulinum,英国 Dysport 公司 A 型肉毒毒素 Abobo-tulinum 和德国 Xeomin 公司 A 型肉毒毒素 Incobo-tulinum。

美国 Botox 公司 A 型肉毒毒素 Onabotulinum 每瓶可用剂量为 100 或 200 单位。一瓶 100 单位的肉毒毒素可用不含防腐剂的 0.9% 生理盐水稀释成 1、2、4、8mL,浓度范围分别是 10.0、5.0、2.5、1.25 单位/0.1mL,但是 Botox 最终稀释的浓度大多数情况下是根据不同的需要来设置[11]。这种肉毒毒素一旦搅拌或有气泡就很容易变性。缓慢地将稀释液注入到小瓶里,如果发现漏气就需要扔掉。需要再次使用的 Botox 必须储存在 2℃~8℃的冰箱中并在 24 小时内使用[24]。

英国 Dysport 公司 A 型肉毒毒素 Abobotulinum 每瓶可用剂量为 300 或 500 个单位。为治疗一些神经系统的疾病,如颈部肌张力障碍,一瓶 500 单位 Dysport 需要用 0.9% 生理盐水稀释成 1mL,也就是 500 个单位/mL,要在 4 小时使用并保存在 2℃~8℃的冰箱中。

德国 Xeomin 公司 A 型肉毒毒素 Incobotulinum 每瓶可用剂量为 50 和 100 单位,使用时需用 0.9% 生理盐水稀释。需要连续应用的 Xeomin 应该在 24 小时内使用并且在 2℃~8℃中储存。未启封的小瓶可以在室温下冷藏或冰冻保存。

再次使用的产品必须清澈、无悬浮物。所有的包括过期药瓶、接触过药品的医疗器材都需要被当作医疗废物谨慎处理。

肉毒毒素厂家生产的产品含有蛋白质如下:A

表41.1 美国食品药品监督管理局批准上市的各种肉毒毒素通用名称

商品名	通用名(生产商)	分布许可	适应证
OnaBotulinumtoxin A	Botox ®(Allergan, Inc.)	世界范围	颈部肌张力障碍,斜视。眼睑痉挛,面部肌痉挛,多汗症,中风后遗症,痉挛状态,膀胱过度活动症,改善眉间纹
AboBotulinumtoxin A	Dysport ®(Ipsen Pharmaceuticals)	美国、英国、欧洲	颈部肌张力障碍,在美国因其他情况开展的临床试验
Incobotulinumtoxin A	Xeomin ®(Merz)	欧洲、美国	颈部肌张力障碍,眼睑痉挛,改善眉间纹
RimaBotulinumtoxin B	Myobloc ®/NeuroBloc ® ª(Solstice Neurosciences)	美国、欧洲、日本	颈部肌张力障碍

ª 在欧洲的商标名称

型肉毒毒素 Incobotulinum 含有 150kDa 蛋白质，Abobotulinum 含有 500~700kDa 蛋白质，Onabotulinum 含有 900kDa 蛋白质，这里既包含主要的活性成分也包含配位蛋白质。尽管有报道称这些蛋白质对于产生抗毒素抗体是必需的，但是在抗原性和疗效性方面，它们之间的分子差别是否有显著作用临床上依然不清楚[21]。假设在各个产品中 1 个单位的临床疗效是固定不变的，那么 1 单位的 Onabotulinum 相当于 3 个单位的 Abobotulinum[25-27]。

不管在皮肤美容还是在神经病学领域，A 型肉毒毒素的使用剂量根据注射肌群、肌肉强直程度和患者体重不同而变化。在成功的病例中，肉毒毒素注射剂量和位点通常因人而异，因为初始剂量带来的结果不同[21,28]。Botox 的剂量不能超过 400~600 单位/疗程，尽管 Dysport 的极限剂量可能是不超过 2000 单位，但最大完美剂量仍然未知。Xeomin 的极限剂量还没有确定[20]。当然不同 A 型肉毒毒素的配方也不可能一样，临床效果也有差别，在一定程度上也受到注射位点的神经毒素蛋白复合体迁移程度的影响[29,30]。Onabotulinum 肉毒毒素低电位迁移促进更精确的临床效果定位，从而有助于优化风险/效益比[31]。

耐受性和禁忌证

注射 A 型肉毒毒素一般都可以很好地耐受[11]，副作用很少，但还是存在全身和局部的不良反应[9,11]。局部多余的无力/麻痹经常发生在肉毒毒素注射位点及附近肌肉，或其他隐蔽部位及感觉系统。毒素通常在几个月内溶解吸收，但也要取决于注射的位点、注射的力度和肌肉是否过分虚弱[11]。偶尔会出现自发性反应（如口腔干燥症）及注射位置的局部反应，如疼痛、瘀斑、感染皮疹等。在一些病例中，局部反应与注射肌肉的反应增强有关。大部分的不良反应可以通过使用最低有效剂量和在这些肌肉部位选择精准的位点来避免。

全身性反应包括一些短暂无特异性的反应，如头痛、不适、轻度恶心。避免直接血管内穿刺，一旦毒素进入血液系统可以引起广泛的类似肉毒毒素中毒的综合征[32]。其他的副作用比如臂丛神经病

变[33]、胆囊功能紊乱[34]、坏死性筋膜炎，都是已经被报道的肉毒毒素治疗的并发症。

在美容行业和（或）神经病变中使用 A 型肉毒毒素已经获得满意的疗效[36]，但腹壁外科学的应用还在探讨中，仍然有 10% 的患者没有作用[37]。相对于这些无作用的患者，在初始反应后出现抵抗的患者也达到 10%[38]。技术方面因素包括毒素不正确的储存和再使用，可能是后续出现单次治疗失败的原因。连续出现的治疗失败包括用药剂量不足，不恰当的肌肉注射，肌张力障碍，肌肉萎缩和其他潜在疾病的恶化或病情变化，萎缩肌肉感觉异常，或者是产生免疫力[39]。产生抗体的危险因素可能与高频率注射、使用注射泵和每次治疗时使用 Botox 剂量过大有关[40]。

肉毒毒素的绝对禁忌证包括已知的对产品成分存在高敏反应、神经肌肉病变、重症肌无力、Lambert-Eaton 肌无力综合征、神经病变、脑肿瘤、动脉瘤、心肝肾脏器衰竭、精神类疾病、怀孕、哺乳、药物影响的肌张力障碍、注射部位的感染等。相对禁忌证包括：正在使用氨基糖苷类抗生素（可能增加药物的作用）、青霉素、奎宁、氯奎宁和羟化氯喹（可能增加药物的作用）、钙通道阻滞剂、降低血小板凝聚的药物、抗凝药（可能会增肌血肿的风险）治疗的患者[11]，在慢性阻塞性肺疾病[4,43]中应用肉毒毒素也属禁忌，主要是该毒素可能会影响肺的顺应性。

综上所述，我们认为，外科医生的重点是知道如何使用肉毒毒素修补腹壁缺损，而不是了解它的全部临床应用。本章节提到的大部分内容都是从美容和运动性疾病使用肉毒毒素的大量临床经验中获得的，尽管在临床证据一致性方面还存在一定的局限性。

肉毒毒素在腹壁疝中的应用：证据和结果

目前研究人员对肉毒毒素在腹壁外科中的应用越来越感兴趣，但是，在撰写这一章节的时候，有

关肉毒素在腹壁外科领域应用的信息和数据还是非常有限的[4-7,41-48]。只有两篇文献是对临床研究的评论[44,45]，以及两本书是关于实验研究[41,46]。第一个实验研究[41]是在 SD 大鼠腹壁肌肉的 16 个不同点位（腹直肌的上下左右 4 个象限）注射 Botox® 2mL(5U/mL)3 天后，评估 A 型肉毒毒素诱导腹壁肌肉麻痹对腹腔容积和压力的作用，研究结果显示在老鼠腹壁肌肉注射 A 型肉毒毒素可以增加腹腔容积，同时降低腹腔内压力。这个研究提示我们可以把肉毒素的应用作为一部分病例腹壁关闭技术的一种辅助手段。另一个实验使用的是猪模型[46]，研究显示在一侧腹外斜肌随机分配注射 150~200U 的 A 型肉毒毒素（商品名没有指定），对侧注射安慰剂后，分析腹壁向腹中线靠近的程度。注射 A 型肉毒杆菌可以导致组织结构分离，因此使腹壁分离程度达到 68%。

临床研究主要基于以下两方面：①在腹壁侧方肌肉（腹斜肌和腹横肌）应用肉毒素产生的麻痹作用可以使腹壁缺损的修补更加容易；②利用肉毒素直接（直接抑制疼痛相关神经传导递质的释放）或间接（减少肌肉收缩）的镇痛作用，作为一种减轻外科术后疼痛的辅助手段。

肉毒毒素的麻痹作用

在腹壁疝修补手术前应用 A 型肉毒毒素降低肌肉张力和筋膜侧向回缩的研究是 2009 年最先提出的[7]。在这个研究中，12 个继发于开放腹腔后的中线切口疝患者[49]，在侧腹壁 5 个不同位点注射 A 型肉毒毒素 Dysport® 治疗（2 个点位于腋中线上，在肋缘和髂嵴之间之间，另外 3 个点在腹外斜肌上）。在肌电图的引导下两侧腹壁肌肉注射 A 型肉毒毒素，注射总量为 500 单位（其中每侧腹壁 250 单位，5 单位/点）。腹壁横向缺损每周都要进行测量（2/10 病例需要进行临床 CT 扫描），在治疗 4 周后可观察到横向缺损显著减少，并成功实施疝修补手术，随访 9 个月没有复发。这是第一个腹壁疝重建手术前应用 A 型肉毒毒素研究报道，结果显示侧方肌肉麻痹可以缩小疝环缺损的横径，使筋膜关闭时的张力最小。

2013 年 Zielinski 等[4]发明了这种在一侧腹壁肌肉注射 A 型肉毒毒素（Botox®）的新技术——化学组织结构分离，能够避免在严重感染或污染腹壁区域的危重患者中进行过多的解剖分离。这是关于 18 个开放腹腔患者的回顾性研究，所有患者超声引导下在腹外斜肌，腹内斜肌和腹横肌的 6 个不同位点注射 Botox®（50 单位/点，每侧腹壁 150 单位，共计 300 单位）后筋膜一期愈合率达到 83%，切口裂开率为 11%。作者认为这种化学组织结构分离技术是安全可行的，它可以使开放腹腔手术整个中间区域的腹壁张力更小。

2014 年，有研究报道了 17 个男性外伤患者的临床研究成果，所有患者均进行开放腹腔处理，形成腹壁疝后治疗[6]。这个研究的目的是评估在单侧腹壁肌肉应用 A 型肉毒毒素是否可以改善肌肉的厚度和长度。超声引导下在每侧腹壁腹内斜肌和腹外斜肌之间选取 5 个不同位点（其中 2 个点在肋骨下缘和髂前上棘之间腋中线上，3 个点在腋前线、锁骨中线、肋骨下缘和髂前上棘围成的区域内），每个点各注射 50 单位 Dysport®（每侧腹壁注射 250 单位，共 500 单位）。注射 A 型肉毒毒素 4 周后，CT 扫描测量侧腹壁肌肉的厚度和长度，并与之前的测量数据进行对比，按照后面得出的结果来制订腹壁重建的手术策略。在所有患者中，可以观察到左右两侧腹壁肌肉的长度和厚度显著降低，差异有统计学意义。

近年来，A 型肉毒毒素逐渐被应用在切口疝患者中。有研究表明[47]，在 14 个巨大切口疝患者中，每侧腹壁在肌电图的引导下选取 5 个点各注射 10 单位 A 型肉毒毒素（Botox®），每侧 50 单位，共 100 单位。4 周后手术时 50% 的患者可观察到疝环直径的缩小。因此作者认为在外科修补手术之前应用 A 型肉毒毒素可以显著降低肌肉张力，提高切口一期愈合率。在一个双侧腹股沟疝患者中，腹壁结构缺失但腹腔完好，根据解剖定位选取一侧腹壁 5 个不同点和另一侧腹直肌 4 个点各注射 55.55 单位的 A 型肉毒毒素 Dysport®（每侧腹壁 499.95 单位，共 999.9 单位），降低了腹壁肌肉张力，使手术难度降低[48]。尽管证据仍然不充分，但作者认为这种方法应被视为一种针对伴有腹部结构缺失疝患者的新辅助治疗方式。

肉毒毒素的镇痛作用

2011 年 Botox® 被首次用于治疗腹腔镜腹壁疝修补手术后疼痛[42]。每侧腹壁选择 3 个点,即左右肋下缘,左右腋前线,左右下腹部。在超声下辨认三种肌肉——腹外斜肌、腹内斜肌、腹横肌,50 单位/点,每侧腹壁注射 150 单位,共 300 单位 Botox®,随访 3 个月,疼痛评分从 10/10 改善到 2/10。

2013 年 Zendejas 等[43]通过 22 个切口疝修补的患者同期应用阿片类镇痛的对比研究认为,注射 A 型肉毒毒素的作用是减轻术后疼痛。主要测量结果是住院第二天吗啡的平均使用当量,手术当天是住院第一天,其他测量结果还包括住院第 3 天至第 7 天每天吗啡平均当量、住院期间每天疼痛评分(视觉模拟评分 VAS 1~10)、住院时间、围术期并发症、阿片类药物的副作用、手术部位感染情况和疝复发。注射 Botox® 方法是首先要在超声的引导下辨认两侧腹壁的腹外斜肌、腹内斜肌和腹横肌,在每侧腹壁肋下缘、腋前线、下腹部各选择 3 个注射位点,每个位点注射 50 单位,一侧腹壁 150 单位,共 300 单位。与对照组相比,实验组患者在住院第 2~5 天阿片类镇痛药物的用量明显减少,第 2~4 天疼痛明显减轻,其他结果两组间无差别。因此笔者得出结论,采用化学组织麻痹的患者疼痛更轻,会显著减少阿片类镇痛药物的用量。

这些研究的总结如表 41.2 所示。

个人理解

化学组织结构分离(CCS)[4]或化学肌肉切开术[46]这些词应当被废弃,因为它们可能会与外科手术的类似名称相混淆。在我们看来,腹壁外科应用肉毒毒素主要是患者术前准备的一种措施,不是修补腹壁缺损。化学组织麻痹[43],或者甚至更好的"腹壁肌肉组织化学去神经法"似乎都是比较合适的命名方法。

数十年来,尽管肉毒毒素在皮肤美容方面的效果令人满意,但是其他方面的重要作用还有待证实[21]。值得关注的是临床上腹壁外科应用肉毒毒素是否还存在问题仍然不确定。在这方面,不同研究中肉毒毒素的效果评价指标是有差异的,从一个临床评价开始,每个研究人员都可能有不同的理解,再到任何一个间接的技术(如腹部 CT)都有差异。因此,现在缺少一个腹壁外科应用肉毒毒素临床效果评价的判定标准。肉毒毒素的注射方法,包括注射开始和持续的时间都很重要,肉毒毒素对腹壁肌肉功能的影响仍然还有很多问题不清楚。一个更准确的定义能够助于我们理解在不同腹壁情况下,针对腹部肌肉和药物构成特点如何选择最适合的一种肉毒毒素。由于这些药物在分子机构、作用方式、剂量、迁徙特征及潜在不良反应方面是不同的,因此药物间无法替换。

腹部外科肉毒毒素的临床应用研究仍然是一些初始经验,只是一些小样本的观察研究,因此研究结果有一定的局限性。现在仅有一个这样的临床实验研究(编号 NCT01495962)获批,且正在实施中。该实验的目的是确定 A 型肉毒毒素 Botox® 是否能够在剖腹手术后促进筋膜的关闭愈合[50],测量的主要指标是延迟一期关闭的比例。当患者住院条件相同,直接实施剖腹手术而未使用补片,两侧腹直肌筋膜接近中线的时候需要考虑延迟一期关闭缺损在中线位置很接近。

在成人腹壁注射肉毒毒素可以呈现麻痹和镇痛的作用效果,它潜在的适应证包括复杂的或者是非复杂性中线切口疝,开放腹腔或者是腹腔完整时的腹壁重建。尽管"复杂"腹壁没有一个清晰的定义,但满足复杂腹壁疝的标准已经达成共识[51]。这个共识包括 22 位患者及疝的变量,按照以下 4 个条件进行分组:①缺损大小和位置;②污染程度及软组织条件;③病史和危险因素;④临床治疗方案。这些条件又被进一步划分为低、中、重 3 个不同的疾病等级,目的是为围手术期计划和措施、术后并发症风险和这些疝患者治疗相关费用等方面提供指导[51]。

基于以上考虑,在不同缺损大小和风险等级的伴有腹壁结构缺失(疝囊可形成第二腹腔)的复杂中线切口疝患者中,应该对每位患者进行个体化治

表41.2　腹壁外科应用肉毒毒素的临床应用研究

作者（年）[参考文献]	镇痛作用					麻痹效果
	Ibarra-Hurtado[7]	Zielinski[4]	Ibarra-Hurtado[6]	Chávez-Tostado[47]	Ibarra-Hurtado[48]	Zendejas[43]
实验设计	观察性研究	观察性研究	观察性研究	观察性研究	病案报道	观察性研究
腹壁缺损	中线	中线	中线	中线+侧腹	阴囊疝	中线和横向
初始横向平均直径（cm）	13.85	?	14.65	14.6	–	?
适应证	开放腹腔后切口疝	开放腹腔	开放腹腔后切口疝	切口疝	双侧腹股沟疝	术后疼痛（切口疝修补）
病例数	12	18	17	14	1	22
主动处理措施	切口疝修补	开放腹腔后筋膜关闭	侧腹壁肌肉长度和厚度的改变	切口疝修补	重新进入腹腔改变缺损区域	疼痛和阿片类药物术后减少
肉毒毒素	Dysport®	Botox®	Dysport®	Botox®	Dysport®	Botox®
注射位点	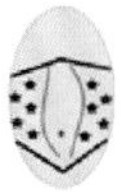	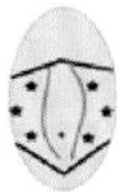	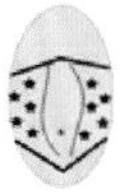	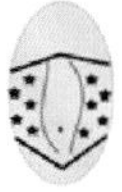 or at each side of the defect	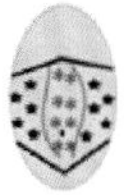	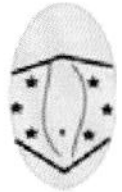
引导技术	最大肌电活动点	超声在腹横肌、腹内斜肌、腹外斜肌上选择位点	超声引导在腹内斜肌和腹外斜肌间注射	最大肌电活动点 TC	解剖标志	超声在腹横肌、腹外斜肌、腹内斜肌上选择位点
单侧腹壁注射剂量（总剂量）单位	250 (500)	150 (300)	250 (500)	50 (100)	499.95U (999.9U)	150 (300)
管理时间	术前（未定义）	开放腹腔<24 小时 开放腹腔>24 小时	术前（未定义）	术前（未定义）	术前（未定义）	术中（59%）术前 41%（平均 6 天前）

（待续）

表41.2（续表）

测量/干预时间	镇痛作用					麻痹作用
测量/干预时间	1周=2位患者 4周=10位患者	未报道	注射后4周	注射后4周	注射后45天	术后第2~7天
明显效果的定义	减少腹壁缺损的横径	关闭筋膜改变开放腹腔	一侧腹壁肌肉的长度和厚度减少	减少腹壁缺损的横径	CT测量腹壁缺损和腹壁肌肉发生	吗啡用量变化和疼痛减轻(VAS)改变
疗效评价	临床，2位患者 CT，10位患者	临床上（筋膜关闭）	CT	CT	CT	临床上[吗啡用量减少疼痛减轻(VAS)]
持续时间的评价	未报道	未报道	未报道	未报道	未报道	未报道
中线一期愈合（%）	50	83	23.5	78	-	-
通过腹壁整形术关闭缺损（%）	50	-	76.5	22	-	-
总并发症（%）	16.6	67	41	28.5	0	-
A型肉毒素的并发症	0	0	0	0	0	0
平均随访期（月）	9	?	49	15	46	18
整体死亡率（%）	0	11	0	7	0	0
毒素相关死亡率	0	0	0	0	0	0
结论	腹壁缺损横径缩小	肉毒素使肌肉松池但是需要联合暂时腹腔关闭技术	肉毒素降低肌肉厚度增加腹壁肌肉长度	肉毒素对巨大腹壁切口疝有增益作用，需要研究规范	肉毒素的肌肉松池作用使腹腔容积增加药物的应用	肉毒素减轻术后疼痛，减少阿片类这个技术

疗,无论术前是否进行渐进性人工气腹,都可以证实肉毒毒素的麻痹作用效果。我们的分组结果显示,一个小样本的临床研究,5 个复杂中线切口疝患者(大/小缺损,低/中风险)联合应用术前渐进性人工气腹和 A 型肉毒毒素(Botox®)治疗有一定的临床效果。术前两周开始渐进性人工气腹,再注射 A 型肉毒毒素(Botox®),我们患者使用的这种注射技术是参照 Ibarra-Hurtado 等报道的方法[7],但是我们 2009 年使用的 A 型肉毒毒素(Botox®)与文献报道有差别。简单介绍下我们的方法,首先准备手套、纱布、注射器等无菌材料和 75mm 长的细针(TECANeedles,MyoJect 一次性注射电极针,维塞氏医疗,麦迪逊,WI,美国),然后将 100 单位的 A 型肉毒毒素(Botox®)用不含防腐剂 0.9% 生理盐水稀释成 5cm³,再用 5 个 1cm³ 的注射器分装,每个含有 20 单位的肉毒毒素。在每侧腹壁选择 5 个点,其中 2 个点位于肋下缘和髂前上棘之间的腋中线上,另外 3 个点在腹外斜肌上。酒精清洁皮肤,无须局部麻醉,在肌电图的引导下刺入注射针,通过最大肌电记录点来确认每侧腹壁 5 个点针尖的位置。进针的深度取决于每个人的体形特征和最大肌电活动点的位置。注射过程可在门诊完成,每个点注射 20 单位(1cm³)A 型肉毒毒素(Botox®),每侧腹壁 100

单位。这种联合方法的目的是通过同时加强肉毒毒素和术前渐进性人工气腹的作用效果,使得单侧腹壁肌肉伸长(进而增加腹腔容积),当然也可在超声引导下进行两侧腹壁肌肉单独注射。

腹壁中线切口疝患者分组中所采用的缺损区域估算方法如图 41.1 所示,本研究中肉毒毒素注射技术的操作细节见附带录像,我们评价肉毒毒素效果的方法是基于注射后 CT 测量肌肉厚度降低的影像学证据和更短时间创立人工气腹(通常不使用肉毒毒素需要 2~3 周,使用后将缩短至 1~2 周)。图 41.2 至图 41.4 所示的是可联合应用肉毒毒素和术前渐进性人工气腹的病例。

无腹壁结构缺失的复杂中线切口疝患者(大或小缺损,风险较小或适中)可能是应用 A 型肉毒素的最佳选择(图 41.5)。在这些病例中,腹腔镜技术联合肉毒毒素注射仅在缺乏营养的皮肤病灶处考虑,此时缺损较小可直接关闭,可以使用与不使用内镜组织分离。A 型肉毒毒素应用不应被当作是非复杂性腹壁中线切口疝(横径 5~10cm)的一种常规术前准备,除非选择腹腔镜技术关闭缺损(不管是否使用内镜组织结构分离技术)。

对于开放腹腔的患者,应用切口负压吸引技术进行暂时性腹腔关闭,此时使用 A 型肉毒毒素,可

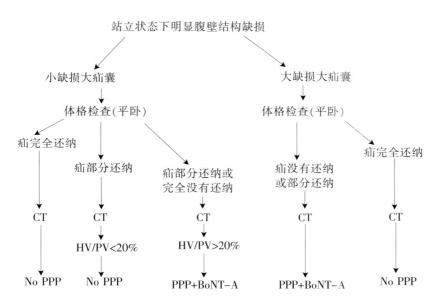

图41.1　利用CT断层扫描技术估算中线切口疝可能缺损区域的方法。(HV/PV),疝容积/腹腔容积比;PPP,术前渐进性人工气腹;BoNT-A,肉毒毒素A,我们的经验是应用Botox®。

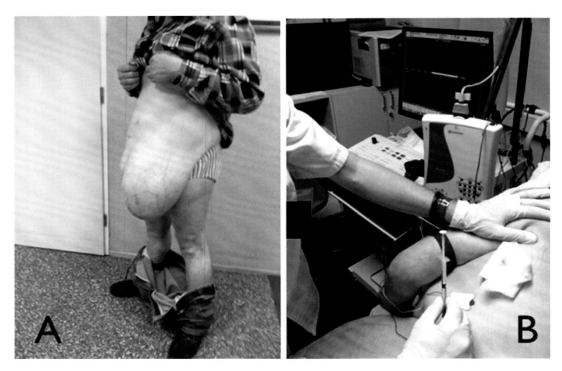

图41.2 (a)复杂的腹壁中线切口疝患者,伴有腹壁结构的缺失。(b)在肌电图的引导下注射Botox®。

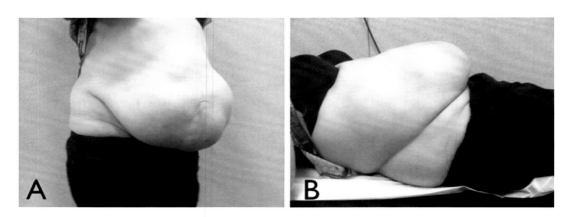

图41.3 (a)伴有腹壁结构缺失的复杂中线切口疝患者站立状态。(b)平卧状态(疝囊变化不明显)。

能是一个合理的适应证[52](图 41.6)。

在一些腹腔缺陷但腹壁结构完整的病例中,如伴有腹壁组织缺失的腹股沟疝,可以应用 A 型肉毒毒素,术前渐进性人工气腹可联合使用或不用(图41.7)。其他一些罕见病例可能需要 A 型肉毒毒素的治疗而不需要术前渐进性人工气腹,比如巨大膈疝。

肉毒毒素的麻痹和镇痛作用带来的潜在分离是人为的,理论上讲,一个效果的适应证可能会有利于其他的,反之亦然。为此,肉毒毒素镇痛作用的潜在适应证与先前描述的那些类似(表 41.3)。

结论

这一章节谈到的 A 型肉毒毒素在腹壁重建时提供的无张力和免回缩的应用潜力仅仅是基于作者的观点和经验,许多临床问题亟待进一步研究解

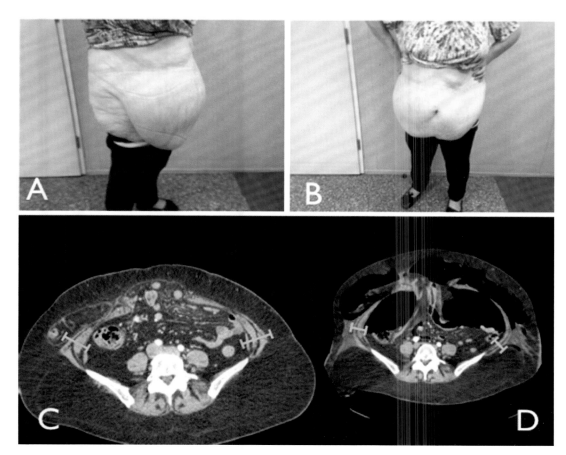

图41.4　(a,b)伴有腹壁结构缺失的复杂中线切口疝患者站立状态,这位患者可能是肉毒毒素注射和术前渐进性人工气腹联合应用的合适人选。(c)肉毒毒素注射和术前渐进性人工气腹联合应用前的CT图像,黄色标记的范围是侧腹壁的肌肉组织。(d)联合技术应用后的CT图像,黄色标记处是侧腹壁的肌肉。

决(最好是随机对照设计),比如患者选择、不同组成的 A 型肉毒毒素使用剂量、最佳操作技术和其他

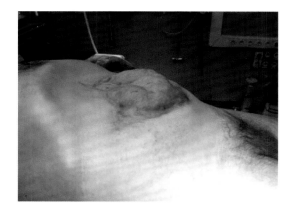

图41.5　复杂的腹壁中线切口疝患者,无腹壁结构的缺失,但缺损较大。

方法(术前渐进性人工气腹,内镜下组织分离)联合应用的潜在优势等。腹壁肌肉注射 A 型肉毒毒素有利于复杂疝的修补,这是一项有前景的技术,但是目前缺乏有效的证据,A 型肉毒毒素在腹壁外科中是否存在明确作用仍需进一步证实。

（李鹏　译）

参考文献

1. Sackett DL, Rosenberg WM, Gray JA, Haynes RB, Richardson WS. Evidence based medicine: what it is and what it isn't. BMJ. 1996;312:71–2.
2. Glasser SP, Duval S. Meta-analysis, evidence-based medicine, and clinical guidelines. In: Glasser SP, editor. Essentials of clinical research. 2nd ed. Berlin: Springer International; 2014. p. 203–32.

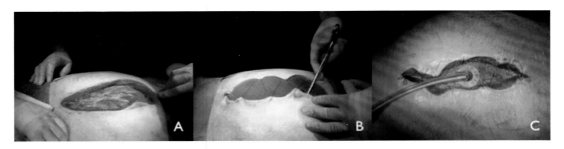

图41.6 应用不可吸收合成修补材料临时关腹(折叠或连续切除修补材料替代重新拉拢的筋膜边缘)(a),并联合切口负压吸引治疗技术(b,c)的暂时性腹腔关闭。

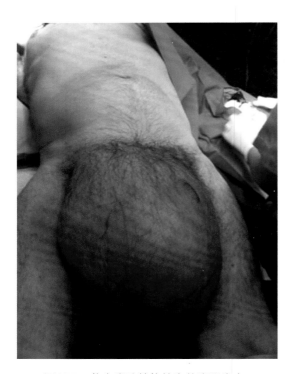

图41.7 伴有腹壁结构缺失的腹股沟疝。

3. López-Cano M. Evidence-based surgery and incisional hernia. Rev Hispanoamer Hernia. 2013;1:18–26.

4. Zielinski MD, Goussous N, Schiller HJ, Jenkins D. Chemical component separation with botulinum toxin A: a novel technique to improve primary fascial closure rates of the open abdomen. Hernia. 2013;17:101–7.

5. Aoki KR. Botulinum toxin: a successful therapeutic protein. Curr Med Chem. 2004;11:3085–92.

6. Ibarra-Hurtado TR, Nuño-Guzmán CM, Miranda-Díaz AG, Troyo-Sanromán R, Navarro-Ibarra R, Bravo-Cuéllar L. Effect of botulinum toxin type A in lateral abdominal wall muscles thickness and length of patients with midline incisional hernia secondary to open abdomen management. Hernia. 2014;18:647–52.

7. Ibarra-Hurtado TR, Nuño-Guzmán CM, Echeagaray-Herrera JE, Robles-Vélez E, de Jesús González-Jaime J. Use of botulinum toxin type A before abdominal wall hernia reconstruction. World J Surg. 2009;33:2553–6.

8. Erbguth FJ. Historical notes on botulism, Clostridium botulinum, botulinum toxin, and the idea of the therapeutic use of the toxin. Mov Disord. 2004;19 Suppl 8:S2–6.

9. Bigalke H, Dressler D, Jankovic J. Basic and therapeutic aspects of neurotonins. Mov Disord. 2004;19 Suppl 8:S1.

10. Chaddock JA, Purkiss JR, Alexander FC, Doward S, Fooks SJ, Friis LM, et al. Retargeted clostridial endopeptidases: inhibition of nociceptive neurotransmitter release in vitro, and antinociceptive activity in in vivo models of pain. Mov Disord. 2004;19 Suppl 8:S42–7.

11. Nigam PK, Nigam A. Botulinum toxin. Indian J Dermatol. 2010;55:8–14.

12. Dolly JO, Aoki KR. The structure and mode of action of different botulinum toxins. Eur J Neurol. 2006;13 Suppl 4:1–9.

13. Klein AW, Carruthers A, Fagien S, Lowe NJ. Comparisons among botulinum toxins: an evidence-based review. Plast Reconstr Surg. 2008;121:413–22.

14. Hoffman RO, Helveston EM. Botulinum in the treatment of adult motility disorders. Int Ophthalmol Clin. 1986;26:241–50.

15. Aoki KR, Guyer B. Botulinum toxin type A and other botulinum toxin serotypes: a comparative review of biochemical and pharmacological actions. Eur J Neurol. 2001;8 Suppl 5:21–9.

16. U.S. Food and Drug Administration.

17. Aoki KR, Ranoux D, Wissel J. Using translational medicine to understand clinical differences between botulinum toxin formulations. Eur J Neurol. 2006;13:10–9.

18. Kranz G, Paul A, Voller B, Posch M, Windischberger C, Auff E, Sycha T. Long-term efficacy and respective potencies of botulinum toxin A and B: a randomized, double-blind study. Br J Dermatol. 2011;164:176–81.

19. Esquenazi A, Mayer N. Botulinum toxin for the management of muscle overactivity and spasticity after stroke. Curr Atheroscler Rep. 2001;3:295–8.

20. Pathak MS, Nguyen HT, Graham HK, Moore AP. Management of spasticity in adults: practical application of botulinum toxin. Eur J Neurol. 2006;13 Suppl 1:42–50.

21. Bonaparte JP, Ellis D, Quinn JG, Ansari MT, Rabski J, Kilty SJ. A comparative assessment of three formulations of botulinum toxin A for facial rhytides: a systematic review and meta-analyses. Syst Rev. 2013;2:40.

22. Borodic G. Immunologic resistance after repeated botulinum toxin type A injections for facial rhytides.

表41.3　肉毒毒素在腹壁外科中的潜在适应证

			麻痹作用的潜在适应证（术前准备）			镇痛作用的潜在适应证		
			开放手术	腹腔镜手术		开放手术	腹腔镜手术	
				缝合缺损	未缝合缺损		缝合缺损	未缝合缺损
复杂的中线切口	伴有腹壁结构缺失	小缺损	是（有或无 PPP）	否a		是	否a	
疝风险较小适度		大缺损	是（有或无 PPP）	否		是	否a	
	不伴有腹壁结构缺失	小缺损	是	是（有或无 ECS）	否	是		
		大缺损	是	否		是		
非复杂性中线切口疝			否	是（有或无 ECS）	否	是		
开放腹腔			是	否		是		
完整腹腔	伴有腹壁结构缺失	腹股沟疝	是（有或无 PPP）	否a		是		
		其他+	是	否a		是		
	不伴有腹壁结构缺失	腹股沟疝	否			否		
		其他+	否			否		

a 非腹腔镜手术适应证；膈疝；PPP，术前渐进性人工气腹；ECS，内镜组织分离。

Ophthal Plast Reconstr Surg. 2006;22:239–40.

23. Dressler D, Wohlfahrt K, Meyer-Rogge E, Wiest L, Bigalke H. Antibody-induced failure of botulinum toxin: a therapy in cosmetic indications. Dermatol Surg. 2010;36 Suppl 4:2182–7.

24. Ranoux D, Gury C, Fondarai J, Mas JL, Zuber M. Therapy with botulinum toxin. J Neurol Neurosurg Psychiatry. 2002;72:459–62.

25. Panjwani N, O'Keeffe R, Pickett A. Biochemical, functional and potency characteristics of type A botulinum toxin in clinical use. Botulinum J. 2008;1:153–66.

26. Kranz G, Haubenberger D, Voller B, Posch M, Schnider P, Auff E, et al. Respective potencies of Botox and Dysport in a human skin model: a randomized, double-blind study. Mov Disord. 2009;24:231–6.

27. Jandhyala R. Relative potency of incobotulinum toxin A vs onabotulinum toxin A: a meta-analysis of key evidence. J Drugs Dermatol. 2012;11:731–6.

28. Persaud R, Garas G, Silva S, Stamatoglou C, Chatrath P, Patel K. An evidence-based review of botulinum toxin (Botox) applications in non-cosmetic head and neck conditions. JRSM Short Rep. 2013;4:10.

29. Borodic GE, Ferrante R, Pearce LB, Smith K. Histologic assessment of dose-related diffusion and muscle fiber response after therapeutic botulinum A toxin injections. Mov Disord. 1994;9:31–9.

30. Hsu TS, Dover JS, Arndt KA. Effect of volume and concentration on the diffusion of botulinum exotoxin A. Arch Dermatol. 2004;140:1351–4.

31. Cliff SH, Judodihardjo H, Eltringham E. Different formulations of botulinum toxin type A have different migration characteristics: a double-blind, randomized study. J Cosmet Dermatol. 2008;7:50–4.

32. Bakheit AM, Ward CD, McLellan DL. Generalised botulism-like syndrome after intramuscular injections of botulinum toxin type A: a report of two cases. J Neurol Neurosurg Psychiatry. 1997;62:198.

33. Glanzman RL, Gelb DJ, Drury I, Bromberg MB, Truong DD. Brachial plexopathy after botulinum toxin injections. Neurology. 1990;40:1143.

34. Schnider P, Brichta A, Schmied M, Auff E. Gallbladder dysfunction induced by botulinum A toxin. Lancet. 1993;342:811–2.

35. Latimer PR, Hodgkins PR, Vakalis BRE, Evans AR, Zaki GA. Necrotising fasciitis as a complication of botulinum toxin treatment. Eye. 1998;12:51–3.

36. Dressler D. Clinical presentation and management of antibody-induced failure of botulinum toxin therapy. Mov Disord. 2004;19 Suppl 8:S92–100.

37. Greene P, Fahn S, Diamond B. Development of resistance to botulinum toxin type A in patients with torticollis. Mov Disord. 1994;9:213–7.

38. Jankovic J, Schwartz KS. Clinical correlates of response to botulinum toxin injections. Arch Neurol. 1991;48:1253–6.

39. Sheean GL, Lees AJ. Botulinum toxin F in the treatment of torticollis clinically resistant to botuli-

num toxin A. J Neurol Neurosurg Psychiatry. 1995;59:601–7.

40. Dressler D, Dirnberger G. Botulinum toxin therapy: risk factors for therapy failure. Mov Disord. 2000;15 Suppl 2:51.

41. Cakmak M, Caglayan F, Somuncu S, Leventoglu A, Ulusoy S, Akman H, et al. Effect of paralysis of the abdominal wall muscles by botulinum A toxin to intraabdominal pressure: an experimental study. J Pediatr Surg. 2006;4:821–5.

42. Smoot D, Zielinski M, Jenkins D, Schiller H. Botox A injection for pain after laparoscopic ventral hernia: a case report. Pain Med. 2011;12:1121–3.

43. Zendejas B, Khasawneh MA, Srvantstyan B, Jenkins DH, Schiller HJ, Zielinski MD. Outcomes of chemical component paralysis using botulinum toxin for incisional hernia repairs. World J Surg. 2013;37:2830–7.

44. Rosin D. Outcomes of chemical component paralysis using botulinum toxin for incisional hernia repairs. World J Surg. 2013;37:2838.

45. Ibarra-Hurtado TR, Nuño-Guzmán CM. Comment to: chemical components separation with botulinum toxin A: a novel technique to improve primary fascial closure rates of the open abdomen by Zielinski et al. Hernia. 2013;17:109–10.

46. Harth K, Rosen M, Blatnik J, Schomisch S, Cash A, Soltanian H. Chemical myotomy with botulinum toxin for abdominal wall reconstruction: results of a porcine pilot study. Plast Reconstruct Surg. 2011;127 Suppl 5:S99.

47. Chávez-Tostado KV, Cárdenas-Lailsonb LE, Pérez-Trigosb H. Results of preoperative application of botulinum toxin type A in treatment of giant incisional hernias. Rev Hispanoam Hernia. 2014;2:145–51.

48. Ibarra Hurtado TR, Negrete Ramosa GI, Preciado Hernández F, Nuño Guzmán CM, Tapia Alcalá E, Bravo CL. Botulinum toxin type A as an adjuvant in bilateral inguinoscrotal hernia with loss of domain. First case report and literature review. Rev Hispanoam Hernia. 2014;2:139–44.

49. López-Cano M, Pereira JA, Armengol-Carrasco M. "Acute postoperative open abdominal wall": Nosological concept and treatment implications. World J Gastrointest Surg. 2013;5:314–20.

50. ClinicalTrials.gov [NCT01495962]. https://clinical-trials.gov/ct2/show/study/NCT01495962?term=botulinum+toxin+and+abdominal+wall+reconstruction&rank=1.

51. Slater NJ, Montgomery A, Berrevoet F, Carbonell AM, Chang A, Franklin M, et al. Criteria for definition of a complex abdominal wall hernia. Hernia. 2014;18:7–17.

52. Petersson U, Acosta S, Björck M. Vacuum-assisted wound closure and mesh-mediated fascial traction—a novel technique for late closure of the open abdomen. World J Surg. 2007;31:2133–7.

第 42 章

腹股沟疝修补术:开放技术

Sean M. O'Neill, David C. Chen, Parviz K. Amid

引言

腹股沟疝修补术包括开放技术和腹腔镜技术,本章讨论的开放技术,可进一步分为组织修补和植入假体修补两类。与早期单纯关闭内环的技术相比,1887 年提出的运用自身组织层重建腹股沟底部完整性的 Bassini 技术,使得复发更少、死亡率更低。Shouldice 和 McVay 修补术以及 2001 年 Desarda 所介绍的修补术,都是在 Bassini 技术基础上变化而来的。植入假体的修补术被认为是通过在腹横筋膜前或后放置人工合成网片来重建腹股沟后壁完整性的。网片修补的广泛采用归功于三项重要科学进步:①认识到疝的形成与胶原蛋白合成缺陷有关;②认识到复发与缝线的张力有关;③假体材料可改良为轻量、柔软、坚实的及具有生物学惰性的。

在 20 世纪 80 年代,Lichtenstein 推广现如今以他名字命名的,在筋膜前放置网片的无张力修补术式,在此技术上变化而来的有网塞加平片修补和普理林疝装置(PHS)修补。1973 年,Stoppa 开展了一种开放无张力疝修补术,他在腹横筋膜后的腹膜前间隙内放置网片来解决肌耻骨孔区域内的所有潜在缺损。这一手术是现今开放和腹腔镜腹膜前手术的先驱。现今,还有些开放后入路术式,如:Schumpelick 所描述的改良自 Rives 术式的经腹股沟腹膜前修补(TIPP),和 Wantz 所描述的改良自单侧 Stoppa 术式的经腹直肌鞘腹膜前修补(TREPP)。

因此,现今的开放疝修补术可分为:①组织对组织修补(Bassini,Shouldice,McVay,Desarda);②应用假体的开放无张力修补,包括在腹横筋膜前放置网片(Lichtenstein)和腹横筋膜后放置网片(Rives,Wantz,Kugel,Stoppa,TIPP,TREPP),以及③腹横筋膜前后均放置网片(网塞加平片,PHS)。

组织对组织修补术

在外科文献中,有 70 多种组织修补的报道,Bassini、Shouldice、McVay、Desarda 术式今天仍在普遍应用,欧洲疝协会指南推荐,在这些组织修补中,Shouldice 术式是最好的选择[1]。但不管怎样,大量随机对照试验清晰表明,运用网片的无张力修补术优于传统的组织修补术[2-4]。因此,组织修补的指征包括手术区域污染、急诊手术以及疝内容物的生命力不确定。

Bassini 修补术

原创的修补包括:游离精索,剥离并高位结扎疝囊以及大范围重建腹股沟管后壁。在"真正的"Bassini 修补术中,在游离任何斜疝疝囊的同时,一起游离出整根精索,并切开提睾肌,这样就暴露出腹股沟后壁。自耻骨结节到内环纵向切开腹横筋膜,在现今的 Bassini 修补术操作中,这一步经常被忽略。腹横筋膜被充分游离后,进行三层修补。用不可吸收线将腹内斜肌、腹横肌和腹横筋膜,间断 6~8 针缝合固定到腹股沟韧带边缘和耻骨骨膜上(图 42.1a),这一修补加强了内环的内侧边缘。

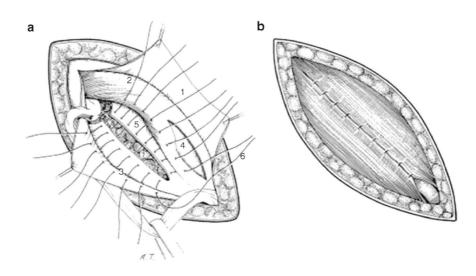

图42.1 Bassini修补术[5]。(a)注意这一步骤的正确操作方法,广泛切开腹横筋膜以使得能缝到其深层,缝合后使得外侧的腹股沟韧带和腹横筋膜重叠在下,而内侧的腹横筋膜和腹股沟镰重叠在上。(1)腹外斜肌腱膜;(2)腹内斜肌;(3)腹股沟韧带;(4)腹股沟镰减张切口;(5)腹横筋膜;(6)00不可吸收线缝合修补;(7)腹膜下脂肪;(b)联合肌腱前修补腹外斜肌腱膜。

Shouldice修补术

与 Bassini 技术相比,Shouldice 修补术将缝线的张力分配到了许多层,从而降低了复发率。在精索解剖分离时,生殖股神经生殖支被常规分开,术者在耻骨结节和内环间切开腹横筋膜,钝性解剖游离上下腹横筋膜瓣,如下述进行组织对组织缝合。从耻骨结节开始,用单股合成不可吸收线将髂耻束与腹直肌鞘外侧缘做连续缝合,这一缝合拉拢了腹横筋膜下瓣的边缘(或者是髂耻束)与上瓣的后面(或叫做"三层")(图 42.2a),直至缝合到内环处包不住提睾肌残端时,反向缝合拉拢腹横筋膜上瓣边缘(或叫做"三层")与腹股沟韧带内侧支撑缘(图 42.2b),然后在耻骨结节处打结。接下来的缝合从内环处开始,连续缝合拉拢腹内斜肌、腹横肌联合腱膜与腹股沟韧带(图 42.2c),在耻骨结节处反向再将联合肌腱与腹外斜肌腱膜下瓣边缘的内面缝合,并在内环处打结(图 42.2d)。最后精索归于原位,缝合关闭腹外斜肌腱膜。Shouldice 修补术呈现了组织修补的最好结果,已接近那些使用网片进行修补的专业疝中心所取得的结果了。它要求对腹股沟区解剖有正确的理解以及规范的操作,这也正是它应用不广的原因。作为一种技术,它有效解决了所有的腹股沟疝,在网片不可行或禁忌的情况下,是一种我们喜爱选择的组织修补方法。

McVay修补术

McVay 修补术既可解决腹股沟区,又可解决股环的缺损。游离精索后,术者切开腹横筋膜进入至腹膜前间隙,轻柔钝性游离腹横筋膜上瓣,暴露耻骨梳韧带表面。在耻骨结节处的腹直肌前鞘上垂直做一 2~4cm 的减张切口(图 42.3a,b),这对降低修补中的张力非常必要,但也有可能会增加术后疼痛和腹壁疝的风险。腹横筋膜上瓣与耻骨梳韧带缝合,这一缝合是沿着耻骨梳韧带侧向继续进行的,以覆盖住股环。在股环外侧,将腹横筋膜过渡缝合至股鞘和腹股沟韧带上,直至内环外侧(图 42.3c)。还有,在修补腹外斜肌腱膜之前,McVay 修补术的一个必须步骤是在腹直肌前鞘做一减张切口(图42.3d)。

Desarda修补术

2001 年 Desarda 介绍了一种组织修补技术[7,8],

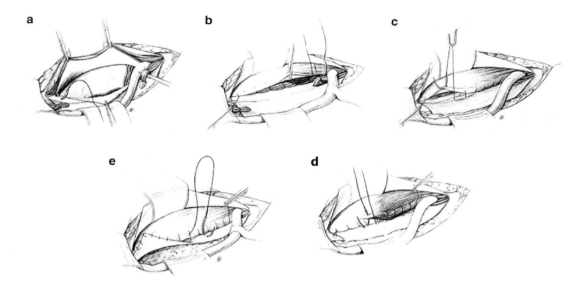

图42.2　Shouldice修补术[5]。

图42.3　McVay修补术[5]。

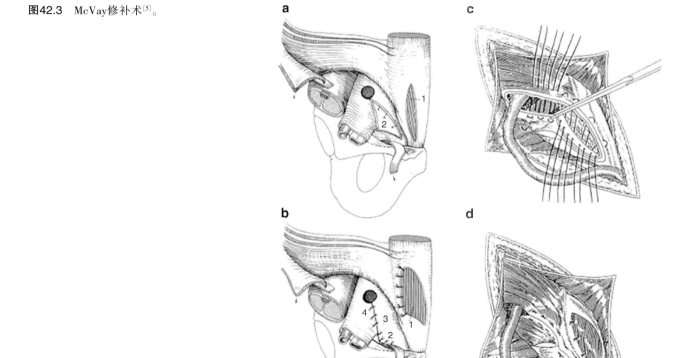

用内侧未游离的腹外斜肌腱膜来加强腹股沟管底部。这一手术本身并不新奇,与 19 世纪 90 年代约翰霍普金斯医院的 Halsted 及其同事所描述的用腹直肌筋膜或腹外斜肌腱膜来加强腹股沟疝后壁的病例报道相似[9]。Madden,Koontz,Calman,Halsted,Goodblood,McArthur,Andrews 和 Zimmermann 都描述过类似加强后壁的修补术,但都被大家弃用了[8-10]。然而,Desarda 术式最近引起兴趣,特别是在那些资源贫瘠的国家,那里网片不易得到以及有网片不尽如人意的情况存在。在这一手术中,是把游离的腱膜条移至腹股沟管后壁来加强的,上侧缘与腹内斜肌、下侧缘与腹股沟韧带间断缝合固定(图 42.4)。

由于一个单中心资料声称,这一技术没有复发,没有疼痛,要优于网片技术,这引起了对这一结果可信度的关注[10]。由于已知,在疝患者中存在着结缔组织代谢紊乱,所以从生理学角度看,用自身内在组织来做无张力修补的材料是受质疑的[8-10]。尽管这一技术的广泛应用还有待研究,但一项 Desarda 技术和 Lichtenstein 技术随访 3 年的随机对照试验似乎显示出了相同的结果[8]。此外,要发现组织修补所预期的后期复发,这些研究时间还不够充分。对照 5 年和 10 年的数据研究,将有助于阐明这种修补是否能实现与当前组织修补的金标准 Shouldice 手术相类似的结果。

假体植入修补术

网片植入无张力修补术的广泛采用,是腹股沟疝修补手术术式转换的标志。基于网片的疝修补术,因其有效和优越的结果,是最常被施行的普外科手术。下节主要阐述 Lichtenstein、网塞加平片、PHS 和开放腹膜前的修补技巧。

Lichtenstein无张力修补术

Lichtenstein 团队在 1984 年创立了运用网片的开放无张力修补术,与以往一样,手术的最新发展根源可以追溯到从前。早在 1944 年和 1959 年的法文文献中,Don Acquaviva 和 Zagdoun 以及 Sordinas 就分别描述了运用尼龙网片进行类似于 Lichtenstein 术式的前入路无张力疝修补术[11]。解剖腹股沟管,以暴露腹股沟韧带内侧支撑缘、耻骨结节以及足够放置网片的空间(图 42.5a)。网片呈一内侧下缘呈圆形的 7×15cm 的长方形,它必须足够大以至于铺展后可以超过海氏三角 2~3cm。网片后端要剪成两尾,上尾占 2/3,下尾占 1/3。网片的内侧缘固定在腹直肌前鞘上,使得网片下端可以覆盖住耻骨结节 1.5~2cm,以防止内侧复发。网片下缘与腹股沟韧带支撑缘用不可吸收单股合成线固定(图 42.5b),

图42.4 Desarda技术。(来源:Szopinski 等[6])

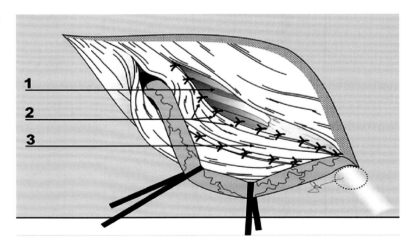

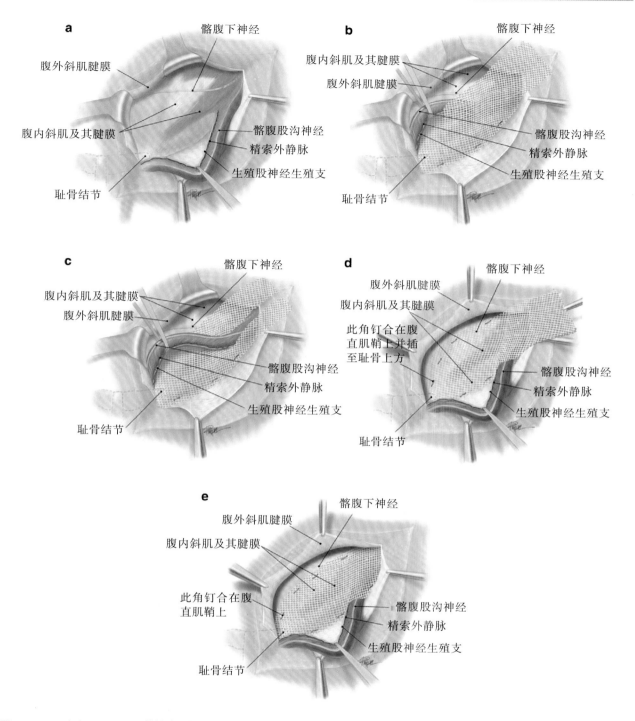

图42.5　(a)改良Lichtenstein修补术：腹股沟管解剖。(b)改良Lichtenstein修补术：覆盖住耻骨结节1~2cm，固定网片两侧。(c)改良Lichtenstein修补术：剪开网片后端。(d)改良Lichtenstein修补术：网片固定以及再塑网片所形成的内环。(e)改良Lichtenstein修补术：网片尾部放置在腹外斜肌腱膜下面。

网片上缘与外侧的腹内斜肌、内侧的腹直肌鞘用可吸收合成线固定(图 42.5c)。网片两尾在内环处紧紧包绕住精索,但不要太紧嵌顿住它,两尾重叠后与腹股沟韧带间断缝合(图 42.5d),并放置在腹外斜肌腱膜下面(图 42.5e)。

如前所述[11],Lichtenstein 修补术有 5 个关键点：

1. 运用网片要大,超过耻骨结节 2cm,超过海氏三角 3~4cm,超过内环上方 5~6cm。

2. 两尾交叉,避免侧面复发。

3. 网片上缘与腹直肌鞘、腹内斜肌腱膜间断缝合两针(避开腹内斜肌,以免损伤到髂腹下神经肌内段),网片下缘与腹股沟韧带连续缝合固定,这样可避免网片在腹股沟运动区折叠、皱折和移位。

4. 保持网片微微松弛,就像支了个帐篷似的垂悬着,当患者站立,腹横筋膜向前膨出时有反作用,更重要的是可抵消网片收缩。

5. 看见并保护好髂腹股沟、髂腹下、生殖股神经[13],髂腹下神经可在分离腹外斜肌腱膜时辨识,髂腹下神经最容易被损伤到的是它沿腹内斜肌下缘走行的肌内段[13],此段最可能在缝合时被缝扎到,往往在网片上缘缝合到腹内斜肌而不是腹内斜肌腱膜时发生。生殖股神经生殖支通过不切除提睾肌,以及直视下从腹股沟底部完整游离精索时保持蓝色精索外静脉清晰可见和用钝性分离而不是用手指粗暴分离等措施来得以保护的。髂腹股沟神经在它通过精索时很容易发现。在神经的自然位置提起、牵拉神经,会增加神经周围纤维化及术后腹股沟区慢性疼痛的风险。理想的技巧是,在做它们的筋膜解剖时,尽量做到移动、损伤最小化[13]。

网塞加平片修补术

Lichtenstein 在 1974 年首次描述了用网塞来修补股疝和选择性修补腹股沟复发疝[14],Gilbert 扩大了应用范围,在腹股沟后壁再放置一张小平片来修补原发性腹股沟斜疝[15],Rutkow 和 Robbins 将这一理念进一步应用于腹股沟直疝修补中[16]。

像 Lichtenstein 修补中那样,在将网片放置到腹股沟底部之前,首先将锥形网塞填充于缺损中。

对于斜疝,将网塞沿精索通过内环置入,并与缺损边缘缝合固定。对于直疝,切开疝突出基底部的腹横筋膜,回纳疝囊,再将网塞与缺损边缘缝合固定,如可能,与耻骨梳韧带、腹股沟韧带、腹内斜肌或其腱膜进行缝合固定,然后根据 Lichtenstein 技术放置平片。

从疝修补角度看,网塞和网塞加平片技术是一样有效的,具有其他基于网片的技术相类似的低复发率。其术中给外科医师所带来的操作简便性和舒适性,使其被广为运用。然而,三维的网塞可能会带来更大的问题,如：网塞异物感、网片瘤形成、移位和侵蚀。我们从 20 世纪 90 年代以来,就不再应用网塞了。由网塞移位所引起的罕见严重并发症在当时都有很好的记录,且以稳定速度继续在文献中报道。这些并发症包括小肠及结肠梗阻、穿孔、肠瘘[17-25]、膀胱侵蚀[26]以及阴囊移位[24,27]。此外,在 6% 的病例中,需要取出网塞来缓解慢性疼痛[28]。在我们术后并发症的广泛经验中,与网塞相关的问题仍然是一个普遍主题,并且通常需要移除。虽然没有一种技术是不存在问题和潜在并发症的,但我们的建议是,有开放和腹腔镜腹股沟疝修补可做选择时,就没必要去选择三维结构的网塞。

普理林疝修补装置

Gilbert 在 1991 年开发了普理林疝修补装置(PHS),它由两层网片来同时加强腹横筋膜前、后(图 42.6)。当斜疝时,疝囊自精索游离后,通过内环进入到腹膜前间隙。当直疝时,在缺损处切开腹横筋膜进入到腹膜前间隙。钝性解剖腹膜前间隙使其产生一个空间来放置经缺损置入的双层网片的下层,上层网片剪一豁口容精索通过,其作用与 Lichtenstein 修补术相似,上层网片四周与腹股沟管底部做 3~4 针间断缝合固定。

因为铺展 PHS 网片需要对含有血管的腹膜前间隙进行钝性盲分离,所以在出血、血肿形成方面,就会比传统前路修补具有更高的风险。此外,因为下层网片不固定,就可能会导致折叠、皱缩和网片瘤形成(图 42.7),网片移位和与肠道相关的并发症也已经有报道[29]。当进行规范化操作时,PHS 修补

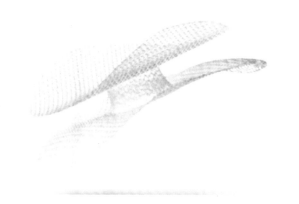

图42.6　普理林疝修补装置。（图片Ethicon，Inc 版权所有）

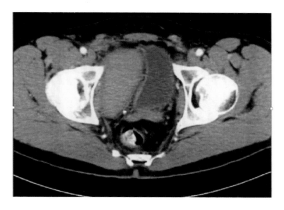

图42.7　运用双层网片行腹股沟疝修补术后，巨大血肿压迫膀胱[9]。

术是有效的、微创的，并且与其他基于网片的修补术相比，其结果同样令人称赞。但为了要获得好的结果且避免并发症、折叠、网片瘤发生，展平下层网片仍是个挑战。

开放腹膜前修补术

开放腹膜前修补术一开始是指巨大网片加强内脏囊手术，或称GPRVS，它是由 Stoppa 在 1973年首先开始施行的[30]，并被认为是开放及腹腔镜腹横筋膜后修补的解剖基础。许多进入到腹膜前间隙的开放入路已被采用，这包括 Rives[31] 和Kugel[32]所描述的。有一些变化，如经腹股沟腹膜前入路（TIPP）和经腹直肌鞘腹膜前修补，最近也在被研究[33]，接下来将在下文讨论。理想化的腹膜前修补适用于解决包括斜疝、直疝、股疝在内的所有肌耻

骨孔处的缺损。然而，腹膜前间隙因存在潜在更高的并发症而更具挑战性，细致的技术对确保良好结果和最小化的并发症至关重要。通过开放途径可获得充分的解剖，但视野可能会受限于小切口和微创"匙孔"。虽然多种开放腹膜前修补技术在多个研究中已经被证明具有良好的结果、安全性和疗效，但是腹腔镜为这个空间提供了最大的可视化，导致TEP 和 TAPP 比开发腹膜前修补更普及，应用更广泛。这要考虑到充分解剖以及网片放置在整个肌耻骨孔上，且要避免折叠和位置不到位。然而，开放腹膜前技术可以在局麻下进行，具有较低成本、较短学习曲线及低并发症的优势，同样也可获得与专业疝中心相当的良好结果(图 42.8)。

应当注意的是，像开放腹膜前修补和腹腔镜修补那样在腹横筋膜后放置网片，就会使 Retzius 和Bogros 间隙消失，从而使未来的泌尿或血管手术复杂化，特别是根治性前列腺切除术（RP）。多个系列研究[34,35]表明，腹膜前修补术后施行 RP，更难操作，即延长手术时间，又延长住院时间，并且淋巴结取样也不充分。然而，腹股沟疝腹膜前修补术和 RP 一起做被认为是安全、快速的，值得推荐[36-38]。

经腹股沟腹膜前修补术

由 Schumpelick 最近命名的 TIPP 修补术，是Rives 手术的改良。这一手术使用的是一种自柔软的膨胀网片，由 Pelissier 2006 年第一次描述[33,39,40]。TIPP 技术首先做一标准开放切口，游离精索，围内环分开提睾肌。对于斜疝，高位游离并回纳疝囊。对于直疝，沿疝囊颈部环形切开腹横筋膜并回纳疝

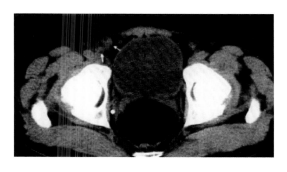

图42.8　双层PHS的下层皱缩所形成网片瘤的CT扫描[9]。

囊。通过相应缺损,钝性解剖分离腹膜前间隙,向着耻骨棘方向往下内侧分离,在腹壁下血管下方向着髂嵴方向往侧方分离,网片通过缺损放入腹膜前间隙,并铺展开以覆盖所有薄弱区域。局部或区域麻醉时,患者可以被要求咳嗽或用力,这有助于网片在正确解剖位置上展开。一项两家医院的前瞻性随机试验[41]显示,随访 1 年的复发在 Lichtenstein 修补术和 TIPP 修补术间没有显著差异。一篇综述对 Lichtenstein 和 TIPP 进行比较的三项试验系统回顾,也提示相似结果[42]。因为这一手术侵袭到腹股沟管和腹膜前间隙,存在前面讨论的并发症,所以当我们在腹膜前间隙进行修补时,优选考虑腹腔镜手术(TEP 或 TAPP)。当然,在经验丰富的专业中心,这种技术是安全、有成本效益的,并显示出优异的结果。

经腹直肌鞘腹膜前修补术

另一种前述的开放腹膜前技术的变异是 TREPP 修补术,是 1993 年 Wantz 首先描述的单侧 Stoppa 手术的改良[43],是经过腹直肌前鞘进入到腹膜前间隙。这一入路是在耻骨上 1 厘米处做一垂直 5 厘米的切口,打开腹直肌前鞘(弓状线下)和腹横筋膜并向内侧牵开,识别腹壁下血管并向内侧牵开,接着钝性分离腹膜前间隙,用三把细长拉钩充分暴露腹膜前间隙,能清晰看到斜疝、直疝、股疝区域,识别髂血管、内环、精索、睾丸血管,并回纳疝囊,然后置入一张自主展开网片(Polysoft ® "Large" BARD Benelux, Belgium)以覆盖整个肌耻骨孔。因为放置在此平面有腹压抵住,所以无须固定。用可吸收线关闭腹直肌前鞘。由于避免解剖腹股沟管和网片固定,TREPP 手术引人关注,但尚待广泛研究[44]。ENTREPPMENT 试验[45]是一项将 TREPP 与 TIPP 进行比较的前瞻性随机对照试验。与 TIPP 类似,我们更喜欢用腹腔镜进入到腹膜前间隙,以避免盲目解剖,确保肌耻骨孔暴露清晰,网片铺展满意。因此,在开放腹膜前修补中,这项技术因不解剖腹股沟管而具有神经损伤最小化的独特优点,使得专业中心在复发、疼痛、成本和疗效方面表现优异。

讨论

对于所有做疝手术的外科医生来说,熟悉如何施行本章所述的技术很重要,但同样重要的是,也要知道并认识到每一术式的优缺点。就大多数能运用多种手术方法做手术的外科医师而言,我们首先推荐最新的疝修补共识指南。欧洲疝学会(EHS)指南指出"在不同的开放网片修补术中,1984 年推出 Lichtenstein 修补术,是目前评价最好和运用最广泛的术式:它具有最小的围手术期死亡率,它可进行日间手术(局麻下)并且远期复发率低(<4%)。"[1]正因为此,所有的开放式式都与这一黄金标准术式进行比较。对于喜欢开放手术或局麻手术的患者,我们大部分运用 Lichtenstein 修补术。此外,Lichtenstein 修补术是外科医生在各级训练中最被广泛、反复运用的。

关于开放与腹腔镜修补,EHS 指南认为,对于原发性单侧和双侧疝,两种方法均可,但有一重要警告,腹腔镜外科医生必须要有足够的经验及要有专业技术培训记录。运用网片的开放和腹腔镜修补术已显示相似的疗效,被认为是原发性单侧或双侧疝的治疗标准[1]。和腹腔镜修补术相比,开放网片修补术具有许多明显的优点,首先就是可以在区域或局麻下进行手术,对于全身麻醉风险高的患者,局麻下修补是理想的。腹腔镜修补熟练掌握的学习曲线是 50~100 例[1],而开放修补术较之更易教学。因此,欧洲疝协会指南认为,对于初次修补,开放和腹腔镜修补术均可接受,根据术者具备的足够经验来定。两种方法都已被证明是安全的,但腹腔镜修补有内脏和大血管损伤的潜在可能。另一方面,开放技术可直视三根神经。这种重要技术考虑,不是考虑如何统一实施,而是考虑如何使慢性疼痛和损伤的风险最小化。研究表明,与开放相比,腹腔镜修补术后慢性疼痛有所改善,但长期资料显示,慢性疼痛率相当。已知的是,腹膜前间隙放置网片所引起的疼痛可能更难处理。

在开放修补术中,网片修补优于组织修补,Lichtenstein 修补术仍是金标准,可以在所有环境中被大多数外科医生可靠地施行。比较其他开放手术和 Lichtenstein 修补术的 RCT 正在进行中，本章提到的所有方法都被证明具有有效性[33,39,40]。此外，上面讨论的几种开放修补术显示出在慢性疼痛、复发和操作容易性方面具有相同或更好的结果。

在我们的临床实践中，我们同意 EHS 的建议，对于原发性腹股沟疝，既开展 Lichtenstein 修补术也开展腹腔镜全腹膜外修补术。患者常规被告知这两种技术具有相同的优异结果，特别对于复发和慢性疼痛这两结果来说，并不存在一种技术优于另一种技术。相反，每种都有不同的考虑和限制。对于希望避免全身麻醉的、具有加大心肺风险的或有下腹部手术/前列腺切除术史的那些患者，Lichtenstein 修补术可使手术风险最小化，对单侧和双侧原发疝具有优异的结果。Lichtenstein 修补术对于各种各样腹股沟疝都有效，当对于股疝、腹横筋膜前放置网片后的复发疝，可能更具挑战性，或还需要做些技术上改良。对于原发性双侧疝、腹横筋膜前放置网片后的复发疝、女性和已知的股疝，腹腔镜修补方法（TEP/TAPP）的相对优势一直被讨论，使其被普遍接受。在网片被禁忌或患者拒绝的情况下，我们做 Shouldice 修补术。

根据我们对慢性疼痛和网片并发症的广泛经验看，我们偏向于避免运用穿过腹横筋膜前后两个平面的三维结构网片（网塞，网塞加平片，PHS）。虽然它们是修补疝的有效技术，但是与 Lichtenstein，TIPP，TREPP 和腹腔镜（TEP，TAPP）相比，并发症的处理更成问题。在治疗了数以千计的腹股沟痛、复发和基于网片的并发症患者后，有很重要的一点应明确，那就是所有技术（组织、开放和腹腔镜）都有并发症和这样那样的问题。也就是说，任何一个外科医生如果能使他所擅长的技术做得更趋于完美，那他的个人和患者结果都会令人满意。无论选择哪种方法，每个避免复发和慢性疼痛的成功疝修补手术的基本原则是，深刻了解腹股沟管的神经解剖，并且使用一种可能在自然组织中产生张力最小的技术。

（黄磊　译）

参考文献

1. Simons MP, Aufenacker T, Bay-Nielsen M, et al. European Hernia Society guidelines on the treatment of inguinal hernia in adult patients. Hernia. 2009;13(4):343–403.
2. McGillicuddy JE. Prospective randomized comparison of the Shouldice and Lichtenstein hernia repair procedures. Arch Surg. 1998;133:974–8.
3. Danielsson P, Isacson S, Hansen MV. Randomized study of Lichtenstein compared with Shouldice inguinal hernia repair by surgeons in training. Eur J Surg. 1999;165:49–53.
4. Nordin P, Bartelmess P, Jansson C, et al. Randomized trial of Lichtenstein versus Shouldice hernia repair general surgical practice. Br J Surg. 2002;89:45–9.
5. Stoppa R, Chevrel JP. Hernias and surgery of the abdominal wall. 2nd ed. New York: Springer; 1997.
6. Bendavid R, Chevrel JP. Hernias and surgery of the abdominal wall. 2nd ed. New York: Springer; 1997.
7. Desarda MP. Inguinal herniorrhaphy with an undetached strip of external oblique aponeurosis: new approach used in 400 patients. Eur J Surg. 2001;167:443–8.
8. Szopinski J, Dabrowiecki S, Pierscinski S, Jackowski M, Jaworski M, Szuflet Z. Desarda versus Shouldice technique for primary inguinal hernia treatment: 3-year results of a randomized clinical trial. World J Surg. 2012;36(5):984–92.
9. Bloodgood JC. Operations on 459 cases of hernia in the Johns Hopkins Hospital from, June, 1889 to January, 1899. Baltimore: Friedenwald Co; 1899.
10. Losanoff JE, Millis JM. Aponeurosis instead of prosthetic mesh for inguinal hernia repair: neither physiological nor new. Hernia. 2006;10(2):198–9; author reply 200–2002.
11. Amid PK. Groin hernia repair: open techniques. World J Surg. 2005;29(8):1046–51.
12. Amid PK, Shulman AG, Lichtenstein IL. Critical scrutiny of the open tension-free hernioplasty. Am J Surg. 1993;165:369–71.
13. Amid PK. Causes, prevention, and surgical treatment of post- herniorrhaphy neuropathic inguinodynia: triple neurectomy with proximal end implantation. Hernia. 2004;8:343–9.
14. Lichtenstein IL, Shore JM. Simplified repair of femoral and recurrent inguinal hernias by a "plug" technic. Am J Surg. 1976;132:121.
15. Gilbert AI. Sutureless repair of inguinal hernia. Am J Surg. 1992;163:331–5.
16. Rutkow IM, Robbins AW. "Tension-free" inguinal herniorrhaphy: a preliminary report on the "mesh plug" technique. Surgery. 1993;114:3–8.
17. Chuback JA, Singh RS, Sills C, et al. Small bowel obstruction resulting from mesh plug migration after open inguinal hernia repair. Surgery. 2000;127:475–6.
18. Tokunaga Y, Tokuka A, Oshumi K. Sigmoid colon diverticulosis adherent to mesh plug migration after open inguinal hernia repair. Curr Surg. 2001;58:493–4.
19. Benedetti M, Albertario S, Niebel T, et al. Intestinal perforation as a long-term complication of plug and mesh inguinal hernioplasty: case report. Hernia. 2005;9:93–5.
20. Murphy JW, Misra DC, Silverglide B. Sigmoid colonic fistula secondary to Perfix plug left inguinal

hernia repair. Hernia. 2006;10:436–8.

21. Zubaidi A, Al Saghier M, Kabbani M, Abdo A. Colocutaneous fistula after mesh plug inguinal hernia repair—a delayed complication. Ann Saudi Med. 2006;26:385–7.

22. Stout CL, Foret A, Christie DB, Mullis E. Small bowel volvulus caused by migrating mesh plug. Am Surg. 2007;73:796–7.

23. Ishiguro Y, Horie H, Satih H, Miyakura Y, Yasuda Y, Lefor AT. Colocutaneous fistula after left inguinal hernia repair using the mesh plug technique. Surgery. 2009;145:120–1.

24. Moorman ML, Price PD. Migrating mesh plug: complication of well-established hernia repair technique. Am Surg. 2004;70:298–9.

25. Yamamoto S, Kubota T, Abe T. A rare case of mechanical bowel obstruction caused by mesh plug migration. Hernia. 2014;19(6):983–5.

26. Amid PK. Classification of biomaterials and their related complications in abdominal wall hernia surgery. Hernia. 1997;1:12–9.

27. Dieter RA. Mesh plug migration into scrotum: a new complication of hernia repair. Int Surg. 1999;84:57–9.

28. Kingsnorth AN, Hyland ME, Porter CA, et al. Prospective double- blind randomized study comparing Perfix plug-and-patch with Lichtenstein patch in inguinal hernia repair: one year quality of life results. Hernia. 2000;4:255–8.

29. Lo DJ, Bilimoria KY, Pugh CM. Bowel complication after prolene hernia system (PHS) repair: a case report and review of the literature. Hernia. 2008;12:437–40.

30. Stoppa R, Petit J, Abourachid H, Henry X, Duclaye C, Monchaux G, Hillebrant JP. Original procedure of groin hernia repair: interposition without fixation of Dacron tulle prosthesis by subperitoneal median approach. Chirurgie. 1973;99:119–23.

31. Rives J, Lardennois B, Flament JB, Convers G. The Dacron mesh sheet, treatment of choice of inguinal hernias in adults. Apropos of 183 cases. Chirurgie. 1973;99:564–75.

32. Kugel RD. Minimally invasive, nonlaparoscopic, preperitoneal, and sutureless, inguinal herniorrhaphy. Am J Surg. 1999;178:298–302.

33. Pélissier EP, Blum D, Ngo P, Monek O. Transinguinal preperitoneal repair with the Polysoft patch: prospective evaluation of recurrence and chronic pain. Hernia. 2008;12:51–6.

34. Peeters E, Joniau S, Van Poppel H, Miserez M. Case-matched analysis of outcome after open retropubic radical prostatectomy in patients with previous preperitoneal inguinal hernia repair. Br J Surg. 2012;99(3):431–5.

35. Haifler M, Benjamin B, Ghinea R, Avital S. The impact of previous laparoscopic inguinal hernia repair on radical prostatectomy. J Endourol. 2012;26(11):1458–62.

36. Brunocilla E, Vece E, Lupo S, et al. Preperitoneal prosthetic mesh hernioplasty for the simultaneous repair of inguinal hernia during prostatic surgery: experience with 172 patients. Urol Int. 2005;75(1):38–42.

37. Antunes AA, Dall'oglio M, Crippa A, Srougi M. Inguinal hernia repair with polypropylene mesh during radical retropubic prostatectomy: an easy and practical approach. BJU Int. 2005;96(3):330–3.

38. Savetsky IL, Rabbani F, Singh K, Brady MS. Preperitoneal repair of inguinal hernia at open radical prostatectomy. Hernia. 2009;13(5):517–22.

39. Pélissier E, Ngo P. Subperitoneal inguinal hernioplasty by anterior approach, using a memory-ring patch. Preliminary results. Ann Chir. 2006;131:590–4.

40. Koning GG, de Schipper HJ, Oostvogel HJ, Verhofstad MH, Gerritsen PG, van Laarhoven KC, et al. The Tilburg double blind randomised controlled trial comparing inguinal hernia repair according to Lichtenstein and the transinguinal preperitoneal technique. Trials. 2009;10:89.

41. Koning GG, Keus F, Koeslag L, Cheung CL, Avçi M, van Laarhoven CJHM, Vriens PWHE. Randomized clinical trial of chronic pain after the transinguinal preperitoneal technique compared with Lichtenstein's method for inguinal hernia repair. Br J Surg. 2012;99:1365–73.

42. Willaert W, De Bacquer D, Rogiers X, Troisi R, Berrevoet F. Open preperitoneal techniques versus Lichtenstein repair for elective inguinal hernias. Cochrane Database Syst Rev. 2012;7:CD008034.

43. Wantz GE. Technique of properitoneal hernioplasty. Unilateral reinforcement of the visceral sac with Mersilene giant prosthesis. Chirurgie. 1994;119(6–7): 321–6.

44. Koning GG, Andeweg CS, Keus F, van Tilburg MWA, van Laarhoven CJHM, Akkersdijk WL. The transrectus sheath preperitoneal mesh repair for inguinal hernia: technique, rationale, and results of the first 50 cases. Hernia. 2012;16(3):295–9.

45. Prins MW, Koning GG, Keus EF, et al. Study protocol for a randomized controlled trial for anterior inguinal hernia repair: transrectus sheath preperitoneal mesh repair compared to transinguinal preperitoneal procedure. Trials. 2013;14:65.

第 43 章

腹腔镜下经腹腹膜前疝修补术(TAPP)

Sergio Roll，James Skinovsky

引言

由于更轻的术后疼痛和更快的术后恢复，越来越多的腹股沟疝和股疝采用腹腔镜进行修补[1]。腹腔镜腹股沟疝和股疝修补术是从疝缺损的后方进行修补，即腹膜前间隙放置补片。这种疝修补的方法是应用腹腔镜技术进入腹膜前间隙解剖层面。两种腹腔镜修补腹股沟疝和股疝的常用方法是经腹腹膜前疝修补术(TAPP)和完全腹膜外疝修补(TEP)术。

这里将讨论经腹腹膜前腹腔镜疝修补(TAPP)。

患者的喜好可能对术式选择有很大作用，但是外科专家意见也至关重要。资料显示随着术者腹腔镜经验的增加，疝的复发率明显下降。腹腔镜疝修补的学习曲线认为大多数在 50~75 例。有经验的术者(>75 例)疝的复发率非常低[2]。TAPP 的腹股沟疝修补学习曲线比开放修补要长，一些研究提示 TEP 的学习曲线高达 250 例[3]。

通常认为 TAPP 容易教授和学习，尽管文献中没有 1 级证据支持这个观点。

两种微创技术对于开放术后的复发疝被认为是比较有效的方法，前提是术者必须有足够的经验[2]。

根据一些 TAPP 和 TEP 的对比系统研究，两种术式似乎都比开放疝修补术效果更好，尽管还没有充足的证据表明 TAPP 比 TEP 效果更好[4]。

为什么选择TAPP

1.TAPP 可进行充分的腹腔内探查。

2.可以同时查看双侧腹股沟区(可发现隐匿性疝；对于在影像学检查阴性而临床上怀疑腹股沟疝的患者，TAPP 对于疝的确认和位置有更好的视野暴露)。

3.当你进入腹腔，即使没有解剖腹膜，你也可以透过腹膜看到解剖学标志。

4.能够实现整个耻骨肌孔的充分探查。

5.嵌顿疝能够直视，并能评估可疑的绞窄组织。

6.盆腔手术史——进行过盆腔腹膜前游离手术的患者，难以进行单纯的全腹膜外暴露。

7.女性的腹股沟斜疝通常简单，因为疝囊经常黏附于子宫圆韧带。

8.比较容易教学。

TAPP的禁忌证

绝对禁忌证很少。通常为不能耐受全身麻醉者，尽管也有报道采用椎管内麻醉完成本术式。其他的一些患者因素包括凝血异常、腹腔内感染，这些可能会影响合成补片的应用[5]。

相对禁忌证包括之前腹腔手术史，尤其盆腔手术史和前列腺根治性切除病史(手术更加困难而且并发症更多)。巴西一个大的多中心临床试验研究显示，6955 个腹股沟疝患者行了 8549 例 TAPP 修补,仅仅2.3%的手术中存在并发症,膀胱损伤为最多见。

注释:巨大的腹股沟阴囊疝修补是个挑战,因为腹腔镜下还纳斜疝疝囊相当困难,因此我们经常采用Lichtenstein术式。

术前的评估和准备

术前准备包括血栓的预防和预防性应用抗生素。为了降低膀胱损伤的风险,手术前要排空膀胱。考虑到手术的潜在难度,我们在最开始的几例事先留置尿管[7]。

手术前的准备

仪器的准备

合适的仪器需要准备好,麻醉前腹腔镜设备要确认处于工作状态。近些年,我们应用5mm 30°腹腔镜,2个5mm套管针,和一个10/12mm套管针。

补片的选择

根据最近的资料显示,轻量型补片比重量型补片有优势。尽管没有提高术后的生活质量,但是轻量型补片引起的术后慢性腹股沟区疼痛更小[8]。笔者更倾向于选择大网孔轻量型聚丙烯补片(35~45g/m²)。补片的大小取决于分离过程中的解剖情况及疝缺损类型。合适补片的大小是15cm×15cm和30cm×30cm。尽管在大多数病例中我们使用15cm×12cm,但是在一些复发疝的病例,我们用更大的补片(17cm×14cm)[9]。

补片应该足够大,保证超过缺损边缘。补片可以是椭圆和矩形,或者适合耻骨肌孔的形状。

通常未镀膜的聚丙烯和聚酯补片被应用于腹腔镜修补,因为补片可能被腹膜覆盖,因此与腹膜腔隔开。当腹膜很薄或者破损,关闭腹膜困难或不能修补时,可应用镀膜的聚丙烯、聚酯补片或者其他类型的可用于腹腔内的补片[10]。

注释:对于双侧疝,由于处理及放置轻量型补片困难,可以应用一个大的补片覆盖双侧缺损。

补片固定

尽管在TAPP手术中有些外科医生认为补片无须固定,但是我们仍建议固定补片,以避免补片移位和挛缩。我们应用可吸收钉枪或者纤维蛋白胶固定补片[11](图43.1)。

在腹腔镜修补术后出现的神经痛通常是由于钉合固定造成神经损伤所致。如果在术后恢复期或者术后马上出现严重的腹股沟区疼痛,应该首先考虑这种并发症。神经在腹腔镜疝手术中无须常规显露,可通过遵循一些策略来防范其受到损害:避免在髂耻束下方和性腺血管外侧钉合(容易损伤外侧皮神经和生殖股神经股支),尽量避免分离神经,导致它们直接接触补片[12]。

注释:最近一些年,由于对术后慢行疼痛的关注增加,我们明显减少补片固定的位点数目,目前我们一般固定4~5个位点(图43.2)。

修补技术

患者和团队的位置

患者仰卧位,双手收拢。手术中患者采用头低

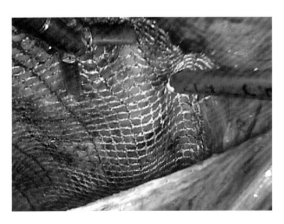

图43.1　左侧——补片固定应用可吸收钉枪。

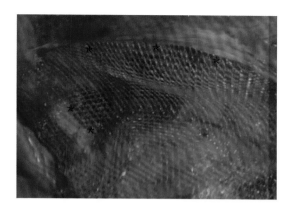

图43.2　右侧——补片固定(五星代表固定点)。

脚高位15°~20°，有利于操作视野的暴露和让肠管远离分离区域。

术者需要站在拟修补缺损的相反位置；手术护士站在术者的前面，扶镜助手站在患者的头侧，术者的同侧。或者，助手可以在疝的同侧，将镜子通过同侧的通道进入。显示器在手术台的脚侧(图43.3)。

经腹腹膜前修补的手术步骤

腹膜腔的进入是通过标准的气腹针方式建立气腹的。脐上切口然后放置 5mm 套管针(笔者应用 5mm 30°腹腔镜)。一旦腹腔通道建立成功，我们探查腹腔有无其他病变。

我们在脐两侧水平位置放置另两个套管针。这个过程中要小心，避免损伤腹壁浅血管。可以通过腹壁的透视很容易看到血管来避免损伤[13](图43.4)。

注释：通过后入路治疗腹股沟疝的优势在于三种疝(直疝、斜疝和股疝)的缺损均能直观看到。

我们采用 5mm 30°腹腔镜探查腹股沟区解剖。我们需要确认腹壁下血管、腹股沟管内环及精索血管和输精管。以上三者形成所谓的 "奔驰之星" 标志。这些很容易透过腹膜加以确认[14]图43.5a，b)。

在疝缺损或者内环上方切开腹膜 4~5cm，方向由脐内侧韧带向髂前上棘。我们通常向有神经区域打开腹膜。因此，在切开前，我们进行标记，脐内侧韧带、髂前上棘和两者之间的连线 (图 43.6 和图 43.7)。分离就在腹膜前的无血管层面，即在腹膜和腹横筋膜之间游离显露整个耻骨肌孔。不要将腹膜前脂肪从腰大肌及神经上分离，这很重要。

腹膜前间隙游离结束后，术者应该辨认腹壁下血管、输精管、精索、髂血管、膀胱、腰大肌、神经位置以及疝缺损。疝缺损上方和内侧广泛游离 3~4cm 正常筋膜以保证足够的补片覆盖区域，这是很重要的(图 43.8)。

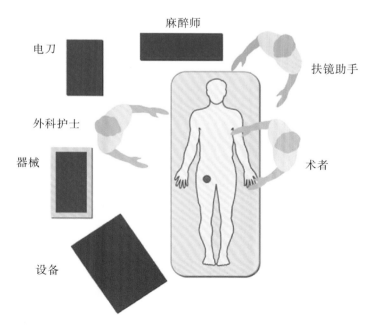

图43.3　患者和团队的站位。

图43.4   套管针位置。

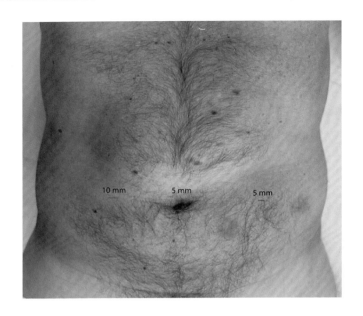

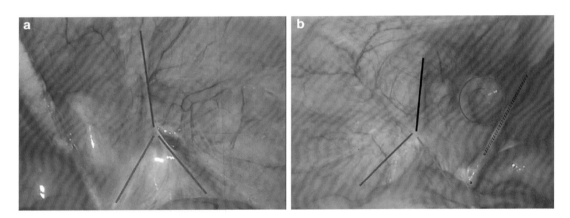

图43.5   (a)右侧——腹壁下血管,精索血管,输精管("奔驰标志")。(b)左侧——腹壁下血管,精索血管,输精管,脐内侧韧带和直疝。

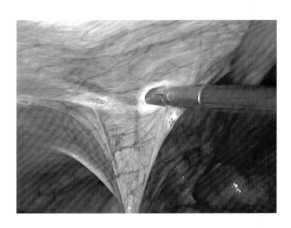

图43.6   左侧——打开腹膜。

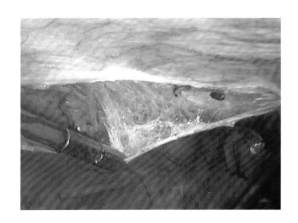

图43.7   左侧——打开腹膜。

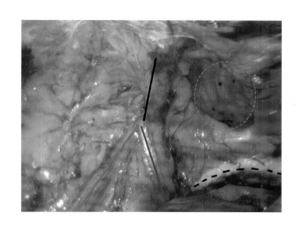

图43.8　左侧-腹膜前间隙游离。

对于斜疝,精索结构是分离的,且很容易和周围组织游离。分离过程中,通常在精索组织的前外侧确认斜疝疝囊,并且和它黏附在一起。将疝囊与精索组织分离的过程中,要小心处理输精管和精索血管以减少损伤。假如疝囊很小,应该将它从精索组织上完全游离并回纳至腹腔。有时遇到特别大的疝,这种情况下,疝囊需要在内环远端切断,形成的腹膜缺损应用缝合或者圈套的方式关闭。远侧疝囊断端要保持开放以防止形成积液或者积血[15]。

直疝疝囊较斜疝疝囊容易剥离。一旦腹膜前间隙横向的分离结束,通过分离耻骨肌孔上覆盖的腹膜就可以暴露直疝缺损。当还纳直疝疝囊时,会出现“假疝囊”,它是由覆盖和黏附在腹膜上、分离过程中陷入腹膜前间隙的腹横筋膜所形成。这层必须和真疝囊分离开,以保证腹膜完全游离回到腹腔。一旦假疝囊被完全游离,会明显向前缩回到直疝缺损内。我们需要让那些刚开始做 TAPP 的外科医生认识到,“假疝囊”是薄弱的腹横筋膜而不是真正的疝囊。在放置补片前,我将腹横筋膜“假疝囊”固定于前腹壁,以减少术后患者血清肿的发生(图43.9a-c)。

卷曲补片(最小要 15cm×12cm),放入腹膜前间隙覆盖整个耻骨肌孔,包括直疝、斜疝和股疝的区域。笔者比较担心直疝的复发,所以分离超过中线,用一个大的补片并将其固定(图43.10)。

注释:一些医生将补片纵行或者横行剪开以便于更好地适合精索结构。然而笔者更喜欢简单地将补片覆盖精索。

笔者总是固定补片,大多数应用可吸收钉枪,一些病例应用纤维蛋白胶。补片固定的标记是耻骨结节、耻骨梳韧带、腹直肌后鞘和腹横筋膜(在疝环缺损上方至少 3cm 位置和髂前上棘,以防止补片的移位。应用钉枪固定外侧时,一定要在腹壁外相反的方向感受器械的头部,以此确认固定点在腹股沟韧带的上方。补片应该覆盖整个腹股沟区的后壁,因为补片皱缩率在 10%~30%,补片不要牵拉太紧,最好有点“松弛”[16]。

注释:不要在髂耻束下方输精管和腹壁下血管的外侧钉和固定,以降低损伤神经和血管结构的风险。这个区域包含“疼痛三角”,包含股外侧皮神经和生殖股神经生殖支,以及相邻的“死亡三角”,其内包括髂外动脉和静脉,界线内侧为输精管,外侧为生殖血管(图 43.11)。

补片放置结束后,腹膜应用连续缝合或者钉合关闭。腹膜间不要留空隙,以确保补片与内脏隔离,以防止小肠在腹膜的空隙形成疝或梗阻[17](图43.12a,b)。腹腔镜 TAPP 腹股沟疝修补。

TAPP 术后复发的机制是从下方发生的,具体原因是肌耻骨孔的下缘覆盖不充分,或者由于补片移位。因此,在缝合和放气的过程中确认补片的位置非常重要,因为在缝合过程中,腹膜衬下缘的补片有可能折叠,所以腹腔放气及套管针拔出过程都要在直视下监视。10mm 套管针通道的筋膜应该缝合,以防止将来形成针孔疝。

术后护理和随访

多数腹腔镜疝修补手术在门诊完成。如果没有禁忌证,术后疼痛应用非甾体类抗炎药或同时应用少量的镇定药通常能得到很好的控制。

笔者建议每天腹股沟区应用冰袋 4 次,连用两天,接下来的两天局部热敷。笔者主张腹股沟区保护一个月(疝气带支持)。

并发症

每一种疝的修补,术后都有可能出现并发症。

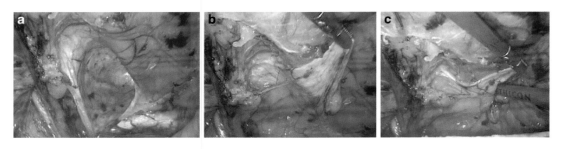

图43.9 (a)左侧——直疝。(b)"假疝囊"是"薄弱"的腹横筋膜。(c)左侧——腹横筋膜的固定("假疝囊")在前腹壁。

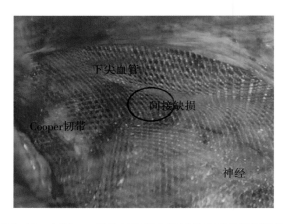

图43.10 右侧——补片的放置和透过补片可见解剖结构。

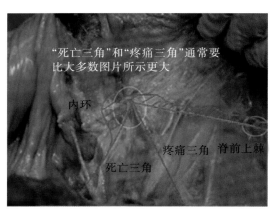

图43.11 右侧——"死亡三角"和"疼痛三角"。腹股沟神经的后面解剖——德国汉堡威廉斯堡毛砂医院疝中心的Wolfgang Reinpold博士进行的30具尸体的解剖。

主要有两种类型的并发症：腹腔镜技术相关的以及和手术相关的。

TAPP术后的并发症发生概率很低。R. Bittner 2002年在英国外科杂志发表常规腹腔镜TAPP修补腹股沟疝发生并发症的概率为2.6%[18]。

在1991年2月到2001年4月期间，笔者治疗了803例患者：TAPP治疗445例（55.4%），TEP治疗358例（44.6%）。手术中的并发症是2.8%，最严重的并发症是发生一例膀胱损伤。235例（29.6%）患者出现术后并发症。10例（1.2%）复发；其中TAPP 9例，TEP 1例。

注释：在笔者的经验中，腹股沟阴囊疝有较高的并发症发生率，如血清肿，术后疼痛，出血，输精管损伤和睾丸炎。

推荐

	TAPP	TEP
常规		×
腹部手术史		×
双侧疝		×
腹股沟阴囊疝	×	
嵌顿疝	×	
疝 & 诊断	×	
复发疝	×	
疝和胆囊切除		×
腹膜前手术史	×	
禁忌证-全身麻醉		×

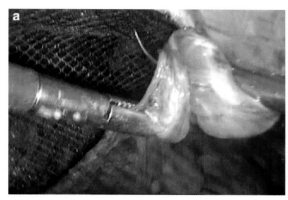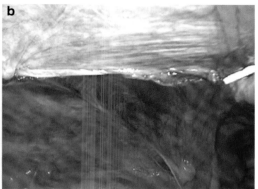

图43.12　(a)右侧——开始关闭腹膜襻(连续缝合)。(b)右侧——连续缝合完成后的样子。

TAPP 是一个有效和安全的技术。在所有的腹股沟疝和股疝的患者可以作为一种标准术式来实施。它比较简单易学,也容易教授。

(孟相真　译)

参考文献

1. Kavic M, Roll S. Laparoscopic transabdominal preperitoneal hernia repair (TAPP). In: Bendavid R, Abrahamson J, Arregui M, Flament J, Phillips E, editors. Abdominal wall hernias—principles and management. New York: Springer; 2001. p. 454–63.
2. Bittner R, Arregui ME, Bisgaard T, Dudai M, Ferzli GS, Fitzgibbons RJ, et al. Surg Endosc. 2011;25(9): 2773–843.
3. Edwards CC, Bailey RW. Laparoscopic hernia repair: the learning curve. Surg Laparosc Endosc Percutan Tech. 2000;10(3):149–53. (Neumayer L, Giobbie-Hurder A, Jonasson O, Fitzgibbons R Jr, Dunlop D, Gibbs J, et al. Open mesh versus laparoscopic mesh repair of inguinal hernia. N Engl J Med. Apr 29 2004;350(18):1819-27.
4. Cavazzola LT, Rosen MJ. Surg Clin N Am. 2013;93: 1269–79.
5. Zacharoulis D, Fafoulakis F, Baloyiannis I, Sioka E, Georgopoulou S, Pratsas C, Hantzi E, Tzovaras G. Laparoscopic transabdominal preperitoneal repair of inguinal hernia under spinal anesthesia: a pilot study. Am J Surg. 2009;198(3):456–9.
6. Agresta F, Mazzarolo G, Balbi P, Bedin N. Inguinal-scrotal hernias in young patients: is laparoscopic repair a possible answer? Preliminary results of a single-institution experience with a transabdominal preperitoneal approach. Hernia. 2010;14(5):471–5.
7. McCormack K, Wake BL, Fraser C, et al. Transabdominal pre-peritoneal (TAPP) versus totally extraperitoneal (TEP) laparoscopic techniques for inguinal hernia repair: a systematic review. Hernia. 2005;9(2):109–14.
8. Nikkolo C, Lepner U, Murrus M, Vaasna T, Seepter H, Tikk T. Randomised clinical trial comparing light-weight mesh with heavyweight mesh for inguinal hernioplasty. Hernia. 2010;14(3):253–8.
9. Cobb WS, Kercher KW, Heniford BT. The argument for lightweight polypropylene mesh in hernia repair. Surg Innov. 2005;12(1):63–9.
10. Hatzitheofilou C, Lakhoo M, Sofianos C, Levy RD, Velmahos G, Saadia R. Laparoscopic inguinal hernia repair by an intraperitoneal onlay mesh technique using expanded PTFE: a prospective study. Surg Laparosc Endosc. 1997;7(6):451–5.
11. Kapiris S, Mavromatis T, Andrikopoulos S, et al. Laparoscopic transabdominal preperitoneal hernia repair (TAPP): stapling the mesh is not mandatory. J Laparoendosc Adv Surg Tech A. 2009;19:419.
12. Drake RL, Vogl AW, Mitchell AWM. Gray's Anatomy for Students. Philadelphia: Churchill-Livingstone; 2004. p. 258–65.
13. Roll S, dePaula A, Miguel P, Carim J, Campos FG, Hashiba K. Transabdominal laparoscopic hernioplasty using preperitonial mesh. In: Radcliffe R, editor. Inguinal hernia advances or controversies? Oxford: Oxford University Press; 1994. p. 261–4.
14. Spaw AT, Ennis BW, Spaw LP. Laparoscopic hernia repair: the anatomic basis. J Laparoendosc Surg. 1991;1(5):269–77.
15. Bittner R, Leibl BJ, Jäger C, Kraft B, Ulrich M, Schwarz J. TAPP—Stuttgart technique and result of a large single center series. J Minim Access Surg. 2006;2(3):155–9.
16. Richards SK, Vipond MN, Earnshaw JJ. Review of the management of recurrent inguinal hernia. Hernia. 2004;8(2):144–8.
17. Ross SW, Oommen B, Kim M, Walters A, Augenstein V, Heniford BT. Tacks, staples, or suture: method of peritoneal closure in laparoscopic transabdominal preperitoneal inguinal hernia repair effects early quality of life. Surg Endosc. 2015; 29(7):1686–93.
18. Bittner R, Schmedt C-G, Schwarz J, Kraft K, Leibl BJ. Laparoscopic transperitoneal procedure for routine repair of groin hernia. Br J Surg. 2002;89(8): 1062–6.

第 44 章

腹腔镜完全腹膜外(TEP) 腹股沟疝修补术

Tammy Kindel, Dmitry Oleynikov

引言

　　腹腔镜完全腹膜外修补(TEP)在过去 15 年中比较流行,作为替代开放李金斯坦(Lichtenstein)术式治疗原发单侧腹股沟疝被广泛接受,原因为其复发率与开放手术类似却有较少的术后疼痛,以及较早的活动及回到工作岗位时间[1,2]。对比于开放无张力腹股沟疝修补,TEP 和 TAPP 在最初两年的结果是令人失望的,因为复发率较高和腹腔镜相关的并发症 (腹腔镜为 10.1% 和 39%;而开放为 4.9% 和 33.4%)[4]。然而对 TEP 更进一步的单独研究发现其与开放的李金斯坦(Lichtenstein)术有相似的复发率[5,6]。最近的荟萃偏差分析和随机对照试验序列分析显示 TEP 与开放途径在复发率上并无显著性差异[6]。与开放无张力疝修补术相比,TEP 早期的术后疼痛以及长期的中重度慢性疼痛明显减少[7-9]。

　　早期认为 TEP 不如开放或者 TAPP 的原因是 TEP 需要长的学习曲线[10,11]。由于腹膜前间隙操作空间受限及不熟悉解剖方位,TEP 最开始的学习曲线在 30~50 例[12,13]。甚至 50 例过后,复发率和手术中并发症的数目都没有明显降低。手术时间、中转开放率及术后并发症在 250 例之后才能逐渐改善[14]。新手如果想缩短学习曲线,除了在一名有丰富经验的腹腔镜腹股沟疝术者指导外,还需要 Stoppa 腹膜前路径的仿真模拟训练,如果转为开放手术,可提高解剖的熟练度[13,15]。而且为了积累 TEP 的经验,患者选择要小心,建议选择年轻的、瘦的、男性、单侧疝、未降入阴囊,而且没有既往腹部手术史的患者[16]。

TEP修补患者的选择

适应证

　　如前文所述,TEP 对于开放手术复发的腹股沟疝或者对于双侧腹股沟疝都是非常好的选择。对于原发的单侧的腹股沟疝,只要患者能够耐受全身麻醉同时没有禁忌证,TEP 修补是术者偏爱的选择。如下面讨论所述,TEP 还有其他的优点, 如可探查发现隐匿疝、对侧疝[3]。

禁忌证

　　那些不能耐受全身麻醉而最好应用局部麻醉的患者,镇静或者硬膜外麻醉的患者不适合行 TEP 手术。慢性的嵌顿疝或者阴囊疝一般来说是腹腔镜的相对禁忌证。然而这些病例可以在有经验的医生手中成功完成。传统的 TEP 辅助措施包括放置尿管有助于 Retzius 间隙的建立, 结扎腹壁下血管有助于术者操作,切开腹横筋膜悬吊带亦有助于直疝疝囊的还纳[17]。

　　对于高度怀疑肠管缺血急性嵌顿的患者,TEP 是禁忌证。如果没有肠管受累的危险可考虑 TEP。与其他的慢性嵌顿疝的治疗方式类似,经常需要切开松弛,以完成急性期疝囊内容物的还纳。对于直疝,前内侧切开可直接达到疝囊,小心勿伤及腹壁下血管及髂血管。松弛切开腹横筋膜吊带便于斜疝的分离,而对于股疝在髂耻束和(或)陷窝韧带前内侧切开便于操作[18]。我们提倡在所有急性嵌顿或者新形成梗阻的病例打开疝囊，明确肠管的活力，如果存在缺血则观察缺血的恢复情况。

疝囊和腹膜可以稍后关闭，腹腔内气体排出来以保证腹膜前的视野。

对于那些腹膜有过创伤史的患者，如前列腺切除术后，我们也推荐使用开放的途径完成手术而不是 TEP 修补[19]。

TEP-IHR的技术考量

1.建立腹膜前间隙。患者平卧位在手术床上，双手并拢加适当保护。如果是复发疝或者大的阴囊疝，需要放置导尿管；或者患者可以在进入手术室前排空膀胱以避免尿管插入。脐下中线做弧形切口。找到腹直接前鞘。切开患侧腹直肌前鞘至中线，腹直肌拉向外侧。这样可以显露腹直肌后鞘，可用手指钝性将腹直肌向前向外分离。在大多数腹直肌肌腹内侧进入腹直肌后间隙要格外小心，防止肌肉出血。一个 S 型的或者军用牵引器可以放置在腹膜前间隙来帮助插入分离气囊。分离气囊应该朝着耻骨方向轻柔插入。一旦到达耻骨，我们将气囊放在耻骨下，在镜子的监视下给分离气囊充气。然后将套管针留在这个空间，分离气囊移除，留下一个气囊的间隙，然后腹膜前间隙充二氧化碳，维持压力在 15mmHg。45°角 10mm 腹腔镜帮助显示腹股沟区的腹膜前间隙。2 个 5mm 套管针放置在中线。第一个放置在耻骨上，第二个在套管针气囊的下缘。

2.显露耻骨结节和耻骨梳韧带。应用钝性的剥离器进行最初的分离来显露中线处耻骨和耻骨梳韧带(图 44.1)。膀胱应该轻轻地从耻骨后分离，以避免放置补片时造成损伤。要小心耻骨表面的交叉血管，避免明显的静脉出血。

3.股疝和直疝的辨认。在到达股静脉前疝已经确认，并且疝在耻骨梳韧带的外侧，这种疝是股疝。此时陷窝韧带的内上方应该显露分离以利于股疝内容物还纳。如果没有发现股疝，如图 44.2 所示，耻骨梳韧带上方直疝区域仍有纤维脂肪组织存在，这种疝为直疝。这些脂肪组织分离之后可以看到腹横筋膜。如果发现一个大的直疝，将腹横筋膜薄弱形

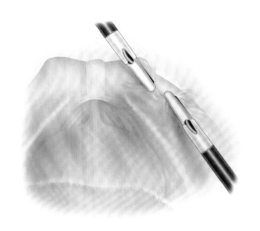

图44.1　在膀胱和结缔组织下缘之间游离以显露耻骨和耻骨梳韧带。

成的假疝囊安全地钉到耻骨梳韧带上，可一定程度上降低术后血清肿的发生。

4.斜疝的证实。外侧空间要充分地游离以利于稍后的补片放置。显露腹壁的肌肉可能导致出血，游离间隙时要小心，将腹膜前脂肪留在腹壁一侧，减少肌肉及神经的损伤。完全游离内环内外侧，抓住精索内容物，向外侧牵拉。这时在精索内侧要注意早期辨认及保护输精管及精索血管(图 44.3)。输精管及精索血管要充分地从斜疝疝囊游离。一旦斜疝疝囊孤立，两把抓钳配合，内侧手反相牵拉远离

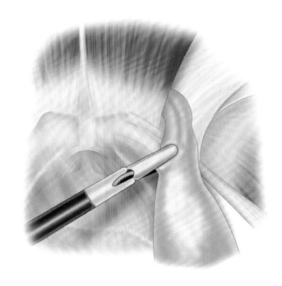

图44.2　一旦耻骨梳韧带及外侧股血管显露，仍有脂肪组织在耻骨梳韧带上方，可以确认存在直疝。

内环使疝囊和内容物完全还纳。

5.补片放置。我们喜欢应用轻量、大网孔、永久的可以覆盖直疝、斜疝、股疝的补片。通过脐部12mm套管针插入补片，补片在腹膜前间隙展开放置。补片的内侧面应该沿着耻骨超过中线至对侧至少1cm，以保证直疝充分的覆盖。

补片然后应用不可吸收钉固定在耻骨梳韧带及腹直肌后方(图44.4)。补片的外侧留有缝隙，通过输精管及精索血管，补片要展平无皱褶，最后下片要安全地覆盖上片，至少在髂前上棘的上方1cm，应用钉枪固定(图44.5)。小心避免损伤股外侧皮神经和生殖股神经以及股神经。

6.隐匿双侧腹股沟疝。我们团队对TEP术的患者术前诊断为单侧疝行双侧探查进行前瞻性研究[3]。22%的患者有隐匿的双侧疝。缘于此，我们提出常规探查对侧寻找隐匿疝，如果发现对侧疝，立即修补。采用同侧(有症状侧)类似的方式修补；选择性地分离空间，包括辨识耻骨梳韧带有助于辨认直疝区，然后辨认内环及精索内容物。从内到外分离腹膜返折，假如腹膜返折进入内环，可确认为斜疝，然后进行彻底的分离(图44.6)。如果将来对侧需要TEP修补，我们发现对侧的探查没有增加将来对侧疝的修补难度。

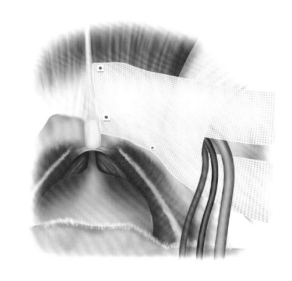

图44.4　补片应用不可吸收钉固定在耻骨梳韧带上。

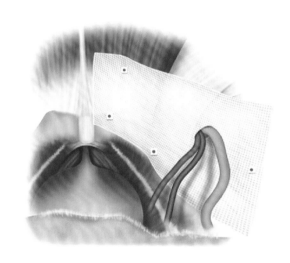

图44.5　补片放在外侧，内侧有修剪出缝隙适合精索，剪开处两片在外侧重叠以防止斜疝复发，在补片放入之前补片便剪大约10cm×15cm补片长轴一半的长度，1/3的补片在剪开处下方，2/3在上面。仅仅对直疝应用未剪的补片，确认腹膜的边缘在补片下缘的下方。

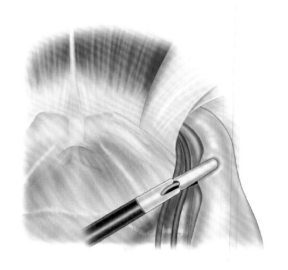

图44.3　精索内容物再次牵拉至外侧，内侧确认输精管和输精管血管。

结论

TEP不仅仅在复发和双侧疝的修补上是一个极好的方式，对于单侧腹股沟疝修补也是极好的修补方式。较长的学习曲线、复杂的后入路腹股沟解剖，限制了不习惯的外科医生对于腹膜前间隙的

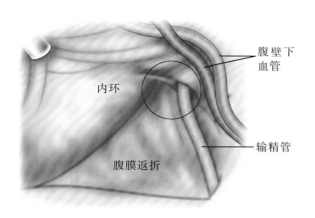

内环

腹壁下血管

输精管

腹膜返折

图44.6　暴露对侧直疝斜疝空间以发现隐匿腹股沟疝。在斜疝区可见精索内容物以及腹膜返折未进入内环；因此，对侧斜疝未发现。

TEP 应用。然而，由于较少的术后并发症，术中探查对侧腹股沟区方便，以及极好的远期预后，我们认为 TEP 术式是个良好的选择。

（孟相真　译）

参考文献

1. Heikkinen TJ, Haukipuro K, Koivukangas P, Hulkko A. A prospective randomized outcome and cost comparison of totally extra-peritoneal endoscopic hernioplasty versus Lichtenstein operation among employed patients. Surg Laprosc Endosc. 1998;8:338–44.
2. Pawanindra L, Kajla RK, Chander J, et al. Randomized controlled study of laparoscopic total extra-peritoneal versus open Lichtenstein inguinal hernia repair. Surg Endosc. 2003;17:850–6.
3. Bochkarev V, Ringley C, Vitamvas M, Oleynikov D. Bilateral laparoscopic inguinal hernia repair in patients with occult contralateral inguinal defects. Surg Endosc. 2007;21(5):734–6.
4. Neumayer L, Giobbie-Hurder A, Jonasson O, et al. Open mesh versus laparoscopic mesh repair of inguinal hernia. N Engl J Med. 2004;350:1819–27.
5. Pokorny H, Klingler A, Schmid T, et al. Recurrence and complications after laparoscopic versus open inguinal hernia repair: results of a prospective randomized multicenter trial. Hernia. 2008;12:385–9.
6. Koning GG, Wettersley J, van Laarhoven CJ, Keus F. The totally extraperitoneal method versus Lichtenstein's technique for inguinal hernia repair: a systematic review with meta-analyses and trial sequential analyses of randomized clinical trials. PLoS One. 2013;8:e52599.
7. Aigner F, Augustin F, Kaufmann C, Schlager A, Ulmer H, Pratschke J, Schmid T. Prospective, randomized-controlled trial comparing postoperative pain after plug and patch open repair with totally extraperitoneal inguinal hernia repair. Hernia. 2014;18(2):237–42.
8. Eklund A, Montgomery A, Bergkvist L, Rudberg C, et al. Chronic pain 5 years after randomized comparison of laparoscopic and Lichtenstein inguinal hernia repair. Br J Surg. 2010;97(4):600–8.
9. Bracale U, Melillo P, Pignata G, et al. Which is the best laparoscopic approach for inguinal hernia repair: TEP or TAPP? A systematic review of the literature with a network meta-analysis. Surg Endosc. 2012;26:3355–66.
10. Gass M, Banz VM, Rosella L, et al. TAPP or TEP? Population-based analysis of prospective data on 4,552 patients undergoing endoscopic inguinal hernia repair. World J Surg. 2012;36:2782–6.
11. Eker HH, Langeveld HR, Klitsie PJ, et al. Randomized clinical trial of total extraperitoneal inguinal hernioplasty vs Lichtenstein repair: a long-term follow-up study. Arch Surg. 2012;147:256–60.
12. DeTurris SV, Cacchione RN, Mungara A, et al. Laparoscopic herniorrhaphy: beyond the learning curve. J Am Coll Surg. 2002;194:65–73.
13. Pawanindra L, Kajla RK, Chander J, Ramteke VK. Laparoscopic total extraperitoneal (TEP) inguinal hernia repair: overcoming the learning curve. Surg Endosc. 2004;18:642–5.
14. Schouten N, Simmermacher RKJ, van Dalen T, et al. Is there an end of the "learning curve" of endoscopic totally extraperitoneal (TEP) hernia repair? Surg Endosc. 2013;27:789–94.
15. Kurashima Y, Feldman LS, Kaneva PA, et al. Simulation-based training improves the operative performance of totally extraperitoneal (TEP) laparoscopic inguinal hernia repair: a prospective randomized controlled trial. Surg Endosc. 2014;28:783–8.
16. Schouten N, Elshof JWM, Simmermacher RKJ, et al. Selecting patients during the "learning curve" of endoscopic totally extraperitoneal (TEP) hernia repair. Hernia. 2013;17:737–43.
17. Ferzli G, Kiel T. The role of the endoscopic extraperitoneal approach in large inguinal scrotal hernias. Surg Endosc. 1997;11(3):299–302.
18. Ferzli G, Shapiro K, Chaudry G, Patel S. Laparoscopic extraperitoneal approach to acutely incarcerated inguinal hernia. Surg Endosc. 2004;18:228–31.
19. Dulucq JL, Wintringer P, Mahajna A. Totally extraperitoneal (TEP) hernia repair after radical prostatectomy or previous lower abdominal surgery: is it safe? A prospective study. Surg Endosc. 2006;20(3):473–6.

第 45 章

扩展视野下完全腹膜外(eTEP)腹股沟疝修补术

Jorge Daes

引言

目前,有五种腹腔镜技术应用于腹股沟疝修补术:完全腹膜外修补(TEP),扩展视野下完全腹膜外修补(eTEP)、经腹腹膜外修补(TAPP)、腹腔内放置网片修补(IPOM)和还纳疝囊伴或不伴疝环关闭修补。我们坚信,对腹腔镜手术方式感兴趣的外科医生,应该熟练掌握以上所有可用的技术来满足所有患者的需要,以及在必要时,能够在不同的技术之间完成转换。

1996 年以来,我们倾向于在腹腔镜下对几乎所有腹股沟疝行腹膜外修补[1]。这种方法的主要优点是,它并不涉及进入腹腔,从而可减少肠道或血管的损伤,以及戳孔疝的发生[2,3]。这种为局部结构的显露提供广阔视野的方法,甚至可以在静脉镇静下的局部麻醉或区域阻值麻醉下完成[4,5]。

腹膜外入路基于经受了时间检验的 Rives-Stoppa 技术。然而,经典的 TEP 技术有几个缺点,包括在分离和放置补片空间受限,戳孔位置受限,气腹不耐受的可能以及教授和学习这一技术的难度。这些缺点可能解释了非腹腔镜专家对这一技术开展较少的原因[6]。

我们已经注意到在对 TEP 手术培训和教学过程中的难度,这促使我们对 TEP 技术进行改良,其理论基础是几乎在前腹壁的任何地方都可以进入腹膜前间隙。我们称这个改良后的方法为 eTEP;小写字母"e"代表"扩展视野"(extended view)。这项技术从第一次在《腹腔镜外科》(*Surgical Endoscopy*)上[7]发表以来,已经被规范化。

eTEP 技术最突出的特点是:

1.快速方便地创建的腹膜外间隙。

2.一个更大的手术操作区域。

3.灵活的套管安装部位,适用于更多临床适应证。

4.不阻碍腹壁化精索结构(近端解剖疝囊和腹膜)。

5.在大的腹股沟阴囊疝[8]情况下更容易处理远端疝囊[8]。

6.提高了对气腹相关并发症的耐受性。

eTEP的适应证

我们使用 eTEP 技术来修复大多数老年腹股沟疝病例;而在以下几种情况这项技术尤其有用。

1.对于年轻的外科医生:eTEP 是更易于掌握的手术技术。在我们临床专业培训阶段,大部分医师是仅仅有 TAPP 经验而没有 TEP 经验的。显然,在后来的调查中,80%的医生可以在他们的临床实践中开展 eTEP 技术。

2.对于肥胖或减肥后的患者:eTEP 能让外科医生避免在血管层面困难地操作;此外,皮肤整形也能在腹部更高或更薄的部位完成。

3.也适用于脐部和耻骨联合距离很短的患者。

4.既往有盆腔手术史的患者。

5.对于有经验的外科医师,eTEP 的适应证可以放宽,如大的阴囊疝、滑动性疝和嵌顿疝。这可能需要联合 5mm 腹腔镜经腹腔的辅助方式，来探查肠管的活力和帮助还纳嵌顿的疝内容物。

eTEP的关键技术问题

高清腹腔镜观察孔的放置

在大多数的单侧疝，10~12mm 切口放置在腹部与疝同侧，脐上 5cm 与脐平线向外侧 4cm 的部位（图 45.1）。这个切口可作为腹腔镜观察孔，但切口也可以改变放置在对侧腹部，尤其是前次有盆腔手术史、巨大阴囊疝、嵌顿疝、滑动性疝以及根据手术者的偏好习惯放置的情况（图 45.2）。对于双侧疝，观察孔可以放在两边的任何一侧。图 45.3 所示为标准 TEP 中腹腔镜观察孔放置的位置（红色标记），用垂直蓝色实线表示已在超声下标记的半月线的走行，以及用蓝色条纹显示出在 eTEP 技术腹腔镜观察孔可以放置的部位地点。同样，也可以定位对侧半月线作为观察孔放置的部位（图 45.4）。

最初的切口是在前鞘扩展，当筋膜显露后，用 11 号刀片逆行切开，这样可以放入手指在筋膜和肌肉中分离到达后鞘，这个部位肌肉很厚，是用人工分离腹直肌后间隙。带球囊的套管也可以通过这个途径到达耻骨棘，这是用球囊创造出手术空间。手术者和扶镜手站在疝的对侧。

操作孔的放置非常灵活

另外两个操作孔的放置可以根据每个的病例"个体化"放置。对于单侧疝，我们通常在脐孔下方的同侧疝的腹壁位置放置第二个套管作为操作孔（图 45.5）。另一个操作孔也可以放置在脐部套管的外侧略低的部位。当腹腔镜位于疝的对侧时，我们采用图 45.6 所示的放置，这是一个非常好的三角形布局。对于双侧疝，我们用图 45.7 和图 45.8 所示的放置，在这种情况下，再安置一个套管更符合人体力学的修补操作。

筋膜后方分离（道格拉斯线）

有些时候，腹直肌后鞘过低，导致腹膜前间隙的视野减少。在弓状线平面以下我们通常去分离它。这可以在 5mm 腔镜镜头的监视下，通过最低的操作孔完成。腹直肌后筋膜和腹膜在中线牢固粘连，但腹膜和后筋膜可以向侧方游离。通常我们通

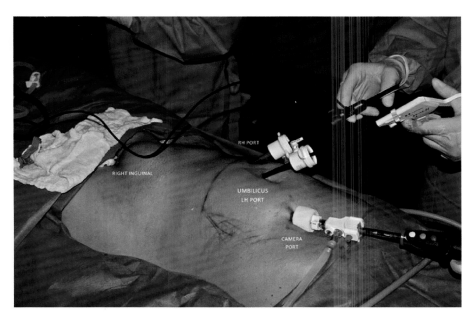

图45.1　左侧单纯腹股沟疝放置操作孔。腔镜观察孔位于脐疝外侧，与疝同侧。左手操作孔位于脐部。术者及镜手站在患侧。

图45.2 由于左下腹部有明确手术史,腔镜观察孔通常置于左侧,避开前次手术区,操作孔与观察孔形成三角形。

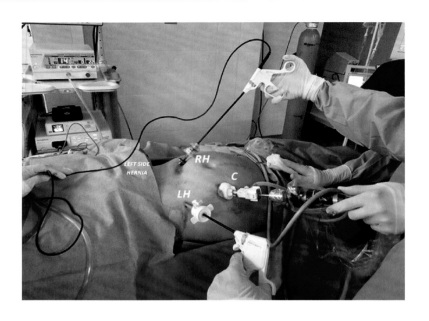

过一个操作孔,使用一把腹腔镜剪刀在道格拉斯线进行有限视野下的分离, 但是这样可能会切开腹膜导致气腹。

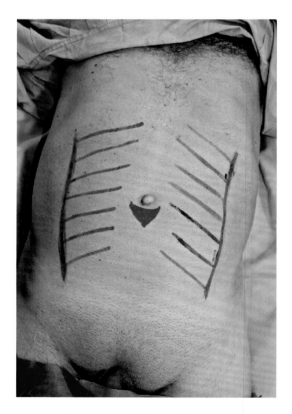

图45.3 传统TEP的腔镜观察孔如图所示,而eTEP手术推荐位于半月线上,如图中蓝色线条示意位置。

疝修补

一旦腹膜前间隙被建立,可以显露耻骨结节和Cooper韧带,辨认腹壁下血管以及向 Bogros 间隙充分分离。对于直疝,疝囊及内容物很容易从松弛的腹横筋膜上分离下来。对于斜疝,将疝囊向内侧牵拉,同时沿着精索结构侧方解剖,注意不要去抓持精索结构。通过斜疝疝囊和精索结构之间的蓝色透明膜状间隙可以完成斜疝的分离。大部分情况下,疝囊可以被完全分离后还纳。对于较大的阴囊疝,即疝囊延伸到阴囊的,我们可以结扎切断远端疝囊。尽可能地将疝囊和腹膜分离完成"精索壁化",以确保在最后能将补片放置在正确的部位。远端疝囊处理不当会导致迟发型血清肿、血肿以及假性积液。我们向侧方牵拉疝囊,借助外力可以将其钉合(有时缝合)在同侧腹壁的髂耻束上方,这样也可以有助于避免出现迟发性浆液肿[8]。对于大的直疝,将松弛的腹横筋膜钉合在 Cooper 韧带上有助于减少死腔。看到的精索脂肪瘤需要分离切除。当完成腹膜前间隙的分离后,需要准备一张补片来完全覆盖在腹股沟区的后壁。我们选用(15~17)cm×(10~12)

将稀释的布比卡因注入腹膜前间隙,缓慢放气,以确保腹内压将补片维持在疝囊和腹膜反折处的后方。

eTEP临床经验

2010 年 10 月到 2014 年 9 月,对 276 位患者实施了 307 侧 eTEP 修补术,所有患者都是随机入组的。其中有 6 例中转为 TAPP,无中转为开放手术的病例。有 2 例复发,1 例膀胱损伤在术中及时发现并处理,5 例浆液肿自行吸收。没有术后慢性疼痛的病例。

结论

eTEP 技术已经被疝外科普遍认为占有一席之地。外科住院医生在早期的实践中会发现这种技术比经典的 TEP 手术更容易掌握。它扩展了腹膜前间隙的手术视野,尤其是对于一些困难体型、脐孔-耻骨距离较短的和有盆腔外科手术史的患者。随着外科医生操作经验的积累,对传统 TEP 手术适应证可扩展到更复杂的情况。

(闵凯　译)

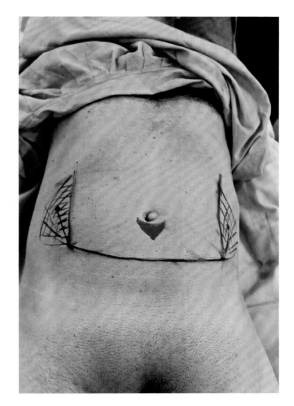

图45.4　eTEP的镜下腹膜前间隙的操作空间可以超越两侧半月线,这一操作有时是必要的。

cm、中量大网孔聚酯补片。对于较小的疝,可以选择性固定补片。我们通常将补片钉合在耻骨梳韧带、髂耻束以及高于腹股沟韧带上方的补片周围。最后

图45.5　右侧腹股沟疝套针孔的定位,右手操作孔置于脐部,左手操作孔位于左侧腹。

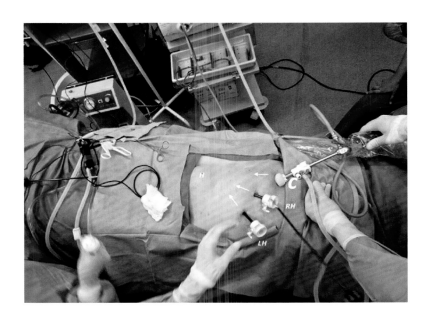

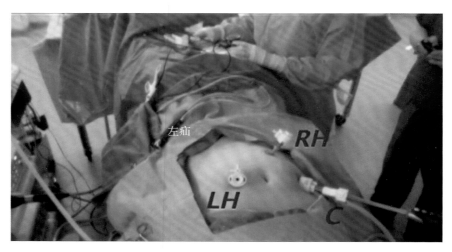

图45.6　左侧腹股沟阴囊疝操作孔的分布。腔镜观察孔位于右侧腹,两个操作孔与观察孔形成正三角形。

图45.7　双侧疝操作孔的分布。

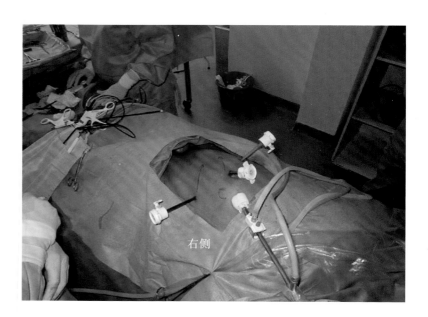

图45.8　双侧疝的操作孔分布。左侧疝的观察孔及两个操作孔,可另放置一套管针以辅助修补,但并非必需。

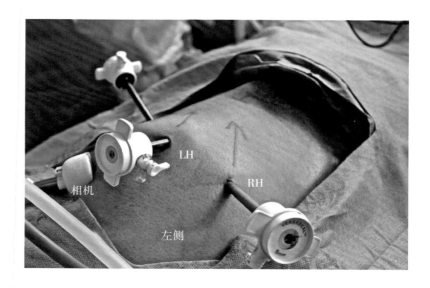

参考文献

1. Daes J. Reparo laparoscopico de la hernia inguinal. Experiencia de la Unidad de Laparoscopia. Clinica Bautista, Barranquilla, Colombia. Rev Colomb Circ. 1999;14:97–103.
2. Wake BL, McCormack K, Fraser C, Vale L, Perez J, Grant AM. Transabdominal preperitoneal (TAPP) vs totally extraperitoneal (TEP) laparoscopic techniques for inguinal hernia repair. Cochrane Database Syst Rev. 2005. doi:10.1089/lap.2008.0212
3. Leibl BJ, Jager C, Kraft B, Swartz J, Ulrich M, Bittner R. Laparoscopic hernia repair—TAPP or/and TEP? Langenbecks Arch Surg. 2005;390:77–8.
4. Ferzly G, Sayad P, Vasisht B. The feasibility of laparoscopic extraperitoneal hernia repair under local anesthesia. Surg Endosc. 1999;13:588–90.
5. Ismail M, Garg P. Laparoscopic inguinal total extraperitoneal hernia repair under spinal anesthesia without mesh fixation in 1,220 hernia repairs. Hernia. 2009;13:115–9.
6. Daes J. The enhanced view- totally extraperitoneal technique for repair of inguinal hernia, answer to letter to the editor. Surg Endosc. 2012;26:3693–4.
7. Daes J. The enhanced view- totally extraperitoneal technique for repair of inguinal hernia. Surg Endosc. 2012;26:1187–88.
8. Daes J. Endoscopic repair of large inguinoscrotal hernias: management of the distal sac to avoid seroma formation. Hernia. 2014;18:119–22.

第 46 章

腹股沟疝手术方式的流程选择

Brian P. Jacob

问题提出

对于原发性腹股沟疝,是选择微创手术还是开放手术,仍然有争论。目前已经明确,对于有经验的医师,开放和腹腔镜手术都能提供良好的短期和长期治疗效果。所有的腹股沟疝手术都会有一些慢性疼痛或复发的风险。权衡原发性腹股沟疝患者是选择开放手术还是腹腔镜手术的获益情况仍然属于学术问题,但是临床所关注的焦点应该是在不同时间、针对不同患者采用最合适的技术,从而获得最佳治疗效果。针对罹患不同类型腹股沟疝的患者所建立的治疗流程能够指导医生达到这个目标。这些治疗流程要求术者在实施开放或者腹腔镜手术时能够感觉称心顺手,如果能够起到这个作用,参照这个流程有助于术者掌握完备的外科手术技能。

病史和外科检查

初发的腹股沟疝的检查项目包括详细的病史、针对性的体检、特定情况下的影像学检查。所有的原发性腹股沟疝的治疗决策树都以患者为出发点,而不是局限于手术方式。记住,没有适合所有患者的单一的"最好的"手术方式。外科医师必须重视每位患者的病史,根据每位患者的特殊目的和期待,以及术中所见,选择相应的手术方式。

对疝气患者首先要问的问题是:"为什么你要做疝修补术?""你的疝对你有什么影响?"准确记录患者与疝相关的症状(单纯的膨出,膨出伴有间歇性疼痛,或者有需要急诊手术的情况),是帮助患者决定是否最终需要手术治疗的重要因素。对于那些完全无症状而只是被医生转诊的患者,甚至他们自己都不知道有原发性腹股沟疝的这类患者,如果对患者进行医学教育,患者选择采用密切观察的非手术治疗,也是安全可行的[1]。在进行医学教育后,即使是那些鲜有症状的,疝可以触及的、疝内容物容易回纳的患者,如果他们依从性足够好,当他们发生症状,或者症状发生频繁时,可以来复诊随访,也可以采用非手术治疗策略。笔者的警示语是:"如果患者没有明确的原因为何要进行疝修补术,不要做疝修补"。

有时,患者有腹股沟疼痛的主诉(伴有或不伴有膨出)。术前记录腹股沟区疼痛十分重要,然后对这些患者详细了解疼痛病史和体检。腹股沟疼痛可由种类繁多的不同疾病引起,如果怀疑患者的疼痛并不是直接与疝膨出相关,首先不要对患者实施疝修补手术。

应该由经验丰富的医师从众多的鉴别诊断中推断可能引起腹股沟区疼痛的原因,而不是一开始就把疼痛归为腹股沟疝,即使体检时疝很明显。另外一致认为,术前主诉腹股沟疼痛的患者,疝术后疼痛的发生率高。记录患者寻求手术的目的有助于术者选择最佳的手术方案。患者想在疝修补术后快速康复,回到工作岗位,可以告知患者在经验丰富的医师手中,腹腔镜疝修补术具有这个优势。一旦决定手术治疗,需要仔细采集患者病史,包括患者的体重指数(BMI),既往病史(PMH),既往手术史

(PSH)，现在服药情况，以及社会史评估吸烟情况。

目前一致认为，吸烟史和（或）肥胖者会增加复发和感染率，因此应采取已知的外科措施降低这些风险。详细采集前次疝修补术的资料，有助于更好地决定本次手术采用开放手术还是腔镜手术。有些李金斯坦（Lichtenstein）术后复发的，采用腹腔镜技术可以明确诊断，更好治疗。腹腔镜手术复发的患者，一些医生会采取前入路手术提供最佳修补术，另一些医生会采用腹腔镜修补术来获得最好疗效。这完全取决于患者的病史和术者的经验。下腹部正中切口的外科手术史会破坏无血管平面，是选择进行开放（前入路）修补术的理由。药物比如血液稀释剂和阿司匹林，可能也会影响开放或是腔镜手术的选择。免疫抑制剂的服药史也会促使术者选择特定的治疗方案。老年人并不是实施腹腔镜手术的绝对禁忌证，但是每位患者耐受全麻的能力需要仔细评估。话虽如此，有些患者仍然不想做全麻。既然在局麻或者硬膜外麻醉下，或者只给予静脉镇静，就可以安全实施开放手术，那么可能就是这类患者的最佳选择。

治疗手段

现有的、描述全面的，常规应用的腹股沟疝修补技术很多（表 46.1）。

希望把腹股沟疝作为亚专业来实施的外科医师，需要对所有这些技术都熟悉，既能做开放手术，也能做腹腔镜 TEP、TAPP、eTEP 和 IPOM 进行腹股沟疝修补。然而，在他们接受培训的某个阶段，许多外科医生会变得对一项技术比其他技术更加得心应手。因而，一旦培训结束，接受开放手术培训的外科医生接触先进腹腔镜培训的机会有限，因此可能会排斥学习和掌握这些先进技术。然而，为了能够处理所有的疝，外科医师应该掌握多种多样的手术技能。

机器人手术是新出现的可供外科医师选择的进行腹股沟疝修补的微创技术。机器人和腹腔镜一样，是微创技术。在本章节里，当笔者提到用腹腔镜进行 TEP 或者 TAPP，如果外科医师经验丰富，并

表46.1　现有的疝修补技术选择

开放技术	腹腔镜技术
组织修补-无补片	TEP
Lichtenstein 术（无张力）（置入补片，不用网塞）	TAPP
TIP	IPOM
网塞（单独）	机器人
网塞加平片	
Prolene™ 疝系统（腹腔内和腹膜外的单纯补片装置）	

且采用机器人做了其他大部分手术的话，都可以很容易地转换为机器人来实施 TEP 或者 TAPP。换而言之，不管采用机器人还是腹腔镜，手术仍然是 TAPP 或者 TEP。当从患者术后各项指标结果来考量，在比较研究资料得出之前，腹股沟疝机器人手术是完全可行的，只不过与专家所做的开放手术或者腹腔镜手术相比并无优劣之分。

作者的选择

尽管大多数具有丰富腹股沟疝手术经验的外科医师已经把手术做到了最佳效果，前瞻性随机研究仍然有助于指导外科医生去选择和掌握已经被证实的具有最佳成功率的外科手术。大宗病例资料已经对 TEP、TAPP 和开放腹股沟疝修补术进行了科学研究[2]。例如，在开放手术争论中，包括 20 个随机对照研究的系统综述比较了开放李金斯坦（Lichtenstein）术和开放组织修补术，显示李金斯坦（Lichtenstein）术住院时间短，恢复日常活动快，术后疼痛轻，复发率低[3]。一般来说，在开放手术和腹腔镜手术的讨论中，LEVEL-trial 得出结论，TEP 手术与李金斯坦（Lichtenstein）术比较，早期术后疼痛轻，术后恢复略快[4]。一些其他的随机前瞻性研究也表明，与李金斯坦（Lichtenstein）术相比腹腔镜疝修补术后的生活质量更好，慢性疼痛更少[5,6]。对于腹腔镜手术经验丰富的医生，腹腔镜手术的复发率与开放手术没有区别，可能会更低；但如果经验不

足的医生做腹腔镜手术,复发率可能会高些[7]。最后,在腹腔镜手术方式讨论中,比较 TAPP 与 TEP,一项含有 12 000 患者的回顾研究表明,两者之间手术时间、血管损伤、复发率,或者慢性疼痛的并发症发生率没有明显区别[8]。

　　TEP 手术术中中转率高,可能对于初学者比较难。同时,TAPP 术后截卡疝发生率、腹腔镜腹膜疝、内脏损伤,以及腹腔镜粘连引起肠梗阻发生率略高(0.5%比 0.07%,TAPP 比 TEP)。最重要的是,TEP 手术完成时不需要缝合腹膜,所有与腹膜关闭相关的并发症都会被避免。一项 19 582 例患者的回顾性研究发现,对于复发疝,采用腹腔镜或者开放腹膜前间隙置入补片的术式比采用其他开放术式复发率低[9]。然而,有研究表明 TAPP 增加术后肠梗阻发生率[10]。结合 TAPP 在某些特定情况下的应用,TEP 具有比开放手术更高的诊断能力(例如,腹股沟直疝采用网塞修补时而遗漏了股疝)。鉴于这些事实,笔者的大多数患者都是采用 TEP 进行手术,包括原发单侧或双侧腹股沟疝。对于 TAPP 手术的支持者来讲,TAPP 手术并没有太多的禁忌证;其常见的禁忌证诸如腹腔广泛粘连,与其他应用腹腔镜施行腹腔内手术的禁忌证相一致。他们需要回答的

问题是:为什么要选择切开腹膜再缝上——既然有可替代的方法来避免这个切开再缝合的步骤。

警句和要点

　　虽然 TEP 似乎是所有单侧、双侧原发腹股沟疝以及开放术后的复发腹股沟疝的理想手术方式,在某些特殊情况下 TAPP 仍然具有优势。这是个容易参照的流程图,给出了所用腹股沟疝患者的标准处理方式(图 46.1)。

嵌顿疝和绞窄疝

　　嵌顿疝和绞窄疝是 TEP 手术的禁忌证。真正的 TEP 手术无法观察嵌顿的组织,因此伴有绞窄或者缺血组织被留下来的风险。如果在做 TEP 时怀疑有肠管缺血,则应该切开腹膜层以查看肠管。而在此种情况下如果选择 TAPP,那么术者就可以恰当地判断肠管的情况。一旦发现肠管缺血,就可以回纳肠管——那么此时患者的主要问题不再是疝,而肠

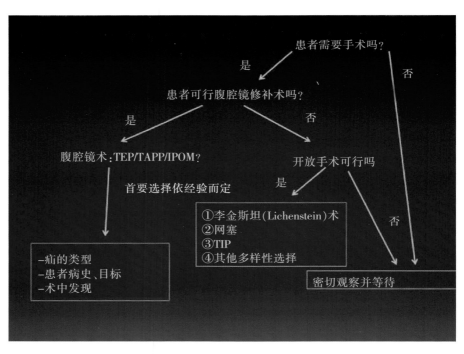

图46.1　腹股沟疝患者处理流程。

切除手术则是必须进行的。尽管在清洁/污染创面或者污染创面应用不可吸收的合成补片有慢性补片感染的风险,因而最好避免应用;但是在发现肠绞窄或者缺血后,是否应用补片仍然应该由术者自行判断决定。可吸收材料可能是清洁/污染创面最安全的选择。当然,如果是污染创面,那么最好进行分期补术(需要应用补片),或者不用补片进行组织修补术。

阴囊疝和大疝囊

腹股沟阴囊疝可能比通常报道的要多。小的可回纳的阴囊疝可以在 TEP 手术时回纳,而大的阴囊疝、有嵌顿性质或者慢性的阴囊疝,尤其是疝囊颈部直径较大的疝,最好采用 TAPP 或者开放手术的方式。再次说明,虽然在这种情况下进行 TEP 手术也是可以接受的,但是选择 TAPP 术式的首要原因是可以直观地看到和更加方便、直接地回纳嵌顿的疝内容物。通常,TEP 可以进行转变 (或者部分中转)为 TAPP(切开腹膜)来回纳嵌顿的疝内容物。

对于这些大的疝, 部分疝囊可以留在阴囊里(不必总是完整切除疝囊)。如果疝囊留在腹股沟管里,应该试图关闭近端腹膜(采用 endoloop 或者 en-

doclips,或者缝合),而远端留在腹股沟管里的可以保持开放状态。虽然有些术者近腹膜一侧的断端也不关闭并报告没有问题,笔者仍然关闭它们(高度推荐)。在直疝时,为了降低浆液肿的发生率,笔者喜欢采用的一个技巧是将留在腹股沟管里的疝囊拉出来,钉在腹前壁的外侧,减少了腹股沟管疝囊的体积, 这样可以减少浆液肿形成的概率和体积。尽管如此,这类患者仍然要事先告知其浆液肿发生的可能性,因为这种情况十分常见(图 46.2)。

腹股沟疼痛

慢性腹股沟疼痛是一个复杂的情况,将在另一章节讲述。选择手术及方案取决于前次手术方式,以及患者对局部和区域神经阻滞的反应。如前所述,后者的实施有诊断的作用。对于腹股沟疼痛患者,TAPP 是十分有效的诊断措施,可能也是治疗手段。需要告知患者,有可能手术无法解决疼痛,但是仍然对于患者病情检查很有帮助,最终目的是确诊和解决病情。TAPP 之前,应该在腹壁标记最疼位置。术中应该明白,如果 TAPP 无法发现疼痛的原因,可能需要额外进行神经切除手术。也应该知晓采用分期手术也是符合逻辑和合情合理的。在

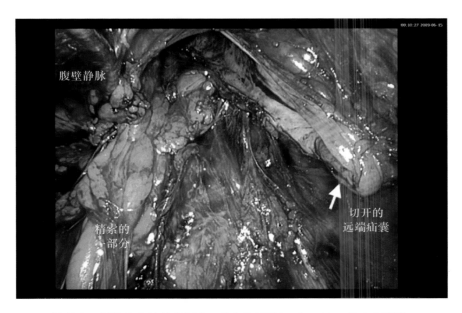

图46.2　切除多余的斜疝疝囊。经允许使用Dr. Jorge Daes的个人资料。

TAPP 时，可能引起疼痛的钉和补片需要取出，分离粘连，仔细检查股疝、直疝、斜疝区域，有无遗漏疝，新发疝或者复发疝。简而言之，TEP 可能会遗漏很多病因，因此对于腹股沟疼痛患者，TEP 不如 TAPP 实用。

TEP或者TAPP术后复发

对于腹腔镜经验丰富的医生，TEP 或者 TAPP 术后复发的患者可以采用 TAPP，甚至 IPOM 手术。有些医生对于复发疝总是选择开放手术，但是与腹腔镜手术的诊断能力相比，我发现开放手术(单纯开放手术)有局限性。在腹腔镜分离过程中，额外做一个附加切口，有助于补片的去除或者精索的保护，基于这个目的可以采用。复发疝采用什么手术方式最好，文献中已经有大量评估，超出了本节的范畴。但是十分清楚的是，这取决于术者的经验。在开放组织修补术或者李金斯坦(Lichtenstein)手术后的复发，采用腹腔镜手术可以在放大的视野下准确诊断，尽量减少副作用。术前触诊阳性的患者需要标记疝复发的位置。留置尿管，如果在分离的过程中需要时可以充盈膀胱。复发疝修补术的第一步是充分的腹腔镜观察，检查整个区域，评估复发的可能原因。一般来说，我从仔细的腹腔镜诊断开始，观察附近脏器，然后观察直疝、股疝和斜疝区域。从肌耻骨孔取下先前用的补片时要十分小心，避免造成损伤。尤其应该谨慎以避免损伤精索结构、腹壁下血管、膀胱、股外侧皮神经和髂血管十分重要(如果需要后方分离，还要避免损伤生殖股神经)。继续进行分离直至复发位置。通常在耻骨梳韧带和耻骨结节内侧有个小缺损，先前放置的补片从耻骨结节的骨膜处撕脱。少见的情况是可能是斜疝的复发或者股疝的遗漏。如果没有发现缺损，患者的症状则可能是精索脂肪瘤引起，这也需要进行排除。如果先前补片与重要的结构粘连紧密，并且没有引起疼痛，补片也可以留在原位不予处理。新的补片可以按照标准方式进行放置，可以采用腹腔镜缝合在先前的补片上(在必要的特殊情况下)。如果在分离时腹膜已经破损，可以采用带有隔离层的双层补片(也叫组织隔离补片)用腹腔内 IPOM 术式进行修补。为避免采用钉枪固定造成损伤，可将新的补片缝合在重要结构上方的腹膜上，也可以采用胶水进行黏合。

女性先前有下腹部剖腹产横切口

一些女性以前做过剖腹产，下腹部有横切口，没有腹膜层，因而不宜行 TEP 术式。此种情况下，可以行 TAPP 或者 IPOM 术式。此外，某些 Pfenensteil 切口疝触诊起来也和腹股沟疝相似，而实际缺损发生在中线部位。术前 CT 检查可以对这两种情况进行鉴别。而应用腹腔镜技术可以准确诊断，也可以同时完成治疗。

先前外科手术累及下腹部中线切口(前列腺切除术)

和女性先前做过下腹部横切口相似，存在下腹部正中手术切口的患者可能破坏了腹直肌后平面，这在开放或者腹腔镜前列腺根治术后尤为明显。对于有前列腺切除病史的患者，行腹腔镜下疝手术时要特别注意，因为可发生虽然少见却仍然存在的膀胱损伤(0.04%)。而开放手术则可以完全避免这个并发症。在这种情况下，术者做腔镜手术时如果感觉有所不顺，或者发现粘连广泛致密，要时刻记得考虑中转为开放手术。如果选择腹腔镜手术，则必须留置导尿管。用亚甲蓝充盈膀胱，利于鉴别和保护，术者分离膀胱会更加安全。记住，患者只是想做疝修补术，而开放李金斯坦(Lichtenstein)手术几乎可以完全避免膀胱损伤的可能。

肥胖(BMI>35)

明显肥胖的患者，由于下腹壁厚度的原因，是 TEP 的相对禁忌证。这时做 TAPP 会比 TEP 更加直接。然而,如果从下腹部能够进入耻骨后间隙,则可以进行标准 TEP 手术。可以在手术当中进行决定。减少浆液肿:大的缺损,包括直疝和斜疝,有形成大量浆液肿的风险。这是自限性的,可能持续几个月,患者感觉不适。减少浆液肿的一个小技巧是将过多的变薄的腹横筋膜拉出到腹膜前间隙,应用不可吸收钉枪固定在耻骨梳韧带。

结论

根据患者的情况,有许多种进行腹股沟疝修补的技术。知晓每种技术的已知的结果,精益求精,并提高自己的技术来减少术后疼痛和复发是非常必要的。外科医生应该紧跟学习前沿技术的发展,提供最佳治疗效果。针对腹股沟疝的不同患者,学习腹股沟疝处理流程,有助于实现这个目标。

(李俊生　译)

参考文献

1. Fitzgibbons RJ, Giobbie-Hurder A, Gibbs JO, Dunlop DD, Reda DJ, McCarthy Jr M, Neumayer LA, Barkun JS, Hoehn JL, Murphy JT, Sarosi Jr GA, Syme WC, Thompson JS, Wang J, Jonasson O. Watchful waiting vs. repair of inguinal hernia in minimally symptomatic men: a randomized clinical trial. JAMA. 2006; 295(3):285–92.
2. Belyansky I, Tsirline VB, Klima DA, Walters AL, Lincourt AE, Heniford TB. Prospective, comparative study of postoperative quality of life in TEP, TAPP, and modified Lichtenstein repairs. Ann Surg. 2011; 254(4):709–14.
3. Scott NW, McCormack K, Graham P, Go PM, Ross SJ, Grant AM. Open mesh versus non-mesh for repair of femoral and inguinal hernia. Cochrane Database Syst Rev. 2002;4:CD002197.
4. Langeveld HR, van't Riet M, Weidema WF, Stassen LP, Steyerberg EW, Lange J, Bonjer HJ, Jeekel J. Total extraperitoneal inguinal hernia repair compared with Lichtenstein (the LEVEL-trial): a randomized controlled trial. Ann Surg. 2010;251(5):819–24.
5. Myers E, Browne KM, Kavanagh DO, Hurley M. Laparoscopic (TEP) versus Lichtenstein inguinal hernia repair: a comparison of quality of life outcomes. World J Surg. 2010;34(12):3059–64.
6. Eklund A, Montgomery A, Bergkvist L, Rudberg C. Chronic pain 5 years after randomized comparison of laparoscopic and Lichtenstein inguinal hernia repair. Swedish Multicentre Trial of Inguinal Hernia Repair by Laparoscopy (SMIL) study group. Br J Surg. 2010; 97(4):600–8.
7. Neumayer L, Giobbie-Hurder A, Jonasson O, Fitzgibbons Jr R, Dunlop D, Gibbs J, Reda D, Henderson W. Open mesh versus laparoscopic mesh repair of inguinal hernia. N Engl J Med. 2004;350(18):1819–27.
8. Wake BL, McCormack K, Fraser C, Vale L, Perez J, Grant AM. Transabdominal pre-peritoneal (TAPP) vs totally extraperitoneal (TEP) laparoscopic techniques for inguinal hernia repair. Cochrane Database Syst Rev. 2005;25(1):cd004703.
9. Sevonius D, Gunnarsson U, Nordin P, Nilsson E, Sandblom G. Recurrent groin hernia surgery. Br J Surg. 2011;98(10):1489–94.
10. Bringman S, Blomqvist P. Intestinal obstruction after inguinal and femoral hernia repair: a study of 33,275 operations during 1992–2000 in Sweden. Hernia. 2005;9(2):178–83.

第 47 章

术后腹股沟区疼痛的评估和治疗

Martin F. Bjurstrom, Parviz K. Amid,
David C. Chen

引言

慢性疝修补术后腹股沟疼痛(CPIP)被认为是目前腹股沟疝修补术后最严重的并发症。全球每年进行 2000 万例以上的腹股沟疝修补术,仅在美国就进行约 80 万次手术[1,2]。腹股沟疝术后的患者发生中度至重度慢性疼痛的风险为 10%~12%[3],慢性疼痛对日常生活或工作的不良影响保守估计在 0.5%~6.0%,在美国即每年新增 4000~48 000 病例。在最近几十年中,疝修补技术已经被大大改进,在开放和腹腔镜下利用先进的补片材料的无张力疝修补术变为了金标准。因此疝复发率显著下降(1%~5%)[4],但慢性疼痛仍然是一个切实的问题,如今对其制订了相关的结果评估方法。

病因和临床表现

手术后慢性疼痛(CPSP)定义为在外科手术后发展的疼痛,间断性地持续超过 2 个月,并排除其他疼痛原因[5]。对于 CPIP,疼痛的持续时间应该至少 3 个月,因为术后补片相关的炎症可能需要几个月的时间才能消退[2]。CPIP 患者不仅有疼痛症状,而且还伴随身心损害,总体上降低了生活质量[6]。没有确切计算过 CPIP 的社会经济负担,但是对于已经确诊的严重的术后神经性疼痛病例,每位患者一年里直接和间接花费可能约为 40 000 美元[7]。对这种严重且复杂的病症,预防和专业的治疗是至关重要的。

由于 CPIP 发展的多种病理生理机制,临床表现是复杂和多样的。对腹股沟区神经的医源性损伤和创伤一般被认为是在受影响神经的感觉分布区中产生疼痛最重要的病理机制。在腹股沟疝修补术中或术后易损伤的主要腹股沟神经是髂腹下神经(IHN)、髂腹股沟神经(IIN)、生殖股神经(GFN)的生殖支,更罕见的是 GFN 的股支或股外侧皮神经。手术期间,神经可能因为手术操作、牵拉碾压、电击伤或烫伤而部分或完全离断,在开放性修复缝合中误缝或夹伤神经,腔镜修补时被缝合或固定。术后神经可能被损伤,原因有补片肉芽肿包裹神经[8],或者继发于过度纤维化反应的刺激,以及炎症过程诸如肉芽肿或神经瘤的形成。

症状学涉及几种类型的疼痛,包括神经性疼痛,疼痛反应(炎性非神经性),躯体痛和内脏痛,其表现相互重叠并且在临床上常常难以辨别。非神经性疼痛通常是深部的、持续的钝痛,并且分布在整个腹股沟区域,而神经性疼痛可以是持续的或间歇性的,并且以阴性的感觉症状如感觉迟钝、触摸性疼痛或痛觉过敏为特征。神经性疼痛可能放射到阴囊、阴唇和(或)大腿上部,偶尔存在扳机点可激发神经性疼痛的症状。症状通常由于行走、弯腰、髋部过度伸展和性交时加重,并且可以通过平躺和弯曲大腿而减轻。躯体疼痛的特征在于最敏感区域为耻骨结节区域,最常见原因是由于将补片放置位置过深或者靠近耻骨结节将补片固定于骨膜(耻骨骨膜炎)[9]。最后,内脏疼痛可能因为疝复发,梗阻或补片粘连累及肠道所引起,或者可能与精索(精索结构)或其他泌尿系结构有关,包括精索的静脉曲张,射精效应肌的共济失调,输精管狭窄或精索扭曲。CPIP 的内脏疼痛通常与性功能障碍或表浅环或睾丸/阴唇部区域的射精性疼痛有关。

CPIP 中外周与中枢机制的相对作用尚未阐明,但是触发和从急性向慢性疼痛的转变的机制可能包括术中持久的来自受损神经的高频放电,早期术后受损神经的异常活动,并行的完整伤害性感受器 Aδ 传入支的增殖,脊髓灰质前角中的抗伤害性抑制性中间神经元的兴奋性毒性破坏,神经免疫改变和神经元可塑性适应不良 [10-12]。重要的是,CPIP 还受到情绪、认知、社会和遗传因素的影响和调节。来自遗传研究的证据表明个体对疼痛的产生和体验以及对镇痛药的反应,遗传易感性扮演了一个重要的角色[13]。

风险因素

已经确定了与 CPSP 和 CPIP 的发生、发展和强度相关的几个术前围术期和术后的因素[3,14,15]。表 47.1 完整地列出了 CPIP 的风险因素[11]。手术前和手术后疼痛在很大程度上预示了 CPSP 病症在未来会产生慢性疼痛,并且也是 CPIP 进展中最强的风险因素之一[3,10,16]。理想麻醉类型和 CPIP 的相关性尚未进行广泛研究,但不建议对腹股沟疝患者使用区域麻醉(硬膜外,腰麻),特别是在老年患者,可能会因此导致尿潴留和其他罕见但严重的医疗并发症[17]。对于开放性修复,局部浸润麻醉是首选的方法,具有使患者早期恢复和出院、并发症少和早期疼痛缓解快等优点[18,19]。然而,没有关于局部麻醉对 CPIP 发生发展起作用的公开结果。虽然腹腔镜手术可能导致较少的慢性疼痛[3,16,20],显著疼痛的发生率现已趋于稳定,腹腔镜术后的疼痛仍然是一个重大问题,原因是补片的放置位置和邻近腹股沟神经的损伤[2,21,22]。

补片经常被认为是 CPIP 中的一个促成因素。系统回顾和 meta 分析显示,在开放和腹腔镜中使用轻质补片可以显著减少 CPIP 的发生[23,24]。这种效应源于轻质补片具有更大的组织相容性,更少的

表47.1　慢性疝修补术后腹股沟区疼痛的风险因素[11]

术前因素
年轻
女性
高疼痛强度水平(腹股沟/其他区域)
术前不太乐观
日常活动不便
复发疝的手术
遗传易感性
实验性诱发疼痛
对实验性热痛刺激敏感
围术期因素
技术不熟练的主刀/非专科疝中心
开放手术
补片类型:重量型(开放或腔镜)
补片固定:缝合(开放),钉枪(腔镜)?
李金斯坦(Lichtenstein)术行髂腹股沟神经破坏
手术后因素
术后并发症(血肿,感染)
术后早期即疼痛
对疼痛的感知控制性差
腹股沟区感受失调

注释:? =意见相冲突/证据混乱
IIN髂腹股沟神经,HLA人白细胞抗原

炎症反应和通过更大的弹性减少异物反应。尽管结果是多因素共同作用的,但是已明确避免使用缝线和钉枪可以降低 CPIP 的发生率。在一项 meta 分析中,开放性修补术中使用医用胶固定补片减少了 CPIP、血肿、急性术后疼痛和恢复日常活动所花费的时间[25],但在另一项 meta 分析中,只有后者和早期 CPIP(3~6 个月)有显著的改善[26]。正如另外两个系统综述[27,28]所得出的结论,医用胶补片固定是一个有趣的替代方案,但需要更多关于几个重要截止点的数据,如 CPIP 和疝复发风险与疝的大小和类型的相关性。有文章表明,自黏补片与其有着类似的 CPIP 率[29]。

评估

详细的病史和系统的的临床检查是慢性腹股

沟疼痛诊断评价的重要组成部分。成像模式,如超声、计算机断层扫描(CT)或磁共振成像(MRI),用于检测复发或补片血清肿,并排除广泛的鉴别诊断[30,31]。目前,MRI 被认为是辨别腹股沟疼痛的成因中最有效的诊断成像工具[32,33]。评估应旨在定位疼痛的类型和成因,并且管理已证实的疼痛,功能和合并症检测仪器将有助于诊断流程和将来的研究。由于神经感觉的重叠支配,难以精确地确定哪些神经参与神经痛。用局麻药进行诊断性的外周神经阻滞或神经根阻滞有助于区分神经源性和非神经性疼痛,但它常常不能准确识别特定的神经痛。当神经阻滞的结果不明确时,针式肌电图可以提供额外的信息[34],磁共振神经成像可以识别周围神经压迫或损伤[35]。

治疗

CPIP 缺少高质量随机对照试验来研究非介入性、药理学和介入性疼痛管理策略,目前的最佳结论都是来自于小部分 CPIP 研究、病例报道、经验主义和排除其他神经性疾病和 CPSP 等情况。一旦确诊,CPIP 通常是复杂和难以治疗的,需要多学科和全面的疼痛管理策略。

药理学疼痛管理

目前,不可能对个体患者的药理学疼痛管理进行明确分级,因此选择治疗方法重要的是不仅需要考虑预期的疼痛减轻的效果,还要考虑其潜在的副作用,并行的其他治疗,药物的相互作用,滥用的风险和花费等因素。最近关于神经性疼痛治疗的药理学指南提供了基于临床随机试验的有关治疗策略的系统分析[36-39]。如果基本镇痛药(例如对乙酰氨基酚,非甾体抗炎药)不能充分缓解疼痛,则可用钙通道 α2-δ 配体(加巴喷丁或普瑞巴林)或具有去甲肾上腺素和 5-羟色胺再摄取抑制的抗抑郁药[SSNRI,度洛西汀和文拉法辛和三环抗抑郁药(TCA)]。

阿片样物质和曲马多被认为是神经性疼痛的二线治疗替代方案,但可以在严重神经性疼痛急性发作期间或在 α2-δ 配体、TCAs 或 SSNRI 的滴定期间作为一线方案。通常需要联合治疗,并且最强的证据支持 TCA 加巴喷丁或加巴喷丁-阿片样物质同时使用。没有确切的证据支持使用利多卡因或辣椒素贴片用于 CPIP,但这些可以辅助使用[40,41]。在我们的实践中,所有考虑进行手术治疗的患者都应接受加巴喷丁、普瑞巴林和(或)非典型抗抑郁药的试验。利多卡因贴片的短期试验可能有助于缓解表浅神经的高敏感性,特别是对于麻醉剂和神经病剂的全身副作用敏感的患者有帮助。

介入性疼痛管理

IHN、IIN 和 (或)GFN 的神经阻滞用于诊断和治疗已经几十年了,但没有其关于镇痛效果或最佳技术共识的强有力的科学依据。超声引导使外周神经可视化,这可以提高精准度和减少针进入腹腔内概率。CPIP 中周围神经阻滞的大多数证据基于病例报告或系列病例,并且迄今为止只发表了一项随机、双盲、安慰剂对照研究,评估超声下引导的 IIN/IHN 阻滞用于治疗 CPIP[42]。这个由 Bischoff 等做的研究未能提供局部麻醉神经阻滞在 CPIP 中的镇痛效力的证据。根据我们的经验,神经阻滞在预测神经切除术对腹股沟痛患者的功效起重要作用。阻滞如果有效将有助于从疼痛原因中区分出神经性疼痛,并帮助患者区分两者的区别。然而,阻滞缓解疼痛的失败不一定预示神经切除术缺乏效果,因为阻滞效果是显著依赖操作者技术并且存在广泛个体神经解剖变异的。

如果神经阻滞可提供显著的镇痛,可以考虑诸如化学神经溶解、冷冻消融和脉冲射频(PRF)消融的神经消融技术,以提供更长久的效果。冷冻消融是通过华勒变性的神经损伤,并选择性地破坏轴突和髓鞘,同时留下完整的神经外膜和神经束。用冷冻消融治疗的受影响的轴突不太可能形成神经瘤,并且患者不太可能发展为传入阻滞性疼痛,这两者都与神经切除术或热疗非 PRF 消融有关。PRF 在外周或椎骨水平的神经组织中或附近传递电磁能量的脉冲,在潜伏期期间允许散热(通常42℃),从而达不到神经破坏性温度,因此降低神经瘤形成的风险、神经炎性反应和传入阻滞性疼痛。据猜测这种对神经组织的温和加热能够暂时阻断神经传导。对CPIP的PRF消融的系统回顾结论是,目前证据有限,推荐该治疗方式的强度是轻度至中等[43]。当所有其他常规治疗失败时,也可以考虑利用可植入装置的神经调节技术,例如周围神经场刺激(PN-FS),背根神经节(DRG)刺激和脊髓束刺激(SCS)。病例报告和系列病例提供了大有希望的结果[11],但是目前这些CPIP的治疗的科学证据质量较低。

手术疼痛管理

尽管有先进的多模式疼痛管理策略,少数患者仍会存在顽固性、难治性疼痛。然而失败的协同措施并不是进一步手术的适应证,成功的结果完全依赖于正确选择患者人群,这类患者应具有独立的神经解剖问题并可以通过手术纠正[1,2,44]。这一点并没有1级或2级证据,而是来自病例回顾和专家共识的最佳适用推荐[2,45,46]。慢性腹股沟痛的发展在很大程度上独立于疝修补的方式,但是深入理解疼痛的原因、腹股沟神经解剖学和初始手术的技术细节是成功地管理这些患者和确定手术方式所必需的[2,21,47,48]。

腹股沟区的神经解剖学是复杂的,并且从腹膜后腰丛到通过腹股沟管末端穿出的分支是高度可变的。了解潜在的神经损伤的位置至关重要[49]。腹横筋膜前,必须注意IIN中的IHN的可见和肌内节段以及GFN的生殖支的腹股沟节段(图47.1)。这些结构可能在开放性前路修补术[组织修复,李金斯坦(Lichtenstein)术,PHS(普里灵疝气系统)和网塞]和腹腔镜修补固定补片时[TEP(完全腹膜外)和TAPP(经腹腹腔)]受损伤。在腹横筋膜后面的腹膜前间隙,生殖股神经的主干和GFN的腹膜前段的生殖支存在风险(图47.2)。在开放性腹膜前修补(网塞、PHS和Kugel)和腹腔镜修补(TEP和TAPP)时须注意这些结构。在开腹和腹腔镜修补后也必须考虑在腹膜后间隙内的神经损伤,包括在腰大肌表面的GFN的主干和股外侧皮神经[47,50]。

对非手术治疗无效的CPIP,外科治疗推荐时间是首次修补术后至少6个月[1,2]。系统和彻底的

图47.1 腹股沟神经解剖:腹股沟管内内髂腹股沟,髂腹下,生殖股神经的生殖支的经典走行和位置。

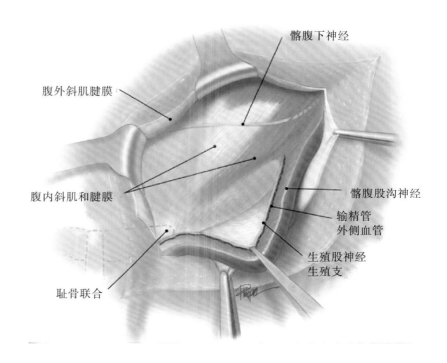

髂腹下神经

腹外斜肌腱膜

腹内斜肌和腱膜

髂腹股沟神经

输精管
外侧血管

生殖股神经
生殖支

耻骨联合

图47.2 腹膜后神经解剖。髂腹下，髂腹股沟，生殖股神经干在腹膜后腰丛的正常走行。

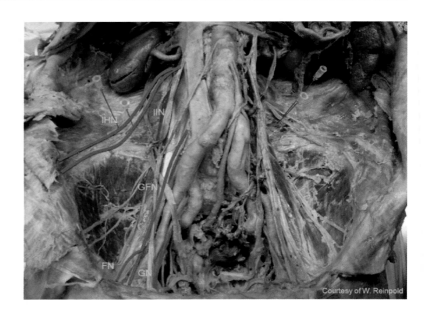

术前评估是必要的，并且应包括回顾以前的手术报告(应详实，包括修补方式、使用的补片类型、补片的位置、固定方法和神经的处理)[2]。在原始手术之前不存在的孤立于腹股沟区的神经性疼痛，并且神经阻滞诊断和治疗有改善，神经切除术有最大的可能性可以缓解疼痛。在我们的实践中，在没有复发、感染或明显的解剖因素造成疼痛的情况下，我们要求所有患者从其初始手术起至少恢复 6 个月。确保他们已经使用过所有合适的保守措施，包括药物治疗、物理治疗和介入性神经阻滞后再考虑神经切除术。

选择性 IIN、IHN 和 GFN 神经松解术或神经切除术，去除补片和固定材料以及修正先前的疝修补术是常见的治疗方法[51-54]。神经松解术不涉及神经纤维的超微结构变化，效果有限，简单地去除缝合线或固定装置，但留下受损的神经也是不够的[2]。选择性单一或双重神经切除术可能对某些患者有效，但不涉及手术期间看起来正常的神经的超微结构变化，并且辨别具体涉及哪个神经是非常困难的[51-53]。术前皮肤标记和临床专业评估可能会提高选择性神经松解术成功的可能性。解剖学上，腹膜后和腹股沟管内的腹股沟神经的显著变异和神经交叉支配使得选择性神经切除术效果有可能不那么确切[2,49]。

1995 年在我们研究所率先开展 IIN、IHN 和 GFN 的三重神经切除术，目前是一种普遍接受的保守治疗无效的神经性疼痛的手术治疗方法，可以说是最有效的选择[2,21,47,48,50]。我们的经验来自 700 多名患者，650 多名使用开放式方法，超过 85% 的成功率，42 例使用腹腔镜腹膜后入路方法，成功率为 93%[50]。在大多数存在难治性腹股沟痛的患者中，通过手术性神经切除术和去除补片血肿，可有效地缓解他们的疼痛[2,50]。三重神经切除术可以通过开放方法使用原始疝手术的腹股沟切口或通过腹腔镜，特别是腹膜前修补术后或在补救手术失败后用于治疗显著的疼痛。使用开放手术，IIN 可以在内环的外侧被辨认，在内环和髂前上棘之间。IHN 在腹内和腹外斜肌腱膜之间的解剖裂隙内能被识别。

神经可以追溯到原先疝修补部位外侧的最靠近腹内斜肌肌纤维处。不这样做可能会留下受伤的肌肉内神经段。IHN 在腱膜下走行的情况，须分离腹内斜肌腱膜以显现和寻找隐藏的神经。GFN 生殖支的腹股沟节段可以在精索和腹股沟韧带之间被识别，并横向地追溯到内环外侧后切断。或者，神经可以在内环内通过内环的外侧脚被看到。神经应该在原始疝修补区域近端切断。虽然没有精确的数据，我们建议结扎神经的断端，以避免形成神经瘤和近断端插入肌肉，并保持神经残端远离未来手术瘢痕形成区[2,21,47]。开放手术方法的优点是单次操作同时去除网塞/补片肉芽肿，修补复发疝，必要时可切断 GFN 主干，坐骨神经痛时切断脉管旁神经。该方法的缺点是其在瘢痕区域内操作的复杂性和技术难度，其使精索、睾丸和血管结构受累于更高的危险中。

腹腔镜腹膜后三联神经切除术可通过经腹或腹膜外途径进行[50]。IIN 和 IHN 可以在腹膜后腰方肌的上方被识别出来，GFN 可在靠近瘢痕手术区的腰大肌前被识别出来。腹腔镜检查方法的优点是能够接近在最初的疝修补术期间使用的补片附近的神经，更符合腰丛的神经解剖学，并且技术简单。缺点包括如果有网塞的话不能移除，在相关的睾丸疼痛的情况下不能切除输精管的固有层，以及由近端去神经支配引起的腹部肌肉的潜在松弛等。清楚地向患者说明手术干预的潜在益处和后果对成功到达患者的预期至关重要。除了通常的手术风险之外，还有以下特异性风险包括永久麻木、不能显露和辨认三个神经、腹内外斜肌部分去神经支配所引起的腹壁松弛、睾丸萎缩、女性阴唇的麻木，其可干扰性快感，以及男性患者的提睾肌反射消失[2,47,50]。

应当向患者充分交代，即使成功施行神经切除术仍有可能出现进行加重的疼痛或缺陷，原因包括疼痛的感受组成部分，不良的神经再生，以及疼痛的中心集成化。传入神经阻滞的高敏感性的发展及进程是不可预测的，但通常随着时间的推移而消失。这些问题需要认真考虑，应与患者充分交代并妥善记录。

疝复发和 meshoma 是明显的解剖学病态适于手术矫正。当确定疝复发时，通常推荐使用与初始方法不同的方法(即，若初次是开放修补，再手术则用腹腔镜修补，或反之亦然)。然而，如果伴有神经性疼痛，前入路开放手术可以用于修补疝气以及显露神经[47]。补片肉芽肿可能因卷入神经，直接接触补片或压迫效应而导致神经性疼痛[8]。它还可能由于相邻结构的压迫和异物感而引起疼痛反应。手术去除 meshoma 需要由补片、入路、症状、成像和解剖结构类型指导并联合同期神经切除术进行。如果共存着神经性疼痛，则应当定位再手术区域内的所有神经，因为神经病变不能用视觉来评估，并且补片

移除通常会损害腹股沟管内未受影响的神经[2]。在与睾丸疼痛相关的腹股沟疼痛的患者中，切除输精管固有层联合三联神经切除术可改善愈后并有助于睾丸疼痛的管理[47]。根据我们的经验，我们对超过 40 例患有顽固性睾丸疼痛的患者进行了输精管神经松解术联合三联神经切除术，获得了超过 80% 的成功率。然而，睾丸痛是一个复杂的疾病单元，对于它的补救手术结局是不好预测且不那么有效的。

我们自己定义的施行补救手术适应证是依据疼痛是否是神经性或伤害感受性的，并且需要根据初次手术和与其相关的潜在病理精准化制定手术方案。没有复发征象或无补片肉芽肿形成的神经性疼痛可以单独通过开放或腹腔镜方法行三联神经切除术以解决，同时保留补片和以前修补的完整。如果初次手术是通过开放性前路进行的，我们通常会通过腹股沟管施行开放性三联神经切除术。如果初次手术是开放或腹腔镜下进行的腹膜前修补，神经切除术最好通过腹腔镜腹膜后入路进行。与补片肉芽肿相关的神经性疼痛需要在三联神经切除术的同时去除补片，可以通过腹股沟再探查进行该手术。这个常见的问题与 PHS 和网塞和补片修补相关，因为其补片穿过了前层面和后层面。单独由网塞引起的疼痛可以通过开放或腹腔镜，有时通过二者结合的方法去除补片和显露神经。考虑到神经解剖因素和有效率，我们优先选用三重神经切除术治疗腹股沟区的神经性疼痛。然而，有时选择性神经切除术适合于在没有神经交叉支配感觉区的孤立神经损伤病例，例如孤立的股外侧皮神经(外侧大腿)或生殖股神经的股支(大腿前侧)损伤。虽然存在基本原理，但是对于腹股沟疼痛的补救手术对医生仍然具有挑战性，必须针对每一位患者制订个体方案，需要创造性，对腹股沟和腹膜后神经解剖学的透彻理解，术者须掌握不同的各类技术如开放性、腹腔镜、补片和组织修复技术。

结论

疝修补后的慢性疼痛是一种可怕的多源性疼痛综合征，是对诊断和治疗的挑战。对腹股沟神经

解剖学的深刻理解是至关重要的,因为解决这种疼痛的最佳措施仍然是通过改进并规范疝修补术的技巧来预防疼痛的发生。坚守外科学理念,在开放性前入路修补期间通过对三个神经的识别,保留或有效地切除能降低 CPIP 的发生率。避开髂耻束下的腹膜前神经,减少固定或者不固定补片减少了腹腔镜疝修补术后疼痛的风险。对可能发展成为 CPIP 的高危患者考虑应用预防性镇痛或麻醉。强制患者接收疼痛专家的评估,并且应该接受多学科治疗,包括行为学、药理学和介入性疼痛管理模式。对于经过保守治疗仍具有顽固疼痛的患者,神经切除术、补片肉芽肿切除术和复发疝气再修补可以缓解症状。CPIP 的多学科、合理的、阶梯式的方法将使患者最大限度地减少症状,控制疼痛,进一步降低发病率,并改善生活质量。

(徐雪东　译)

参考文献

1. Aasvang E, Kehlet H. Surgical management of chronic pain after inguinal hernia repair. Br J Surg. 2005;92:795–801.
2. Alfieri S, et al. International guidelines for prevention and management of post-operative chronic pain following inguinal hernia surgery. Hernia. 2011;15:239–49.
3. Aasvang E, Kehlet H. Chronic postoperative pain: the case of inguinal herniorrhaphy. Br J Anaesth. 2005;95:69–76.
4. Bittner R, Schwarz J. Inguinal hernia repair: current surgical techniques. Langenbeck's archives of surgery. Deutsche Gesellschaft für Chirurgie. 2012;397:271–82.
5. Macrae WA, Davies HTO. Chronic postsurgical pain. In: Crombie IK, Croft PR, Linton SJ, LeResche L, Von Korff M, editors. Epidemiology of pain. Seattle: IASP Press; 1999. p. 125–42.
6. Kalliomaki ML, Sandblom G, Gunnarsson U, Gordh T. Persistent pain after groin hernia surgery: a qualitative analysis of pain and its consequences for quality of life. Acta Anaesthesiol Scand. 2009;53:236–46.
7. Parsons B, et al. Economic and humanistic burden of post-trauma and post-surgical neuropathic pain among adults in the United States. J Pain Res. 2013;6:459–69.
8. Amid PK. Radiologic images of meshoma: a new phenomenon causing chronic pain after prosthetic repair of abdominal wall hernias. Arch Surg. 2004;139:1297–8.
9. Loos MJ, Roumen RM, Scheltinga MR. Classifying post-herniorrhaphy pain syndromes following elec-

tive inguinal hernia repair. World J Surg. 2007;31:1760–5. discussion 1766-1767.
10. Katz J, Seltzer Z. Transition from acute to chronic postsurgical pain: risk factors and protective factors. Expert Rev Neurother. 2009;9:723–44.
11. Bjurstrom MF, Nicol AL, Amid PK, Chen DC. Pain control following inguinal herniorrhaphy: current perspectives. J Pain Res. 2014;7:277–90.
12. Bjurstrom MF, Giron SE, Griffis CA. Cerebrospinal fluid cytokines and neurotrophic factors in human chronic pain populations: A comprehensive review. Pain Pract. 2014.
13. Dominguez CA, et al. The DQB1 *03:02 HLA haplotype is associated with increased risk of chronic pain after inguinal hernia surgery and lumbar disc herniation. Pain. 2013;154:427–33.
14. Kehlet H, Jensen TS, Woolf CJ. Persistent postsurgical pain: risk factors and prevention. Lancet. 2006;367:1618–25.
15. Aasvang EK, et al. Predictive risk factors for persistent postherniotomy pain. Anesthesiology. 2010;112:957–69.
16. Kalliomaki ML, Meyerson J, Gunnarsson U, Gordh T, Sandblom G. Long-term pain after inguinal hernia repair in a population-based cohort; risk factors and interference with daily activities. Eur J Pain. 2008;12:214–25.
17. Bay-Nielsen M, Kehlet H. Anaesthesia and postoperative morbidity after elective groin hernia repair: a nation-wide study. Acta Anaesthesiol Scand. 2008;52:169–74.
18. Kehlet H, Aasvang E. Groin hernia repair: anesthesia. World J Surg. 2005;29:1058–61.
19. Nordin P, Zetterstrom H, Gunnarsson U, Nilsson E. Local, regional, or general anaesthesia in groin hernia repair: multicentre randomised trial. Lancet. 2003;362:853–8.
20. Nienhuijs S, et al. Chronic pain after mesh repair of inguinal hernia: a systematic review. Am J Surg. 2007;194:394–400.
21. Amid PK, Hiatt JR. New understanding of the causes and surgical treatment of postherniorrhaphy inguinodynia and orchalgia. J Am Coll Surg. 2007;205:381–5.
22. Kalkman CJ, et al. Preoperative prediction of severe postoperative pain. Pain. 2003;105:415–23.
23. Sajid MS, Leaver C, Baig MK, Sains P. Systematic review and meta-analysis of the use of lightweight versus heavyweight mesh in open inguinal hernia repair. Br J Surg. 2012;99:29–37.
24. Sajid MS, Kalra L, Parampalli U, Sains PS, Baig MK. A systematic review and meta-analysis evaluating the effectiveness of lightweight mesh against heavyweight mesh in influencing the incidence of chronic groin pain following laparoscopic inguinal hernia repair. Am J Surg. 2013;205:726–36.
25. Colvin HS, Rao A, Cavali M, Campanelli G, Amin AI. Glue versus suture fixation of mesh during open repair of inguinal hernias: a systematic review and meta-analysis. World J Surg. 2013;37:2282–92.
26. de Goede B, et al. Meta-analysis of glue versus sutured mesh fixation for Lichtenstein inguinal hernia repair. Br J Surg. 2013;100:735–42.
27. Ladwa N, Sajid MS, Sains P, Baig MK. Suture mesh fixation versus glue mesh fixation in open inguinal hernia repair: a systematic review and meta-analysis. Int J Surg. 2013;11:128–35.
28. Sanders DL, Waydia S. A systematic review of ran-

domised controlled trials assessing mesh fixation in open inguinal hernia repair. Hernia. 2014;18:165–76.

29. Zhang C, et al. Self-gripping versus sutured mesh for inguinal hernia repair: a systematic review and meta-analysis of current literature. J Surg Res. 2013;185:653–60.

30. Ferzli GS, Edwards ED, Khoury GE. Chronic pain after inguinal herniorrhaphy. J Am Coll Surg. 2007;205:333–41.

31. Bradley M, Morgan D, Pentlow B, Roe A. The groin hernia—an ultrasound diagnosis? Ann R Coll Surg Engl. 2003;85:178–80.

32. van den Berg JC, de Valois JC, Go PM, Rosenbusch G. Detection of groin hernia with physical examination, ultrasound, and MRI compared with laparoscopic findings. Invest Radiol. 1999;34:739–43.

33. Aasvang EK, Jensen KE, Fiirgaard B, Kehlet H. MRI and pathology in persistent postherniotomy pain. J Am Coll Surg. 2009;208:1023–8; discussion 1028–1029.

34. Knockaert DC, Boonen AL, Bruyninckx FL, Bobbaers HJ. Electromyographic findings in ilioinguinal-iliohypogastric nerve entrapment syndrome. Acta Clin Belg. 1996;51:156–60.

35. Filler A. Magnetic resonance neurography and diffusion tensor imaging: origins, history, and clinical impact of the first 50,000 cases with an assessment of efficacy and utility in a prospective 5000-patient study group. Neurosurgery. 2009;65:A29–43.

36. Dworkin RH, et al. Pharmacologic management of neuropathic pain: evidence-based recommendations. Pain. 2007;132:237–51.

37. Attal N, et al. EFNS guidelines on pharmacological treatment of neuropathic pain. Eur J Neurol. 2006;13:1153–69.

38. Attal N, et al. EFNS guidelines on the pharmacological treatment of neuropathic pain: 2010 revision. Eur J Neurol. 2010;17:1113–88.

39. Moulin DE, et al. Pharmacological management of chronic neuropathic pain—consensus statement and guidelines from the Canadian Pain Society. Pain Res Manag. 2007;12:13–21.

40. Bischoff JM, et al. Lidocaine patch (5%) in treatment of persistent inguinal postherniorrhaphy pain: a randomized, double-blind, placebo-controlled. Anesthesiology: Crossover Trial; 2013.

41. Bischoff JM, et al. A capsaicin (8%) patch in the treatment of severe persistent inguinal postherniorrhaphy pain: a randomized, double-blind, placebo-controlled trial. PLoS One. 2014;9, e109144.

42. Bischoff JM, Koscielniak-Nielsen ZJ, Kehlet H, Werner MU. Ultrasound-guided ilioinguinal/iliohypogastric nerve blocks for persistent inguinal postherniorrhaphy pain: a randomized, double-blind, placebo-controlled, crossover trial. Anesth Analg. 2012;114:1323–9.

43. Werner MU, Bischoff JM, Rathmell JP, Kehlet H. Pulsed radiofrequency in the treatment of persistent pain after inguinal herniotomy: a systematic review. Reg Anesth Pain Med. 2012;37:340–3.

44. Kehlet H. Chronic pain after groin hernia repair. Br J Surg. 2008;95:135–6.

45. Werner MU. Management of persistent postsurgical inguinal pain. Langenbecks Arch Surg. 2014;399:559–69.

46. Lange JF, et al. An international consensus algorithm for management of chronic postoperative inguinal pain. Hernia. 2014;19(1):33–43.

47. Amid PK, Chen DC. Surgical treatment of chronic groin and testicular pain after laparoscopic and open preperitoneal inguinal hernia repair. J Am Coll Surg. 2011;213:531–6.

48. Amid PK. Causes, prevention, and surgical treatment of postherniorrhaphy neuropathic inguinodynia: triple neurectomy with proximal end implantation. Hernia. 2004;8:343–9.

49. Klaassen Z, et al. Anatomy of the ilioinguinal and iliohypogastric nerves with observations of their spinal nerve contributions. Clin Anat. 2011;24:454–61.

50. Chen DC, Hiatt JR, Amid PK. Operative management of refractory neuropathic inguinodynia by a laparoscopic retroperitoneal approach. JAMA Surg. 2013;148:962–7.

51. Aasvang EK, Kehlet H. The effect of mesh removal and selective neurectomy on persistent postherniotomy pain. Ann Surg. 2009;249:327–34.

52. Zacest AC, Magill ST, Anderson VC, Burchiel KJ. Long-term outcome following ilioinguinal neurectomy for chronic pain. J Neurosurg. 2010;112:784–9.

53. Loos MJ, Scheltinga MR, Roumen RM. Tailored neurectomy for treatment of postherniorrhaphy inguinal neuralgia. Surgery. 2010;147:275–81.

54. Keller JE, et al. Combined open and laparoscopic approach to chronic pain after inguinal hernia repair. Am Surg. 2008;74:695–700; discussion 700–691.

第 48 章

腹股沟复发疝的治疗

Scott Roth, John E. Wennergren

引言

　　腹股沟疝治疗的历史悠久，早在公元前 15 世纪，这个被描述为影响了当时埃及人健康的疾病就被记录在莎草纸上。目前腹股沟疝手术在每年最常实施的普外科手术中位列第二。几个世纪以来，腹股沟疝的治疗仅能控制症状，疗效很差。直到近一百多年，从 19 世纪后期 Bassini 修补术的出现，延续到如今的补片修补，腹股沟疝的治疗状态才由以前的无能为力转变成为拥有现今并发症和复发率都很低的治疗措施。即便如此，目前仍会有 1%~10% 的患者在手术后的不同时间复发。对于那些采用组织修补或称为无补片修补的患者，复发率则更高[1]。一项丹麦的研究证明 10%~15% 的腹股沟疝手术涉及复发疝[2]。在美国，据估计每年有 10 万人次左右的复发腹股沟疝修补手术，需要高达 4000 万美元左右的花费[2]。在补片修补术后，再次增加了腹股沟区的一层新的复合体层次，因此修补复发疝要求外科医生更清晰地掌握腹股沟区解剖，并且有较强的手术技巧来应对破坏的层面以及不清晰的解剖结构。有些研究评估复发疝的修补失败率高达 36%[3]。由于腹股沟疝手术是最常进行的普外科手术之一，因此复发疝的治疗是每一个普外科医师工作中都会面临的问题。出于这种考量，我们在此提供了多种方法和选择来处理这个复杂的问题。

病理生理

　　腹股沟疝的病因复杂，并且很可能是多因素的。为了进一步评估，一个研究小组使用丹麦的数据分析了腹股沟斜疝与直疝之间有无复发率方面的差异。大约 85 000 例的患者经过 4 年的随访，发现总体复发率为 3.8%。当控制了手术方式并将病例细分为斜疝和直疝以后，复发率分别为 2.7%（斜疝）和 5.2%（直疝）(P<0.001)。在再次手术的病例中，93% 为复发腹股沟疝，7% 为股疝、马鞍疝或非疝类疾病。最显著的危险因素为初次手术的直疝，相对于斜疝有更高的复发率。同时，直疝不仅仅是导致复发率升高的主要因素，而且较斜疝更易出现早期复发[1]。

　　目前没有确切的证据证明这个差异。许多人争论复发本质上是由于技术原因引起，因耻骨结节处补片覆盖不足而导致。另一个解释为斜疝可能是因为发育异常引起，而直疝可能是由于全身性的胶原蛋白合成障碍所导致。长期以来一直存在的争论是腹股沟疝是否是由于结构缺陷而直接导致的。然而，近期有越来越多的证据提示，结缔组织代谢的缺陷很可能在腹股沟疝的发展过程中起到更关键的作用。最近，一个研究小组发现不仅家族史，还有 COL1A1 基因的变异与腹股沟疝的发病呈正相关 [COL1A1 基因负责转录 I 型胶原的 1(I) 蛋白链，其突变与结缔组织紊乱如埃莱尔–当洛综合征和成骨不全症相关][4]。虽然这种理解刚为我们所知，但最终可能改变我们的手术方式以及补片的用法。

术前评估

　　复发腹股沟疝患者的评估并没有想象中那么简单。术后并发症的发生率(主要为复发、长期慢性疼痛和患者总体舒适度)从 4%~40% 不等[5]。根据手术入路的不同，先前的手术平面可能变得不清，解剖结构也变得模糊。多个随机对照试验研究表明，采用补片的无张力修补术，降低了总体复发率，彻底改变了腹股沟疝疾病的治疗效果。然而，同时也带来了由补片引起的炎症反应等不良后果，从而使得再次手术解剖变得更加困难，并增加了潜在的神经损伤和术后疼痛的风险。确实，对于复发腹股沟疝患者再次手术的决定必须经过深思熟虑。

　　就这一点而言，外科医生必须评估患者的潜在危险因素，决定这位患者是否是理想的手术候选者，然后着手于可调整的危险因素使治疗效果最佳化。这些危险因素包括：年龄>50 岁，吸烟，家族史，疝的类型以及肥胖[6]。

　　当临床难以确诊疝的情况下，影像学的检查就很有必要。有种疝文献定义为隐匿疝，典型表现为慢性疼痛，但临床上没有复发证据或没有明显可触及的肿块。在这种情况下，患者可以做超声、CT 或MRI 中的某一项检查；然而，对于各种影像学检查，它们检查的各种有效性评价差异很大。一个最近的荟萃分析表明以上三项检查的敏感性和特异性分别为：86% 和 77%；80% 和 65%；91% 和 83%[7]。另外一个回顾性分析发现三种检查的敏感性和特异性分别为：56% 和 0%；77% 和 25%；91% 和 92%[8]，而对于复发疝而言，敏感性和特异性甚至更低，分别为33% 和 0%；54% 和 25%；91% 和 92%。通常，超声因其易行性及低成本，一直作为腹股沟疝诊断的首选。然而，超声和 CT 并不足以诊断隐匿疝；而磁共振成为隐匿疝诊断的主要依据。我们的实践方式是当临床难以确诊时先行超声检查，如果仍不确定，则再行 CT 检查。对于慢性疼痛或考虑隐匿疝的病例，我们则直接进行 MRI 检查，这是因为 MRI 对于鉴别神经瘤或提示与补片相关问题时更加敏感。

　　手术时机应选择在医生时间比较宽裕的时候。2006 年一个多中心随机试验发现对于无症状或症状轻微的首发和复发腹股沟疝的治疗，观察性等待都是个可选的方案。他们研究发现观察性等待并不会带来疝绞窄或术后并发症概率提高[9]。因此，无须急于对无症状患者进行手术治疗。相比之下，关注和定期随访要优先于任何手术干预，手术仅适用于那些临床症状足够显著到需要进行干预的患者，以避免潜在的并发症。

　　一旦决定进行再次手术，须首先决定使用何种术式。此时了解患者初次手术史就非常重要，尽可能获得手术记录以帮助我们了解前次手术使用的是哪种补片。手术方式可大致分为两类：开放手术和腹腔镜手术。虽然不是绝对禁忌，但对于有盆腔放疗病史的患者，腹腔镜入路可能会很困难，因此选择前路开放手术。对于曾进行过前列腺切除术的患者，腹膜的切除使腹腔镜下的修补变得困难，开放手术可能是更适合的修补方式。

　　复发疝修补通常都需要使用补片，这是因为复发患者伤口愈合异常的可能性较大，如胶原代谢异常。少数病例涉及疝补片感染，这时不能放置补片，同时需要特殊处理。生物补片通常主要用于污染病例，但近期的研究逐步表现出：生物补片和合成补片在生活质量、并发症发生率和疝复发率等方面没有显著差异[10,11]。轻质聚丙烯补片可以减轻疼痛，减少异物感，理论上有更好的组织长入而提供更耐久的修补，因此带来更多的益处[12]。然而，对于较大的腹股沟直疝进行较大跨度的桥接修补时，须考虑使用标准质量的聚丙烯补片来降低术后补片膨出或疝复发的风险[13]。

手术入路

　　手术入路通常由患者的病史和手术史决定。那些先前手术为开放修补的患者再次手术时通过腹腔镜修补通常更为有利。虽然经腹腔腹膜前修补TAPP 也可用于这种情况，但我们更倾向于全腹膜外途径(TEP)，因为 TEP 可以最大程度减低腹腔内粘连的潜在风险。前次开放前入路腹膜前放置补片的修补方法包括 Kugel 修补、PHS 和网塞平片修补等多种，我们也要加以考虑，因为前次腹膜前分离的范围决定了全腹膜外入路(TEP)是否可行。据我们的经验,开放腹膜前修补的腹膜前分离范围并不影响全腹膜外入路的施行。最常见的前入路腹股沟疝修补术式是李金斯坦(Lichtenstein)修补术,对于此类病例,全腹膜外修补通常是可行的,并且并不比初发腹股沟疝的腹腔镜修补困难。因为在李金斯坦(Lichtenstein)术后,腹膜前间隙并没有涉及,补片置于腹壁肌层前方,腹腔镜手术很少会发现遗留的先前手术修补的痕迹。我们并不需要移除先前的补片,除非它引起了慢性疼痛或其他并发症。对于需要移除先前补片的情况,可能需要前入路和腹腔镜相结合的手术。对于复发疝,腹腔镜手术的额外收益是可以探查到对侧腹股沟的情况,必要时可行双侧腹股沟疝的修补。无论对于原发疝或复发疝,腹腔镜修补术对于需要双侧修补的患者可以带来更迅速的术后恢复[14,15]。

对于较大的复发疝患者,或阴囊复发疝,腹腔镜修补可能更有挑战。长期疝内容物不能回纳的腹股沟复发疝,全腹膜外入路对于疝内容物的识别和观察可能有所受限。TAPP入路可提供直视下对不能回复的疝内容物进行观察并予以回纳。当疝囊无法完全回纳时,可以从精索结构处游离并横断疝囊,远端疝囊放置并将近端疝囊的腹膜瓣关闭。当分离有难度的疝囊可行时,我们才会采用完全游离疝囊的方法,因为横断后留在腹股沟管和阴囊中残余疝囊有产生术后阴囊积液的潜在风险。当术后积液形成时,我们提倡在考虑切除前先观察数月。作为实践,我们通常使用TEP入路手术来治疗初次手术为前路修补且在麻醉诱导后可回纳的复发疝。如果疝囊在麻醉诱导后无法回纳,TAPP术式会更好些。

当要决定使用TEP或TAPP术式进行修补时,除了病例情况,选择通常基于手术医生的经验。最近一个随机前瞻性研究尝试探究两种术式对患者预后的区别。TAPP术式术后急性疼痛的发生率更高、手术时间更长;而在生存质量、慢性疼痛和术后恢复正常活动或治疗费用方面,两种术式没有明显的差异[16]。

另外,既往腹腔镜疝修补手术史,无论是TEP还是TAPP术式,都不会降低再次进行腹腔镜手术处理复发疝的能力。一项回顾性研究发现在51例腹腔镜修补术后的腹股沟复发疝病例中(70%TAPP,23%TEP,7%其他),49例成功施行了TAPP再修补,另2例因致密粘连转为前入路开放修补。有32%的术后并发症发生率,包括血肿/血清肿形成和1例穿刺孔感染,还有1例患者因输精管与补片致密粘连而行输精管结扎和4例发生持续的慢性疼痛。然而,在70个月的随访过后,没有复发病例。有意思的是,其中大约有2/3的病例复发部位位于先前补片放置位置的下方或内侧[17]。

至于那些曾经既做过开放修补手术又做过腹腔镜修补术的病例如何处理呢?假使你在进行TAPP修补术中发现没有足够的腹膜来覆盖补片的情况时将会怎样?在这些情况下,可以使用腹腔内置入补片的方法(IPOM)。通常使用具有防粘连表面的永久补片,很像腹腔镜腹壁疝修补术中使用的补片(图48.1)。然而这种修补方式在腹股沟疝手术中并不常见,相比李金斯坦(Lichtenstein)修补术式,在慢性疼痛方面没有明显差异[18]。其他研究也显示在血肿形成、复发、补片移位、肠梗阻或肠瘘形成等并发症方面均没有差异[19]。在我们的临床实践中,考虑到会增加肠管粘连的概率,我们将IPOM术式仅运用在无法施行TEP、TAPP或开放修补的

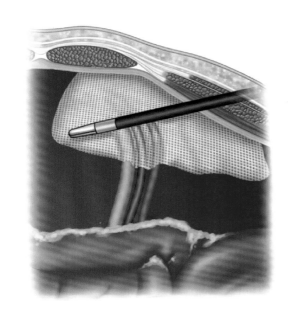

图48.1　IPOM——放置补片覆盖于疝内侧面。可以看见在补片背面的精索结构。

情况。必须牢记的一点是，IPOM 术式使用钉枪固定补片时必须格外谨慎，要避免膀胱和(或)血管神经的损伤。因此固定钉必须位于髂耻束上方，当使用纤维蛋白胶水时应沿着补片的下缘进行固定，以避免肠道移行从下方至网片背面。如果可能，可将一个小的腹膜瓣覆盖至补片的下缘并将其固定于在髂耻束上方的补片上。

另外，对于曾行开放及腹腔镜修补术，已知有"敌对腹腔"情况的患者，实行开放手术是唯一安全的选择。

补片的固定

腹腔镜腹股沟疝修补中补片的固定一直是一个争论中的话题。一部分人相信固定是非常有必要的，以避免补片的移动并最大限度地减少复发率，另一部分人认为补片固定没有必要，发生神经损伤而导致术后疼痛的风险增加。一项梅奥进行的随机对照试验探究了补片固定是否有实施的必要，发现对于那些未行固定的患者，在复苏室会更少使用止痛药，更少出现尿潴留，住院时间更短，但对于术后疼痛方面没有差异[20]。一项更近期的研究显示在术后 1 天、1 周、1 个月、1 年及 2 年固定与不固定患者的疼痛评分没有差异，在住院时间、术后活动恢复时间、血清肿形成和复发率(两组患者 2 年后均无复发)方面亦无差异[6]。

我们的方法

我们在临床实践中使用我们的一套方案治疗复发腹股沟疝。大多数患者可以用标准化的方案进行治疗，但是某些特定患者可能需要个体化治疗。最佳入路的选择基于包括手术史、合并症、手术耐受能力以及患者意向等的综合考虑。

虽然对于大多数个体来说，腹股沟疝的修补可安全实行，但也许对于一部分患者来说，因为保守治疗时疝嵌顿或绞窄致急诊修补的概率很小，非手术治疗是最好的方案。复发疝非手术治疗的情况包括患者无法耐受麻醉、未纠正的凝血障碍、进展期肝病或严重的心肺疾病。有时患者不合适进行全身麻醉，可考虑在局麻下进行手术。虽然在局麻下行复发疝手术在技术上可行，但对于这种患者我们更倾向于非手术治疗，因为复发腹股沟疝手术时可能出现各种意料外的困难，从而使局麻手术转换为全麻手术。

在可实行全身麻醉的患者中，复发疝手术方式的决定基于既往的手术史。对于曾行前入路修补手术的患者(Lichtenstein，McVay，网塞平片，Bassini等术式)，可施行腹腔镜修补术。对大部分患者，我们更倾向于全腹膜外入路行腹腔镜修补。然而，对于曾行腹部手术、脐下有手术疤痕的患者，我们使用 TAPP 术式进行修补。另一方面，对于曾行腹腔镜手术或小型腹部开放手术(如阑尾切除术)的患者，可考虑行腹膜外入路。我们常规获取先前的手术记录来确定前次手术的细节，因偶尔会有患者曾行开放的腹膜前补片修补手术，比如 Kugel 或网塞修补。在既往有补片置入在腹膜前间隙的患者，再次进行修补会更有挑战，尤其是当先前腹膜前间隙已经被广泛解剖之后。对于那些较难将腹膜从先前网塞分离下来的患者，我们偶尔会在左上象限置一个穿刺孔以便直观地了解腹腔的情况；然而，在大多数的病例中，可以较为轻易地将腹膜从网塞上分离下来。对于先前经历过开放腹膜前修补手术如 Kugel 修补术的患者，我们通常进行经腹腔的腹腔镜腹膜前修补。如果可能，我们会取出先前补片以便于新补片的置入。如果先前补片无法完全取出，我们会在避免损伤输精管、生殖血管和其他相邻组织的前提下尽可能多地取出前次补片。如果腹膜在分离后无法关闭，则使用一个组织隔离式补片作为隔离内脏的屏障。使用纤维蛋白胶将补片下缘黏合在腹壁上，并将腹膜黏合覆盖在补片下缘部分以避免肠管移至补片后方。

对于曾行腹腔镜腹股沟疝修补术(TAPP，TEP或 IPOM)而同侧复发的患者，我们实行前入路的开放腹股沟疝网片修补术[如李金斯坦(Lichtenstein)修补术]。对于曾行腹腔镜腹股沟疝修补术而对侧复发的患者，则再次实行腹腔镜修补术。虽然先前已分离过腹膜前间隙，只要该间隙尚未置入补片，通常腹膜自腹壁上分离下来并不费力。

那些多次复发的腹股沟疝、前次修补手术腹腔镜与开放手术都进行过的患者，再次修补往往面临极大的挑战。需要十分仔细地了解之前手术的细节，并为患者量身定制修补方式。我们通常采用 TAPP 入路修补，必要时转换为开放修补。若转为开放修补，我们一般使用李金斯坦（Lichtenstein）修补术式或开放腹膜前修补（如 Stoppa 手术）。我们会尝试各种可行方法尽可能将先前的补片取出，以便新放置的补片最大程度地与腹壁结合。对于这些患者，必须详细告知有很大的风险，会损伤精索结构或睾丸，有导致行睾丸切除术的可能。

（汤睿　译）

参考文献

1. Burcharth J, Andresen K, Pommergaard HC, Bisgaard T, Rosenberg J. Recurrence patterns of direct and indirect inguinal hernias in a nationwide population in Denmark. Surgery. 2014;155(1):173–7.
2. Sgourakis G, Dedemadi G, Gockel I, Schmidtmann I, Lanitis S, Zaphiriadou P, Papatheodorou A, Karaliotas C. Laparoscopic totally extraperitoneal versus open preperitoneal mesh repair for inguinal hernia recurrence: a decision analysis based on net health benefits. Surg Endosc. 2013;27(7):2526–41.
3. Saber A, Ellabban GM, Gad MA, Elsayem K. Open preperitoneal versus anterior approach for recurrent inguinal hernia: a randomized study. BMC Surg. 2012;12:22.
4. Sezer S, Şimşek N, Celik HT, Erden G, Ozturk G, Düzgün AP, Coşkun F, Demircan K. Association of collagen type I alpha 1 gene polymorphism with inguinal hernia. Hernia. 2014;18(4):507–12.
5. Lundström KJ, Sandblom G, Smedberg S, Nordin P. Risk factors for complications in groin hernia surgery: a national register study. Ann Surg. 2012;255(4):784–8.
6. Junge K, Rosch R, Klinge U, Schwab R, Peiper C, Binnebösel M, Schenten F, Schumpelick V. Risk factors related to recurrence in inguinal hernia repair: a retrospective analysis. Hernia. 2006;10(4):309–15.
7. Robinson A, Light D, Kasim A, Nice C. A systematic review and meta-analysis of the role of radiology in the diagnosis of occult inguinal hernia. Surg Endosc. 2013;27(1):11–8.
8. Miller J, Cho J, Michael MJ, Saouaf R, Towfigh S. Role of imaging in the diagnosis of occult hernias. JAMA Surg. 2014;149(10):1077–80.
9. Fitzgibbons Jr RJ, Giobbie-Hurder A, Gibbs JO, Dunlop DD, Reda DJ, McCarthy Jr M, Neumayer LA, Barkun JS, Hoehn JL, Murphy JT, Sarosi Jr GA, Syme WC, Thompson JS, Wang J, Jonasson O. Watchful waiting vs repair of inguinal hernia in minimally symptomatic men: a randomized clinical trial. JAMA. 2006;295(3):285–92.
10. Bellows CF, Shadduck P, Helton WS, Martindale R, Stouch BC, Fitzgibbons R. Early report of a randomized comparative clinical trial of Strattice™ reconstructive tissue matrix to lightweight synthetic mesh in the repair of inguinal hernias. Hernia. 2014;18(2):221–30.
11. Bochicchio GV, Jain A, McGonigal K, Turner D, Ilahi O, Reese S, Bochicchio K. Biologic vs synthetic inguinal hernia repair: 1-year results of a randomized double-blinded trial. J Am Coll Surg. 2014;218(4):751–7.
12. Post S, Weiss B, Willer M, Neufang T, Lorenz D. Randomized clinical trial of lightweight composite mesh for Lichtenstein inguinal hernia repair. Br J Surg. 2004;91(1):44–8.
13. Lintin LA, Kingsnorth AN. Mechanical failure of a lightweight polypropylene mesh. Hernia. 2014;18(1):131–3.
14. Chan KL, Hui WC, Tam PK. Prospective randomized single-center, single-blind comparison of laparoscopic vs open repair of pediatric inguinal hernia. Surg Endosc. 2005;19(7):927–32.
15. Celebi S, Uysal AI, Inal FY, Yildiz A. A single-blinded, randomized comparison of laparoscopic versus open bilateral hernia repair in boys. J Laparoendosc Adv Surg Tech A. 2014;24(2):117–21.
16. Bansal VK, Misra MC, Babu D, Victor J, Kumar S, Sagar R, Rajeshwari S, Krishna A, Rewari V. A prospective, randomized comparison of long-term outcomes: chronic groin pain and quality of life following totally extraperitoneal (TEP) and transabdominal preperitoneal (TAPP) laparoscopic inguinal hernia repair. Surg Endosc. 2013;27(7):2373–82.
17. van den Heuvel B, Dwars BJ. Repeated laparoscopic treatment of recurrent inguinal hernias after previous posterior repair. Surg Endosc. 2013;27(3):795–800.
18. Hyllegaard GM, Friis-Andersen H. Modified laparoscopic intraperitoneal onlay mesh in complicated inguinal hernia surgery. Hernia. 2015;19(3):433–6.
19. Olmi S, Scaini A, Erba L, Bertolini A, Croce E. Laparoscopic repair of inguinal hernias using an intraperitoneal onlay mesh technique and a Parietex composite mesh fixed with fibrin glue (Tissucol). Personal technique and preliminary results. Surg Endosc. 2007;21(11):1961–4.
20. Koch CA, Greenlee SM, Larson DR, Harrington JR, Farley DR. Randomized prospective study of totally extraperitoneal inguinal hernia repair: fixation versus no fixation of mesh. JSLS. 2006;10(4):457–60.

第 49 章

运动性疝的非手术治疗

Terra Blatnik

引言

腹股沟区疼痛是各种年龄段运动员最常见的主诉。在一组芬兰曲棍球精英运动员中,腹股沟区疼痛的发生率从 0.5% 到高达 43% 不等[1,2]。腹股沟区的解剖是非常复杂的,而使疼痛诊断和治疗具有挑战性。没有明显疝表现的腹股沟区疼痛原因,可由于简单的内收肌紧张到涉及更复杂的几个解剖结构甚至髋关节本身所引起。

术语"运动性疝"已用于描述运动员腹股沟区的许多不适主诉。其他术语,例如"运动员酒吧痛","Gilmore 腹股沟"和"运动员疝"都用于描述同一现象。用于描述运动员腹股沟区多种病理变化并达成共识的学术术语并不存在。2014 年,英国疝学会制订了关于运动员腹股沟疼痛治疗的立场声明[3]。声明定义这种类型的损伤是"腹股沟紊乱",并将其定义为在耻骨结节附近的腹股沟区域的"无其他病理变化可解释"的疼痛。其他几个研究提倡应用以下五种体征和症状提示可能存在的运动性疝:①腹股沟区深部或下腹痛;②特定体育运动时疼痛加重;③触诊耻骨支或联合腱疼痛;④抵抗髋关节内收时疼痛;⑤抵抗腹部仰卧起坐时疼痛[4]。忽略术语的不同,运动性疝是积极参与高风险体育运动人群的常见主诉,本章将讨论其诊断和治疗。

流行病学

运动性疝在足球、冰球和澳式足球(类似于美式橄榄球)等运动中最为常见。任何需要扭转躯干的运动都会增加运动员患此疾病的风险。传统上运动性疝好发于男性,但在过去 5 年中在确诊运动员中女性所占比例增大, 在一项研究中预计达到了 15.2%[5]。运动性疝在 20 多岁的运动员中最常见。

腹股沟有许多区域可能是运动员腹股沟疼痛的潜在病理来源。这种情况下耻骨联合可能是病理学改变的枢纽,因为该区域是内收肌几个肌腱附着的中心点。腹内斜肌、腹外斜肌、腹直肌和腹横肌也汇入止于该区域。这些肌肉在男性延伸为精索内筋膜,如受伤可导致放射到睾丸区域的疼痛。除了这个区域复杂的肌肉交叉汇合外,髋关节也可引起腹股沟疼痛。髋关节中的盂唇和股骨髋臼撞击综合征的问题常被认为是疼痛的潜在来源[7]。

运动性疝可能是由于腿部强壮的内收肌和腹部较弱肌肉间的不平衡所造成,这已成普遍共识[6,8,9]。运动员在单腿支撑时通过收缩内收肌来稳定腿部,股部内收肌和腹部核心肌肉间的力量强度不平衡导致该区域组织的撕裂和其他病理改变。运动员的慢性腹股沟疼痛也与髋关节外展减少和内/外旋转相关[6]。这种受限的运动可能额外增加肌肉组织附件的压力。

临床表现/体格检查

运动性疝的表现相当多样化，但大多数运动员的主诉是发病隐匿的单侧或双侧腹股沟疼痛。疼痛可放射到男性的阴囊和睾丸部位[6]。在极少数情况下，会出现疼痛急性发作。运动员主诉活动时疼痛加剧，但休息后得以改善。休息后一般疼痛消退，但一旦恢复运动，疼痛会再次恶化。

运动相关的腹股沟疼痛患者查体应包括腹股沟、髋部和下背部区域。被动触诊时，患者可能在腹股沟管和（或）耻骨结节、髋关节内收肌起源（耻骨联合处）或扩张的腹股沟浅环处有触痛。除了这些区域，检查者须触诊腹斜肌、腹横肌和耻骨联合，看是否再次引起疼痛[3]。在主动检查中，对抗仰卧起坐或腹部收缩可引起腹直肌远端附着处的疼痛。堵鼻鼓气法（Valsalva 动作）亦可导致运动性疝患者再次出现腹股沟区疼痛。受限制的运动可能导致肌肉组织附件上的额外应力。与对侧肌群相比，患侧的髋关节屈肌或内收肌的阻力测试显示虚弱无力[6]。

除非伴随损伤发生，触诊腰骶棘或骶髂关节时不应有任何疼痛。髋关节全面检查包括髋关节内旋，FABER（屈曲、外展和外旋）和 FADIR（屈曲、内收和内旋）测试能帮助识别任何关节内病变（图49.1）。睾丸检查也应像真正腹股沟疝检查一样进行。

图 49.2 显示了腹股沟疼痛运动员重点体格检查的其他区域。每一个区域都可以是痛苦根源或同时诊断运动性疝的发生。

影像学检查

运动性疝的影像学检查在过去 5~10 年中有了显著发展。X 线片包括骨盆前后位片和患侧股骨的侧位片检查以初步排除明显的骨骼病变[7]。这可显示股骨颈应力性骨折、退行性髋关节疾病、股骨髋臼撞击综合征、耻骨骨炎或骨突撕脱。最初超声被认为很重要，但发现它非常依赖于操作者的技术和经验，因此难以客观解释病变。非增强磁共振成像（MRI）已成为识别运动性疝潜在病变最重要的影像学检查方法。许多机构已制订专门用于运动性疝的 MRI 诊断标准，这些包括骨盆的大视图序列和耻骨联合的小视图序列[10]。在 MRI 上显示了可能

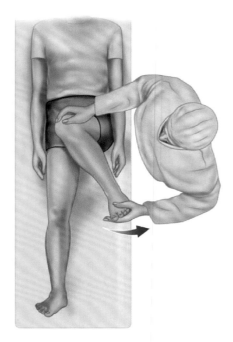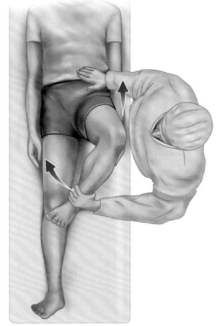

图49.1　髋关节检查技巧。左：FADIR（屈曲、内收、内旋）。右：FABER（屈曲、外展、外旋）。

发生运动性疝的多种影像异常（图 49.3）。一些研究已经表明，在诊断为运动性疝患者的 MRI 中发现有两种可能存在的可识别标志，"主要裂征"和"次要裂征"[3,6,10,11]。次要裂征是腹直肌/内收肌腱膜和耻骨之间的裂隙，提示肌肉附着处的撕裂。这种征象在耻骨下支下缘处显示为高密度的冠状位 STIR

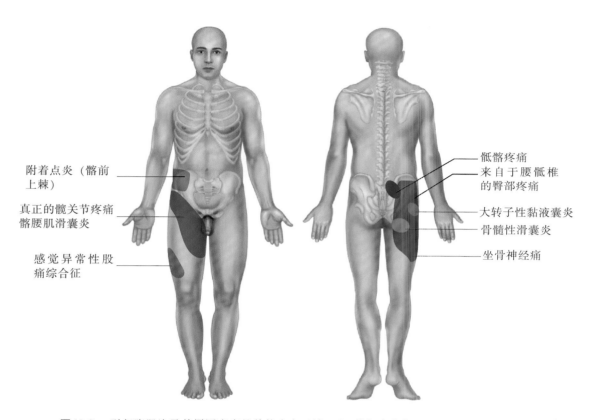

图49.2　引起腹股沟及其周围疼痛的其他病变区域。左:前部疼痛位置。右:后部疼痛位置。

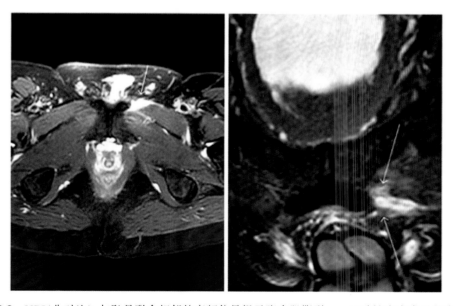

图49.3　MRI(非对比):与耻骨联合相邻的高频信号提示腹直肌撕裂——运动性疝中常见的病变。

图像。一项研究表明,这是运动员发生运动性疝疼痛的最常见的表现。"主要裂征"是类似的特征,表现为耻骨上支下缘的高信号区[11]。此特征代表腹直肌或长收肌附着处的撕裂。另一项研究观察了100例盆腔 MRI,最常见的表现是单侧腹直肌/内收肌损伤[5]。MRI 上的其他异常包括耻骨板损伤、耻骨骨炎或内收肌撕裂。MRI 可显示微小的病理改变或提示病理改变的其他原因,如应力性骨折。要特别关注髋关节,因为 Meyers 等发现 15%的运动性疝患者在 MRI 影像中也伴有髋部病变[5]。如果怀疑髋关节关节内病变,应进行 MR 关节造影以寻找盂唇撕裂或股骨髋臼撞击征的证据(图 49.4)。

治疗

运动员的运动性疝或慢性腹股沟疼痛的治疗

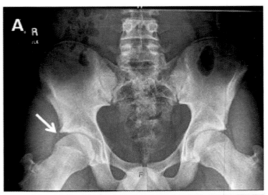

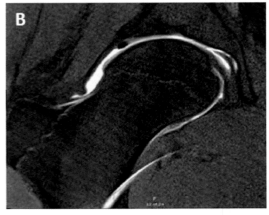

图 49.4　15 岁的足球运动员腹股沟/髋部疼痛。(a)骨盆前后位 X 线片显示一些可能的股骨髋臼撞击征的证据。(b)MRI 右髋关节造影;关节盂唇撕裂的证据。

与这个疾病的定义一样一直有争议。治疗的两种途径包括保守/物理治疗和外科手术。运动性疝的手术技术和手术指征将在随后的章节中讨论,本章着重于保守治疗技术。

保守治疗

许多临床医生主张运动性疝患者在外科干预前先尝试进行物理治疗。一般来说,物理治疗应在外科干预前至少进行 6~8 周。偶尔高水平的(例如美式橄榄球联赛)运动员因为担心缺席比赛时间太长而直接进行外科手术修复。

一般来说,运动性疝的大多数物理治疗是通过按摩和柔和的拉伸来重点加强核心肌肉和内收肌群。治疗的目的是修复被认为有缺陷或失衡的肌肉组织,这也是导致运动性疝的原因。这包括加强下腹部肌肉以满足对抗内收肌的强度,以便矫正盆腔错位并改善活动受限的髋关节囊。大多数物理治疗师在尝试治疗运动员运动性疝时会使用以下三个研究中的不同方法。

Holmich 等在 1999 年发表了一项关于通过加强内收肌锻炼来治疗运动员腹股沟疼痛的研究[8]。在没有主动训练至少 8 周的前提下,患者被随机分为主动治疗组和物理治疗组。该组中的受试者是 18~50 岁的男性并具有与运动相关的腹股沟疼痛至少 2 个月。主动治疗包括双腿静态内收、仰卧起坐、摇摆板上平衡训练和滑板练习。此外,该组还进行外展和内收肌肉力量练习。物理治疗组则接受激光治疗、摩擦按摩、拉伸和神经刺激。研究发现,主动治疗组 79%的患者腹股沟区疼痛消失并恢复运动,而物理治疗组只有 14%的患者有类似的改善。这项研究表明积极改善内收肌和核心肌群力量可改善运动员腹股沟区疼痛。

Kachingwe 和 Grech 提出了运动性疝保守治疗的具体方法。他们进行了一个包括 6 名患者(4 名男性和 2 名女性,年龄 19~22 岁)的系列研究[4]。本研究中的具体治疗方法是组合了人工/手法治疗和主动锻炼。患者接受每周 3 次的手法治疗,其中包括软组织按摩以改善盆底肌肉紧张、推拿盆底肌肉以改善骶髂关节和骨盆之间的位置错位以及神经

肌肉的再训练和逐渐拉伸。除此之外,运动员每周
3~5 次参加一个指导下的锻炼计划。该计划包括动
态灵活性、躯干稳定性训练和动力性训练。动态灵
活性练习包括髂腰肌、股四头肌、腘绳肌、内外旋肌
和内收肌的主动伸展。躯干稳定性练习包括有氧活
动,如游泳或在椭圆训练机训练,以提高核心肌群
和髋关节的力量。最后部分在大约 3~6 周后开始,
包括功能锻炼,以加强内收肌、核心肌群和大腿肌
肉力量。六名运动员中有三名能在 6 周内恢复运
动,而另外三名运动员进行了运动性疝修补术。术
后这三名运动员利用上述治疗流程进行外科修复
后的康复,所有六名运动员都恢复到损伤前水平。
这项研究确实有一些局限性,样本量非常小,采用
的康复步骤相当复杂。这种复杂性可能使得患者难
以在一个典型的物理治疗周期中坚持下来。

最近,Yuill 等在 2012 年发表了一项关于足球运
动员慢性腹股沟疼痛保守治疗的病例系列研究[12]。
这些运动员的治疗类似于其他前面提到的研究,包
括人工手法治疗和主动康复锻炼。在这项研究中的
人工手法治疗包括手法软组织治疗(按摩)、微电流
刺激、激光治疗和针灸。主动治疗包括加强髋关节
内收肌训练,下蹲以加强大腿上部和骨盆连接部从
而加强核心肌群,还包括增强式训练(跳跃训练)。
经历 8 周保守治疗后,这项研究中所有三个运动员
均能恢复到完全参与体育运动的水平。

上面列出的所有保守治疗方法具有相似目的,
最终目标是改善髋关节和核心肌群的力量以减轻
腹股沟区的疼痛和炎症。当评估一个疑似运动性疝
的新患者时,我们的方案是先进行既往史采集和体
格检查,以便确定腹股沟疼痛的可能原因以及是否
需要进一步干预。每位患者首先行 X 线片检查以排
除应力性骨折和髋关节紊乱。如线片检查阴性,我
们将对患者进行物理治疗。重要的是与熟悉康复流
程并能够操作康复设备的当地理疗师进行合作。运
动员应暂时放弃运动并开始一个持续 6~8 周的康
复流程。这个流程应有主动和被动康复锻炼内容。
被动锻炼内容应包括软组织放松/按摩以及确保骨
盆和骶髂关节适当校正的技术。同时还应进行加强
髋部和核心肌群的锻炼。核心肌群练习不仅加强腹
部肌肉,而且加强下背部和髋部肌肉。图 49.5 演示

了一系列用来整合到整个治疗过程中的核心肌肉
锻炼项目。使用翻转平衡球也可加强核心肌群强度
和改善平衡(图 49.6),一旦基本动作掌握后,运动
员就可进入更高级的核心肌群调整环节中 (图
49.7)。图 49.8 显示了髋部内收肌和外展肌加强运
动。前弓步和下蹲运动结合其他动态运动也可用于
加强大腿上方肌肉和核心肌群 (图 49.9)。与此同
时,运动员也给予电刺激治疗或选择下一节中描述
的其他治疗模式。运动医学培训医生最有可能提供
这些服务,并能确定患者是否进入更复杂的康复流
程。患者应在初始治疗结束后在康复中心随访 6~8
周。如那时患者仍有显著疼痛,则须行更高级的影
像学检查(非增强 MRI)。如果检查结果符合运动性
疝,患者应避免运动/锻炼并再进行为期 4 周的治
疗。如果在额外康复治疗 1 个月后患者仍有疼痛,
则最好转诊给外科医生处理。唯一例外的是那些没
有充足时间进行多方面康复的高水平运动员(例如
NFL,NBA) 或有明显损伤的运动员, 例如感觉有
"(帛裂)声"或软组织撕裂者,尽早手术干预可能
获益。

重要的是要注意术后应使用上述康复流程的
简短版本。髋关节功能和核心肌群力量康复在术后
是重要的,患者应在外科医生认为合适时(取决于
刀口愈合时间和外科手术的复杂程度)开始 3~4 周
的物理治疗。

替代治疗

Comin 等在 2012 年进行了一项试验性质的研
究,观察对腹股沟韧带射频消融来治疗运动性疝[13]。
这种治疗的背后依据是对腹股沟区域的神经脱敏
可减轻不明来源的疼痛。研究中所有患者的疼痛病
程均超过 6 个月,且未能通过保守治疗好转。患者
被随机分为射频消融组或类固醇注射组,两组的疼
痛评分均有改善,消融组患者疼痛缓解稍多。在术
后 6 个月,两组差异更加显著,消融组中更多患者
的疼痛评分得到改善。外科手术失败后的的患者
(试验亚组)接受去神经支配后的疼痛评分也得以
改善。虽然这是一个小型研究,但它确实是有望治
疗那些难治性和长期腹股沟疼痛史患者的无创治

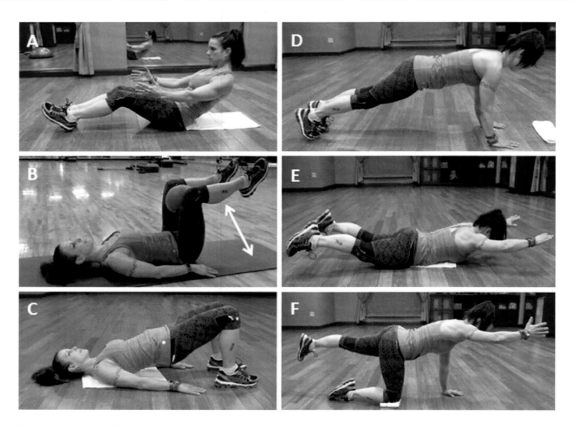

图49.5 髋关节和核心肌肉加强练习：(a)部分仰卧起坐，(b)加强腹部和内收肌力量——挤压球和抬高、降低腿，(c)骨盆桥，(d)平板支撑，(e)"超人"姿势——腹部着地，四肢平伸，(f)四足动物——抬起相反的手臂和腿。

疗。

各种注射技术都已经探索过。局部麻醉、可的松、富血小板血浆和自体血注射都已尝试过；然而目前很少有研究来验证这些技术。这些注射方法已经证明对各种原因导致的肌腱炎和关节疼痛有效，因此它们也可在运动性疝的治疗中显示出一定前景[3]。

预防

正如本章开头所提到的，腹股沟疼痛在运动员中非常常见，并且可能导致职业运动员的比赛时间减少和影响职业收入。如果这些损伤可以预防，可省去运动员几个月的康复时间和避免潜在的手术。Tyler 等在 2002 年发表了一项前瞻性研究，该研究探讨了使用内收肌强化方案预防 NHL 球员腹股沟劳损[9]。在赛季前发现具有内收肌与外展肌强度不平衡的球员应进行每周 3 次、持续 6 周的强化康复流程。通过对"有风险"运动员使用该康复流程，内收肌拉伤的发病率从 3.2/1000 显著降低到 0.71/1000。这项研究表明，在赛季前运动员有计划的康复训练可以预防肌肉拉伤和降低运动性疝的发生率。

结论

运动性疝对于运动员来说是一个复杂的问题，通常表现为单侧腹股沟区疼痛，随着体力活动而加重，休息后好转，如不进行适当治疗，一旦重新活动开始，则疼痛也随之出现。体格检查通常可能无法确诊，但可以发现其他并发病变，包括髋关节内部紊乱或应力性骨折。影像学检查有助于确诊和排除运动性疝，并且由于放射科医生改进了诊断运动疝的影像学标准，从而变得越来越实用。关于恰当治疗方案仍存在争议，最主要集中在手术修复与保守

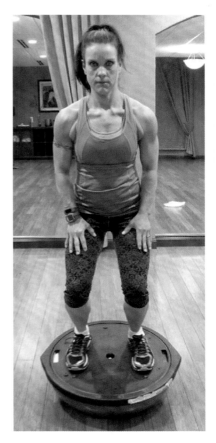

图49.6　利用翻转平衡球进行核心力量和平衡的锻炼。

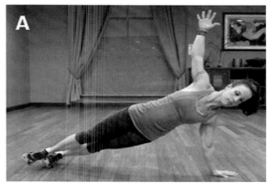

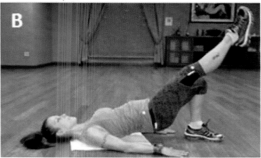

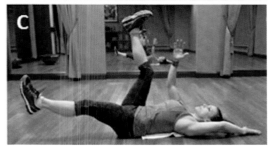

图49.7　高级核心肌群练习:(a)单侧平板支撑,(b)骨盆桥时腿抬高,(c)"死虫"与手臂运动。

治疗间。除非球员无法从运动中抽出相当长时间,作者主张脱离运动并进行 6~8 周积极的康复训练计划。较新出现的疗法,包括神经消融,可能在未来提供额外帮助。倡导赛季前进行髋关节内收肌加强锻炼可能有益于所有运动员,即使是最高水平的专业运动员也不例外。如果适当时间(最少 8 周)的保守治疗证明是无效的,那么下一步治疗应该是外科咨询。

(李波　译)

参考文献

1. Molsa J, Airaksinen O, Naisam O, Torstila I. Ice hockey injuries in Finland: a prospective epidemiologic study. Am J Sports Med. 1997;25(4):495–9.
2. Tyler T, Silvers H, Gerhardt M, Nicholas S. Groin injuries in sports medicine. Sports Health. 2010;2(3):231–6.
3. Sheen A, Stephenson B, Lloyd D, et al. 'Treatment of sportsman's groin': British Hernia Society's 2014 position statement based on the Manchester Consensus Conference. Br J Sports Med. 2014;48:1079–87.
4. Kachingwe A, Grech S. Proposed algorithm for the management of athletes with athletic pubalgia (sports hernia): a case series. J Orthop Sports Phys Ther. 2008;38(12):768–81.
5. Meyers W, McKechnie A, Philippon M, Horner M, Zoga A, Devon O. Experience with "sports hernia" spanning two decades. Ann Surg. 2008;248(4):656–65.
6. Caudill P, Nyland J, Smith C, Yerasimides J, Lach J. Sports hernias: a systematic literature review. Br J Sports Med. 2008;42:954–64.
7. Larson C. Sports hernia/athletic pubalgia: evaluation and management. Sports Health. 2014;6(2):139–44.
8. Holmich P, Uhrskou P, Ulnits L, et al. Effectiveness of active physical training as treatment for long standing adductor-related groin pain in athletes: randomized

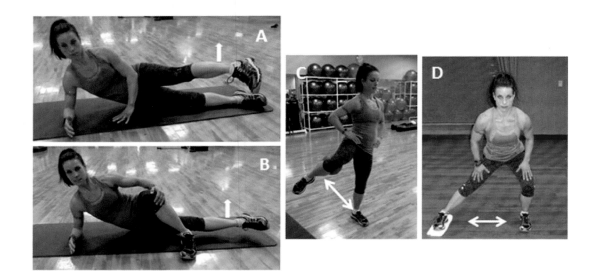

图49.8 内收肌/外展肌加强锻炼：(a)外展肌提升，(b)内收肌提升，(c)站立位带球状态下的内收肌/外展肌提伸，(d)侧滑动弓步。

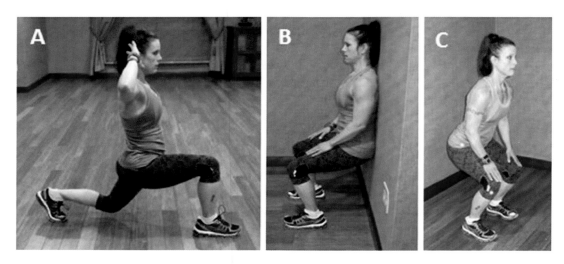

图49.9 动态加强锻炼：(a)前弓步，(b)贴墙坐，(c)深蹲。

trial. Lancet. 1999;353(9151):439–43.

9. Tyler T, Nicholas S, Campbell R, Donellan S, McHugh M. The effectiveness of preseason exercise program to prevent adductor muscle strains in professional ice hockey players. Am J Sports Med. 2002;30(5):680–3.

10. Palisch A, Zoga A, Meyers W. Imaging of athletic pubalgia and core muscle injuries. Clin J Sports Med. 2013;32:427–47.

11. Murphy G, Foran P, Murphy D, Tobin O, Moynagh M, Eustace S. "Superior cleft sign" as a marker of rec-tus abdominus/adductor longus tear in patients with suspected sportsman's hernia. Skeletal Radiol. 2013;42:819–25.

12. Yuill E, Pajaczkowski J, Howitt S. Conservative care of sports hernias within soccer players: a case series. J Bodyw Mov Ther. 2012;16(4):540–8.

13. Comin J, Obaid H, Lammers G, Moore J, Wotherspoon M, Connell D. Radiofrequency denervation of the inguinal ligament for the treatment of 'Sportsman's Hernia:' a pilot study. Br J Sports Med. 2013;47:380–6.

第50章 运动性疝的外科治疗

Thomas J. Wade，L. Michael Brunt

运动性疝表现为下腹部/腹股沟区慢性劳累性疼痛，可限制运动员水平发挥。术语"运动性疝"，虽然是个根深蒂固的词汇，但它是一个误称，因为它并无疝内容物突出形成真正的疝，而是广泛地指与耻骨或耻骨关节相关的结构中存在的各种损伤状况。因此，建议使用"运动性耻区痛(athletic pubalgia)"，这一术语更准确地反映这种疾病的各种临床和解剖学表现以及病理生理学改变[1]。损伤的模式可能主要是针对腹壁，包括腹直肌远端[1]、腹股沟后壁[2]、腹外斜肌[3]和耻骨相关的软组织结构。此外，Meyers 等还提出包括剪切力损伤造成的耻骨相关肌肉损伤的概念都属于运动性耻区痛的范畴[4]。这种损伤主要涉及腹直肌附着处或股内收肌肌间隔，或两者兼而有之，或损伤与耻骨相关联的软组织结构相关。为了便于回顾分析，术语运动性疝和运动性耻区痛将经常交替使用。腹股沟损伤在运动中很常见，尤其是在那些频繁进行爆发性切削、旋转、踢腿和扭转运动的运动员中。特别是橄榄球、足球和冰球运动发生腹股沟损伤的相关风险显著增高。Ekstrand 和 Hilding 报道，5%~23%的足球运动员发生腹股沟损伤，占一个赛季所有运动损伤的 8%[5]。一项关于欧洲足球协会联盟精英足球运动员的研究表明，腹股沟损伤占一个赛季所有运动损伤的 12%~16%[6]。此外，一项瑞典研究显示腹股沟损伤约占曲棍球精英运动员运动损伤的 10%[3]。专业曲棍球运动员中已经明确了导致腹股沟损伤的许多风险因素包括赛前赛或集训营、腹股沟既往损伤史和"老将"状态[7]。Tyler 及其同事研究也表明，减少内收肌和外展肌的力量比也可导致内收肌肌肉劳损的高

风险[8]。与许多其他运动损伤不同，腹股沟损伤可能与直接身体接触无关。这些损伤中的大多数是肌肉劳损或肌腱拉伤，可通过保守治疗解决，因此运动性疝仅有一小部分不能通过保守治疗措施治愈。症状持续超过 3 个月增加了运动性疝诊断的可能性，同时增加了外科手术的概率。

解剖学和病理生理学

彻底了解腹股沟和骨盆的解剖是评估腹股沟疼痛和运动性疝的关键。骨盆有着作为腹部和大腿肌肉附着点的功能(图 50.1)。腹外斜肌内侧止于腹直肌，并向下延伸形成腹股沟管，其内有精索、髂腹股沟神经和生殖神经通过。腹直肌附着于耻骨上支，其腱膜与长收肌腱膜有连续性。腹横肌和腹内斜肌腱结合形成插入耻骨上的"联合肌腱"，虽然真正的联合肌腱仅存在于约 10%的患者。内收肌复合体包括六个肌肉(长收肌、短收肌、大收肌、耻骨肌、股薄肌和闭孔外肌)，最常受伤的是长收肌。

大腿内收肌复合体耻骨处附着的强度不同所引起的不稳定性和剪切力可导致损伤的发生。这种不平衡可能导致附着到耻骨上的腹壁肌肉的压力和张力过大。在一些情况下，影像学检查可显示腹直肌腱膜的撕裂或分离(图 50.2)。大多数情况下，同时能发现腹股沟管底壁/腹横筋膜变得薄弱，真正的腹股沟疝很少存在。也有其他学者推测腹股沟韧带张力变化是主要的病理改变。

此外，一些研究小组推测髂腹股沟神经或生殖

图50.1 下腹部/腹股沟区域和大腿近端肌肉组织的解剖示意图。(a)前视图,(b)矢状视图。

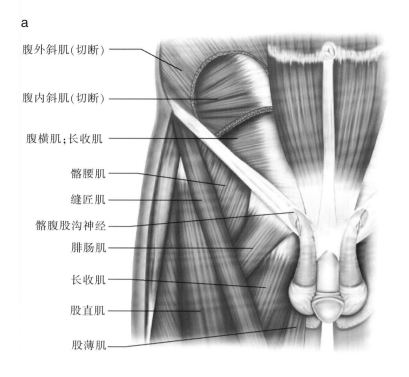

a

腹外斜肌(切断)

腹内斜肌(切断)

腹横肌;长收肌

髂腰肌

缝匠肌

髂腹股沟神经

腓肠肌

长收肌

股直肌

股薄肌

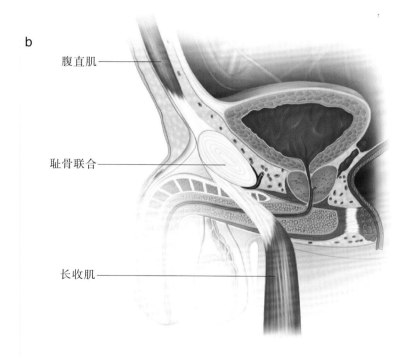

b

腹直肌

耻骨联合

长收肌

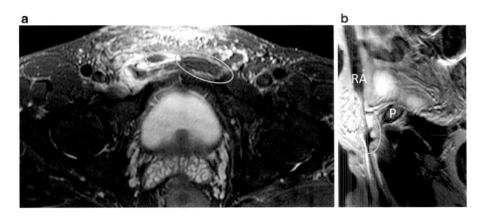

图 50.2 MRI 显示右侧腹直肌撕裂。(a)轴向视图:箭头指向右侧腹直肌腱膜的撕裂区。圆圈表示左侧正常腹直肌。(b)矢状视图:圆圈表示来自耻骨的撕裂区域。RA 腹直肌,P 耻骨联合。照片由华盛顿大学医学院放射学 Mallinckrodt 研究所 David Rubin 博士提供。

股神经受累是患者产生症状的主要原因[9,10]。髂腹股沟神经或髂腹下神经在通过腹外斜肌腱膜撕裂处时受到卡压[9],或在堵鼻鼓气动作[10]时减弱了的腹股沟管底壁发生膨胀从而产生对生殖神经的压力,然而对这些发现在运动部位疼痛综合征中起作用的程度并未达成一致意见。

评估方法

鉴别诊断

运动员的腹股沟疼痛的鉴别诊断是多方面的,包括与骨盆、肌肉、髋部甚至非运动原因等相关的损伤。骨盆损伤可引起慢性腹股沟疼痛,包括耻骨炎、应激或其他骨折以及肌肉挫伤。腹股沟区的大多数损伤是肌肉性的,包括腹部或大腿肌肉拉伤,通常通过保守治疗来处理。内收肌群是腹股沟疼痛的常见来源,最常见的是长收肌。真正的腹股沟疝也必须在鉴别诊断中考虑,尽管并不常见。髋关节相关病因包括盂唇撕裂、股骨髋臼撞击综合征和骨关节炎(大龄运动员)。最后,如果是典型的运动相关损伤所造成的症状,那还应考虑非肌肉骨骼相关因素,比如女性的妇科疾病。

既往史和体格检查

详细的既往史和体格检查是评估运动性腹股沟疼痛的必要条件。既往史应包括疼痛的发作和可能的损伤机制、精确的定位、疼痛的辐射、加重和减轻疼痛的因素,以及该区域的既往损伤史。患者对以前保守治疗包括休息、非甾体抗炎药(NSAIDS)和冷敷的反应也应当了解。最后应注意疼痛症状的复发与恢复运动的关系。典型的运动性疝是剧烈运动后下腹部或腹股沟区疼痛的慢性疼痛加重,而休息或静坐时则疼痛很少发作。疼痛也可因快速短跑、剪切运动、踢踏或打喷嚏/咳嗽而加重。因此,疼痛限制了运动能力和表现,并且可能对竞争获胜产生负面影响。

体格检查应包括腹股沟疝的重点检查,评估耻骨关节的压痛或不稳定性,抵抗躯干运动和旋转,下肢肌肉评估和髋关节检查。腹股沟检查包括通过腹股沟外环触诊以评估有无包块。耻骨联合评估包括在静息时和在抵抗仰卧起坐期间触摸腹股沟内侧壁和腹直肌底部(图 50.3)。这个位置的疼痛是运动性疝诊断的最重要特征。下肢测试包括抵抗直腿抬高、髋关节屈曲以及在伸展位和"蛙腿"位置抵抗内收。最后进行髋关节评估以排除疼痛的髋部病因。

图50.3　运动性疝查体时，在腹部收缩时进行腹股沟壁的触诊。

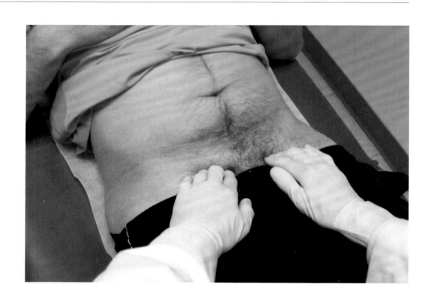

影像学检查

在我们的机构中首选的影像学检查方式是基于耻区痛（pubalgia）诊断标准的骨盆 MRI，其已在之前描述[11]。这项研究通过使用集中在下骨盆的多线圈骨盆阵列线圈来进行。MRI 序列包括冠状 TI 和短 T1 反转恢复，具有脂肪抑制的横向 T1 和 T2，以及通过耻骨和耻骨联合的矢状高分辨率序列。支持运动性疝诊断的损伤包括腹直肌附着处腱膜的撕裂、继发性水肿、联合内收肌或腹直肌–内收肌撕裂和继发性撕裂。在一个大的系列研究中，临床诊断为运动性疝的 2/3 的运动员中 MRI 观察到腹直肌肌腱异常[12]。部分 MRI 还可用于排除其他损伤，例如耻骨性骨炎、应力性骨折、先天性骨盆异常和髋部病理改变（股骨髋臼撞击综合征、盂唇撕裂和髋关节炎）。MRI 的局限性在于不能对腹股沟后壁是否薄弱进行成像检查，因此 MRI 结果阴性不一定排除运动性疝的诊断。

在一些中心，动态超声检查优先用于评估这种情况[13,14]。超声的优点是可在堵鼻鼓气动作（Valsalva）同时进行检查以评估腹股沟管后壁/腹横筋膜是否膨出，并且 B 超是现成的且便于携带。超声的局限性在于严重依赖操作者的技术和经验，并且无法像 MRI 那样提供除了耻骨区域肌肉骨骼解剖

结构外的其他部分信息。根据作者的经验，CT 在运动性腹股沟疼痛的评价中作用有限，除非怀疑有腹腔内病变。耻骨骨炎时放射性核素骨扫描显示核素活动增加，因此在怀疑耻骨骨炎的情况下核素扫描是有用的。

非手术治疗

运动性腹股沟损伤的非手术处理开始应包括暂停运动一段时间、冷敷和服用非甾体抗炎药物。如果疼痛不能快速恢复，则应考虑影像学检查以确定其性质和程度。物理治疗是非手术治疗策略的一个重要组成部分，包括渐进的运动范围、平衡训练、力量渐进加强以及热疗如超声和电刺激疗法。核心肌群加强和稳定也是任何腹股沟损伤治疗的重要组成部分。深部组织按摩，包括肌肉主动放松可能对单纯的肌肉僵硬治疗是有用的，目标应该是达到骨盆相关肌肉力量和灵活性之间的平衡，同时逐渐恢复特定的运动。

对于具有准确定位的腹股沟或下腹痛患者，特别是疼痛周期性发作时，可尝试使用局部麻醉剂和类固醇注射来打破疼痛和炎症的循环，在一些病例中可以得到长期的缓解。一些团队已经利用富血小板血浆注射治疗顽固性腹股沟损伤，取得了一些成功，但这种方法的有效性仍缺乏对照数据证实。非

手术治疗的初步试验是重要的,因为一项随机试验显示在 4 个月内 29 名患者中的 23 名重返运动[15]。例外情况是在 MRI 上显示腹直肌撕裂,这增加了保守治疗失败的可能性并支持早期外科手术干预。

手术治疗

适应证

运动性疝的外科手术适应证包括三个主要标准:①症状和检查结果符合运动性疝诊断;②通过影像学检查排除其他诊断;③非手术治疗至少 6~8 周后失败。非手术治疗的期限可根据运动员是专业性/高中或大学的运动精英还是爱好者的不同而变化。已经进行了两项前瞻性随机试验以评估这种情况下保守治疗与手术的价值。Ekstrand 和同事前瞻性地将 66 名腹股沟区疼痛保守治疗失败的足球运动员随机分为两组,手术组和继续保守治疗或无治疗组[16]。在这项研究中所有运动员的腹股沟疼痛持续时间均超过 3 个月。只有手术组在观察期内有显著改善,并在统计学上有显著性差异。Paajanen 等随机将有 3~6 个月腹股沟症状疑似运动性疝的 60 名患者分为两组,手术组(腹腔镜下腹股沟后壁补片修补术)和保守治疗组(物理治疗、NSAIDS 和皮质类固醇注射)[17];结果评估为视觉疼痛评分,在第 1、3、6 和 12 个月恢复运动以及最终完全恢复运动。在 3 个月时,手术组的运动恢复率为 90%,而保守治疗组仅为 27%。在每个评估时间点上,两组的疼痛评分显著不同。这些研究表明,在选择正确的运动员病例中手术效果要优于保守治疗。

手术方法

有各种手术方法已经被描述用于治疗运动性疝,包括开放腹股沟疝修补术、开放无张力疝修补术和腹腔镜后入路补片修补术。

开放自体组织修补术

最常使用的是 Meyers 描述的"盆底修补"和 Muschawek 描述的"最小化修补技术"两种主要修补方式[14,18]。虽然 Meyers 所描述的技术细节尚未完全报道,大致描述涉及应将腹直肌腱膜的下边缘折叠缝合到耻骨和腹股沟韧带上。这种方法的目的是加强和稳定腹直肌附着在周围耻骨上。如存在相关内收肌病变,常行部分内收肌松解。Meyers 报道了最大宗运动性疝修补的病例, 对 8490 名已评估的运动员中的 5218 名进行了手术(61.4%)[18],术后 3 月运动恢复率为 95.3%。

Muschawek 的技术专注于用最小的张力缝合技术稳固腹股沟管底壁[14]。这个手术方案的一部分是修复薄弱的腹横筋膜和减少生殖神经的张力。在这种方法中, 只须打开腹股沟管后壁膨出部分,然后将其重新缝合到腹股沟韧带和耻骨上以恢复正常的解剖结构,绝大多数情况下术中同时切除生殖神经。该研究组报告了 128 例患者的 132 例手术,术后 4 周 83.7% 的患者恢复了运动[14,19]。

开放无张力补片修补术

运动性疝治疗中使用开放前入路无张力补片修补术类似于众所周知的李金斯坦(Lichtenstein)修补术。该方法所推荐的优点包括由于补片加强而提高的修补耐久性以及由于修补的无张力从而具有可能更早恢复活动。在这种方法中,将轻量聚丙烯补片缝合到腹横筋膜、内侧的腹直肌鞘和外侧的腹股沟韧带上(在下面的"手术步骤"部分有更详细描述)。这样就增加了腹股沟管后壁和腹直肌远端在耻骨附着的强度。我们的团队已经开始通过个性化的方法进行运动性疝修补,但最常应用的仍是开放无张力补片修补术。在过去 13 年,共有 209 名运动员在我们中心进行修补手术[20]。修补前平均症状持续时间为 9.2 个月,大约 92% 的运动员成功恢复运动,平均随访时间超过 11.4 个月。

Montreal 团队描述了另一种使用补片的修补方法[3,9]。该方法的细节包括在腹外斜肌腱膜深面放置聚四氟乙烯(PTFE)补片以及任何腹外斜肌撕裂的一期修复。该组报道了在 18 年间对 98 名曲棍球运动员进行了 107 次修补手术，仅 3 例复发，98 人中有 97 人重返体育活动[3]。在这两种无张力补片修补术中可选择性实施髂腹股沟和(或)髂腹下神经切除术，特别是如神经通过腹外斜肌腱膜狭缝处急剧成角时更应实施(图 50.4)。

腹腔镜下腹股沟后壁补片修补术

一些团队推荐使用腹腔镜方法进行运动性疝修补[17,21,22]。该方法与标准腹股沟疝修补的方法相同，包括全腹膜外修补(TEP)和经腹腔腹膜前修补(TAPP)技术。这项技术可对整个腹股沟后壁进行无张力加强(图 50.5)。其潜在优势和标准腹股沟疝修补术一样，能减少术后疼痛和更快速恢复活动。Genitsaris 等报道了 131 例非手术治疗失败的患者[21]，均接受腹腔镜双侧补片修补术，术后 3 周恢复运动。Evans 报道了 278 例行腹腔镜修补术的运动员，术后 4 周时有 90%运动员恢复运动[23]。

Lloyd 描述了另一种腹腔镜治疗方法，他推测腹股沟韧带张力过大可能是导致疼痛的原因。他将腹股沟韧带附着于耻骨处进行松解，然后用补片加强腹股沟后壁[24]。在他的早期经验中 73%患者在术后 4 周疼痛消失，97%患者总体症状较术前改善。这种方法在推荐广泛应用前须进一步验证。

内收肌松解术

有明显内收肌肌腱病的患者可从部分内收肌松解手术中获益。在实施该手术时，将患者体位摆放于大腿屈曲外展位。部分松解术包括在腹股沟皱折处以上的内收肌腱膜做一个 2.5cm 小切口。在距离内收肌耻骨止点 3~4cm 处的内收肌筋膜做多个切口。通常需要 5~7 个这样的小切口来松解内收肌，同时将内收肌和肌腱附着物保留在耻骨上(图 50.6)。然后将下肢恢复到腹部手术的正常体位。

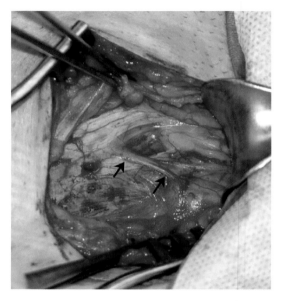

图50.4　髂腹股沟神经通过腹外斜肌腱膜狭缝处 (箭头)的急剧成角。这种情况下神经将被切除。

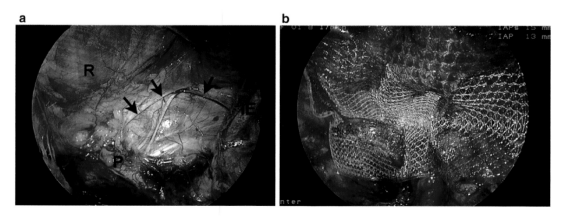

图50.5　左侧腹股沟区腹腔镜术野(腹膜外途径)。(a)薄弱的腹股沟后壁和腹直肌(右侧)远端。R,腹直肌;P耻骨;IE腹壁下血管。(b)补片放置覆盖整个腹股沟后壁。

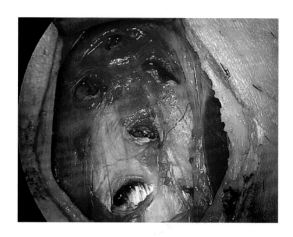

图50.6　显示长收肌部分松解的手术照片。

笔者的分解操作步骤

我们对大多数运动员的首选手术方法是用轻量聚丙烯补片进行开放前入路无张力修补术。该手术是在局部麻醉和静脉镇静下进行。在注射局部麻醉剂后沿腹股沟管走行做一稍微倾斜的切口。进行解剖以识别腹外斜肌腱膜，其通常显著薄弱（图50.7）。切开腹外斜肌腱膜，切开环绕精索的提睾肌纤维以排除斜疝。识别髂腹股沟神经并原位保留以免暴露于补片下。腹股沟后壁组织通常显著薄弱（图50.8）。将补片缝合到腹横筋膜、内侧的腹直肌鞘和外侧的腹股沟韧带进行腹股沟后壁无张力重建（图50.9）。补片应均匀地平铺于腹股沟后壁。在一些情况下，将腹内斜肌移至补片上方使补片和精索间的接触最小化。腹外斜肌腱膜用 2-0 可吸收线

连续缝合。

特殊情况

髂腹股沟神经通常原位保留，然而如果它通过腹外斜肌腱膜处急剧成角或有补片卡压危险时则予以切除。生殖神经应被保留保护在精索内。在仍处于生长期的年轻运动员中，应使用类似于Bassini术式作为主要修补方法，并且避免使用补片。有开放腹股沟疝修补手术史的运动员，特别是如有 MRI 提示腹直肌撕裂的证据，则使用腹腔镜下补片修补术，我们在已证实腹直肌撕裂的运动员中选择性使用这种方法取得了同样良好的效果。

对那些具有明显内收肌症状和检查结果的运动员患者实施附加内收肌松解术。通常几乎每个腹股沟管壁修补术都要附加此手术，但在一些情况下此术式亦可单独实施。

术后管理和恢复

系统的术后康复计划对于运动性疝术后成功回归体育运动是必不可少的。我们的团队执行一个专注于加强腹部和下半身核心肌群强度、灵活性和平衡性的康复计划。特别注意内收肌和相关肌肉群的力量和灵活性训练。应该注意的是，康复计划应该个性化到每个运动员的康复进展，而不是一个严格的时间表。我们的流程从正常活动开始，前 5~7 天行走，在 7~14 天轻度慢跑和静态骑自行车[25]。内收肌松解患者术后第一天开始进行被动拉伸。然后开始逐步增加有氧运动，包括轻度慢跑和静态骑自行车。在疼痛症状允许的情况下增加活动，一般是在第 3 周时进行特定的体育训练。该流程的最后一步是回到有身体接触的比赛。通常在 5~7 周之前完成回归比赛的目标。瘢痕柔化和髋关节肌肉按摩治疗可以贯穿整个流程。Muschawek 提出了一个重要的概念，强调更早恢复训练和运动。允许运动员在手术后数天内提举 20 千克重物，并在身体舒适的情况下恢复跑步和训练。有些病例在术后 3 周内恢复运动[10]。

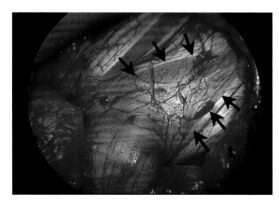

图50.7　变薄弱的腹外斜肌腱膜的手术视野（箭头）。

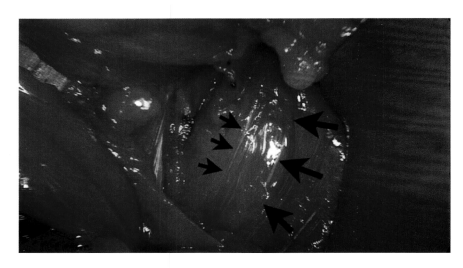

图50.8　运动性疝病例(箭头)中腹股沟管后壁变薄弱的手术视野。注意在腹股沟管后壁中的一些"搁浅"的纤维组织(小箭头)。

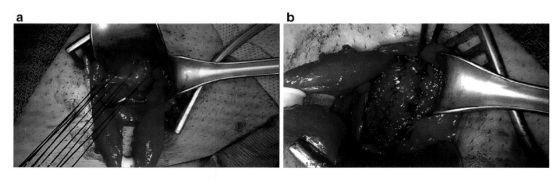

图 50.9　开放腹股沟管壁补片修补技术。(a)用 0 号不可吸收缝线将补片缝合固定于健康腹横筋膜。(b)完成补片修补。

总结

随着经验的积累,可以充满自信地做出运动性疝(pubalgia)的诊断。建议采用多学科方法,包括运动医学骨科医生/专科医生、运动教练和对这种疾病感兴趣的疝外科医生治疗此疾病。已成功使用各种手术方法解决这个问题,并且只要运动员选择恰当的方法都能成功。术后康复训练是术后管理和成功回归运动的重要组成部分。

(李波　译)

参考文献

1. Meyers W, Yoo E, Devon O, et al. Understanding "sports hernia" (athletic pubalgia): The anatomic and pathophysiologic basis for abdominal and groin pain in athletes. Oper Tech Sports Med. 2007;15(4):13.
2. Swan Jr KG, Wolcott M. The athletic hernia: a systematic review. Clin Orthop Relat Res. 2007; 455:78–87.
3. Brown RA, et al. An 18-year review of sports groin injuries in the elite hockey player: clinical presentation, new diagnostic imaging, treatment, and results. Clin J Sport Med. 2008;18(3):221–6.
4. Meyers WC, Greenleaf R, Saad A. Anatomic basis for evaluation of abdominal and groin pain in athletes. Oper Tech Sports Med. 2005;13(1):55–61.
5. Ekstrand J, Hilding J. The incidence and differential diagnosis of acute groin injuries in male soccer players. Scand J Med Sci Sports. 1999;9(2):98–103.
6. Werner J, et al. UEFA injury study: a prospective study of hip and groin injuries in professional football

over seven consecutive seasons. Br J Sports Med. 2009;43(13):1036–40.

7. Emery CA, Meeuwisse WH. Risk factors for groin injuries in hockey. Med Sci Sports Exerc. 2001; 33(9):1423–33.

8. Tyler TF, et al. The association of hip strength and flexibility with the incidence of adductor muscle strains in professional ice hockey players. Am J Sports Med. 2001;29(2):124–8.

9. Irshad K, et al. Operative management of hockey groin syndrome: 12 years of experience in National Hockey League players. Surgery. 2001;130(4):759–64; discussion 764–6.

10. Minnich JM, et al. Sports hernia: diagnosis and treatment highlighting a minimal repair surgical technique. Am J Sports Med. 2011;39(6):1341–9.

11. Rubin DA. Imaging of athletic groin pain. In: Diduch DR, Brunt LM, editors. Sports hernia and athletic pubalgia: diagnosis and treatment. New York: Springer; 2014.

12. Zoga AC, et al. Athletic pubalgia and the "sports hernia": MR imaging findings. Radiology. 2008;247(3):797–807.

13. Orchard JW, et al. Groin pain associated with ultrasound finding of inguinal canal posterior wall deficiency in Australian Rules footballers. Br J Sports Med. 1998;32(2):134–9.

14. Muschaweck U, Berger L. Minimal repair technique of sportsmen's groin: an innovative open-suture repair to treat chronic inguinal pain. Hernia. 2010; 14(1):27–33.

15. Holmich P, et al. Effectiveness of active physical training as treatment for long-standing adductor-related groin pain in athletes: randomised trial. Lancet. 1999;353(9151):439–43.

16. Ekstrand J, Ringborg S. Surgery versus conservative treatment in soccer players with chronic groin pain : a prospective randomised study in soccer players. Eur J Sports Traumatol Relat Res. 2001;23:141–5.

17. Paajanen H, et al. Laparoscopic surgery for chronic groin pain in athletes is more effective than nonoperative treatment: a randomized clinical trial with magnetic resonance imaging of 60 patients with sportsman's hernia (athletic pubalgia). Surgery. 2011;150(1):99–107.

18. Meyers WC, et al. Experience with "sports hernia" spanning two decades. Ann Surg. 2008;248(4): 656–65.

19. Muschaweck U, Berger LM. Sportsmen's groin-diagnostic approach and treatment with the minimal repair technique: a single-center uncontrolled clinical review. Sports Health. 2010;2(3):216–21.

20. Brunt LM. Surgical treatment of sports hernia: open mesh approach. In: Diduch DR, Brunt LM, editors. Sports hernia and athletic pubalgia: diagnosis and treatment. New York: Springer; 2014. p. 133142.

21. Genitsaris M, Goulimaris I, Sikas N. Laparoscopic repair of groin pain in athletes. Am J Sports Med. 2004;32(5):1238–42.

22. Paajanen H, Syvahuoko I, Airo I. Totally extraperitoneal endoscopic (TEP) treatment of sportsman's hernia. Surg Laparosc Endosc Percutan Tech. 2004;14(4):215–8.

23. Evans DS. Hunterian lecture. Laparoscopic transabdominal pre-peritoneal (TAPP) repair of groin hernia: one surgeon's experience of a developing technique. Ann R Coll Surg Engl. 2002;84(6):393–8.

24. Lloyd DM, et al. Laparoscopic inguinal ligament tenotomy and mesh reinforcement of the anterior abdominal wall: a new approach for the management of chronic groin pain. Surg Laparosc Endosc Percutan Tech. 2008;18(4):363–8.

25. Brunt LM, Barile R. My approach to athletic pubalgia. In: Byrd JWT, editor. Operative hip arthroscopy. New York: Springer; 2013. p. 55–65.

索　引